PATOLOGIA DO TRATO GENITAL INFERIOR E COLPOSCOPIA

MANUAL SOGIMIG

PATOLOGIA DO TRATO GENITAL INFERIOR E COLPOSCOPIA

Carlos Henrique Mascarenhas Silva

Especialista em Ginecologia e Obstetrícia com Áreas de Atuação em Medicina Fetal e
Ultrassonografia em Ginecologia e Obstetrícia pela FEBRASGO.
Research Fellow em Medicina Fetal no King's College Hospital, London-UK.
Coordenador dos Serviços de Medicina Fetal/Ultrassom e Ginecologia e
Obstetrícia do Hospital Mater Dei – Belo Horizonte/Brasil.
Membro da Câmara Técnica em Ginecologia e Obstetrícia do Conselho Federal de Medicina/CFM.
Presidente da SOGIMIG – Associação de Ginecologistas e Obstetras de Minas Gerais.

Maria Inês de Miranda Lima

Doutora em Ginecologia pela UFMG. Chefe da Clínica Ginecológica I da Santa Casa de Belo Horizonte.

Claudia Teixeira da Costa Lodi

Doutora em Saúde da Mulher pela UFMG. Professora Adjunta em Saúde da Mulher na
Faculdade de Ciências Médicas de Minas Gerais.

Victor Hugo de Melo

Professor Associado (aposentado) da Faculdade de Medicina da UFMG.
Doutor em Medicina pela UFRJ. Membro do Conselho Consultivo da SOGIMIG.

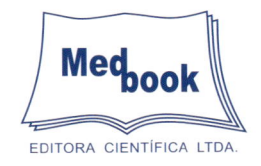

Medbook
EDITORA CIENTÍFICA LTDA.

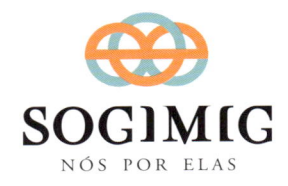

SOGIMIG
NÓS POR ELAS

Manual SOGIMIG de Patologia do Trato Genital Inferior e Colposcopia
Direitos exclusivos para a língua portuguesa
Copyright © 2018 by MEDBOOK – Editora Científica Ltda.

Nota da editora: Os autores desta obra verificaram cuidadosamente os nomes genéricos e comerciais dos medicamentos mencionados, assim como conferiram os dados referentes à posologia, objetivando fornecer informações acuradas e de acordo com os padrões atualmente aceitos. Entretanto, em virtude do dinamismo da área da saúde, os leitores devem prestar atenção às informações fornecidas pelos fabricantes para que possam se certificar de que as doses preconizadas ou as contraindicações não sofreram modificações, principalmente em relação a substâncias novas ou prescritas com pouca frequência.

Os autores e a editora não podem ser responsabilizados pelo uso impróprio nem pela aplicação incorreta de produto apresentado nesta obra. Apesar de terem envidado esforço máximo para localizar os detentores dos direitos autorais de qualquer material utilizado, os autores e a editora estão dispostos a acertos posteriores caso, inadvertidamente, a identificação de algum deles tenha sido omitida.

Editoração Eletrônica: ASA Editoração e Produção Gráfica
Capa: Tom Comunicação

CIP-BRASIL. CATALOGAÇÃO NA PUBLICAÇÃO
SINDICATO NACIONAL DOS EDITORES DE LIVROS, RJ

M251
    Manual SOGIMIG : patologia do trato genital inferior e colposcopia / Carlos Henrique
       Mascarenhas Silva ... [et al.]. - 1. ed. - Rio de Janeiro: Med Book, 2018.
    228 p.: il.; 28 cm.

    ISBN 9788583690375

    1. Aparelho genital feminino - Doenças - Diagnósticos. 2. Colposcopia. I. Lima, Maria Inês de Miranda [et al.].

18-49205	CDD: 618.107545
	CDU: 618.14

Meri Gleice Rodrigues de Souza - Bibliotecária CRB-7/6439
20/04/2018   27/04/2018

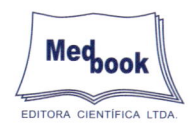

MEDBOOK – Editora Científica Ltda.
Rua Professora Ester de Melo, 178 – Benfica – CEP 20930-010 – Rio de Janeiro – RJ
Telefones: (21) 2502-4438 e 2569-2524 – **www.medbookeditora.com.br**
contato@medbookeditora.com.br – vendasrj@medbookeditora.com.br

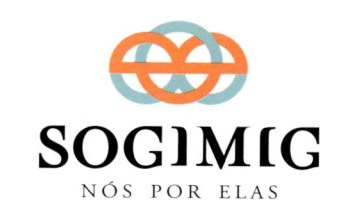

SOGIMIG

NÓS POR ELAS

Diretoria 2017–2019

PRESIDENTE: *Carlos Henrique Mascarenhas Silva*

VICE-PRESIDENTE: *Alberto Borges Peixoto*

DIRETORA ADMINISTRATIVA: *Claudia Lourdes Soares Laranjeira*

DIRETORA ADJUNTA: *Liv Braga de Paula*

DIRETOR COMERCIAL E FINANCEIRO: *Delzio Salgado Bicalho*

DIRETORA SOCIOCULTURAL: *Thelma de Figueiredo e Silva*

DIRETOR CIENTÍFICO: *Sandro Magnavita Sabino*

DIRETORA DE VALORIZAÇÃO E DEFESA PROFISSIONAL: *Inessa Beraldo de Andrade Bonomi*

DIRETOR DE AÇÕES SOCIAIS: *Márcio Alexandre Hipolito Rodrigues*

DIRETORA DE RELAÇÕES INSTITUCIONAIS: *Claudia Lucia Barbosa Salomão*

DIRETOR DE ENSINO E RESIDÊNCIA MÉDICA: *Gabriel Costa Osanan*

DIRETOR DE *MARKETING* E COMUNICAÇÃO: *Eduardo Batista Candido*

DIRETORA DE TECNOLOGIA DA INFORMAÇÃO E MÍDIAS SOCIAIS: *Ana Lúcia Ribeiro Valadares*

DIRETORA DAS VICE-PRESIDÊNCIAS E DIRETORIAS REGIONAIS: *Ines Katerina Damasceno Cavallo Cruzeiro*

CONSELHO CONSULTIVO

Ataíde Lucindo Ribeiro Jr.
Benito Pio Vitorio Ceccato Junior
Cláudia Navarro Carvalho Duarte Lemos
Frederico José Amedée Péret
Gerson Pereira Lopes
Márcia Salvador Géo
Marco Túlio Vaintraub
Mário Dias Corrêa Júnior
Ricardo Mello Marinho
Silvan Márcio de Oliveira

CONSELHO CONSULTIVO NATO

Agnaldo Lopes da Silva Filho
Maria Inês de Miranda Lima
Marcelo Lopes Cançado
Victor Hugo de Melo
João Pedro Junqueira Caetano

Colaboradores

Adriana Almeida de Souza Lucena

Mestre em Saúde da Mulher pela Universidade Federal de Minas Gerais – UFMG. Especialista em Colposcopia pela Sociedade Brasileira de Patologia do Trato Genital Inferior e Colposcopia. Assistente Efetiva da Santa Casa de Belo Horizonte–MG.

Alexandre Mariano Tarcísio de Sousa

Preceptor da Residência Médica de Ginecologia e Obstetrícia do Hospital Julia Kubitschek – FHEMIG. Ex-Presidente do Capítulo de Oncologia Ginecológica – SOGIMIG. Médico Ginecologista Obstetra do Hospital Vila da Serra – Hospital Mater Dei.

Ana Katherine Gonçalves

Professora Associada do Departamento da Universidade Federal do Rio Grande do Norte. Professora Livre-Docente pela Universidade Estadual de Campinas.

Andrezza Vilaça Belo Lopes

Mestre e Doutora em Fisiologia e Farmacologia pelo ICB/UFMG. Professora Adjunta do Departamento de Ginecologia e Obstetrícia da Faculdade de Medicina da UFMG. Secretária do Capítulo Mineiro de Patologia do Trato Genital Inferior e Colposcopia – ABPTGIC.

Angelina Maia

Coordenadora do Serviço de Trato Genital Inferior do Hospital das Clínicas da Universidade Federal de Pernambuco – UFPE. Membro da Sociedade Internacional para o Estudo das Doenças da Vulva e da Vagina – ISSVD. Membro da Comissão Especializada em Vacinas da FEBRASGO.

Beatriz Cano Evangelista

Médica Residente do Hospital das Clínicas da Faculdade de Medicina da Universidade de São Paulo – FMUSP.

Carlos Alberto Ribeiro

Patologista e Citopatologista do IRA – Instituto Roberto Alvarenga. Professor de Anatomia Patológica da Faculdade de Medicina da UFMG. Mestre em Anatomia Patológica pela UFMG.

Carlos Henrique Mascarenhas Silva

Especialista em Ginecologia e Obstetrícia com Áreas de Atuação em Medicina Fetal e Ultrassonografia em Ginecologia e Obstetrícia pela FEBRASGO. Research Fellow em Medicina Fetal no King's College Hospital, London-UK. Coordenador dos Serviços de Medicina Fetal/Ultrassom e Ginecologia e Obstetrícia do Hospital Mater Dei – Belo Horizonte/Brasil. Membro da Câmara Técnica em Ginecologia e Obstetrícia do Conselho Federal de Medicina/CFM. Presidente da SOGIMIG – Associação de Ginecologistas e Obstetras de Minas Gerais.

Claudia Teixeira da Costa Lodi

Doutora em Saúde da Mulher pela UFMG. Professora Adjunta em Saúde da Mulher na Faculdade de Ciências Médicas de Minas Gerais.

Cynthia Koeppel Berenstein

Patologista e Citopatologista do IRA – Instituto Roberto Alvarenga. Professora de Anatomia Patológica da Faculdade de Medicina da UNI-BH. Mestre em Anatomia Patológica pela UFMG.

Eddie Fernando Cândido Murta

Professor Titular da Disciplina de Ginecologia e Obstetrícia da Universidade Federal do Triângulo Mineiro – UFTM/Instituto de Pesquisa em Oncologia – IPON.

Edison Natal Fedrizzi

Professor Adjunto de Ginecologia e Obstetrícia da Universidade Federal de Santa Catarina – UFSC. Doutor em Medicina pela UNIFESP. Chefe do Centro de Pesquisa Clínica Projeto HPV do HU/UFSC.

Garibalde Mortoza Júnior

Ex-Presidente da SOGIMIG. Ex-Presidente da Associação Brasileira de Patologia do Trato Genital Inferior e Colposcopia – ABPTGIC. Autor do livro *Patologia Cervical – Da Teoria à Prática Clínica* (MedBook).

Gutemberg Almeida

Professor Adjunto do Departamento de Ginecologia e Obstetrícia da Faculdade de Medicina da Universidade Federal do Rio de Janeiro – UFRJ. Diretor do Instituto de Ginecologia da UFRJ. Doutor em Ciências (Medicina) pela UFRJ.

Iracema Maria Ribeiro da Fonseca

Especialista em Ginecologia e Obstetrícia. Título de Qualificação em Colposcopia pela Sociedade Brasileira de Patologia do Trato Genital Inferior e Colposcopia. Médica do Serviço de Ginecologia Oncológica do Instituto Mário Penna.

Isabel Cristina Chulvis do Val Guimarães

Professora Associada da Faculdade de Medicina – Disciplina de Ginecologia – Universidade Federal Fluminense – UFF. Professora do Programa de Pós-Graduação em Ciências Médicas da UFF. Coordenadora do Internato de Tocoginecologia da UFF. Médica do Serviço de Patologia do Trato Genital Inferior e Colposcopia do HUAP-UFF. Membro da Diretoria da Associação Brasileira Genitoscopia – Capítulo RJ. Fellow da International Society for the Study of Vulvovaginal Diseases – ISSVD. Membro do Board da International Federation Cervical Pathology and Colposcopy – IFCPC. Membro da Comissão do Título de Especialista em Ginecologia/Obstetrícia – TEGO-FEBRASGO. Membro da Comissão da Patologia do Trato Genital Inferior e Colposcopia – FEBRASGO.

Jefferson Elias Cordeiro Valença

Doutor em Medicina Tropical. Mestre em Ginecologia e Obstetrícia. Pós-Graduado em Biologia Molecular. Máster em Gestão Hospitalar pela Universidade de Valência – Espanha. Setor de Patologia Cervical e Colposcopia do Hospital das Clínicas da Universidade Federal de Pernambuco – UFPE – e Maternidade da Encruzilhada – UPE. Presidente da ABPTGIC – 2015/2017 – e da Associação de Ginecologia e Obstetrícia de Pernambuco – SOGOPE – 2017/2020.

João Carlos Arantes Júnior

Residência Médica em Ginecologia e Obstetrícia no Hospital Universitário da Universidade Federal de Juiz de Fora. Título de Especialista em Ginecologia e Obstetrícia – TEGO. Título de Especialista em Colposcopia e Patologia do Trato Genital Inferior. Mestre em Ginecologia pela Universidade Federal do Rio de Janeiro. Doutor em Ginecologia, Obstetrícia e Mastologia pela Universidade Estadual Paulista (UNESP) de Botucatu. Professor Associado de Ginecologia da Faculdade de Medicina da Universidade Federal de Juiz de Fora. Membro da Comissão de Especialidade do Setor de Colposcopia e Patologia do Trato Genital Inferior e Colposcopia da FEBRASGO – 2015-2017. Membro da Comissão para Qualificação em Patologia do Trato Genital Inferior e Colposcopia da Sociedade Brasileira de Patologia do Trato Genital Inferior e Colposcopia – 2011-2014.

José Benedito de Lira Neto

Especialista em Patologia pela SBP/AMB. Especialista em Citopatologia pela SBC/AMB. Especialista em Colposcopia pela SBPTIC. Diretor Técnico do Laboratório Pró-Célula Patologia Cirúrgica e Citopatologia.

José Eleutério Júnior

Professor Adjunto do Departamento Materno-Infantil da Universidade Federal do Ceará – UFCE. Doutor em Tocoginecologia. Secretário-Geral da ABPTGIC – 2015/2017.

José Humberto Belmino Chaves

Professor Titular de Ginecologia da Universidade Estadual de Ciências da Saúde de Alagoas. Professor Adjunto de Ginecologia da Universidade Federal de Alagoas.

Lana de Lourdes Aguiar Lima

Professora de Ginecologia da Universidade Federal do Amazonas. Mestranda em Saúde Perinatal pela Maternidade-Escola da UFRJ. Especialista em Endoscopia Ginecológica (Residência Médica) pelo Hospital Federal dos Servidores do Estado.

Luíza de Miranda Lima

Mestre em Ginecologia pela UFMG. Ginecologista e Obstetra do Hospital Mater Dei. Assistente da Clínica Ginecológica da Santa Casa de Belo Horizonte.

Márcia Antoniazi Michelin

Professora Associada da Disciplina de Imunologia da Universidade Federal do Triângulo Mineiro – UFTM/Instituto de Pesquisa em Oncologia – IPON.

Márcia Aurélia Prado Boaventura

Membro do Serviço de Ginecologia Oncológica do Instituto Mário Penna.

Maria Inês de Miranda Lima

Doutora em Ginecologia pela UFMG. Professora da Pós-Graduação da Santa Casa de Belo Horizonte. Doutora pelo Programa de Pós-Graduação em Saúde da Mulher da Faculdade de Medicina da UFMG. Chefe da Clínica Ginecológica I da Santa Casa de Belo Horizonte.

Mariana Carmezim Beldi

Médica Assistente Colaboradora do Hospital das Clínicas da FMUSP – Setor de Patologia do Trato Genital Inferior e Colposcopia.

Maricy Tacla

Doutora em Ginecologia pela Faculdade de Medicina da Universidade de São Paulo – FMUSP. Médica Assistente do Hospital das Clínicas da FMUSP – Coordenadora do Setor de Patologia do Trato Genital Inferior e Colposcopia. Diretoria do Capítulo de São Paulo – ABPTGIC – 2016-2019. Conselho Fiscal Diretoria da Associação Brasileira de PTGI e Colposcopia – 2015-2017.

Millena Prata Jammal

Pós-Doutoranda em Ciências da Saúde da Universidade Federal do Triângulo Mineiro – UFTM/Instituto de Pesquisa em Oncologia – IPON.

Mirian Viviane Maciel Barros Guimarães

Assistente Efetiva da Santa Casa de Belo Horizonte. Membro do Capítulo Mineiro de Patologia do Trato Genital Inferior e Colposcopia. Mestre em Saúde da Mulher pela UFMG.

Moisés Salgado Pedrosa

Patologista e Diretor do Centro Especializado em Anatomia Patológica – CEAP. Patologista do Hospital das Clínicas da UFMG. Professor de Patologia da Faculdade de Ciências Médicas de Minas Gerais.

Newton Sérgio de Carvalho

Professor Titular de Ginecologia do Departamento de Tocoginecologia da Universidade Federal do Paraná – UFPR. Coordenador do Programa de Pós-Graduação em Tocoginecologia da UFPR. Coordenador do Setor de Infecções em Ginecologia e Obstetrícia e Ambulatório de Lesões Vulvares do Hospital de Clínicas da UFPR. Membro da Diretoria da Associação Brasileira de Patologia do Trato Genital Inferior e Colposcopia. Membro da Comissão de Infecções em Ginecologia e Obstetrícia da FEBRASGO.

Nilma Antas Neves

Professora Associada de Ginecologia da Universidade Federal da Bahia – UFBA. Mestrado em Assistência Materno-Infantil pela UFBA. Doutorado em Imunologia pela UFBA. Membro da Comissão de Vacinas da FEBRASGO.

Raphael Câmara Medeiros Parente

Médico do Instituto de Ginecologia da UFRJ. Coordenador da Residência em Ginecologia e Obstetrícia do Instituto de Ginecologia/Maternidade Escola da UFRJ. Doutor em Medicina (Ginecologia) pela UNIFESP.

Renata do Val Guimarães

Pós-Graduação no Serviço de Dermatologia da Universidade do Estado do Rio de Janeiro – UERJ. Fellowship de Cirurgia Dermatológica da Santa Casa da Misericórdia – RJ. Membro da Sociedade Brasileira de Dermatologia.

Renata Lopes Britto

Professora Adjunta de Ginecologia da Universidade Federal da Bahia – UFBA. Mestrado em Medicina e Saúde pela UFBA. Doutorado em Medicina e Saúde pela UFBA. Chefe da Unidade de Atenção à Saúde da Mulher do Hospital Universitário Professor Edgard Santos – UFBA.

Sônia Cristina Vidigal Borges

Título de Especialista em Ginecologia e Obstetrícia pela FEBRASGO. Título de Qualificação em Colposcopia pela Sociedade Brasileira de Patologia do Trato Genital Inferior e Colposcopia. Mestre em Ginecologia pela UFMG. Membro do Serviço de DST-CTA SAE – Secretaria Municipal de Saúde de Belo Horizonte.

Suelen Peixoto Marinho

Especialista em Ginecologia e Obstetrícia. Mestranda em Saúde da Mulher na UFMG.

Telma Maria Rossi de Figueiredo Franco

Coordenadora do Serviço de Ginecologia Oncológica do Instituto Mário Penna. Vice-Diretora Clínica do Hospital Mário Penna. Membro do Comitê Científico de Oncologia Ginecológica da SOGIMIG.

Victor Hugo de Melo

Professor Associado (aposentado) da Faculdade de Medicina da UFMG. Doutor em Medicina pela UFRJ. Membro do Conselho Consultivo da SOGIMIG.

Apresentação

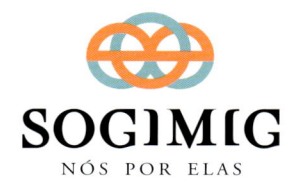

A busca constante pelo aperfeiçoamento científico e pela qualificação de excelência dos médicos ginecologistas e obstetras de Minas Gerais permeia todas as ações promovidas pela Associação de Ginecologistas e Obstetras de Minas Gerais (Sogimig) em seu dia a dia. Na verdade, esses pilares motivaram a fundação da entidade – que tem como missão principal o cuidado com a saúde da mulher – há quase 75 anos.

Nesses anos, muitas transformações ocorreram tanto na prática como na formação médica. Transitamos de um período em que o conhecimento científico estava restrito a poucos médicos e sua obtenção era demorada, difícil e dispendiosa, exigindo, muitas vezes, visitas e contatos com os melhores Centros de Ciência do mundo, e chegamos a uma época em que as informações estão ao alcance de nossas mãos nas telas dos modernos dispositivos eletrônicos. Vale ressaltar, no entanto, que a dificuldade para escolher os melhores livros, revistas e artigos científicos tem sido um problema.

Oferecer conteúdos técnicos de excelência: este é um dos objetivos do pilar científico da Sogimig. Nossa intenção é auxiliar os ginecologistas, obstetras e demais médicos interessados na especialidade a prestarem assistência de qualidade às mulheres. Nesta "filosofia existencial", a Associação publicou diversos livros, que vão desde as seis edições do *Manual Sogimig de Ginecologia e Obstetrícia* até os *Manuais de Emergências em Ginecologia e Emergências em Obstetrícia*.

Nosso intuito agora é oferecer conteúdos ainda mais aprofundados em cada área de atuação e em cada subespecialidade. Para isso recebemos contribuições de especialistas dos mais variados serviços de Ginecologia e Obstetrícia do Brasil e do exterior. Entendemos que existe um grande valor no atendimento que prestamos às nossas pacientes por sermos dignos de suas confidências, seus medos e receios, mas também porque compartilhamos de suas alegrias e conquistas. Temos, entretanto, de oferecer em contrapartida um atendimento de qualidade, e a qualidade tem estreita relação com o conhecimento técnico que cada um de nós conquistamos ao longo dos anos. Somos Nós trabalhando por Elas!

Nossa certeza é que com essa série de Manuais Sogimig estaremos, sem dúvida, oferecendo uma boa opção de leitura, estudo e qualificação científica. Ajudar as mulheres que nos procuram nos consultórios e hospitais Brasil afora também é a nossa missão.

Agradecemos a cada um dos autores que, com brilhantismo e altruísmo, contribuem para assegurar a qualidade desses manuais com sua maneira singular de apresentar os temas aqui expostos. Recebam todo o nosso reconhecimento. A contribuição de vocês é inestimável!

E muito obrigado, mais uma vez, pela confiança na Sogimig. Boa leitura!

Carlos Henrique Mascarenhas Silva
Presidente – SOGIMIG

Prefácio

Poucas áreas da Medicina e da Saúde Pública foram brindadas com tanto progresso quanto o proveniente dos avanços na prevenção das neoplasias do trato genital inferior. Em cerca de 25 anos passamos da descoberta à confirmação de que o câncer de colo de útero é causado pelo papilomavírus humano (HPV) e daí ao desenvolvimento de vacinas que previnem eficazmente infecções pelo HPV e ao sucesso paralelo nas novas tecnologias moleculares de rastreamento desse tipo de câncer. Como ferramenta de Saúde Pública, a vacinação contra o HPV acarretará benefícios que irão muito além do impacto na prevenção do câncer do colo de útero. Podemos esperar também uma redução marcante na incidência de neoplasias malignas de vulva e vagina e de outros tipos de câncer associados ao HPV. Ao todo, pouco mais de 5% da carga de morbidade mundial que vem do câncer são representados pela fração etiológica dos efeitos carcinogênicos desse vírus.

No Brasil, o câncer de colo de útero representa quase 10% dos mais de 210.000 casos novos anuais de neoplasias no sexo feminino, somente superado pelo câncer de mama. Portanto, embora o Brasil tenha investido muitíssimo nas campanhas de controle do câncer de colo, essa doença ainda é uma das neoplasias malignas mais comuns no país, particularmente nas regiões menos providas de recursos. No entanto, não é apenas pela incidência do câncer que se avalia a importância dessa patologia. Para cada caso de carcinoma invasor de câncer cervicouterino que escapou da oportunidade de detecção precoce em uma fase pré-invasiva existem 50 a 100 casos de lesões pré-cancerosas que exigem a atenção primária via rastreamento oportunista, diagnóstico, tratamento e seguimento. Com a adição do equivalente de lesões de vulva e vagina a esses casos de neoplasias cervicais, pode-se apreciar a enorme carga de morbidade que serve de alvo aos profissionais de saúde que se beneficiarão deste manual de patologia do trato genital inferior e colposcopia editado pela SOGIMIG.

Infelizmente, por um lado, mas provendo alento, por outro, ainda há muito a percorrer, a despeito dos avanços mencionados. Apesar de editado por uma agremiação de profissionais médicos de um estado da Federação, o escopo deste tomo abrange muito mais do que as prioridades de Minas Gerais nesse enfoque da saúde feminina. O *Manual SOGIMIG de Patologia do Trato Genital Inferior e Colposcopia* foi escrito por eminentes autores de todo o Brasil e reúne o que há de mais relevante na arte e ciência médica dessa área tão vibrante da ginecologia. Sua importância é universal. A obra contém capítulos para aqueles que se iniciam na profissão, com conhecimentos úteis sobre anatomia, histologia, biologia, imunologia, epidemiologia, diagnóstico, prevenção e tratamento de doenças malignas e benignas que representam um sério agravo à saúde feminina. Cada um dos 23 capítulos pode ser lido independentemente como fonte de informações atualizada e aprofundada, mas em conjunto eles se complementam, dando à obra um valor científico e didático maior que a soma de suas partes.

O *Manual SOGIMIG de Patologia do Trato Genital Inferior e Colposcopia* é acessível na linguagem àqueles que se iniciam na carreira, sem faltar em sofisticação técnica aos especialistas. A comunidade científica brasileira tem tido uma presença atuante nos avanços tecnológicos da prevenção do câncer cervicouterino e outras doenças causadas pelo HPV. Nesse sentido, o manual está à altura dessa atuação.

Eu parabenizo a SOGIMIG pela publicação deste manual tão necessário à comunidade ginecológica brasileira. Faço meus votos de que uma eventual edição em espanhol possa ser produzida para aumentar ainda mais o impacto desta obra, tornando-a acessível a outros países latino-americanos que, assim como o Brasil, necessitam do aporte de recursos para beneficiar a saúde da mulher. É meu profundo desejo que este importante manual sirva de inspiração para que aqueles que estão entrando na carreira da saúde focalizem seus esforços profissionais no combate a tão importantes doenças de iniquidade social.

Montreal, 8 de abril de 2018

Eduardo L. Franco, MPH, DrPH, FRSC, FCAHS, OC, PhD (Hon.)
Professor Catedrático e Titular.
Chefe do Departamento de Oncologia.
Diretor, Divisão de Epidemiologia do Câncer,
McGill University, Montreal, Canadá.

Sumário

PATOLOGIA DO TRATO GENITAL INFERIOR E COLPOSCOPIA

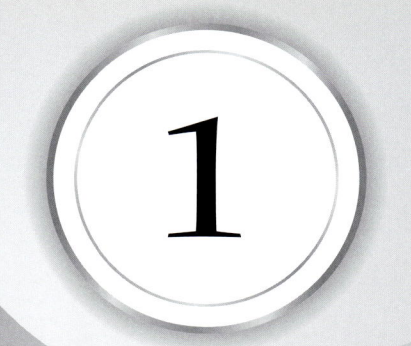

1

Anatomia, Histologia e Fisiologia do Colo Uterino, da Vagina e da Vulva

Mirian Viviane Maciel Barros Guimarães
Moisés Salgado Pedrosa

ANATOMIA DO COLO UTERINO

Para uma avaliação colposcópica adequada é muito importante a compreensão da anatomia e fisiologia do colo uterino. O colo uterino varia em tamanho e formato conforme a idade, o estado hormonal e a paridade. Em geral, seu formato é cilíndrico ou cônico, medindo cerca de 4cm de comprimento e 2,5cm de diâmetro, e é sustentado pelos ligamentos cardinais e uterossacros, que ligam suas partes lateral e posterior à pelve.

O colo uterino, que é contínuo ao corpo uterino em sua margem superior (orifício cervical interno) e à vagina em sua parte inferior (orifício cervical externo), é dividido pela vagina nas partes supra e infravaginais, como também se divide em ectocérvice e endocérvice. A ectocérvice é a parte que se projeta para a cavidade vaginal, enquanto a endocérvice é o tecido que envolve o canal endocervical, o qual, por sua vez, conecta a cavidade uterina à vagina.

Histologia

O estroma é constituído por tecido fibromuscular denso e a ectocérvice é revestida por tecido estratificado, não queratinizado em sua maior parte. Esse tecido é considerado original quando formado na vida embrionária ou pode ser formado através da metaplasia escamosa na vida adulta. Reúne cerca de 15 a 20 camadas de células separadas do estroma pela membrana basal e se apresenta rico em glicogênio em sua forma madura. O epitélio é composto pelas camadas basal, parabasal, intermediária e superficial. As células da camada basal têm núcleo maior e se dividem e maturam, formando as células parabasais. À medida que as células sofrem maturação, o nível do glicogênio aumenta, as células ficam maiores e mais planas, e os núcleos diminuem.

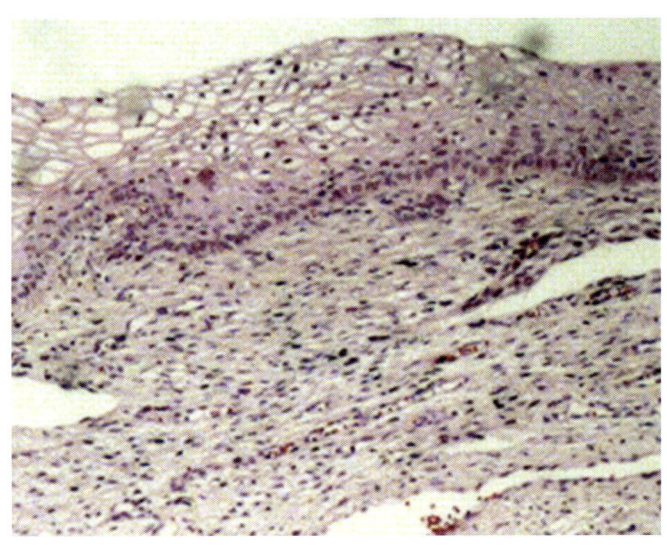

Figura 1.1 Colo uterino (HE 25×). Camadas celulares (basal, parabasal, intermediária e superficial).

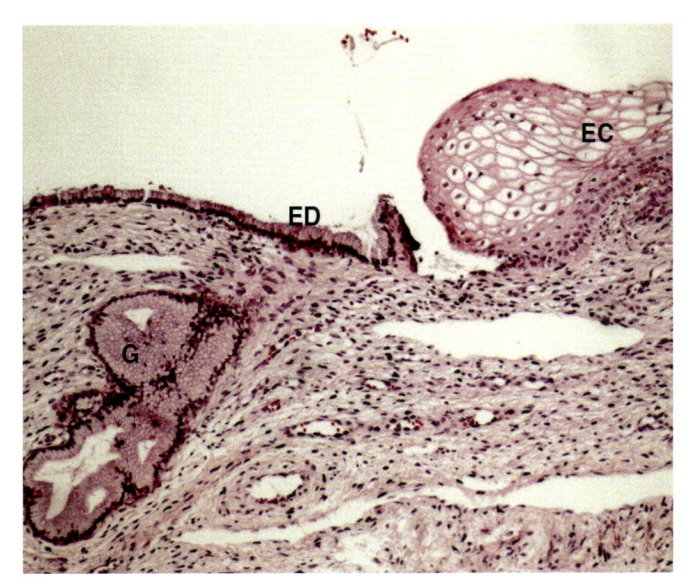

Figura 1.2 Colo uterino (HE 25×). Transição escamocolunar: epitélio ectocervical (*EC*) estratificado escamoso, rico em glicogênio, e epitélio endocervical (*ED*) colunar mucossecretor (transição abrupta). Presença de glândulas endocervicais tubulares (*G*) no córion.

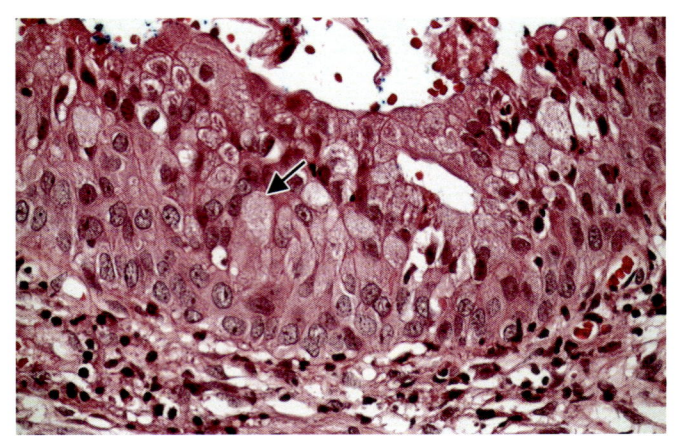

Figura 1.3 Colo uterino (HE 400×). Corte histológico mostrando epitélio metaplásico jovem. A seta mostra célula colunar, mucossecretora, "espremida" no epitélio metaplásico.

A endocérvice é revestida por epitélio colunar, composto por uma única camada de célula alta com núcleo próximo à membrana basal. Por ter espessura menor, sua coloração é mais avermelhada, pois permite ver a coloração dos vasos presentes no estroma. Não existe glicogênio no citoplasma das células colunares e, por essa razão, não há coloração quando é aplicada a solução de Lugol.

Metaplasia escamosa

A metaplasia escamosa do colo uterino é um processo irreversível em que ocorre a substituição do epitélio colunar ectópico pelo escamoso. O meio vaginal ácido funciona como estímulo para a proliferação das células subcilíndricas de reserva (células indiferenciadas), as quais proliferam, ocasionando a hiperplasia dessas células, e com o tempo formam o epitélio escamoso. Quando existe pouca ou não há estratificação nesse epitélio recém-formado, deve ser usada a expressão *metaplasia escamosa imatura*. Esse tecido imaturo não contém glicogênio e, consequentemente, não é corado após aplicação do Lugol.

Em geral, esse processo de metaplasia ocorre na junção escamocolunar (JEC), local onde o epitélio escamoso encontra o colunar, promovendo a ocorrência de ilhotas de tecido glandular. O epitélio metaplásico maduro assemelha-se ao epitélio original, rico em glicogênio, e cora bem ao se aplicar o Lugol.

Como resultado do processo metaplásico, pode ocorrer a formação dos cistos de Naboth em razão da oclusão das criptas endocervicais pelo epitélio escamoso metaplásico.

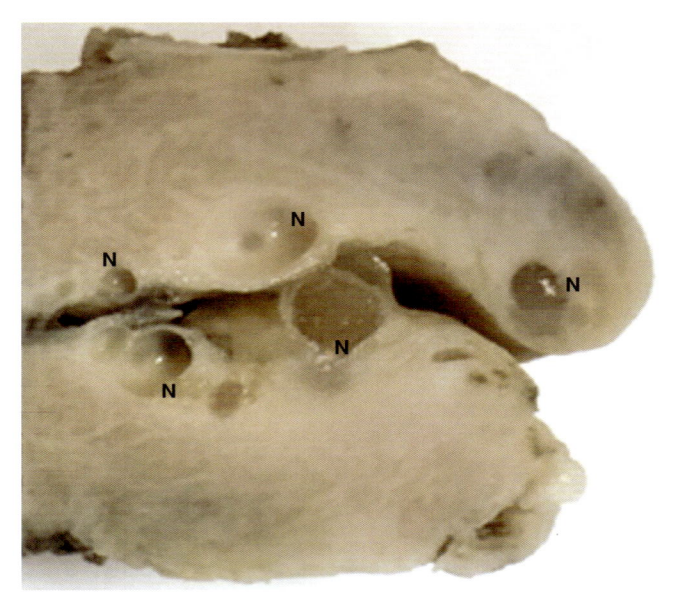

Figura 1.4 Corte longitudinal de colo uterino mostrando cistos de Naboth – *N* (peça conservada em formol).

Zona de transformação

A área do epitélio que passou pelo processo metaplásico (substituição do epitélio colunar pelo escamoso) é chamada de zona de transformação (ZT) e tem como limites o encontro do epitélio escamoso original com o epitélio metaplásico em sua extremidade distal e o encontro do epitélio metaplásico com o colunar (nova JEC) em sua extremidade proximal. É nessa região que pode ocorrer o desenvolvimento do epitélio atípico.

A localização da ZT, assim como da JEC, depende do *status* hormonal da mulher, estando geralmente presente no canal cervical em mulheres menopausadas. A definição de sua localização é de extrema importância diante das condutas adotadas em pacientes com neoplasia intraepitelial cervical (NIC).

Existem três tipos de ZT:

- **Tipo 1:** totalmente ectocervical, visível.
- **Tipo 2:** componente endocervical, mas ainda totalmente visível.
- **Tipo 3:** componente endocervical não totalmente visível.

Vascularização

A irrigação arterial é proveniente de ramos da artéria uterina.

Inervação

A inervação do colo uterino é derivada do plexo hipogástrico, com a endocérvice apresentando terminações nervosas mais extensas quando comparadas às da ectocérvice. As fibras simpáticas e parassimpáticas também são mais abundantes na endocérvice, o que pode levar a reflexo vagal em procedimentos como biópsia e dilatação endocervical.

ANATOMIA DA VAGINA

A vagina é um órgão musculomembranoso ímpar, de formato cilíndrico e localização mediana logo atrás da bexiga e à frente do reto, passando entre as margens mediais do músculo levantador do ânus (feixe puborretal), inserindo-se superiormente na parte média do colo uterino e inferiormente atravessando o diafragma urogenital e se abrindo no vestíbulo vulvar. Apresenta duas paredes (anterior e posterior) que permanecem colabadas em sua maior extensão. Sua metade superior se localiza na pelve, e a metade inferior, no períneo.

Seu comprimento é de aproximadamente 7 a 9cm com espessura de cerca de 3mm. Em face da fixação da cúpula vaginal no colo, sua parede anterior é 1 a 2cm mais curta do que a posterior. A cúpula vaginal é representada por um recesso ao redor do colo chamado de fórnice da vagina, o qual reúne suas partes anterior, posterior e lateral, sendo a posterior a mais profunda e tendo relação com a escavação retrouterina.

A vagina contém os seguintes meios de fixação: os ligamentos cardinais e uterossacros, responsáveis pela suspensão do terço superior da vagina; o espessamento da fáscia endopélvica bilateralmente; os músculos elevadores do ânus, responsáveis pelo terço distal da vagina e canal anal; o corpo perineal e a fáscia pubovesicocervical.

Os músculos pubovaginal, esfíncter externo da uretra, esfíncter uretrovaginal e bulboesponjoso comprimem a vagina e atuam como esfíncteres.

Nas mulheres virgens, o óstio vaginal é parcialmente fechado por uma membrana de tecido conjuntivo denominada hímen, que pode apresentar diversas formas e tamanhos e geralmente contém uma abertura. Em raros casos, podem ocorrer hímen imperfurado e agenesia (ausência do hímen).

A superfície interna da mucosa vaginal é lisa em sua porção superior na mulher adulta e rugosa em sua porção inferior.

A parede da vagina é desprovida de glândulas e se divide em camadas: mucosa, muscular e adventícia. A mucosa é coberta por epitélio escamoso estratificado e não queratinizado, com espessura de 150 a 200μm, sustentada pela rede de tecido conjuntivo frouxo, rico em fibras elásticas, denominada lâmina própria. Durante a vida da mulher, a estrutura e a função vaginal são influenciadas pelos hormônios ovarianos. Sob ação estrogênica, o epitélio sintetiza grande quantidade de glicogênio, que se deposita na vagina quando o epitélio vaginal descama. A metabolização do glicogênio pelas bactérias presentes na vagina produz ácido lático, o responsável pela manutenção do pH vaginal ácido.

A camada muscular é composta de fibras musculares lisas longitudinais externas e circulares mais internamente (mais próximo à mucosa). A adventícia localiza-se externamente à camada muscular e é formada pelo tecido conjuntivo

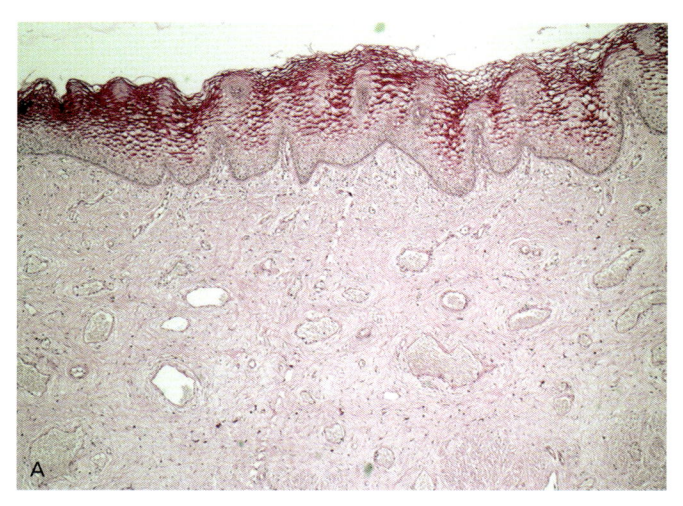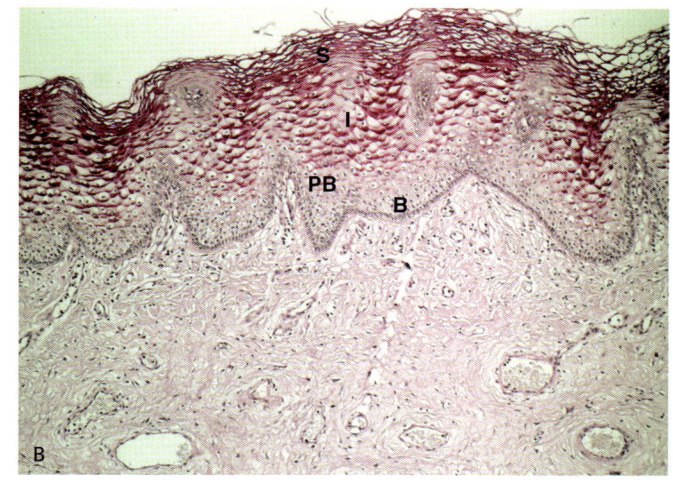

Figura 1.5A e **B** Vagina (PAS 50× e 100×). Epitélio escamoso rico em glicogênio com células basais (*B*), parabasais (*PB*), células intermediárias (*I*) e superficiais (*S*). Córion com tecido conjuntivo fibrovascular com algumas fibras de músculo liso.

denso, rico em espessas fibras elásticas, unindo a vagina aos tecidos circunvizinhos, onde se encontram o plexo venoso e os feixes nervosos.

A vagina exerce as seguintes funções: ato sexual (recebe o pênis e o ejaculado), canal para o fluxo menstrual e canal do parto.

Vascularização

A irrigação da parte superior da vagina se origina das artérias uterinas ou ramos cervicais, enquanto as porções média e inferior são ramos das artérias vaginal e pudenda interna. A drenagem venosa é realizada por meio dos plexos venosos vaginais localizados nas laterais da vagina e na túnica mucosa, os quais são contínuos ao plexo venoso uterino, formando o plexo uterovaginal, e drenam para as veias ilíacas internas por meio da veia uterina.

Drenagem linfática

A drenagem linfática da porção superior da vagina é realizada para os gânglios ilíacos internos e externos. A porção média é drenada para os gânglios ilíacos internos, e a porção inferior, para os ilíacos comuns, sacrais e inguinais superficiais.

Inervação

A inervação da vagina é realizada pelo plexo hipogástrico e, em sua porção distal, pelo nervo pudendo.

ANATOMIA DA VULVA

A vulva é o conjunto da parte externa do órgão genital feminino e é formada por monte pubiano, lábios maiores e menores, clitóris, vestíbulo e glândulas anexas. Também chamada de pudendo feminino, a vulva é abundantemente provida de terminações sensórias táteis, importantes para a resposta sexual feminina.

Monte pubiano

O monte pubiano é uma proeminência de tecido adiposo de formato triangular, coberto por pele e pelos após a puberdade, situado à frente da sínfise púbica, tendo como limite posterior duas pregas protuberantes, que são os lábios maiores. Seu epitélio é escamoso estratificado, podendo a profundidade dos folículos pilosos atingir 2,72mm.

Lábios maiores

Os lábios maiores, também chamados de grandes lábios, são duas pregas cutâneas que se unem superiormente, formando a comissura anterior, e inferiormente, formando a comissura posterior. São homólogos ao escroto, com a face lateral pigmentada e, após a puberdade, coberta por pelos. Sua face medial é rósea, lisa e desprovida de pelos.

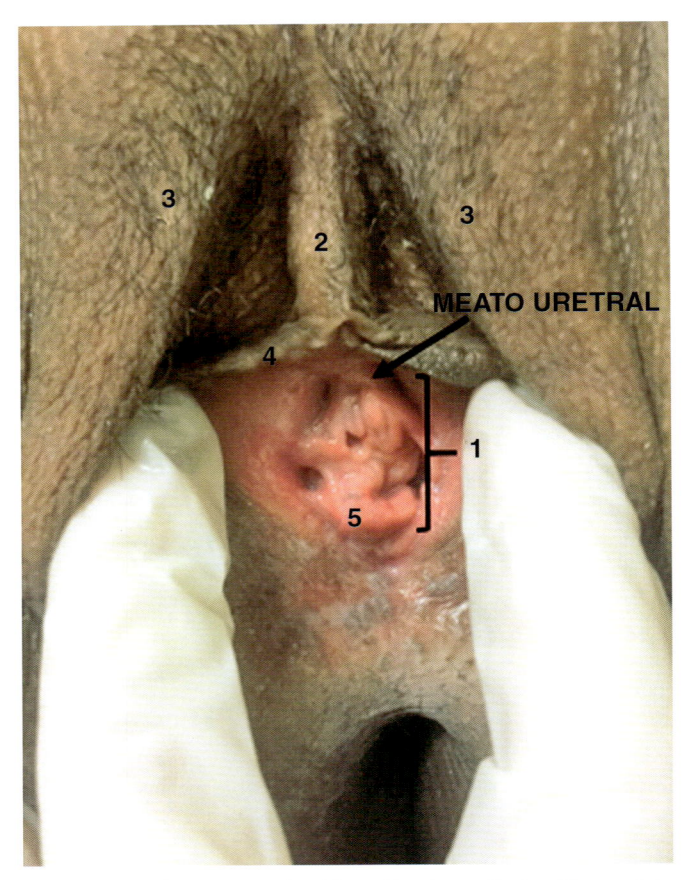

Figura 1.6 Vulva mostrando: (*1*) região de vestíbulo, (*2*) prepúcio do clitóris; (*3*) grandes lábios; (*4*) pequenos lábios. Esta paciente apresenta septo longitudinal (*5*) em região do óstio vaginal e lesões compatíveis com HPV em região perineal.

Os lábios maiores contêm estruturas anexas, como folículos pilosos e glândulas sebáceas, écrinas e apócrinas. As glândulas sebáceas sobre a face medial dos lábios maiores são vistas clinicamente como grânulos de Fordyce. Contêm também a terminação do ligamento redondo do útero e processos vaginais obliterados (canal de Nuck). A presença do ligamento redondo pode dar origem a leiomiomas nessa região.

Histologicamente, os lábios maiores são formados por epitélio escamoso estratificado e queratinizado.

Lábios menores

Também chamados de pequenos lábios, os lábios menores se localizam medialmente aos grandes lábios, dos quais estão separados pelo sulco interlabial, e se unem anteriormente para formar o prepúcio do clitóris. São desprovidos de pelos, mas providos de glândulas sebáceas e formados por epitélio escamoso não queratinizado em sua face medial e queratinizado em sua face lateral.

Vestíbulo

O vestíbulo marca o espaço entre os lábios menores, estendendo-se da superfície externa do hímen ao freio do clitóris anteriormente, à fúrcula posteriormente e à linha de Hart lateralmente. Contém os orifícios uretral externo, o óstio vaginal e a abertura das glândulas vestibulares maiores e menores, e apresenta epitélio escamoso não queratinizado, com espessura de cerca de 1mm.

Uretra

A uretra se abre no vestíbulo cerca de 2,5cm abaixo do clitóris e acima da abertura da vagina. De cada lado das margens da uretra se abrem as glândulas parauretrais ou de Skene.

Bulbo do vestíbulo

O bulbo do vestíbulo consiste em uma estrutura erétil, em número par, altamente vascularizada, de tecido esponjoso, com cerca de 3cm de comprimento, que circunda o vestíbulo e se localiza sob o músculo bulbocavernoso. Quando cheios de sangue, os bulbos se dilatam e proporcionam maior contato entre o pênis e a vagina. As extremidades anteriores formam dois cordões finos que se unem junto à glande do clitóris.

Glândulas vestibulares maiores (glândulas de Bartholin)

As glândulas vestibulares maiores são homólogas às glândulas bulbouretrais masculinas e têm a função de secretar um muco com propriedade lubrificante. Em número de duas, estão localizadas profundamente na porção posterolateral com sua abertura no vestíbulo entre o hímen e o lábio menor.

A glândula de Bartholin é tubuloalveolar, ramificada, com ácinos compostos de epitélio colunar simples. O ducto mede cerca de 2,5cm de comprimento e apresenta três tipos de epitélio de revestimento: porção proximal – epitélio mucossecretor; porção média – epitélio transicional,

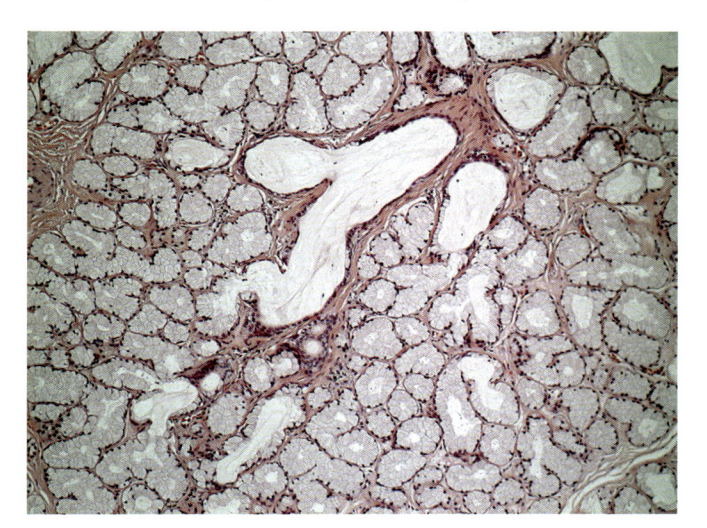

Figura 1.7 Glândula de Bartholin (HE 50×). Glândula exócrina mucossecretora. Presença de ductos (*D*) e adenômeros tubulares com células mucíparas.

e porção distal (próximo ao epitélio vestibular) – epitélio escamoso.

Glândulas vestibulares menores

As glândulas vestibulares menores reúnem um número variável, e seus diminutos ductos se abrem no vestíbulo entre o óstio uretral e o vaginal. Assim como as glândulas vestibulares maiores, funcionam para a lubrificação.

Clitóris

O clitóris é uma estrutura erétil localizada acima da uretra e consiste em dois pilares e dois corpos cavernosos que terminam em uma glande e um prepúcio. O clitóris e o pênis são homólogos em origem embrionária e estrutura histológica. O corpo se fixa à sínfise púbica pelo ligamento suspensor do clitóris.

A glande é um pequeno tubérculo arredondado com alta sensibilidade cutânea, que cobre o corpo do clitóris e se conecta com o bulbo do vestíbulo por delicada faixa de tecido erétil.

O epitélio do clitóris é formado por tecido escamoso sem glândulas ou pelos.

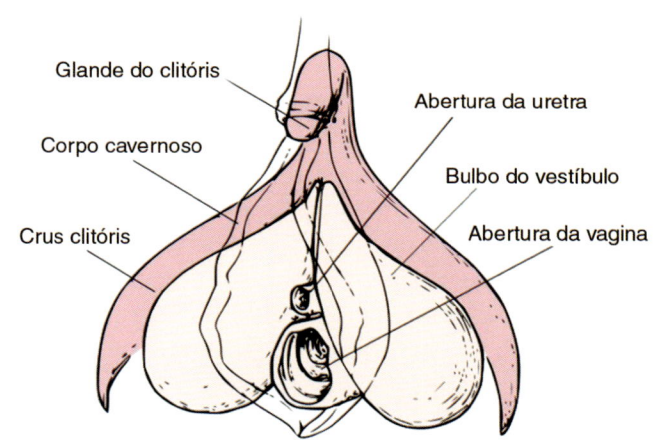

Figura 1.8 Representação esquemática do clitóris. (Disponível em: https://www.google.com.br/search.)

Inervação

O monte pubiano, na parte anterior dos lábios, é inervado por derivados do plexo lombar (nervos labiais anteriores, derivados do nervo ilioinguinal e o ramo genital do nervo genitofemoral – Quadro 1.1).

A parte posterior do pudendo é inervada por derivados do plexo sacral, ou seja, a parte lateral é inervada pelo ramo perineal do nervo cutâneo femoral posterior e a parte central, pelo nervo pudendo.

Os lábios são inervados pelos nervos labiais posteriores (ramos superficiais terminais do nervo perineal). O óstio

Quadro 1.1 Resumo da inervação da região vulvar

Nervo	Origem	Região inervada
Labiais anteriores	Nervo ilioinguinal	Monte pubiano; parte anterior do lábio maior
Ramo genital do nervo genitofemoral	Nervo genitofemoral (L1 e L2)	Parte anterior dos lábios maiores
Ramo perineal do nervo cutâneo femoral posterior	Nervo cutâneo femoral posterior (S1-S3)	Região lateral do períneo, sulco genitofemoral e parte superomedial da coxa
Pudendo (S2-S4)	Ramos anteriores do plexo sacral (S2-S4)	Motor para os músculos do períneo e sensitivo para a maior parte da região do períneo através de seus ramos
Perineal	Nervo pudendo	Divide-se em ramos superficial e profundo, nervo labial e nervo profundo do períneo
Lábios posteriores	Ramo terminal superficial do nervo perineal	Lábios menores e parte posterior dos lábios maiores
Nervo perineal profundo	Ramo terminal profundo do nervo perineal	Motor para os músculos isquiocavernoso, bulboesponjoso e transverso superficial do períneo. Sensitivo para o vestíbulo da vagina e a parte inferior da vagina

vaginal e os músculos superficiais do períneo são inervados pelos ramos profundos do nervo perineal.

A inervação dos músculos profundos do períneo e a sensibilidade do clitóris são realizadas pelo nervo dorsal do clitóris, e os bulbos do vestíbulo e os corpos eréteis do clitóris recebem fibras parassimpáticas cuja estimulação provoca o aumento das secreções vaginais, a ereção do clitóris e o ingurgitamento dos bulbos (resposta sexual).

Vascularização

A vascularização da vulva provém das artérias pudenda externa e interna. A artéria pudenda interna irriga a maior parte da pele, os órgãos genitais externos e os músculos do períneo, tendo como ramos as artérias labiais e do clitóris. A drenagem venosa é realizada pelas veias labiais, que são tributárias das veias pudendas internas. Durante a excitação sexual, as veias ficam ingurgitadas, ocasionando o aumento do clitóris e dos bulbos do vestíbulo.

Drenagem linfática

A drenagem linfática é feita para os gânglios inguinais e pélvicos.

Leitura complementar

Bogliolo L. Patologia. 8.ed. Rio de Janeiro: Guanabara Koogan, 2011.

Dangelo JG, Fattini CA. Anatomia humana sistêmica e segmentar. 3. ed. São Paulo: Editora Atheneu, 2007.

Gray's anatomy. The anatomical basis of clinical practice 41. ed., 2015.

Graziottin A, Gabini D. Anatomy and physiology of genital organs – women. In: Vodusek DB, Boller F (eds.). Handbook of clinical neurology, Vol. 130 (3. series). Neurology of Sexual and Bladder Disorders. Elsevier, 2015: 39-60.

Junqueira LC, Carneiro J. Histologia básica – texto e atlas. 12. ed. Rio de Janeiro: Guanabara Koogan, 2013.

Moore KL. Anatomia orientada para a clínica. 7. ed. Rio de Janeiro: Guanabara Kooogan, 2014.

Prendiville W, Sankaranaarayanan R. Colposcopy and treatment of cervical precancer. IARC technical publication 45, 2017.

Yavagal S, De Farias TF, Medina CA at al. Normal vulvovaginal, perineal and pelvic anatomy with reconstructive considerations. Semin Plast Surg 2011; 25:121-9.

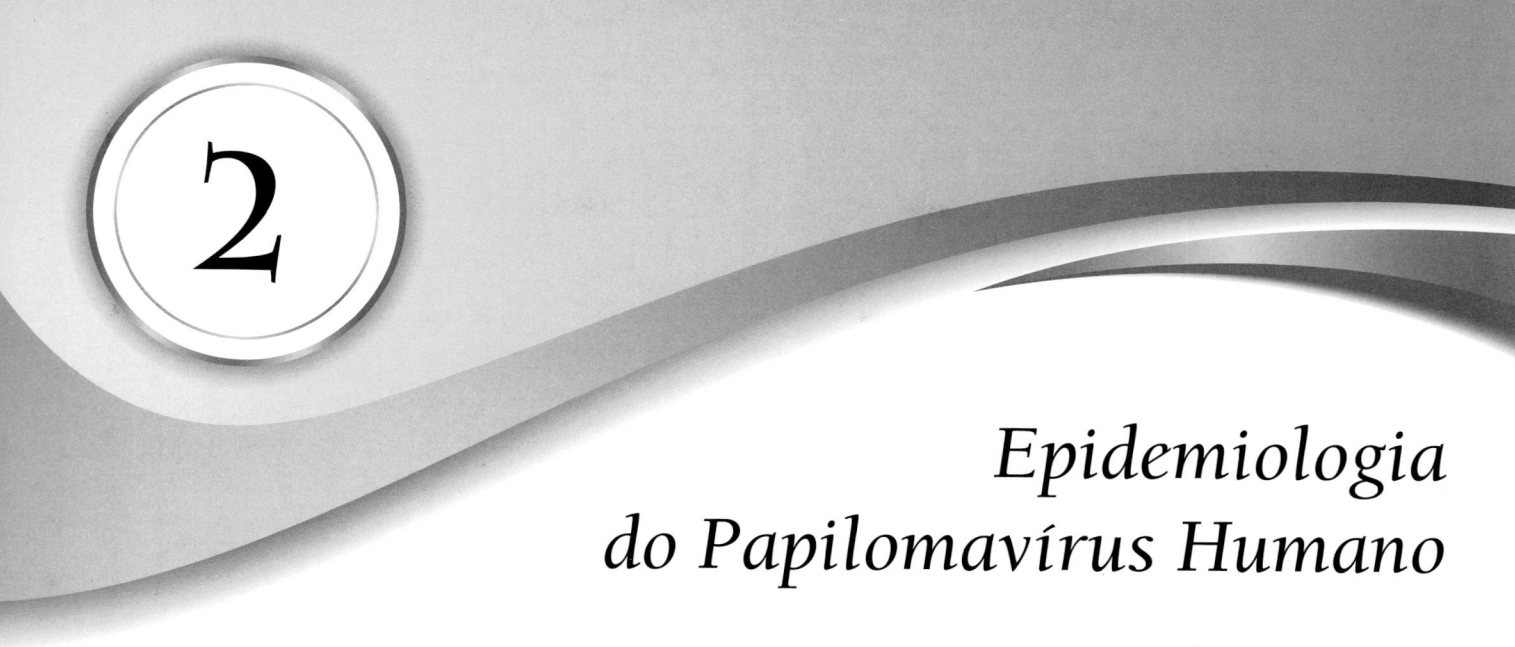

Epidemiologia do Papilomavírus Humano

Edison Natal Fedrizzi

INTRODUÇÃO

A infecção genital pelo papilomavírus humano (HPV) é a infecção sexualmente transmissível (IST) mais comum na mulher e no homem. Até o momento foram identificados mais de 200 tipos desse vírus, entre os quais mais de 100 estão completamente sequenciados geneticamente e mais de 120 têm sequenciamento parcial. Cerca de 45 infectam o epitélio do trato anogenital masculino e feminino, sendo cerca de 18 considerados de alto risco oncogênico, principalmente os tipos 16 e 18, que estão associados ao câncer anogenital e do trato aerodigestivo em homens e mulheres. Esses HPV são necessários, mas não suficientes, para causar virtualmente todos os casos de câncer cervical no mundo. Os HPV de baixo risco oncogênico, principalmente o 6 e o 11, causam as lesões benignas na região anogenital (verrugas e lesões intraepiteliais escamosas de baixo grau) e na laringe (papilomatose laríngea recorrente) com substancial morbidade e alto custo de tratamento. Atualmente, do ponto de vista epidemiológico, são classificados como de alto risco oncogênico os seguintes tipos de HPV: 16, 18, 31, 33, 35, 39, 45, 51, 52, 53, 55, 56, 58, 59, 66, 67, 68, 69, 70, 73, 82 e 83; como de baixo risco oncogênico são classificados os tipos: 6, 11, 40, 42, 43, 44, 54, 61, 72, 81, candHPV89 eCP6108.

Estima-se que pelo menos 50% dos indivíduos sexualmente ativos terão contato com o HPV em algum momento da vida e que 80% das mulheres manterão esse contato até os 50 anos de idade.

A duração da infectividade é importante fator de disseminação de uma IST em uma população, ou seja, uma infecção de maior duração apresenta impacto potencialmente maior. Estudos longitudinais têm mostrado constantemente que a maioria das infecções por HPV detectadas pelas técnicas de biologia molecular tem caráter transitório e não é detectada por mais de 1 a 2 anos. As infecções por HPV de alto risco persistem por mais tempo que as de baixo risco. Há evidências de que o HPV 16 pode persistir ainda mais do que os outros tipos. Desse modo, é provável que a disseminação desses vírus de alto risco (particularmente o 16) seja maior do que a dos de baixo risco, considerando equivalente o modelo de contato sexual e a transmissibilidade. A probabilidade da transmissão do HPV por relação sexual varia de 5% a 100% com uma média de 40%. A probabilidade de transmissão por parceiro (homem-mulher) é estimada em 60% para o HPV 16 e para as verrugas genitais.

A infecção por HPV em homens também apresenta menor duração, e grande parte das infecções não é mais detectada após 1 ano. Ainda não se sabe se a transmissibilidade do HPV é igual durante todo o período em que é detectado.

PREVALÊNCIA

Na população feminina em geral, a prevalência da infecção por HPV varia de 2% a 44%. Em recente metanálise com

78 estudos publicados, as mulheres com citologia normal apresentaram prevalência global ajustada de 10,41% (IC 95%: 10,2 a 10,7) com considerável variação de acordo com a região (Tabela 2.1).

As informações do HPV Information Centre do Instituto Catala d'Oncologia, divulgado pela Organização Mundial da Saúde (OMS) em 2017, demonstram prevalência do HPV em mulheres com citologia normal de 10,2% para as Américas e de 14,1% para o Brasil (Tabela 2.2). Esses resultados são ainda menores do que os provenientes de outros estudos realizados no Brasil, que encontraram positividade de 21% a 48% para o HPV na população em geral, sendo o HPV de alto risco encontrado em 48% a 53% dos casos. Em cerca de 25% dos casos, observa-se infecção mista com os HPV de alto e baixo risco.

Segundo a OMS, mais de 630 milhões de homens e mulheres (1:10 pessoas) estão infectados pelo HPV. Para o Brasil, estima-se que haja 9 a 10 milhões de infectados e que a cada ano surjam 700 mil casos novos, o que o leva a ser considerado uma epidemia. Cerca de 105 milhões de pessoas são positivas para o HPV 16 ou 18 no mundo.

A prevalência da infecção é maior em mulheres mais jovens, diminuindo no grupo de meia-idade e havendo um segundo pico após os 50 e até os 60 anos, exceto na Ásia. Essa mesma tendência é demonstrada nos dados da OMS de 2017 (Figura 2.1) e na metanálise de Sanjosé e cols., de 2007. A razão para esse segundo pico e para sua variação geográfica não está clara, mas pode estar associada à reativação de infecção prévia não detectada ou à aquisição da infecção por novo

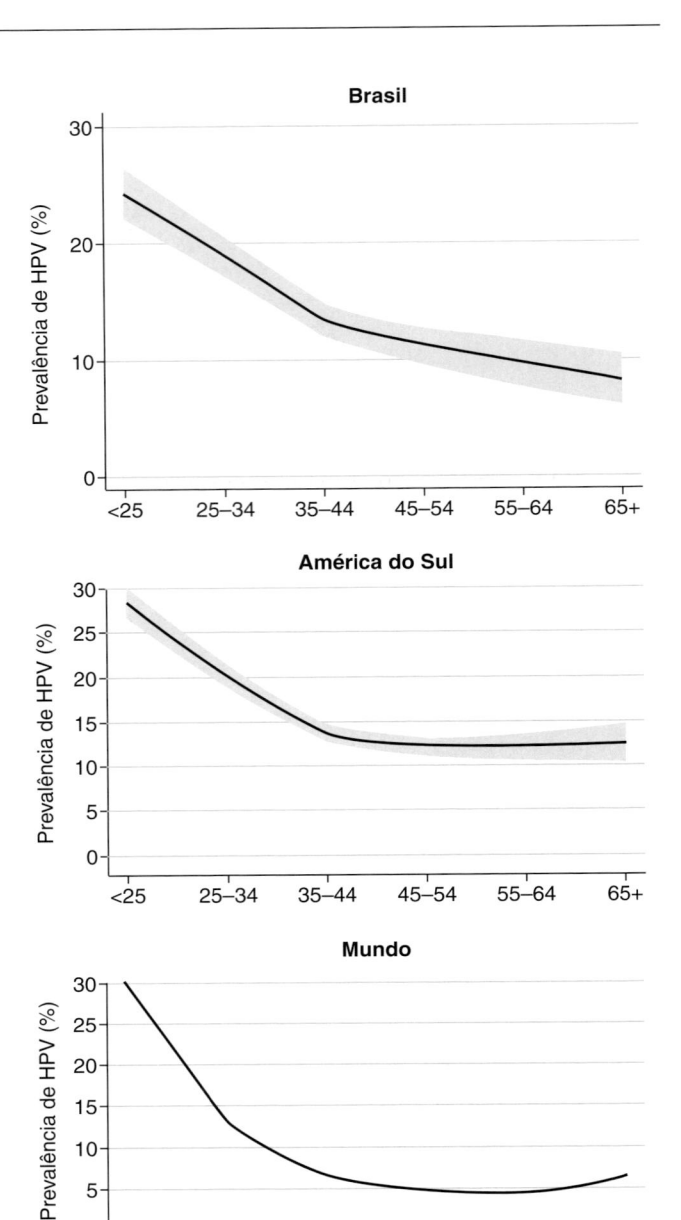

Figura 2.1 Prevalência da infecção por HPV em mulheres com citologia normal de acordo com a idade (IC 95% em sombra cinza). (WHO/ICO HPV Information Centre. Human Papillomavirus and Related Cancers – World, Americas, Brazil, Summary Report 2017.)

Tabela 2.1 Prevalência da infecção por HPV estimada em metanálise de 78 estudos de mulheres com citologia normal nos diferentes continentes*

Local	Nº estudos	N	Prevalência ajustada (%)	IC 95%
Global	78	157.879	10,41	10,16 a 10,67
África	08	6.226	22,12	20,87 a 23,43
América	24	40.399	12,95	12,41 a 13,51
Europa	27	70.129	8,08	7,77 a 8,41
Ásia	19	41.125	7,95	7,53 a 8,40

*Prevalência ajustada por região, tipo e *design* de estudo, ano de publicação, forma de coleta da amostra, meio de estocagem celular, técnica para detecção do HPV, *primer* utilizado e idade para cada estudo. Não foi reportado nenhum dado da Oceania. Fonte: Burchell NA, Winer RL, Sanjosé S, Franco EL. Vaccine 2006; 24S3:52-61.

Tabela 2.2 Prevalência da infecção por HPV em mulheres com citologia normal

Local	N	Prevalência HPV (%)	IC 95%
Brasil	8.821	14,1	6,1 a 26,4
Américas	750.768	10,2	3,5 a 32,9
Mundo	1.043.624	10,6	4,1 a 30,1

Fonte: WHO/ICO HPV Information Centre. Human Papillomavirus and Related Cancers – World, Americas, Brazil, Summary Report 2017.

contato sexual, tanto da mulher como do homem, principalmente em consequência das mudanças dos padrões de comportamento sexual nas últimas décadas.

Fatores como comportamento sexual, crença religiosa, tabagismo, paridade e anticoncepção podem ser responsáveis pela diferença na prevalência encontrada nas diversas regiões do mundo. Por exemplo, dados de 29 países indicam que 80% dos homens e 65% das mulheres de 40 a 80 anos foram sexualmente ativos no ano anterior ao estudo, com exceção da Ásia, onde homens e mulheres relataram menor atividade sexual. Curiosamente, um estudo com prostitutas também mostrou diminuição significativa na prevalência do

HPV com a idade, mesmo com a continuidade da elevada atividade sexual, sugerindo o desenvolvimento de uma imunidade HPV tipo-específica, prevenindo a reinfecção. Estima-se que as lesões verrucosas (condilomas acuminados) afetem cerca de 1% dos adultos sexualmente ativos.

A coinfecção por múltiplos tipos de HPV é uma constante em muitos estudos epidemiológicos. O estudo brasileiro de coorte do Instituto Ludwig-McGill mostrou que múltiplos tipos de HPV foram detectados na mesma visita em 20% das mulheres positivas para esse vírus. Em 2011, a média de tipos diferentes de HPV em mulheres avaliadas por Winer e cols. foi de três, variando de 1 a 14.

Em estudo longitudinal com estudantes universitárias, a incidência cumulativa em 24 meses da infecção HPV em mulheres virgens foi de 7,9% (IC 95%: 3,5 a 17,1). Nenhum tipo de contato sexual sem penetração (dedo-vulva, pênis-vulva, oral-genital) foi associado a risco maior de adquirir a infecção.

Em estudo realizado com mulheres que mantinham relações sexuais somente com mulheres, o DNA-HPV foi detectado em amostras do trato genital em 19% dos casos.

Em relação aos homens, uma revisão de 13 estudos mostrou que a prevalência da infecção por HPV varia de 3,5% a 45% para todos os tipos e de 2,3% a 34,8% para os de alto risco, sendo o HPV 16 o mais frequente. A prevalência da infecção por HPV de baixo risco varia de 2,3% a 23,9%. No Brasil, a prevalência é de 35% a 72%, sendo os de alto risco responsáveis por 25% a 56% dos casos. Os dados globais, entretanto, demonstram que a prevalência de infecção por HPV em homens (7,9%) é mais baixa do que em mulheres (17,9%), provavelmente em razão de o tecido peniano ser menos receptivo ao HPV do que o genital feminino.

A prevalência do HPV aumenta de acordo com a severidade das lesões induzidas no epitélio do colo do útero. O HPV causa virtualmente 100% dos casos de câncer do colo de útero. Percentuais menores em muitos estudos estão mais relacionados com limitações das metodologias dos estudos e com a técnica de detecção do vírus. Quando se avaliam as lesões pré-cancerosas e o câncer, observa-se que os HPV 16 e 18 são responsáveis por 25% a 37% das lesões de baixo grau, 51% a 59% das lesões de alto grau e por cerca de 60% a 70% dos casos de câncer cervical tanto no mundo como na América do Sul e no Brasil (Tabela 2.3). Na Figura 2.2 é possível observar os 10 tipos mais frequentes de HPV em mulheres com e sem lesão cervical no Brasil, sendo o HPV 16 o tipo mais frequentemente identificado em todas as situações apresentadas.

Um percentual significativo do HPV é encontrado nos outros carcinomas e lesões pré-cancerosas do trato anogenital (vulva, vagina, ânus e pênis) e extragenital em ambos os sexos, como pode ser visto na Tabela 2.4.

INCIDÊNCIA

Vários estudos têm relatado uma média de incidência cumulativa de 40% ou mais após 3 anos de acompanhamento, chegando a 60% em 5 anos. Mundialmente, estimam-se em 32 milhões os casos novos de verrugas genitais a cada ano (no Brasil, em torno de 1,9 milhão/ano), sendo a grande maioria associada aos HPV 6 (70% dos casos) e 11 (20% dos casos). Como acontece com a prevalência, a incidência da infecção por HPV é alta em mulheres jovens no início da atividade sexual e a cada novo parceiro, diminuindo com a idade, mas sendo observado também um segundo pico em mulheres de mais idade. A incidência também é maior para os HPV de alto risco, sendo o 16 também o mais frequente. Mecanismos biológicos, incluindo imaturidade cervical, produção inadequada de muco e aumento de ectopia cervical nesse grupo, podem tornar as mulheres jovens e adolescentes mais suscetíveis à infecção pelo HPV. Um estudo de coorte conduzido no Brasil encontrou incidência cumulativa de infecção de 23,6% acima de 18 meses.

A coinfecção por múltiplos tipos de HPV e a infecção sequencial com novos tipos são bastante comuns, e o risco de aquisição de um novo tipo de HPV parece não depender da infecção prévia por outros tipos.

Poucos estudos têm avaliado a aquisição do HPV em homens. Entretanto, as evidências sugerem que a incidência é muito semelhante à encontrada entre as mulheres, com incidência cumulativa de 14% a 21% em 3 a 8 meses de acompanhamento.

Tabela 2.3 Prevalência dos tipos 16 e 18 de HPV em mulheres com citologia normal, lesão intraepitelial e câncer cervical no Brasil, na América do Sul e no mundo

	Brasil		América do Sul		Mundo	
	Nº de casos	% (IC 95%)	Nº de casos	% (IC 95%)	Nº de casos	% (IC 95%)
Citologia normal	4.349	5,7 (5,1 a 6,4)	13.771	12,1 (11,6 a 12,7)	514.928	4,1 (4,0 a 4,2)
Lesão de baixo grau	554	30,9 (27,2 a 34,8)	2.191	35,6 (33,6 a 37,6)	38.191	25,8 (25,4 a 26,2)
Lesão de alto grau	1.463	56,8 (54,2 a 59,3)	2.516	56,3 (54,4 a 58,2)	50.202	51,9 (51,5 a 52,3)
Câncer cervical	1.364	68,2 (65,7 a 70,6)	6.239	62,62 (61,4 a 63,8)	58.796	69,4 (69,0 a 69,8)

Fonte: WHO/ICO HPV Information Centre. Human Papillomavirus and Related Cancers – World, Americas, Brazil, Summary Report 2017.

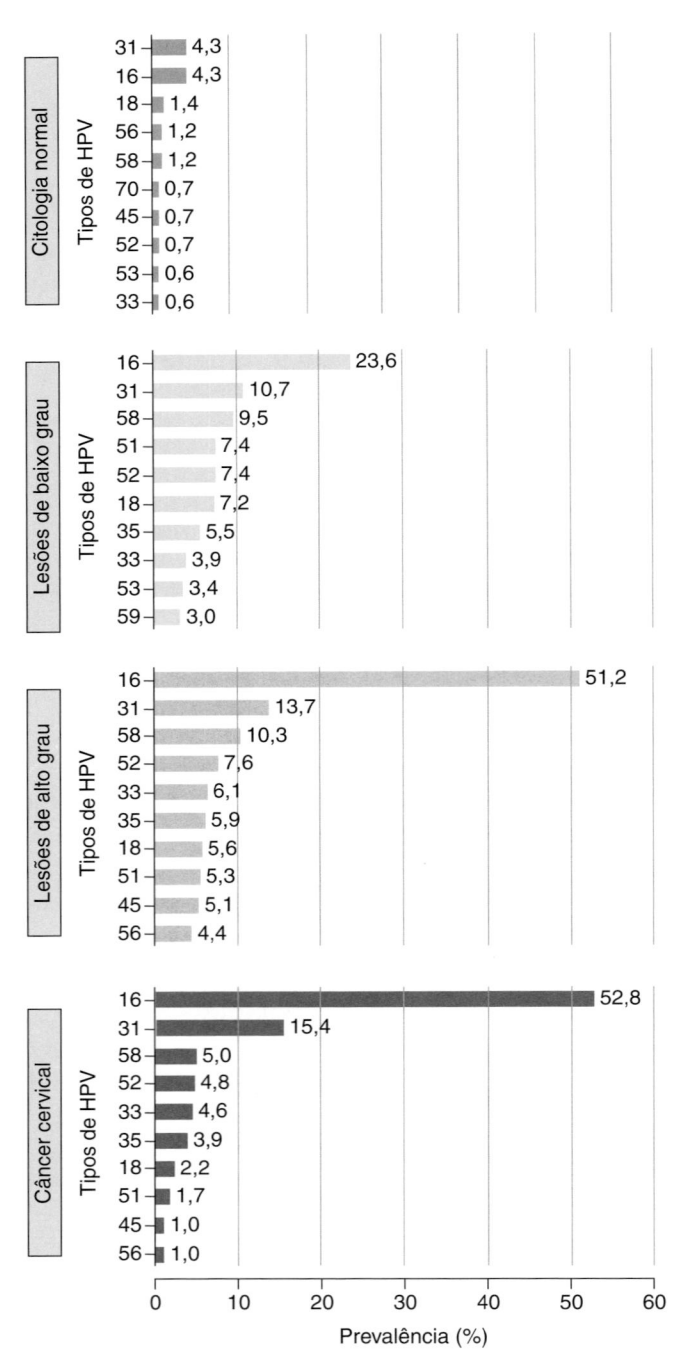

Dados atualizados em 19 de maio de 2017 (dados em 30 de junho de 2015/30 de junho de 2015). Lesões de alto grau: CIN-2, CIN-3, CIS ou HSIL; lesões de baixo grau: LSIL ou CIN-1. As amostras para testes de HPV são provenientes de amostras cervicais (biópsias frescas/fixas ou células esfoliadas).

Figura 2.2 Os 10 tipos mais frequentes de HPV em mulheres com e sem lesão cervical no Brasil. (WHO/ICO HPV Information Centre. Human Papillomavirus and Related Cancers – World, Americas, Brazil, Summary Report 2017.)

FATORES DE RISCO

Os fatores de risco para a infecção por HPV têm sido identificados em vários estudos de coorte e corte transversal, incluindo o número de parceiros sexuais (durante a vida e recentes), idade do início da atividade sexual, tabagismo,

Tabela 2.4 Prevalência geral (%) do HPV e dos tipos 16 e 18 nos diferentes tipos de câncer e de neoplasias intraepiteliais 2 e 3 no Brasil e no mundo

	Brasil			Mundo		
	HPV	HPV 16	HPV 18	HPV	HPV 16	HPV 18
Colo uterino	70	45,4	25,3	99	54,4	16,5
Vagina	78	42,4	4,2	70	43,6	3,7
(NIVA 2/3)	92,5	46,3	6,3	91	56,1	5,3
Vulva	40	25,3	2,8	43	19,4	1,5
(NIV 2/3)	77,8	57,1	8,7	85,3	67,1	2,4
Ânus	–	–	–	88	73	5
(NIA 2/3)	–	–	–	93,9	72	4,7
Pênis	60,4	24,9	3,4	50	22,8	0,7
(NIP 2/3)	–	–	–	84,5	69,4	2,4
Cavidade oral	28,9	5,7	28,4	48,8	67	1,9

Fonte: WHO/ICO HPV Information Centre. Human Papillomavirus and Related Cancers – World, Americas, Brazil, Summary Report 2017.
NIVA: neoplasia intraepitelial vaginal; NIV: neoplasia intraepitelial vulvar; NIA: neoplasia intraepitelial anal; NIP: neoplasia intraepitelial peniana.

anticoncepcional oral, outras doenças sexualmente transmissíveis (DST) – principalmente *Chlamydia* e herpes genital, inflamação crônica, imunossupressão e paridade. Os resultados são inconsistentes, em parte em virtude das diversas populações analisadas.

Para Baseman e Koutsky (2005), o fator de risco mais consistente para a infecção pelo HPV é o alto número de parceiros sexuais. As mulheres com quatro ou mais parceiros em um período de 6 meses apresentam risco quatro vezes maior de adquirir o HPV oncogênico. Um estudo brasileiro, no entanto, não encontrou diferença significativa em relação à infecção HPV e ao número de parceiros sexuais.

A relação entre o início precoce da atividade sexual e o risco maior de aquisição da infecção provavelmente se deve ao maior tempo de exposição ao vírus pelo contato sexual. No Brasil, essa correlação foi observada em alguns estudos, mas não em outros.

Em adição à atividade sexual, o principal determinante da infecção é a idade. Após a alta prevalência da infecção no início da vida sexual na adolescência, observa-se queda após os 30 anos, independentemente do comportamento sexual, sugerindo um papel da resposta imune. Em muitos países há um segundo pico a partir dos 50 anos, como já abordado.

O tabagismo é considerado um dos mais importantes fatores de risco para o câncer cervical, principalmente pela imunossupressão genital, acarretando a persistência da infecção por HPV. Uma carga tabágica de no mínimo 100 cigarros na vida parece ser forte preditor de positividade para o HPV. No entanto, outros estudos não verificaram essa correlação.

Há ainda muita controvérsia quanto à relação entre o uso de anticoncepcional oral e a infecção por HPV. Esse vírus é responsivo *in vitro* ao uso dos esteroides que estimulam a atividade dos oncogenes virais. Há evidências de que o uso prolongado dos anticoncepcionais por mais de 10 anos aumentaria em duas vezes o risco de câncer de colo uterino, mas essa relação parece não estar presente para a infecção por HPV.

A associação entre o HPV e outros agentes sexualmente transmitidos, principalmente a *Chlamydia trachomatis* e o herpes simples 2, tem sido relacionada com o desenvolvimento do câncer cervical. No entanto, um risco maior de infecção HPV em mulheres com alguma outra IST não tem apresentado correlação significativa.

Estudos têm demonstrado que as mulheres com três ou mais gestações apresentam risco maior de infecção pelo HPV. Possivelmente os fatores associados seriam a imunossupressão própria da gestação e a maior exposição de um epitélio de transição metaplásico mais suscetível à infecção por HPV do que o epitélio cervical maduro.

CONSIDERAÇÕES FINAIS

A infecção por HPV é a IST mais comum no mundo. Cerca de 80% das mulheres terão contato com esse vírus até os 50 anos de idade. No Brasil, tanto a incidência, como a prevalência apresentam comportamento bimodal de alto percentual da infecção por HPV na idade jovem e um segundo pico após a menopausa. Como o HPV 16 é o mais frequentemente detectado em qualquer situação (da citologia normal ao câncer), deve ser dada atenção especial a essas faixas etárias de pico da infecção.

Leitura complementar

Barnabas RV, Laukkanen P, Koskela P et al. Epidemiology of HPV 16 and cervical cancer in Finland and the potential impacto of vaccination-mathematical modelling analyses. PloS Med 2006; 3(5): e138.

Baseman JG, Koutsky LA. The epidemiology of human papillomavirus infections. J Clin Virol 2005; 32 (suppl 1): S16-S24.

Burchell AN, Richardson H, Mahmud SM et al. Modeling the sexual transmissibility of human papillomavirus infection using stochastic computer simulation and empirical data from a cohort study of young women in Montreal, Canada. Am J Epidemiol 2006; 163(6): 534-43.

Burchell NA, Winer RL, Sanjosé S, Franco EL. Epdemiology and transmission dynamics of genital HPV infection. Vaccine 2006; 24suppl 3:52-61.

Carvalho MO, Almeida RW, Leite FM et al. Detection of human papillomavirus DNA by the hybrid capture assay. Braz J Infect Dis 2003; 7(2):121-5.

Castellsagué X, Bosch FX, Muñoz N. Environmental cofactors in HPV carcinogenesis. Virus Res 2002; 89(2):191-9.

Castellsagué X, Muñoz N. Cofactors in human papillomavirus carcinogenesis: role of parity, oral contraceptives, and tobacco smoking. J Natl Cancer Inst Monogr 2003; 31:20-8.

Clifford GM, Gallus S, Herrero R et al. Worldwide distribution of human papillomavirus types in cytologically normal women in th International Agency for Research on Cancer HPV prevalence surveys: a pooled analysis. Lancet 2005; 366(9490):991-8.

Defaux AB, Bourgoin A, Ragot S et al. Human papillomavirus infection of the cervix uteri in women attending a Health Examination Center of the french social security. J Med Virol 2004; 73(2):262-8.

Fedrizzi EN, Schlup CG, Menezes ME, Ocampos M. Infecção pelo papilomavírus humano (HPV) em mulheres de Florianópolis, Santa Catarina. J Bras Doenças Sex Transm 2008; 20(2):73-9.

Ferlay J, Bray F, Pisani P, Parkin DM. Globocan 2002 cancer incidence. Mortality and prevalence worldwide. IARC Cancer Base 2004; 5:123-9.

Fernandes JV, Meissner RV, Carvalho MGF, Fernandes TAAM, Azevedo PRM, Villa LL. Prevalence of HPV infection by cervical cytologic status in Brazil. Int J Gynecol Obstet 2009; 105:21-4.

Franceschi S, Castellsagué X, Dal Maso L et al. Prevalence and determinants of human papillomavirus genital infection in men. Br J Cancer 2002; 86:705-11.

Franco EL, Villa LL, Sobrinho JP et al. Epidemilogy of acquisition and clearence of cervical human papillomavirus infection in women from a high-risk area for cervical cancer. J Infect Dis 1999; 180(5):1415-23.

Geller M, Aboim E, Campos CD. Papilomavírus humano – Fatores de risco, carcinogênese, resposta imune e tratamento. J Bras Med 2008; 94(3):43-6.

Giraldo PC, Silva MJPMA, Fedrizzi EM et al. Prevenção da infecção por HPV e lesões associadas com o uso de vacinas. J Bras Doenças Sex Transm 2008; 20(2):132-40.

Giuliano AR, Lazcano-Ponce E et al. The human papillomavirus infection in men study: human papillomavirus prevalence and type distribution among men residing in Brazil, Mexico and United Sates. Cancer Epidemiol Biomarkers Prev 2008; 17:2036-43.

Ho GY, Bierman R, Beardsley L, Chang CJ, Burk RD. Natural history of cervicovaginal papillomavirus infection in young women. N Engl J Med 1998; 338(7):423-8.

Kahan JÁ, Rosenthal SL, Succop PA, Ho GY, Burk RD. The interval between menarche and age of first sexual intercourse as a risk factor for subsequent HPV infection in adolescent and young adult women. J Pediatr 2002; 141(5):718-23.

Kjaer SK, Svare EI, Worm AM, Walboomers JMM, Meijer CJLM, van den Brule AJC. Human papillomavirus infection in Danish female sex workers: decreasing prevalence with age despite continuously high sexual activity. Sex Transm Dis 2000;27:438-45.

Koutsky LA, Galloway DA, Holmes KK. Epidemiology of genital human papillomavirus infection. Epidemiol Ver 1988; 10:122-63.

Marrazzo J, Koutsky L, Stine K et al. Genital human papillomavirus infection in women who have sex with women. J Infect Dis 1998; 178:1604-9.

Muñoz N, Bosch FX, de Sanjose S et al. Epidemiologic classification of human papillomavirus types associated with carvical carcinoma. N Engl J Med 2003; 348(6):518-27.

Muñoz N, Castellsagué X, Berrington GA, Gissmann L. HPV in the etiology of human cancer. Vaccine 2006; 24suppl3(1):1-10.

Muñoz N, Mendez F, Posso H et al. Incidence, duration and determinats of cervical human papillomavirus infection in a cohort of Colombian women with normal cytological results. J Infect Dis 2004; 190(12):2077-87.

Naud P, Matos J, Hammes L et al. Factors predicting intermediate endpoints of cervical cancer and exposure to human papillomavirus (HPV) infections in young women screened as potential targets for prophylactic HPV vaccination in south of Brazil. Eur J Obstet Gynecol Reprod Biol 2006; 124:110-8.

Nicolau SM, Clovis GC, Camargo JN et al. Human papillomavirus DNA detection in male sexual partners of women with genital human papillomavirus infection. Urology 2005; 65:251-5.

Nicolosi A, Laumann EO, Glasser DB, Moreira Jr ED, Paik A, Gingell C. Sexual behavior and sexual dysfunctions after age 40: the global study of sexual attitudes and behaviors. Urology 2004; 64(5):991-7.

Oriel JD. Natural history of genital warts. Br J Vener Dis 1971; 47(1):1-13.

Patridge JM e Koutsky LA. Genital human papillomavirus infections in men. Lancet Infect Dis 2006; 61(1):21-31.

Rousseau MC, Pereira JS, Prado JC, Villa LL, Rohan TE, Franco EL. Cervical coinfection with human papillomavirus (HPV) types as a predictor of acquisition and persistence of HPV infection. J Infect Dis 2001; 184(12):1508-17.

Sadjadi A, Malekzadeh R, Derakhshan MH et al. Cancer ocurrence in Ardabil: results of a populacion-based cancer registry from Iran. Int J Cancer 2003; 107(1):113-8.

Sanjosé S, Diaz M, Castellsagué X et al. Worldwide prevalence and genotype distribution of cervical human papillomavirus DNA in women with normal cytology: a meta-analysis. Lancet Infect Dis 2007; 7:453-9.

Shields TS, Brinton LA, Burk RD et al. A case-control study of risk factors for invasive cervical cancer among US women exposed to oncogenic types of Human papillomavirus. Cancer Epidemiol Biomarkers Prev 2004; 13(10):1574-82.

Stone KM, Karem KL, Sternberg MR et al. Seroprevalence of women papillomavirus type 16 infections in the United States. J Infect Dis 2002; 186(10):1396-402.

TrottierH e Franco EL. The epidemiology of genital human papillomavirus infection. Vaccine 2006; 24(supp1):S4-S15.

Van Doornum GJ, Prins M, Juffermann LH et al. Regional distributions and incidence of human papillomavirus infections among heterosexual men and women with multiple sexual partners: a prospective study. Genitourin Med 1994; 70(4):240-6.

WHO/ICO HPV Information Centre. Human Papillomavirus and Related Cancers – World, Americas, Brazil, Summary Report 2017.

Winer RL, Hughes JP, Feng Q et al. Early natural history of incident type-specific human papillomavirus infections in newly sexually active young women. Cancer Epidemiol Biomarkers Prev 2010 publicated on line on December 20. Disponível em: http://cebp.aacrjournals.org/content/early/2010/12/16/1055-9965.EPI-10-1108.abstract?sid=53c26ad7-39fc-4bed-8fb9-3ee6ea1713ca Acessado em 5 de fevereiro de 2011.

Winer RL, Lee SK, Hughes JP Adam DA, Kiviat NB, Koutsky LA. Genital human papillomavirus infection: incidence and risk factors in a cohort of female university students. Am J Epidemiol 2003; 157(3): 218-26.

Woodman CB, Collins S, Winter H et al. Natural history of cervical human papillomavirus infection in young women: a longitudinal cohort study. Lancet 2001; 357(9271):1831-6.

Imunologia das Infecções pelo Papilomavírus Humano

Millena Prata Jammal
Márcia Antoniazi Michelin
Eddie Fernando Cândido Murta

INTRODUÇÃO

A infecção pelo papilomavírus humano (HPV) é a principal causa de câncer cervical e também fator relevante para o desenvolvimento de outros tumores anogenitais (ânus, vulva, vagina e pênis) e de outros órgãos, como cabeça e pescoço. O DNA desse vírus é encontrado em 90% das biópsias de câncer cervical realizadas.

Pertencente à família Papovaviridae, o HPV apresenta tropismo por células epiteliais e mucosa. Mais de 150 subtipos de HPV já foram identificados, e apenas um terço deles é capaz de infectar a mucosa oral, laríngea e anogenital. Os tipos transmitidos sexualmente se dividem em duas categorias:

- **HPV de baixo risco:** não causam câncer, mas podem ocasionar verrugas na pele dos órgãos genitais e no ânus. Os tipos considerados de baixo risco oncogênico são, principalmente: 6, 11, 40, 42, 43, 54, 61, 70, 72 e 81.
- **HPV de alto risco:** podem causar câncer. Cerca de uma dúzia deles já foi identificada. Dois desses tipos – o 16 e o 18 – são responsáveis pela maioria dos casos de câncer registrados e estão relacionados com aproximadamente 70% dos casos de câncer do colo uterino. Estudos epidemiológicos chegaram à classificação dos tipos 16, 18, 31, 33, 35, 39, 45, 51, 52, 56, 58 e 59 como cancerígenos e do 68 como provavelmente cancerígeno.

O risco oncogênico está diretamente relacionado como comportamento do genoma do vírus no núcleo da célula hospedeira. Os HPV de baixo risco oncogênico tendem a manter seu DNA íntegro, circular e epissomal, diferentemente dos HPV de alto risco oncogênico, cujas fitas de DNA circular se abrem, sofrem deleções e se integram ao genoma da célula hospedeira. A infecção pelo HPV é um passo necessário no desenvolvimento de praticamente todas as lesões pré-cancerosas e cancerosas do colo uterino.

O espectro de câncer associado ao HPV se estende, sendo esse o principal agente etiológico do carcinoma de células escamosas de ânus, amígdala e base da língua e contribuindo significativamente para o carcinoma de células escamosas de vulva, vagina, pênis, laringe e cabeça e pescoço.

A infecção genital pelo HPV é predominantemente, mas não exclusivamente, uma infecção sexualmente transmissível, ou seja, a relação com a penetração vaginal ou anal não chega a ser pré-requisito para a infecção, pois o vírus pode ser transmitido por contato com a pele ou por contatos íntimos da genitália ou outras superfícies mucosas. Essas infecções são muito comuns, sendo estimado que 50% a 80% dos homens e mulheres sexualmente ativos adquiram um HPV genital (alto e baixo risco) em suas vidas. O período máximo de aquisição é logo após o início da atividade sexual, com o risco de infecção aumentando em função do número de parceiros sexuais.

A infecção crônica é mantida em aproximadamente 10% das mulheres em virtude da capacidade do HPV de escapar da vigilância imune do hospedeiro.

Seu genoma é constituído por DNA de dupla fita, circular, com cerca de 8.000 pares de bases pareados, formado basicamente por três regiões: a primeira contém os genes *Long Control Region* (LCR), uma região reguladora localizada entre as regiões L1 e E6, onde existem sequências que controlam a expressão gênica viral, estimulando ou reprimindo a transcrição viral, além da origem de replicação; a segunda região é representada pelos genes *Early region* (E), que codificam as proteínas E1 a E7, necessárias para o processo de replicação viral (dentre essas, a E1 tem relação com a replicação viral, a E2 com a transcrição e replicação e a E4 com a maturação viral e alteração da matriz intracelular, enquanto E5, E6 e E7 estão envolvidas na transformação celular); a terceira região é representada pelos genes L1 e L2, os quais codificam as proteínas do capsídeo viral.

O mecanismo molecular que contabiliza a infecção persistente por HPV e a carcinogênese envolve a integração do DNA viral ao genoma do hospedeiro, acompanhado da deleção de genes, nomeadamente E2, E4, E5, L1 e L2. O potencial oncogênico do HPV é o resultado de duas proteínas virais precoces: a E6 e a E7.

A proteína E2 inibe a transcrição dos genes E6 e E7 pela ligação em sítio específico da região regulatória *upstream* (URR), ao passo que a proteína codificada por E1 facilita a ligação de E2 na região promotora.

Em casos malignos, a proporção entre E1 e E2 é modificada quando o vírus é integrado no cromossomo da célula hospedeira e, então, não ocorre a inibição de E6 e E7. A integração do genoma viral no cromossomo das células do hospedeiro, fenômeno observado em situação de malignidade, promove a inativação do gene E2 e a superexpressão dos genes E6 e E7.

Como resultado da perda do gene regulador da transcrição E2, essas duas oncoproteínas – E6 e E7 – são reguladas positivamente. A proteína viral precoce E6 se liga ao gene supressor de tumor p53, inibindo, assim, a apoptose de células infectadas com HPV, levando à formação de lesões pré-cancerosas.

Assim como a proteína viral precoce E6 inibe p53, a proteína viral precoce E7 inibe a funcionalidade do retinoblastoma (pRb), supressor de tumor, permitindo, assim, que o HPV se reproduza em células epiteliais previamente diferenciadas. A formação de complexos entre essas duas proteínas virais e os genes supressores de tumor já mencionados perturba o ciclo normal de regulação celular, causa instabilidade genômica e, finalmente, conduz à neoplasia. Um processo biomolecular semelhante é a base para o desenvolvimento de outros cânceres associados ao HPV.

RESPOSTA IMUNOLÓGICA DO ORGANISMO DIANTE DA INFECÇÃO PELO HPV

A infecção inicial por HPV provavelmente ocorre em células-tronco epiteliais ou em células que estão transitoriamente se dividindo, localizadas nas camadas mais baixas do epitélio estratificado. O vírus infecta os queratinócitos basais primitivos, provavelmente visando às células estaminais, mas apenas expressa altos níveis de proteínas virais e montagem viral nas camadas superiores do estrato espinhoso e granuloso do epitélio escamoso. À medida que as células mais profundas do epitélio vão se dividindo, passam a migrar da camada basal e se tornam gradativamente diferenciadas. A evidência clínica indica que a expressão do gene viral é confinada ao queratinócito ou às células com potencial para maturação escamosa.

Com a diferenciação das células epiteliais basais, o vírus amplifica seu material genético e libera novos vírions com concomitante mudança de padrão da expressão gênica, uma vez que são as proteínas L1 e L2 que montam o capsídeo. L1 é a principal proteína do capsídeo, enquanto L2 é de ligação ao DNA viral e facilita o transporte da proteína L1 para o núcleo da célula.

Nas lesões malignas, o DNA viral é integrado aos cromossomos das células do hospedeiro. Como a inserção do genoma viral no DNA do hospedeiro se dá por meio da linearização do DNA circular do vírus, há perda do gene E2 e, consequentemente, ocorre a superexpressão dos genes virais, como o E6 e o E7, responsáveis por estimular a proliferação e a transformação celular.

A infecção por HPV é restrita ao epitélio escamoso, sem manifestações sistêmicas significativas. Consequentemente, a demonstração de evidências de respostas imunes específicas do HPV no sangue periférico se revelou desafiadora. Vários estudos avançaram significativamente ao desvendarem o papel da imunidade celular na história natural da infecção por HPV.

Os queratinócitos indiferenciados no epitélio estratificado escamoso localizados nas camadas basais são os primeiros alvos para infecção do HPV. Neles, a imunidade inata atua como primeira linha de defesa contra os vírus invasores, já que expressam receptores de reconhecimento de patógenos, ou *Toll Like Receptors* (TLR), incluindo TLR9, que pode ligar-se ao DNA viral, e TLR3, que reconhece RNA de fita simples e de dupla fita. A ligação a esses receptores de reconhecimento de patógenos leva à ativação direta do fator nuclear *kappa B* (NFk-B), resultando na superexpressão de citocinas pró-inflamatórias, como fator de crescimento transformador β (TGF-β) e fator de necrose tumoral (TNF) e/ou fatores de transcrição que regulam a produção de citocinas antivirais, como, por exemplo, os interferons do tipo 1 (IFN-α e β).

Vários estudos investigaram a capacidade de as citocinas, particularmente TGF-β, TNF e os IFN, inibirem a proliferação *in vitro* dos queratinócitos normais e transformados com HPV, além de inibirem a expressão de genes de HPV, incluindo os genes iniciais E6 e E7. O IFN pode interferir no ciclo celular, diminuindo o crescimento de queratinócitos infectados pelo HPV. O efeito inibitório desempenhado pelo TGF-β1 do crescimento em células transformadas com HPV 16 ou 18 parece estar associado à inibição da expressão de E6 e E7. O TNF parece ter efeito antiproliferativo em células epiteliais infectadas com HPV. Os efeitos combinados dessas ações resultam em diminuição do tamanho e no desaparecimento da lesão pelo HPV.

Os diversos componentes celulares envolvidos nas fases de reconhecimento e efetora da resposta imune epitelial adaptativa incluem as células dendríticas (CD), que capturam antígenos para transportá-los aos linfonodos locais e apresentá-los às células T primárias, e as células T proliferativas, que retornaram aos tecidos epiteliais infectados por meio de mecanismos envolvendo quimiocinas, moléculas de adesão e células acessórias, como macrófagos.

As principais células apresentadoras de antígenos da pele ou mucosa são as de Langerhans, que estão entre as primeiras células responsáveis pelas funções de reconhecimento, processamento e apresentação de antígeno em mucosas, e as funções dessas células parecem ser afetadas pela infecção por HPV.

As células dendríticas ativadas identificam antígenos do HPV nas células infectadas e apresentam esses antígenos na superfície. Uma vez ativadas, migram dos canais linfáticos aos linfonodos regionais, onde irão apresentar o antígeno HPV aos linfócitos T indiferenciados.

As moléculas de superfície celular do complexo de histocompatibilidade (MHC) atuam como elementos de restrição no reconhecimento de antígenos por células T. O processamento de antígenos consiste em antígenos celulares e virais sendo degradados pelo proteassoma. Os peptídeos resultantes são transportados para o retículo endoplasmático pela proteína transportadora associada ao processamento de antígenos (TAP), onde são carregados em moléculas vazias de MHC. Os complexos MHC-peptídeo são então transportados para a superfície celular por meio do aparelho de Golgi, e os peptídeos são apresentados pelo MHC ao sistema imunológico. O MHC classe I (MHC-I) apresenta antígeno para linfócitos T citotóxicos (CTL). Esses são células T efetoras que reconhecem e matam as células-alvo que expressam antígenos peptídicos estranhos. A expressão superficial do MHC de classe II (MHC-II) fica restrita às células apresentadoras de antígenos profissionais, como macrófagos, células B e especialmente células dendríticas, que apresentam antígeno às células T auxiliares (Th).

Após a apresentação do antígeno, as células T citotóxicas (CD8) HPV-específicas são ativadas e retornam via corrente sanguínea ao local da infecção pelo HPV.

As células T citotóxicas e *natural killer* (NK), ultrapassam a parede do vaso e seguem até a infecção, destruindo os queratinócitos infectados pelo HPV. Monócitos e macrófagos fagocitam o DNA do HPV.

A regressão de lesão está associada à ativação de uma resposta imune adaptativa ao HPV com células T CD8 e CD4, sendo provavelmente as principais células efetoras que medeiam essa resposta.

Infiltrado inflamatório composto de macrófagos e células CD4+ é observado em condilomas que regridem espontaneamente, e a resposta linfoproliferativa de células T CD4+ específica para o antígeno E2 demonstrou estar associada à eliminação do HPV. Por outro lado, células CD8+ específicas para os antígenos E6 e E7 são encontradas em pacientes com grandes lesões ou com tumor cervical. Além disso, é observada diminuição da resposta tipo 1 com baixa produção de IL-2, IFN-γ e TNF-α em pacientes com lesão intraepitelial de alto grau.

O HPV também reduz a regulação das moléculas de MHC para evitar o reconhecimento e a eliminação pelo sistema imunológico.

HPV E MECANISMOS DE ESCAPE IMUNOLÓGICO

A deficiência local da imunovigilância favorece a passagem de infecção latente para a ativa. O intervalo entre a exposição e a evidência clínica varia de 4 semanas a 8 meses com média de 3 meses, sugerindo que o vírus pode efetivamente evadir-se do sistema imunológico.

O mecanismo pelo qual o HPV é capaz de infectar continuamente seu hospedeiro e restabelecer o ciclo de vida viral se dá mediante a evasão do sistema imunológico do hospedeiro. O HPV precisa persistir no epitélio escamoso por certo tempo para completar seu ciclo. Portanto, o vírus desenvolveu várias estratégias de evasão, e a interação desses mecanismos com o sistema imune do hospedeiro determina se uma infecção por HPV é eliminada ou se torna persistente. O aparecimento de lesões induzidas pelo HPV é mediado pela resposta imune celular que consiste em respostas de linfócitos T citotóxicos e células T auxiliares. O carcinoma cervical surge como consequência da infecção persistente do HPV de alto risco.

Segue uma abordagem dos principais mecanismos de escape.

Papel das células dendríticas na promoção da carcinogênese

Em razão de sua localização no local da infecção por HPV, as células de Langerhans são consideradas importantes para a modulação imunológica da infecção e de lesões induzidas por HPV. Alguns estudos propõem que o esgotamento das células intraepiteliais de Langerhans associados à infecção por HPV pode, juntamente com outras imunodeficiências locais, contribuir para uma infecção prolongada ou possível malignidade.

O estroma das lesões cervicais de alto grau é conhecido por conter um novo subconjunto de CD estromais que expressam fatores imunossupressores.

O HPV inibe a resposta Th1 (T *helper* 1), que produz citocinas relacionadas principalmente com a defesa mediada por fagocitose contra agentes infecciosos intracelulares, como IFN-γ, IL-2 e TNF-α, induzindo uma mudança para Th2 (T *helper* 2), que secreta IL-4, IL-5, IL-10 e IL-13, relacionadas com respostas humorais mediadas por eosinófilos e mastócitos contra alérgenos e helmintos. Após a ativação dessas duas subpopulações, Th1 e Th2 se influenciam mutuamente e de maneira antagônica. O IFN-γ produzido pelas células Th1 modula negativamente a função das Th2, e as IL-4 e IL-10 produzidas pelas Th2 inibem a função das Th1.

As lesões relacionadas com o HPV foram caracterizadas por redução do padrão Th1 associada à baixa expressão de IFN-γ, mas com elevação da regulação das citocinas Th2, incluindo IL-10 e TGF, consideradas imunossupressoras.

Na presença de IL-10 e/ou TGF-β, as CD se tornam imaturas e, assim, direcionam a diferenciação de células T CD4+ para células T reguladoras, assim como CD imaturas produzem indolamina 2,3-dioxigenase (IDO), uma enzima que cataboliza o triptofano e, assim, suprime a resposta imunodependente de células T.

Apoptose

A apoptose – morte celular programada – é um tipo de autodestruição da célula regulada fisiológica e geneticamente que desempenha papel central no desenvolvimento, na morfogênese, na rotatividade celular normal e na função do sistema imunológico.

A resistência à apoptose é aspecto de importância na infecção viral e progressão para o câncer, pois pode contribuir para o mecanismo de escape imunológico. As células infectadas pelo HPV podem adquirir resistência à apoptose mediante a expressão de proteínas antiapoptóticas ou pela baixa regulação ou mutação de proteínas pró-apoptóticas. De fato, os HPV desenvolveram mecanismos para modular a apoptose a fim de evitar ataques imunes e estabelecer uma infecção que pode induzir lesões pré-cancerígenas.

A proteína E5 inibe o ligante indutor de apoptose relacionado com o TNF (TRAIL) e a apoptose mediada por CD95L nos estádios iniciais da infecção por HPV quando o genoma viral é epissomal. A proteína E6 prejudica a apoptose mediante a degradação de proteínas pró-apoptóticas dependentes de ATP, como p53, FADD, procaspase-8 ou c-Myc, empregando a via ubiquitina-proteassoma.

Interferons

Os IFN são citocinas amplamente expressas que apresentam potentes efeitos inibitórios antivirais, imunoestimuladores e de crescimento celular. A família dos IFN é formada por três principais classes de citocinas (IFN I, II e III). Os genes humanos dos IFN do tipo I estão localizados no cromossomo 9p e codificam uma família de 17 proteínas distintas (incluindo 13 subtipos de IFN-α, além de IFN-β, IFN-ε, IFN-κ e IFN-ω) que têm a propriedade de ligação a seu receptor cognato, formado por duas subunidades: IFNR1 e IFNR2. Existe apenas um tipo de IFN II, denominado IFN-γ, que se liga a seu receptor cognato com duas subunidades: IFNγR1 e IFNγR2. Os IFN do tipo III consistem em IFNλ1, IFNλ2 e IFNλ3 (também conhecidos como IL-29, IL-28A e IL-28B, respectivamente) e IFNλ4, que se ligam ao receptor IFNλ1 (IFNLR1) e à subunidade β do receptor de IL-10 (IL-10Rβ).

A expressão dos IFN dos tipos I e III é ativada pela via de receptores de reconhecimento de padrões, ao passo que a via dos IFN do tipo II é induzida por mitógenos ou citocinas, como IL-12 e IL-18, expressas por linhagens de células T e NK.

Os IFN do tipo I constituem a primeira linha de defesa imune contra infecções virais, causando o chamado estado antiviral em células infectadas e aumentando as respostas imunes mediante a estimulação de células dendríticas, o que indica que IFN-α e IFN-β atuam como ligação importante entre imunidade inata e adaptativa.

Após a infecção viral, é ativada uma via de transdução de sinal envolvendo as cinases TYK2 e JAK1, formando um complexo do fator de transcrição composto de *signal transducers and activators of transcription* (STAT1, STAT2) e do fator regulador do interferon 9 (IRF-9) e ocasionando o aumento da produção de IFN-α e IFN-β via IRF-3 e IRF-7.

Um mecanismo importante da imunidade inata, alvo do HPV, é a resposta via IFN, mas o HPV é capaz de modular diretamente a cascata de sinalização e a síntese de IFN. Durante a infecção com HPV de alto risco, as células infectadas expressam E6 e E7, que reprimem a transcrição de muitos genes-alvo do IFN. A proteína E6 pode inibir a ativação do IRF3, prevenindo a indução de IFN-β. A proteína E6 também foi acusada de interferir com a cinase TYK2, o que é necessário para a ativação da transcrição do gene estimulado pelo IFN (ISG). A disfunção do TYK2 impede sua ligação ao receptor de IFN e bloqueia a fosforilação de TYK2, STAT1 e STAT2, desregulando, assim, a ativação JAK-STAT.

A proteína E7 é capaz de inibir os fatores de transcrição IRF1 e IRF9, os quais contribuem para a transcrição do ISG, assim como a formação do complexo de transcrição do fator genético estimulado pelo IFN-3 (ISGF3), que liga o elemento de resposta específico do IFN (ISRE) no núcleo.

Portanto, existem vários mecanismos pelos quais as células inflamatórias do estroma contribuem para o escape do tumor e a erradicação imune.

DESENVOLVIMENTO DO CÂNCER CERVICAL APÓS MECANISMO DE ESCAPE PELO HPV

O câncer do colo do útero se desenvolve a partir de lesões precursoras pré-malignas, caracterizadas pelo desenvolvimento de atipias, presença de imaturidade e desorganização celulares, anormalidades nucleares e aumento da atividade mitótica, as quais resultam em grande potencial para malignidade.

Como visto, o HPV codifica as proteínas virais reconhecidas pelo sistema imunológico local e, como resultado, algumas infecções por HPV se resolvem espontaneamente, configurando, então, imunidade protetora. No entanto, em alguns casos o vírus provoca alterações displásicas do colo do útero, o que é conhecido como neoplasia intraepitelial cervical (NIC) e classificado como NIC 1, 2 ou 3. As lesões de NIC são clinicamente heterogêneas e podem regredir espontaneamente, persistir ou, em raros casos, progredir para o câncer invasivo. Portanto, o sistema imunológico pode erradicar o HPV, mesmo diante do estabelecimento da neoplasia. O fato de mais de 95% dos cânceres cervicais conterem genomas de HPV indica que em certos casos a resposta imune é incapaz de erradicar o HPV.

Talvez as lesões cervicais de alto grau estejam posicionadas no ponto de desvio entre a erradicação e o escape da resposta imune, em que o resultado clínico final da doença associada ao HPV pode depender de elementos dinâmicos dentro do microambiente estromal.

A resposta inflamatória na infecção pelo HPV assume um papel multifacetado. Por um lado, a depuração da infecção por HPV envolve uma resposta imune citotóxica. Por outro lado, a inflamação associada ao tumor tem sido implicada na promoção da carcinogênese, provavelmente por meio da secreção de citocinas promotoras do crescimento, quimiocinas, fatores angiogênicos e proteases. Além de desempenhar um papel permissivo, o meio inflamatório em tumores pode suprimir ativamente as respostas antitumorais específicas (Figura 3.1).

A persistência da infecção viral é atribuída principalmente à ausência de uma resposta imune efetiva que provavelmente contribuiu para a má apresentação de antígenos virais.

Várias modalidades de tratamento têm sido propostas ao longo dos anos, entre as quais se destacam a conização, a his-

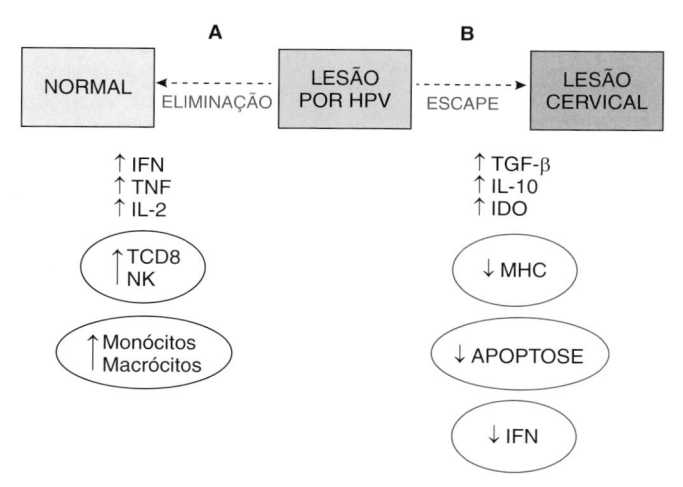

Figura 3.1 Esquema demonstrando os possíveis mecanismos envolvidos na eliminação da infecção pelo HPV e na evasão imune pelo HPV. **A** Aumento da produção de IFN-α e IFN-β como partes da primeira linha de defesa imune contra infecções virais, assim como maior expressão das demais citocinas T regulatórias IL-2 e TNF; células T CD8 são ativadas e com células NK destroem os queratinócitos infectados pelo HPV; macrófagos e monócitos fagocitam o DNA do HPV. **B** HPV modula a cascata de sinalização do IFN, inibindo sua expressão; CD produzem IDO para suprimir a resposta dependente de células T e citocinas imunossupressoras, como IL-10 e TGF-β; HPV promove a resistência à apoptose e reduz a regulação das moléculas de MHC para evitar o reconhecimento e a eliminação pelo sistema imunológico.

terectomia e, mais recentemente, a cirurgia de alta frequência (CAF). A escolha do tratamento adequado para NIC leva em consideração vários fatores, como a gravidade das lesões, a idade da paciente, a cogitação de opções reprodutivas pela paciente, a extensão da lesão na imagem colposcópica e a disponibilidade tecnológica do serviço médico. Em lesões NIC 3, a conização é frequentemente utilizada para tratar e excluir a presença de invasão.

Agentes imunomoduladores, como imiquimode, imunoterapia com células dendríticas e interferon, podem estimular a resposta imunológica nessas mulheres.

IMUNOTERAPIA

É denominado imunoterapia o tratamento do câncer que promove a estimulação do sistema imunológico por meio do uso de substâncias modificadoras da resposta biológica com a finalidade de superar a disfunção imune induzida por tumores e restabelecer a capacidade do sistema imunológico para combater o câncer.

Uma das principais estratégias utilizadas para gerar respostas imunes sistêmicas contra o câncer consiste no desenvolvimento da terapia à base de vacinação antitumoral.

A imunoterapia tumoral consiste na utilização de componentes do sistema imunológico para indução de respostas imunes antitumorais específicas sem que haja danos às células normais e com efeitos colaterais reduzidos. Diversas estratégias terapêuticas têm sido desenvolvidas, utilizando componentes tanto da resposta imune inata como adaptativa, com o objetivo de promover a eliminação ou a neutralização das células neoplásicas e dos fatores associados ao crescimento tumoral. Entre essas estratégias podem ser citadas a vacinação antitumoral, a inibição da supressão imunológica, a transferência adotiva de células, especialmente de linfócitos, e a administração de citocinas que medeiam a ativação das células da imunidade inata.

Imunoterapia com células dendríticas

As CD participam do sistema imune inato e são conhecidas como células apresentadoras de antígenos profissionais, podendo ser encontradas na maioria dos tecidos periféricos, onde atuam sobre a iniciação e modulação da resposta imune durante infecções por patógenos, na autoimunidade e no desenvolvimento de respostas imunes antitumorais.

As CD se diferenciam a partir de precursores hematopoéticos pluripotentes CD34+ localizados na medula óssea, com exceção das CD foliculares, de origem mesenquimal. Esses precursores apresentam duas vias distintas de diferenciação: a mieloide, que dá origem às CD mieloides, incluindo as células de Langerhans, as CD dermais e as CD intersticiais, caracterizadas pela expressão do marcador mieloide CD11c; e a linfoide, que gera as CD plasmocitoides, caracterizadas pela expressão do marcador celular CD123.

Em condições inflamatórias ou infecciosas, as CD podem diferenciar-se a partir de monócitos do sangue periférico sob o estímulo do *Granulocyte-Macrophage Colony-Stimulating Factor* (GM-CSF) e da IL-4. Essas CD são conhecidas como CD derivadas de monócitos (MoDC), podendo também ser diferenciadas *in vitro* em meio condicionado.

A utilização das CD como estratégia terapêutica se fundamenta em seu potencial de captar e apresentar antígenos tumorais, promovendo a ativação de resposta imunológica antitumoral específica e intensa, especialmente pela ativação de linfócitos do perfil Th1, linfócitos T citotóxicos e de células NK.

Essas vacinas são desenvolvidas a partir de precursores de CD, incluindo monócitos do sangue periférico e precursores pluripotentes CD34+, que são diferenciados e carregados com antígenos tumorais autólogos, possibilitando a ativação de uma resposta imune direcionada e específica. A diferenciação dos monócitos em CD ocorre mediante a incubação com GM-CSF e IL-4.

As CD diferenciadas e carregadas com o antígeno tumoral são injetadas no paciente e migram para os tecidos linfoides, onde modulam a ativação dos linfócitos T CD4+ e T CD8+. Uma vez ativados, os linfócitos T efetores migram para o tecido tumoral, mediando a morte das células neoplásicas e a inibição do crescimento tumoral.

Estudos clínicos recentes utilizando vacinas de CD se mostraram inconclusivos, visto que essas células promoveram regressão tumoral casualmente, o que se deve, provavelmente, ao microambiente tumoral imunossupressor, à reduzida carga antigênica apresentada pelas CD, à redução da capacidade de migração para os tecidos linfoides e à debilidade do sistema imunológico observada nos pacientes com tumores em fase terminal.

Embora a imunoterapia com base na vacinação com CD tenha demonstrado resultados clínicos satisfatórios, sua eficácia parece restrita a alguns pacientes com diferentes tipos de neoplasias, sendo, portanto, necessário o aperfeiçoamento das estratégias terapêuticas já desenvolvidas.

Imunoterapia com interferon

Citocinas pleiotrópicas com vasto histórico de pesquisas científicas voltadas para o tratamento de tumores, os IFN foram descobertos na década de 1950 e classificados inicialmente como proteínas produzidas por células do sistema imunológico em resposta a infecções virais.

Também são conhecidos por sua habilidade em induzir um estado ativado de células infectadas, apresentando a importante característica de indução de fatores antivirais e interferindo em múltiplos estágios do ciclo de replicação viral por meio de diversos mecanismos. Além disso, reúnem funções que influenciam a resposta imune inata e adaptativa, não somente em viroses, mas também em patologias bacterianas, bem como apresentam potente atividade antiproliferativa, essencial para o bloqueio do crescimento e a imunossobrevivência de células tumorais.

Alguns tratamentos alternativos, como a imunoterapia com IFN, já foram descritos com sucesso por proporcionarem grandes vantagens, como a preservação do colo uterino e do futuro reprodutivo de pacientes com lesões de alto grau.

A terapia com IFN pode ser tópica, intralesional ou sistêmica, sendo as duas últimas de maior aplicabilidade. A imunoterapia com IFN-α-2b peguilado (IFN-α-2b peg) tem sido utilizada no tratamento da NIC 2 e 3 em mulheres com idade fértil e não fumantes de forma subcutânea. Alguns autores observaram aumento significativo na produção de IFN-α por linfócitos T auxiliares no sangue periférico de pacientes com NIC 2 e 3 em resposta ao tratamento com regressão da lesão neoplásica.

A técnica de peguilação de proteínas tem sido desenvolvida para modificação de uma variedade de proteínas com aplicabilidade clínica, dentre elas o IFN-α. Os resultados das pesquisas são promissores, pois a peguilação pode, além de reduzir a imunogenicidade da proteína, aumentar seu tempo de ação.

O IFN-α-2b é um composto derivado do IFN-α-2b recombinante. Sua peguilação não compromete sua estrutura terciária ou seu espectro de atividade, mas reduz significativamente a depuração da molécula, aumentando em até 10 vezes sua meia-vida plasmática. Consequentemente, torna-se possível sua administração semanal, do que decorre uma ampliação da exposição à droga sem o consequente incremento proporcional da toxicidade.

O IFN intralesional e sistêmico mostrou eficácia na depuração de verrugas genitais, mas não constitui tratamento de primeira linha, dados os efeitos colaterais associados e os custos exorbitantes. O IFN intralesional demonstrou taxas de sucesso de até 66% nos ensaios clínicos. A terapia com IFN sistêmico induziu a diminuição da carga viral e o aumento da contagem de células T CD4+ em pacientes com HIV imunocomprometidos com verrugas anogenitais. Seus efeitos colaterais são febre, dor de cabeça, mialgia, mielossupressão e cardiotoxicidade, como arritmias e cardiomiopatias dilatada e isquêmica.

Imunoterapia com imiquimode

O imiquimode, derivado da família imidazoquinolina (1--[2-metilpropil]-1H-imidazo-[4,5-c]-quinolin-4-amina) e imunoestimulante com atividade antitumoral e antiviral, é um medicamento comercialmente disponível aprovado em 1997 pelo Food and Drug Administration (FDA) dos EUA para tratar queratose actínica, verrugas genitais externas e carcinoma basocelular superficial. O imiquimode a 5% vem acondicionado em sachês para uso tópico. Esse tratamento tem sido utilizado com sucesso para o manejo de várias condições dermatológicas, incluindo verrugas virais.

Esse derivado estimula a imunidade inata e adaptativa em resposta ao reconhecimento de antígenos do HPV e aumenta os níveis celulares de IFN-α, TNF-α e IL-6, o que promove fortes efeitos antivirais e antitumorais. Estimula também as células de Langerhans a migrarem até os linfonodos e ativarem a produção de células T HPV-específicas. Também é um modificador da resposta biológica, mimetizando o que ocorre na resposta imune normal quando o HPV é reconhecido pelo sistema imune, promovendo redução qualitativa (diminuição de cepas mais virulentas) e quantitativa (redução do número dos tipos infectantes que coexistem) do HPV, diferentemente das outras formas de tratamento não imunomoduladoras.

Reações adversas ocorrem em 50% dos usuários da medicação, sendo a maioria delas efeitos locais, como queimação, vermelhidão, irritação, ulceração e dor. Os efeitos sistêmicos (3% a 18%) mais comuns são cefaleia, síndrome gripal, alterações do trato gastrointestinal e tonturas.

Não se sabe por que alguns pacientes respondem ao imiquimode e outros não. Estudos consideram que a persistência do HPV pode estar associada e correlacionada a vários fatores, incluindo a presença de tipos de alto risco, carga viral, idade, número de parceiros sexuais e imunidade do hospedeiro.

VACINAS PROFILÁTICAS

As vacinas para prevenir a infecção por tipos de HPV oncogênicos de alto risco (16 e 18) e pelos tipos que causam verrugas anogenitais (6 e 11) vêm sendo utilizadas desde 2006. As vacinas contra HPV são mais eficazes quando administradas antes do início da atividade sexual. Ao prevenirem a infecção por HPV, elas poderiam reduzir significativamente a morbidade e a mortalidade por câncer de colo do útero. Estudos mostraram redução de até 30% de NIC 2 em meninas de 15 a 19 anos.

Atualmente, encontram-se disponíveis três vacinas contra HPV: vacinas bivalentes, quadrivalentes e nonavalentes contra os tipos de HPV 16/18, 6/11/16/18 e 6/11/16/18/31/33/45/52/58, respectivamente. As vacinas bi e quadrivalentes estão disponíveis no mercado desde 2006 e protegem os genótipos oncogênicos mais comuns do HPV (tipos 16 e 18). Em 2014, foi licenciada pelo FDA nos EUA uma vacina nonavalente protege contra cinco tipos adicionais de HPV oncogênico. No Brasil estão aprovadas e registradas pela Agência Nacional de Vigilância Sanitária (Anvisa), e comercialmente disponíveis, a vacina quadrivalente, da empresa Merck Sharp & Dohme (Gardasil®), que confere proteção contra os HPV 6, 11, 16 e 18, e a vacina bivalente, da empresa GlaxoSmithKline (Cervarix®), que confere proteção contra os tipos 16 e 18.

Em 2014, a vacina quadrivalente foi incluída no Calendário Nacional de Vacinação do Sistema Único de Saúde (SUS) no Brasil, tendo como população-alvo as meninas de 11 a 13 anos de idade. Já em 2015 a oferta da vacina foi ampliada para as meninas na faixa etária de 9 a 13 anos, sendo necessárias duas doses para proteção total com intervalo de pelo menos 6 meses a até 12 ou 15 meses entre as doses. Em 2017, as meninas de 14 anos também foram incluídas. Além disso, o Ministério da Saúde ampliou o esquema vacinal do SUS para meninos de 11 a 15 anos com a administração de duas doses da vacina quadrivalente com um intervalo de 6 meses entre as doses. Também poderão receber a vacina homens e mulheres transplantados e oncológicos em uso de quimioterapia e radioterapia.

Como o câncer cervical é causado por um tipo específico de infecção viral, há a expectativa de que uma vacina capaz de gerar anticorpos neutralizantes dirigidos contra as proteínas do capsídeo viral L1 e/ou L2 bloqueie a entrada do vírus e, com isso, reduza a incidência de câncer em longo prazo. As vacinas se baseiam em *Virus Like Particles* (VLP) formadas pelas proteínas L1 dos HPV 6, 11, 16 e 18, promovendo resposta imunológica adaptativa eficaz para células T e B, que são capazes de neutralizar as infecções naturais subsequentes.

Após 10 anos de disponibilidade da vacina contra o HPV, permanecem grandes disparidades globais no acesso a essa intervenção. Até o final de 2016, cerca de 70 países introduziram a vacina em seu calendário nacional de imunização. Infelizmente, a cobertura da vacina de dose total permanece baixa. Estima-se que entre 2006 e o final de 2014 apenas 1,4% da população mundial de mulheres entre 10 e 20 anos de idade recebeu o esquema completo da vacina contra o HPV.

A consideração de que a vacinação de mulheres sexualmente ativas, mas sem infecção por todos os tipos de HPV abrangidos pelas vacinas, poderia reduzir o peso da doença mais rapidamente baseia-se em dados de ensaios de fase 3 que indicam que as vacinas bivalentes e quadrivalentes são eficazes, imunogênicas e seguras em mulheres de 26 a 45 anos de idade com eficácia de 90% na proteção contra as NIC em mulheres negativas para DNA-HPV e 50% de eficácia em mulheres que haviam sido expostas ao HPV.

As vacinas contra o HPV demonstraram ser efetivas. Estudos de impacto mostraram reduções significativas na circulação de genótipos oncogênicos e outros incluídos na vacina e diminuição na incidência de verrugas genitais e NIC de alto grau. Apesar dos benefícios documentados da vacinação contra o HPV, as taxas de utilização permanecem subótimas. Permanece o desafio de melhorar a cobertura das vacinas para as meninas e mulheres em todo o mundo, particularmente em países de baixa e média renda. Espera-se que os fabricantes de vacinas introduzam vacinas novas e mais baratas contra o HPV.

Essa atitude pode ocasionar a redução dos gastos com o rastreamento para o câncer de colo do útero. Uma das razões para a continuidade do rastreamento dessa neoplasia por longo período após a introdução da vacina é que as mulheres sob risco maior de câncer cervical (idade ≥ 40 anos) não estarão protegidas nos próximos anos, assim como a não proteção, ou proteção limitada, contra os tipos de HPV de alto risco não incluídos na vacina.

CONSIDERAÇÕES FINAIS

O mecanismo mais importante de evasão imunológica pelo HPV consiste em tornar-se invisível para o sistema imunológico do hospedeiro, o que inclui a supressão da resposta ao IFN, a resistência à apoptose e problemas relacionados com a apresentação de antígenos, os quais demonstraram desempenhar papel crítico na evasão imunológica do HPV.

As respostas de células T CD4+ e CD8+ específicas para vírus são essenciais para o controle imune da infecção por HPV. Portanto, as vacinas terapêuticas que provocam as respostas imunes desejadas são consideradas opções de tratamento atraentes e são investigadas ativamente. Uma melhor compreensão dos mecanismos moleculares relacionados com o escape do HPV ao sistema imunológico é, portanto, necessária para melhorar ainda mais as estratégias de vacinas terapêuticas.

A vacinação profilática contra o HPV é essencial para diminuir a morbimortalidade das doenças relacionadas com o vírus. No entanto, este assunto precisa ser tratado com bastante delicadeza. Não se pode descartar a necessidade de exames periódicos para rastreamento do câncer anogenital, pois a vacina quadrivalente não confere imunidade contra todos os tipos de vírus HPV. Recomenda-se a melhoria da integração do cuidado à saúde da mulher.

A incorporação da vacina não deve ser entendida como substituição ao rastreamento do câncer do colo do útero por meio do exame de Papanicolau, que precisa ser aperfeiçoado e reforçado. Logo, o Papanicolau e o uso de preservativos, em conjunto com a vacina contribuem para a diminuição das afecções genitais, uma vez que o vírus pode ser transmitido mesmo por atividades sexuais sem penetração.

É de extrema importância educar a população a respeito do modo de transmissão, a fim de se evitar a disseminação generalizada do vírus. Para isso, é necessário enfatizar os métodos preventivos, bem como os comportamentos de risco. A educação visa tanto à prevenção como à detecção precoce de uma doença.

Leitura complementar

Apgar BS, Zoschnick L, Wright TC Jr. The 2001 Bethesda System terminology. Am Fam Physician 2003. Nov 15; 68(10):1992-8.

Araldi RP, Assaf SMR, Carvalho RF et al. Papillomaviruses: a systematic review. Genet Mol Biol 2017 Jan-Mar; 40(1):1-21.

Balkwill F, Coussens LM. Cancer: an inflammatory link. Nature 2004 Sep 23; 431(7007):405-6.

Banchereau J, Schuler-Thurner B, Palucka AK, Schuler G. Dendritic cells as vectors for therapy. Cell 2001; Aug 10; 106(3):271-4.

Barker JN, Mitra RS, Griffiths CE, Dixit VM, Nickoloff BJ. Keratinocytes as initiators of inflammation. Lancet 1991 Jan 26; 337(8735):211-4.

Barnard P, Payne E, McMillan NA. The human papillomavirus E7 protein is able to inhibit the antiviral and anti-growth functions of interferon-alpha. Virology 2000; 277(2):411-9.

Beachler DC, Kreimer AR, Schiffman M et al. Multisite HPV16/18 vaccine efficacy against cervical, anal, and oral hpv infection. J Natl Cancer Inst 2015 Oct 14; 108(1).

Beutner KR, Tyring SK, Trofatter KF Jr et al. Imiquimod, a patient-applied immune-response modifier for treatment of external genital warts. Antimicrob Agents Chemother 1998 Apr; 42(4):789-94.

Bloem P, Ogbuanu I. Vaccination to prevent human papillomavirus infections: from promise to practice. PLoS Med 2017 Jun 27;14(6): e1002325.

Bonin CM, Padovani CTJ, Ferreira AMT et al. Predominant overexpression of CD25/FOXP3, IFN-γ, and suppressive cytokines in high-grade lesion samples infected with human papillomavirus. J Bras Patol Med Lab 2017; 53(1):53-60.

Brady CS, Bartholomew JS, Burt DJ et al. Multiple mechanisms underlie HLA dysregulation in cervical câncer. Tissue Antigens 2000; 55(5):401-11.

Brison J, Morin C, Fortier M et al. Risk factors for cervical intraepithelial neoplasia: differences between low-and high-grade lesions. Am J Epidemiol 1994; 140(8):700-10.

Brockmeyer NH, Poffhoff A, Bader A et al. Treatment of condylomata acuminata with pegylated interferon alfa-2b in HIV-infected patients. Eur J Med Res 2006 Jan 31; 11(1):27-32.

Brotherton J, Zuber P, Bloem P. Primary prevention of HPV through vaccination: update on the current global status. Curr Obst Gynecol Reports 2016; 5:210-24.

Bruni L, Barrionuevo-Rosas L, Albero G et al. ICO Information Centre on HPV and Cancer (HPV Information Centre). Human Papillomavirus and Related Diseases in the World. Summary Report 27 July 2017. Acesso em 5 de agosto de 2017.

Burd EM. Human papillomavirus and cervical cancer. Clinical Microbiology Reviews 2003; 16(1):1-17.

Chen FP. Efficacy of imiquimod 5% cream for persistent human papillomavirus in genital intraepithelial neoplasm. Taiwan J Obstet Gynecol 2013 Dec; 52(4):475-8.

Chester C, Dorigo O, Berek JS, Kohrt H. Immunotherapeutic approaches to ovarian cancer treatment. Journal for Immunotherapy of Cancer 2015; 3:7.

Chua KL, Hjerpe A. Persistence of human papillomavirus (HPV) infections preceding cervical carcinoma. Cancer 1996; 77:121-7.

Dall'oglio F, D'Amico V, Nasca MR, Micali G. Treatment of cutaneous warts: an evidence-based review. Am J Clin Dermatol 2012 Apr 1; 13(2):73-96.

Dauer M, Obermaier B, Herten J et al. Mature dendritic cells derived from human monocytes within 48 hours: a novel strategy for dendritic cell differentiation from blood precursors. J Immunol 2003 Apr 15; 170(8):4069-76.

De Villiers EM, Fauquet C, Broker TR, Bernard HU, zur Hausen H. Classification of papillomaviruses. Virology 2004 Jun 20; 324(1):17-27.

Delgado C, Francis GE, Fisher D. The uses and properties of PEG-linked proteins. Crit Rev Ther Drug Carrier Syst 1992; 9(3-4):249-304.

Donnelly RP, Kotenko SV. Interferon-lambda: a new addition to an old family. J Interferon Cytokine Res 2010 Aug; 30(8):555-64.

Doorbar J. Molecular biology of human papillomavirus infection and cervical cancer. Clin Sci (Lond) 2006 May; 110(5):525-41.

Drolet M, Benard E, Brisson M. Population-level impact and herd effects following papillomavirus immunization programmes: a systematic review and meta-analysis. Presented at meeting of the Strategic Advisory Group of Experts on immunization, October 2016. Disponível em: http://www.who.int/immunization/sage/meetings/2016/october/presentations_background_docs/en/.> Acesso em 10 de julho de 2017.

Fehniger TA, Shah MH, Turner MJ et al. Differential cytokine and chemokine gene expression by human NK cells following activation with IL-18 or IL-15 in combination with IL-12: implications for the innate immune response. J Immunol 1999 Apr 15; 162(8):4511-20.

Ferlay J, Soerjomataram I, Dikshit R et al. Cancer incidence and mortality worldwide: sources, methods and major patterns in GLOBOCAN 2012. Int J Cancer 2015 Mar 1; 136(5):E359-86.

Franco EL, Harper DM. Vaccination against human papillomavirus infection: a new paradigm in cervical cancer control. Vaccine 2005; 23:2388-94.

García-Espinosa B, Moro-Rodríguez E, Álvarez-Fernández E. Genotype distribution of human papillomavirus (HPV) in histological sections of cervical intraepithelial neoplasia and invasive cervical carcinoma in Madrid, Spain. BMC Cancer 2012; 12:533.

Garnett TO, Filippova M, Duerksen-Hughes PJ. Accelerated degradation of FADD and procaspase 8 in cells expressing human papilloma virus 16 E6 impairs TRAIL-mediated apoptosis Cell Death Differ 2006; 13(11): 1915-26.

Gaspari A, Tyring S, Rosen T. Beyond a decade of 5% imiquimod topical therapy. J Drugs Dermatol 2009; 8(5):467-74.

Giannini SL, Al-Saleh W, Piron H et al. Cytokine expression in squamous intraepithelial lesions of the uterine cervix: implications for the generation of local immunosuppression. Clin Exp Immunol 1998 Aug; 113(2):183-9.

Glue P, Fang JW, Rouzier-Panis R et al. Pegylated interferon-alpha2b: pharmacokinetics, pharmacodynamics, safety, and preliminary efficacy data. Hepatitis C Intervention Therapy Group. Clin Pharmacol Ther 2000; Nov; 68(5):556-67.

Gormley RH, Kovarik CL. Human papillomavirus-related genital disease in the immunocompromised host: Part II. J Am Acad Dermatol 2012 Jun; 66(6):883.e1-17; quiz 899-900.

Grabowska AK, Riemer AB. The invisible enemy – how human papillomaviruses avoid recognition and clearance by the host immune system. Open Virol J 2012; 6:249-56.

Gupta AK, Browne M, Bluhm R. Imiquimod: a review. J Cutan Med Surg 2002; 6(6):554-60.

Hayati AR, Zulkarnaen M. An immunohistochemical study of CD1a and CD83-positive infiltrating dendritic cell density in cervical neoplasia. Int J Gynecol Pathol 2007 Jan; 26(1):83-8.

Hibma MH. The immune response to papillomavirus during infection persistence and regression. Open Virol J 2012; 6():241-8.

Instituto Nacional de Câncer José Alencar Gomes da Silva. HPV e câncer. Disponível em: <http://www1.inca.gov.br/conteudo_view.asp?id=2687>. Acesso em 15 de julho de 2017.

Isaacs A, Lindenmann J. Virus interference. I. The interferon. Proc R Soc Lond B Biol Sci 1957 Sep 12; 147(927):258-67.

James CD, He J, Carlbom E, Nordenskjold M, Cavenee WK, Collins VP. Chromosome 9 deletion mapping reveals interferon alpha and interferon beta-1 gene deletions in human glial tumors. Cancer Res 1991 Mar 15; 51(6):1684-8.

Jemon K, Leong CM, Ly K, Young SL, McLellan AD, Hibma MH. Suppression of the CD8 T cell response by human papillomavirus type 16 E7 occurs in Langerhans cell-depleted mice. Sci Rep 2016 Oct 6; 6:34789.

Jeudin P, Liveright E, Del Carmen MG, Perkins RB. Race, ethnicity, and income factors impacting human papillomavirus vaccination rates. Clin. Ther 2014 Jan 1; 36(1):24-37.

Jimenez-Flores R, Mendez-Cruz R, Ojeda-Ortiz J et al. 20-228. 2005. High-risk human papilloma virus infection decreases the frequency of dendritic Langerhans' cells in the human female genital tract. Immunology. 2006 Feb; 117(2):220-8.

Jonuleit H, Schmitt E, Schuler G, Knop J, Enk AH. Induction of Interleukin 10-producing, nonproliferating CD4+ T cells with regulatory properties by repetitive stimulation with allogeneic immature human dendritic cells. The Journal of Experimental Medicine 2000; 192(9): 1213-22.

Kalali BN, Köllisch G, Mages J et al. Doublestranded RNA induces an antiviral defense status in epidermal keratinocytes through TLR3- PKR, and MDA5/RIG-Imediated differential signaling. J Immunol 2008 Aug 15; 181(4):2694-704.

Kirkwood JM, Butterfield LH, Tarhini AA, Zarour H, Kalinski P, Ferrone S. Immunotherapy of cancer in 2012. CA Cancer J Clin 2012 Sep-Oct; 62(5):309-35.

Kobayashi A, Greenblatt RM, Anastos K et al. Functional attributes of mucosal immunity in cervical intraepithelial neoplasia and effects of HIV infection. Cancer Res 2004 Sep 15; 64(18):6766-74.

Kobayashi A, Weinberg V, Darragh T, Smith-McCune K. Evolving immunosuppressive microenvironment during human cervical carcinogenesis. Mucosal Immunol 2008 Sep; 1(5):412-20.

Koido S, Homma S, Takahara A et al. Immunologic monitoring of cellular responses by dendritic/tumor cell fusion vaccines. J Biomed Biotechnol 2011; 2011:910836.

Kollipara R, Ekhlassi E, Downing C, Guidry J, Lee M, Tyring SK. Advancements in pharmacotherapy for noncancerous manifestations of HPV. J Clin Med 2015 Apr 24; 4(5):832-46.

Köllisch G, Kalali BN, Voelcker V et al. Various members of the Toll-like receptor family contribute to the innate immune response of human epidermal keratinocytes. Immunology 2005 Apr; 114(4): 531-41.

Koutsky L. Epidemiology of genital human papillomavirus infection. Am J Med 1997; 102:3-8.

Kreuter A, Brockmeyer NH, Weissenborn SJ et al. 5% imiquimod suppositories decrease the DNA load of intra-anal HPV types 6 and 11 in HIV-infected men after surgical ablation of condylomata acuminata. Arch Dermatol 2006; 142(2):243-4.

Le Bon A, Tough DF. Links between innate and adaptive immunity via type I interferon Curr Opin Immunol 2002; 14(4):432-6.

Lee BN, Follen M, Shen DY et al. Depressed type 1 cytokine synthesis by superantigen-activated CD4+ T cells of women with human papillomavirus-related high-grade squamous intraepithelial lesions. Clin Diagn Lab Immunol 2004; 11:239-44.

Lee LY, Garland SM. Human papillomavirus vaccination: the population impact. F1000Res 2017 Jun 12; 6:866.

Lehtinen M, Lagheden C, Luostarinen T et al. Ten-year follow-up of human papillomavirus vaccine efficacy against the most stringent cervical neoplasia end-point-registry-based follow-up of three cohorts from randomized trials. BMJ Open 2017 Aug 18; 7(8):e015867.

Li S, Labrecque S, Gauzzi MC et al. The human papilloma virus (HPV)-18 E6 oncoprotein physically associates with Tyk2 and impairs Jak-STAT activation by interferon-alpha Oncogene 1999; 18(42):5727-37.

Lin BY, Makhov AM, Griffith JD, Broker TR, Chow LT. Chaperone proteins abrogate inhibition of the human papillomavirus (HPV) E1 replicative helicase by the HPV E2 protein. Mol Cell Biol 2002 Sep; 22(18):6592-604.

Lindeque BG. Management of cervical premalignant lesions. Best Pract Res Clin Obstet Gynaecol 2005 Aug; 19(4):545-61.

Lopes AMM, Michelin MA, Murta EFC. Monocyte-derived dendritic cells from patients with cervical intraepithelial lesions. Oncol Lett 2017 Mar; 13(3):1456-62.

Lowy DR, Schiller JT. Reducing HPV-associated cancer globally. Cancer Prevention Research (Philadelphia) 2012; 5(1):18-23.

Ma Y, Adjemian S, Mattarollo SR et al. Anticancer chemotherapy-induced intratumoral recruitment and differentiation of antigen-presenting cells. Immunity 2013 Apr 18; 38(4):729-41.

Matthews K, Leong CM, Baxter L et al. Depletion of Langerhans cells in human papillomavirus type 16-infected skin is associated with E6-mediated down regulation of E-cadherin. J Virol 2003 Aug; 77(15):8378-85.

McBride AA, Romanczuk H, Howley PM. The papillomavirus E2 regulatory proteins. J Biol Chem 1991 Oct 5; 266(28):18411-4.

Medeiros LR, Rosa DD, da Rosa MI, Bozzetti MC, Zanini RR. Efficacy of human papillomavirus vaccines: a systematic quantitative review. Int J Gynecol Cancer 2009 Oct; 19(7):1166-76.

Memar OM, Arany I, Tyring SK. Skin-associated lymphoid tissue in human immunodeficiency virus-1, human papillomavirus, and herpes simplex virus infections. J Invest Dermatol 1995 Jul; 105 Suppl1:99S-104S.

Michelin MA, Montes L, Nomelini RS, Trovó MA, Murta EFC. Helper T lymphocyte response in the peripheral blood of patients with intraepithelial neoplasia submitted to immunotherapy with pegylated interferon-α. In Moudgil KD (ed.) International Journal of Molecular Sciences 2015; 16(3):5497-509.

Middleton K, Peh W, Southern S et al. Organization of human papillomavirus productive cycle during neoplastic progression provides a basis for selection of diagnostic markers. J Virol 2003; 77:10186-201.

Miles B, Safran HP, Monk BJ. Therapeutic options for treatment of human papillomavirus-associated cancers – novel immunologic vaccines: ADXS11-001. Gynecol Oncol Res Pract 2017 Jul 14; 4:10.

Mocellin S, Mandruzzato S, Bronte V et al. Part I: vaccines for solid tumours. Lancet Oncol 2004; 5:681.

Morelli AE, Belardi G, DiPaola G, Paredes A, Fainboim L. Cellular subsets and epithelial ICAM-1 and HLA-DR expression in human papillomavirus infection of the vulva. Acta Derm Venereol 1994 Jan; 74(1):45-50.

Muñoz N, Bosch FX, de Sanjosé S et al. Epidemiologic classification of human papillomavirus types associated with cervical cancer. N Engl J Med 2003 Feb 6; 348(6):518-27.

Murta EFC, Souza MAH, Adad SJ, Araujo Junior E. Infecção pelo papilomavírus humano em adolescentes: relação com o método anticoncepcional, gravidez, fumo e achados citológicos. Rev Bras Ginecol Obstet 2001; 23(4):217-21.

Murta EFC, Tavares-Murta B. Successful pregnancy after vaginal cancer treated with interferon. Tumori 2004; 90(2):247-48.

Ostor AG. Natural history of cervical intraepithelial neoplasia: a critical review. Int J Gynecol Pathol 1993; 12:186-92.

Palucka K, Banchereau J, Mellman I. Designing vaccines based on biology of human dendritic cell subsets. Immunity 2010 Oct 29; 33(4):464-78.

Pandey AK, Yang Y, Jiang Z et al. NOD2, RIP2 and IRF5 play a critical role in the type I interferon response to Mycobacterium tuberculosis. PLoS Pathog 2009 Jul; 5(7):e1000500.

Perry CM, Lamb HM. Topical imiquimod: a review of its use in genital warts. Drugs 1999 Aug; 58(2):375-90.

Pinzon-Charry A, Maxwell T, López JA. Dendritic cell dysfunction in cancer: a mechanism for immunosuppression. Immunol Cell Biol 2005 Oct; 83(5):451-61.

Platanias LC. Mechanisms of type-I- and type-II-interferon-mediated signalling Nat Rev Immunol 2005; 5(5): 375-86.

Portal Brasil. Cobertura da vacinação contra HPV pelo SUS é ampliada. Portal da Saúde – Ministério da Saúde. Disponível em: <http://www.brasil.gov.br/saude/2017/06/cobertura-da-vacinacao-contra-hpv-pelo-sus-e-ampliada. >. Acesso em 15 de julho de 2017.

Ramírez-Fort MK, Au SC, Javed SA, Loo DS. Management of cutaneous human papillomavirus infection: pharmacotherapies. Curr Probl Dermatol 2014; 45():175-85.

Ramírez-Salazar E, Centeno F, Nieto K, Valencia-Hernández A, Salcedo M, Garrido E. HPV16 E2 could act as down-regulator in cellular genes implicated in apoptosis, proliferation and cell differentiation. Virol J 2011 May 20; 8:247.

Riether C, Schürch C, Ochsenbein AF. From "magic bullets" to specific cancer immunotherapy. Swiss Med Wkly 2013 Jan 23; 143: w13734.

Rothschild SI, Thommen DS, Moersig W, Müller P, Zippelius A. Cancer immunology – development of novel anti-cancer therapies. Swiss Med Wkly 2015 Feb 4; 145:w14066.

Sabado RL, Bhardwaj N. Directing dendritic cell immunotherapy towards successful cancer treatment. Immunotherapy 2010; Jan;2(1):37-56.

Schiffman MH, Bauer HM, Hoover RN et al. Epidemiologic evidence showing that human papillomavirus infection causes most cervical intraepithelial neoplasia. J Natl Cancer Inst 1993; 85(12):958-64.

Schlitzer A, Sivakamasundari V, Chen J et al. Identification of cDC1- and cDC2-committed DC progenitors reveals early lineage priming at the common DC progenitor stage in the bone marrow. Nat Immunol 2015 Jul; 16(7):718-28.

Schroder K, Hertzog PJ, Ravasi T, Hume DA. Interferon-gamma: an overview of signals, mechanisms and functions. J Leukoc Biol 2004 Feb; 75(2):163-89. Epub 2003 Oct 2.

Scott M, Nakagawa M, Moscicki AB. Cell-mediated immune response to human papillomavirus infection. Clin Diagn Lab Immunol 2001 Mar; 8(2):209-20.

Shore ND. Advances in the understanding of cancer immunotherapy. BJU Int 2015 Sep; 116(3):321-9.

Sinha S, Relhan V, Garg VK. Immunomodulators in warts: unexplored or ineffective? Indian Journal of Dermatology 2015; 60(2):118-29.

Skinner SR, Szarewski A, Romanowski B et al. Efficacy, safety, and immunogenicity of the human papillomavirus 16/18 AS04-adjuvanted vaccine in women older than 25 years: 4-year interim follow-up of the phase 3, double-blind, randomised controlled VIVIANE study. Lancet 2014; 384(9961):2213-7.

Stanley M. HPV – immune response to infection and vaccination. Infectious Agents and Cancer 2010; 5:19.

Stanley M. Immune responses to human papillomavirus. Vaccine 2006 Mar 30; 24 (Suppl 1):S16-22.

Stanley M. Immunobiology of HPV and HPV vaccines. Gynecol Oncol 2008 May; 109 (Suppl 2):S15-21.

Stanley MA. Immune responses to human papilloma viruses. Indian J Med Res 2009 Sep; 130(3):266-76.

Thappa DM, Chiramel MJ. Evolving role of immunotherapy in the treatment of refractory warts. Indian Dermatology Online Journal 2016; 7(5):364-70.

Tindle RW. Immune evasion in human papillomavirus-associated cervical cancer. Nature Revews Cancer 2002 Jan; 2(1):59-65.

Tyring SK. Human papillomavirus infections: epidemiology, pathogenesis, and host immune response. J Am Acad Dermatol 2000 Jul; 43(1 Pt 2):S18-26.

Uchimura NS, Ribalta JC, Focchi J, Simões MJ, Uchimura TT, Silva ES. Evaluation of Langerhans' cells in human papillomavirus-associated squamous intraepithelial lesions of the uterine cervix. Clin Exp Obstet Gynecol 2004; 31(4):260-2.

Uyttenhove C, Pilotte L, Théate I et al. Evidence for a tumoral immune resistance mechanism based on tryptophan degradation by indoleamine 2,3-dioxygenase. Nat Med 2003 Oct; 9(10):1269-74.

van Nierop K, de Groot C. Human follicular dendritic cells: function, origin and development. Semin Immunol 2002 Aug; 14(4):251-7.

Wang YS, Youngster S, Bausch J, Zhang R, McNemar C, Wyss DF. Identification of the major positional isomer of pegylated interferon alpha-2b. Biochemistry 2000 Sep 5; 39(35):10634-40.

WHO. Human papillomavirus vaccines: WHO position paper, October 2014. WER No. 43, 2014, 89, 465–492. Disponível em: http://www.who.int/wer/2014/wer8943.pdf?ua=.>. Acesso em 10 de julho de 2017.

WHO. Weekly epidemiological record No. 48, 2016, 91, 561–84. Disponível em: http://apps.who.int/iris/bitstream/10665/251810/1/WER9148.pdf?ua=1>. Acesso em 12 de julho de 2017.

Wieland U, Brockmeyer NH, Weissenborn SJ et al. Imiquimod treatment of anal intraepithelial neoplasia in HIV-positive men. Arch Dermatol 2006; 142:1438-44.

Wise-Draper TM, Wells SI. Papillomavirus E6 and E7 proteins and their cellular targets. Front Biosci 2008; 13:1003-17.

Wright TC, Bosch FX, Franco EL et al. Chapter 30: HPV vaccines and screening in the prevention of cervical cancer; conclusions from a 2006 workshop of international experts. Vaccine 2006; 24(S3): S251-61.

Yan N, Chen ZJ. Intrinsic antiviral immunity. Nat Immunol 2012; Feb 16;13(3):214-22.

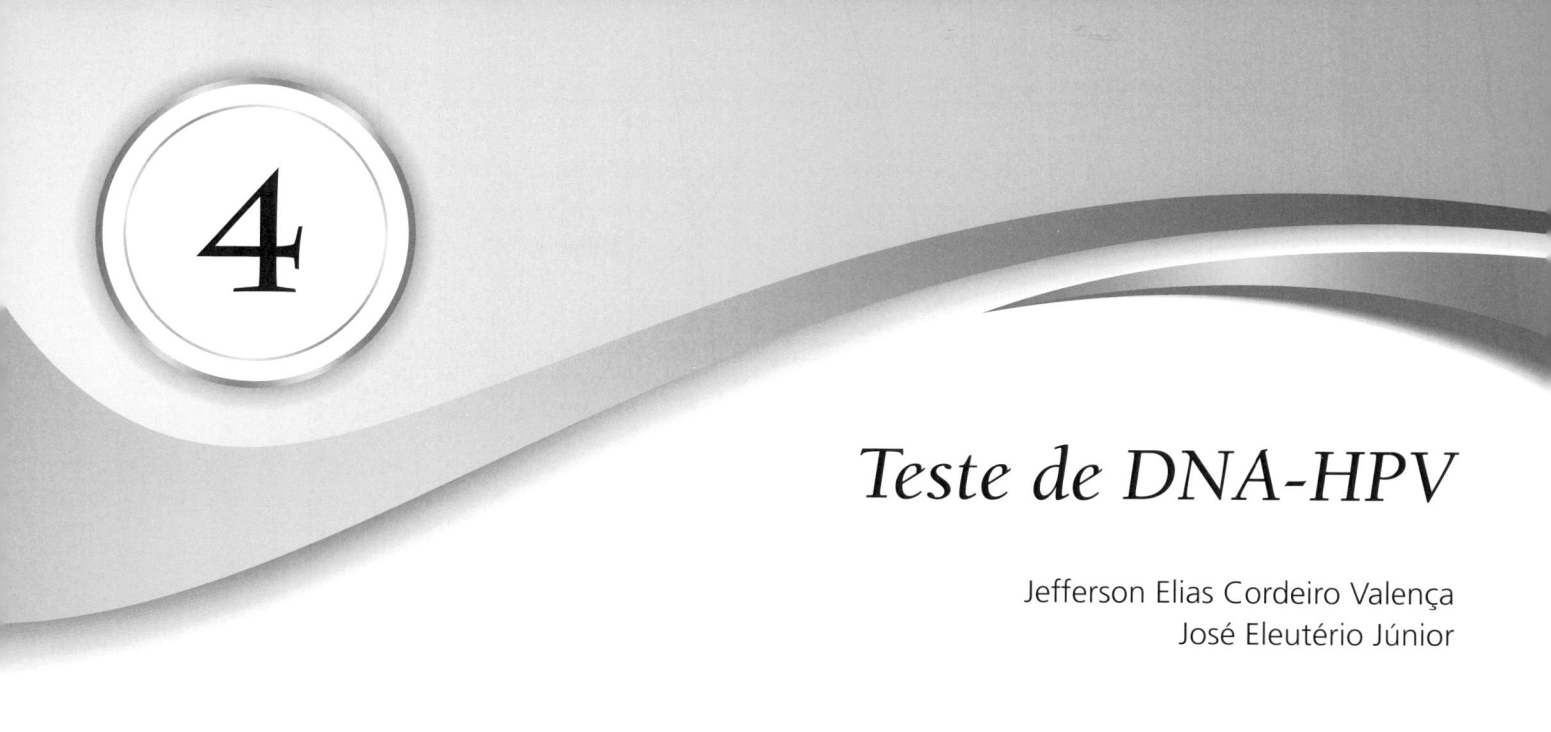

Teste de DNA-HPV

Jefferson Elias Cordeiro Valença
José Eleutério Júnior

INTRODUÇÃO

O papilomavírus humano (HPV) é um DNA vírus composto de cerca de 7.900 pares de bases de nucleotídeos. Existem mais de 200 genótipos identificados e definidos como tipos de HPV, havendo os de alto risco oncogênico e os de baixo risco. Essa estrutura possibilita que o vírus seja identificado por métodos de biologia molecular. Os dois métodos mais utilizados atualmente são a captura de híbridos, que se utiliza da amplificação de sinal da hibridização entre a sonda e o alvo, e a reação em cadeia da polimerase (PCR), que amplifica o próprio DNA. Suas grandes virtudes estão na sensibilidade e no valor preditivo negativo, que chegam perto de 100%.

Alguns protocolos têm sugerido que esses testes sejam utilizados em determinadas situações com base em evidências científicas. A Sociedade Americana de Patologia Cervical e Colposcopia os recomenda principalmente com os objetivos listados no Quadro 4.1.

Quadro 4.1 Indicações dos teste de DNA-HPV

1. Triagem em casos de células escamosas atípicas de significado indeterminado (ASC-US) em maiores de 21 anos de idade
2. Rastreio em mulheres com 30 ou mais anos de idade (coteste: citologia + teste de DNA-HPV)
3. Seguimento após tratamento de lesão intraepitelial escamosa de alto grau
4. Citologia de células glandulares atípicas com colposcopia negativa

TESTE PARA RASTREIO

A citologia, mesmo sendo um método clássico de rastreio do câncer do colo do útero, tem limitações significativas, o que dá margem ao considerável interesse pela utilização do teste do DNA-HPV isolado ou combinado com a citologia.

A infecção pelo HPV é muito prevalente especialmente entre as jovens. A maior parte dessas novas infecções desaparece espontaneamente, e a prevalência de positividade de seu DNA diminui com a idade, atingindo o máximo em adolescentes próximo à idade de 20 anos. Poucas infecções persistem e, menos frequentemente, algumas novas ocorrem em idade mais avançada. Por isso, o teste como exame de rotina pode ser considerado bem indicado em mulheres a partir da faixa etária de 30 anos.

Um grande número de estudos tem avaliado o rastreio usando a combinação do teste do DNA-HPV com a citologia cervical (em base líquida ou citologia convencional). Alguns estudos realizados na América do Norte e na Europa verificaram que a sensibilidade e a especificidade do teste do DNA-HPV para detecção de neoplasia intraepitelial cervical de alto grau (NIC 2 ou 3) nas mulheres a partir dos 35 anos são de 95% e 93%, respectivamente. Já a sensibilidade usando a combinação teste do DNA-HPV + citologia (coteste) é significativamente maior do que a de qualquer teste isoladamente, com valores preditivos negativos de 99% a 100%.

O teste molecular para tipos de HPV de alto risco (oncogênicos) foi aprovado pelo órgão de regulação americano Food and Drug Administration (FDA) como adjuvante da citologia cervical no rastreamento de mulheres a partir dos 30 anos idade (veja o Quadro 4.1).

Talvez o grande desafio seja como deve ser interpretada pelos clínicos essa mudança de paradigma no dia a dia. Casos positivos para HPV de alto risco e citologia negativa desafiam a conduta clínica em virtude do receio de um falsos-negativo da citologia. As mulheres com resultados negativos tanto na citologia como no teste do DNA-HPV têm risco inferior a 1:1.000 de apresentarem NIC 2 ou 3, e estudos prospectivos têm mostrado que o risco de desenvolver NIC 3 ao longo de 10 anos é baixo. Já as mulheres com 30 ou mais anos de idade com esses dois exames negativos têm menos de 2% de risco de desenvolver NIC 3 em 10 anos de acompanhamento.

Estudos demonstram que um exame de rastreio a cada 3 anos, usando a combinação de citologia mais teste do DNA-HPV em mulheres com 30 ou mais anos de idade, promove benefícios equivalentes ou superiores aos conseguidos com a citologia convencional anual. Portanto, as mulheres com resultados negativos em ambos os exames não devem ser rastreadas novamente antes de 3 anos.

Em uma população selecionada, com teste do DNA-HPV positivo, muitas mulheres têm citologia cervical negativa. O risco de detectar uma NIC de alto grau (2 ou 3) em uma população selecionada de mulheres com HPV positivo e citologia negativa é muito baixo (< 5%). A maioria das mulheres HPV-positivas, mesmo aquelas com 30 ou mais anos de idade, se tornam HPV-negativas durante o seguimento. Com base nessas considerações, para as mulheres com citologia negativa e teste DNA-HPV positivo o seguimento conservador por meio da citologia e do teste de DNA-HPV em 12 meses parece ser a melhor conduta. No entanto, nos casos persistentemente positivos para o teste de DNA-HPV, essas mulheres devem ser submetidas à colposcopia.

GENOTIPAGEM DO HPV

Dados recentes sugerem que o tipo específico de HPV de alto risco (oncogênicos) presente pode ser um indicador importante do risco de desenvolver NIC 2 ou 3. Além disso, mesmo um caso de indicação da triagem para casos de ASC-US, o estudo de Stoler e cols. (2011) demonstrou que o risco para lesões de alto grau é maior quando identificados os tipos 16 e 18 de HPV.

Nas indicações aqui discutidas, principalmente o rastreio de lesões precursoras do câncer de colo uterino, recomenda-se que os testes de DNA-HPV tenham como alvo rastrear apenas os tipos de alto risco (oncogênicos), em especial o 16 e o 18. Não há utilidade clínica em rastrear os tipos de HPV de baixo risco (não oncogênicos).

RECOMENDAÇÕES PARA AS MULHERES COM DIFERENTES COMBINAÇÕES DE RESULTADO

Segundo as recomendações da Sociedade Americana de Patologia Cervical e Colposcopia, em relação às mulheres com 30 ou mais anos de idade, se a citologia for negativa no coteste, mas o teste do DNA-HPV for positivo, é aceitável repetir esse coteste em 1 ano. Caso esses últimos sejam negativos, recomenda-se repetir o coteste em 3 anos. Se o teste de DNA-HPV for positivo no coteste de repetição de 1 ano ou a citologia for ≥ ASC-US, recomenda-se a colposcopia.

A genotipagem do HPV também é aceitável e, nessa situação, se o teste DNA-HPV for positivo para os tipos 16 e/ou 18, recomenda-se a colposcopia. Se for negativo, recomenda-se o coteste em 1 ano (Figura 4.1).

ACOMPANHAMENTO DE MULHERES COM CITOLOGIAS NEGATIVAS, MAS COM AUSÊNCIA OU INSUFICIÊNCIA DE CÉLULAS ENDOCERVICAIS OU METAPLÁSICAS

Para as mulheres de 21 a 29 anos com citologia negativa e ausência ou insuficiência de células endocervicais ou

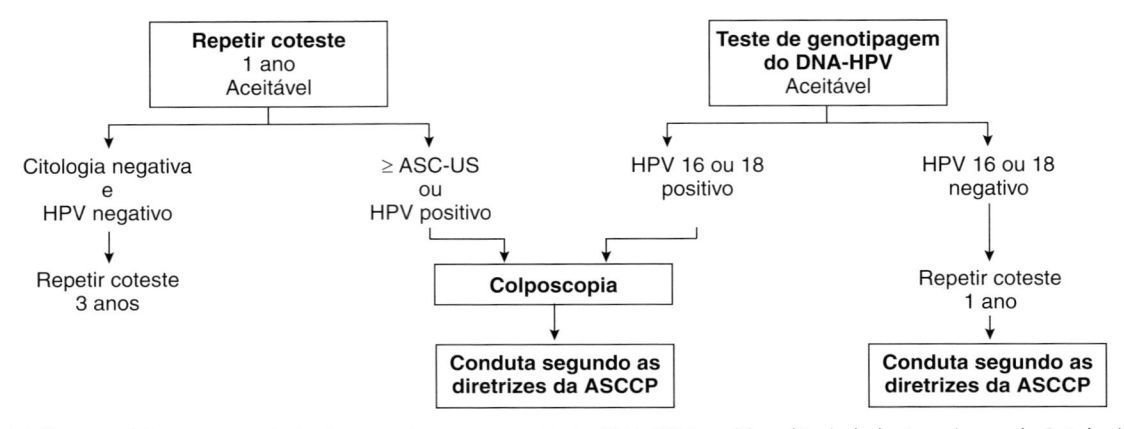

Figura 4.1 Mulheres ≥ 30 anos com citologia negativa, mas com teste DNA-HPV positivo. (Sociedade Americana de Patologia Cervical e Colposcopia – ASCCP, 2013.)

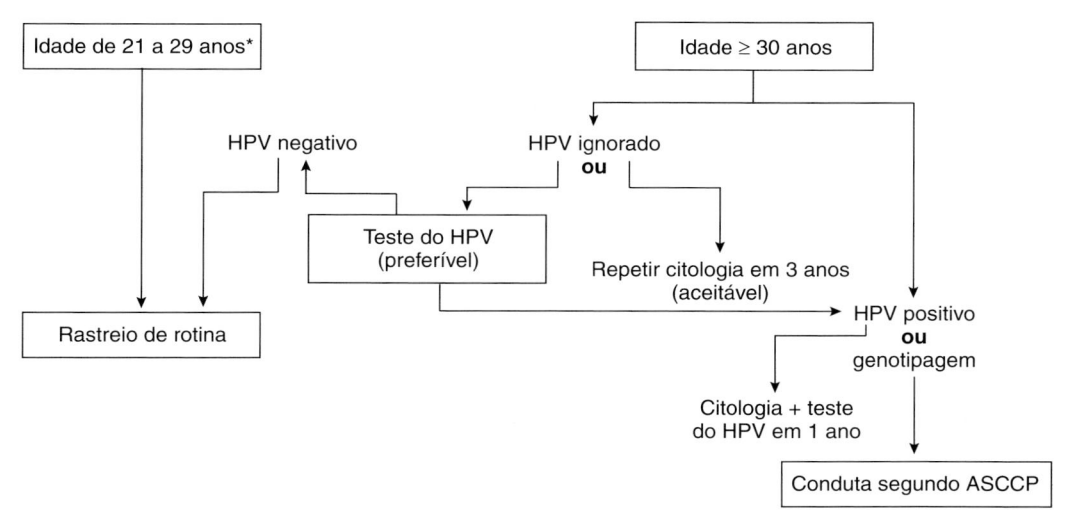

Figura 4.2 Citologia negativa, mas ausência ou insuficiência de células endocervicais ou metaplásicas. (Sociedade Americana de Patologia Cervical e Colposcopia – ASCCP, 2013.) (*O teste do HPV é inaceitável para a conduta em mulheres de 21 a 29 anos de idade.)

metaplásicas, recomenda-se rastreio de rotina. O teste DNA-HPV não é recomendável nessa faixa etária.

Para as mulheres com 30 ou mais anos de idade com citologia negativa e ausência ou insuficiência de células endocervicais ou metaplásicas, com resultado de teste DNA--HPV negativo, recomenda-se rastreio de rotina. Se o teste DNA-HPV é desconhecido, é preferível realizá-lo e, se negativo, a paciente deve ser encaminhada para o rastreio de rotina, sendo aceitável repetir a citologia em 3 anos. Se o teste DNA-HPV for positivo, é recomendada a repetição de ambos os testes em 1 ano. A genotipagem também é aceitável e, se o HPV 16 e/ou o 18 estiverem presentes, é recomendada a colposcopia. Na ausência desses tipos é recomendado o coteste em 12 meses (Figura 4.2).

Em estudo realizado em Portland (EUA), acompanhando por 10 anos mulheres de 30 ou mais anos de idade inicialmente com citologias negativas, quando estava presente o HPV 16, NIC 2 ou 3 foi identificada em 21% dessas mulheres. Quando o HPV 18 estava presente, NIC 2 ou 3 foi encontrada em 18%, e quando estava presente outro tipo de HPV de alto risco, apenas 1,5% das pacientes desenvolveu NIC 2 ou 3. Esse estudo, assim como outros, mostra a diferença entre os HPV 16 e 18 e os demais tipos de alto risco.

O FDA aprova o rastreio primário por meio de um teste de DNA-HPV que identifica a presença dos tipos 16 e 18 e, em um grupo à parte, de outros 12 tipos (31, 33, 35, 39, 45, 51, 52, 56, 58, 59, 66, 68) não especificados separadamente no resultado do exame, apenas a positividade para um deles, sem a identificação de qual. Quando o teste é negativo, está indicado o rastreio de rotina, devendo o teste ser repetido a cada 3 a 5 anos, dependendo dos exames anteriores. Se for positivo para HPV 16 ou 18,

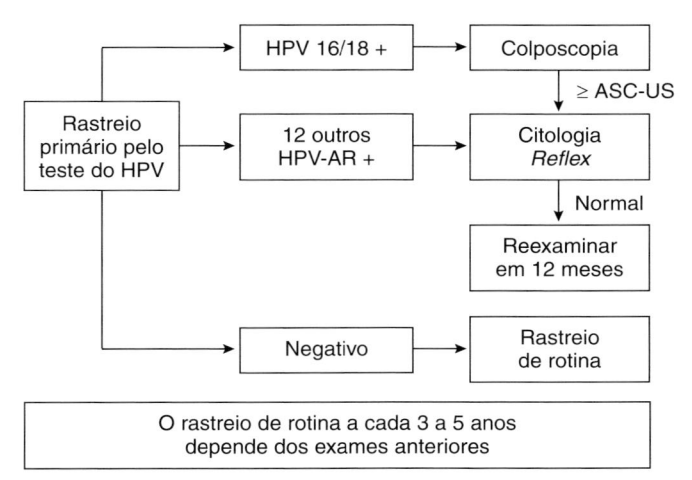

Figura 4.3 Algoritmo das recomendações aprovadas pelo FDA para rastreio primário pelo teste do HPV.

está indicada a colposcopia. Se estiver presente um dos 12 outros tipos, utiliza-se o mesmo material coletado para o teste do DNA-HPV para realizar uma citologia e, se esta for negativa, repete-se o teste do DNA-HPV em 12 meses; se este apresentar alguma alteração citológica, o caso é encaminhado para a colposcopia (Figura 4.3).

TESTE DNA-HPV NO PÓS-TRATAMENTO

Os testes de DNA-HPV também são importantes no período pós-tratamento das lesões cervicais. Para monitorar doença residual e recorrente, em alguns países é recomendada a citologia juntamente com o teste DNA-HPV ou mesmo este isoladamente. No seguimento, a citologia apresenta menores sensibilidade e especificidade do que no rastreio. A colposcopia é ótima após o teste DNA-HPV ou citologia positiva para dirigir a biópsia. No entanto, a citologia e a colposcopia não têm boa sensibilidade para detecção de recidivas.

A pesquisa de HPV de alto risco deve ser incluída no seguimento do sexto mês após o tratamento por apresentar maior sensibilidade do que a citologia e especificidade similar na detecção de doença de alto grau pós-tratamento.

Margens livres no cone e um teste DNA-HPV de alto risco negativo após o cone diminuem significativamente o risco de recorrência. O teste DNA-HPV ainda tem a vantagem de ser reprodutível, automatizado, objetivo e não apresentar variabilidade entre laboratórios e observadores. A citologia e o teste DNA-HPV têm sensibilidade e valor preditivo negativo de quase 100% na detecção de recidivas.

A Associação Americana de Patologia Cervical e Colposcopia recomenda a realização de um teste DNA-HPV de alto risco entre 6 e 12 meses após o tratamento de neoplasias intraepiteliais. Se negativo, a paciente é encaminhada para o exame de rotina anual por pelo menos 20 anos e, se positivo, é direcionada para a colposcopia. A FEBRASGO recomenda a realização de teste DNA-HPV aos 12 e aos 24 meses; quando os resultados são negativos, passa a recomendar citologia trienal.

Cabe lembrar que sem o HPV não há NIC nem câncer do colo do útero, embora ele em si não seja suficiente para causar esses transtornos.

Leitura complementar

Arbyn M, Roelens J, Simoens C et al. Human papillomavirus testing versus repeat cytology for triage of minor cytological cervical lesions. Cochrane Database Syst Rev 2013; 28(3):CD008054.

Castle PE, Stoler MH, Wright TC Jr, Sharma A, Wright TL, Behrens CM. Performance of carcinogenic human papillomavirus (HPV) testing and HPV16 or HPV18 genotyping for cervical cancer screening of women aged 25 years and older: a subanalysis of the ATHENA study. Lancet Oncol 2011; 12(9):880-90.

Erickson BK, Alvarez RD, Huh WK. Human papillomavirus: what every provider should know. Am J Obstet Gynecol 2013; 208(3):169-75.

Huh WK, Ault KA, Chelmow D et al. Use of primary high-risk human papillomavirus testing for cervical cancer screening: interim clinical guidance. Obstet Gynecol 2015; 125(2):330-7.

Kocken M, Uijterwaal MH, de Vries ALM et al. High-risk human papillomavirus testing versus cytology in predicting posttreatment disease in women treated for high-grade cervical disease: a systematic review and meta-analysis. Gynecol Oncol 2012; 125:500-7.

Koliopoulos G, Nyaga VN, Santesso N et al. Cytology versus HPV testing for cervical cancer screening in the general population. Cochrane Database Syst Rev 2017; 10(8):CD008587

Luu HN, Dahlstrom KR, Mullen PD, VonVille HM, Scheurer ME. Comparison of the accuracy of hybrid capture II and polymerase chain reaction in detecting clinically important cervical dysplasia: a systematic review and meta-analysis. Lancet Oncol 2012; 13(1):78-88.

Mergui JL, Polena V, David-Monteflore E, Urzan S. Guidelines for the follow-up of women treated for cervical neoplasia high grade. J Obstet Gynecol Biol Reprod 2008; 37(1): 121-30

Nagai Y, Maehama T, Asato T, Kanazawa K. Persistence of human papillomavirus infection after therapeutic conization for CIN 3: is it an alarm for disease recurrence? Gynecol Oncol 2000; 79:294-9.

Phoolcharoen N, Kantathavorn N, Sricharunrat T, Saeloo S, Krongthong W. A population-based study of cervical cytology findings and human papillomavirus infection in a suburban area of Thailand. Gynecol Oncol Rep 2017; 4:21:73-7.

Primo WQSP, Valença JEC. Coleção FEBRASGO: Doença do trato genital inferior. Rio de Janeiro: Elsevier; 2016. 280p.

Rijkaart DC, Berkhof J, Rozendaal L et al. Human papillomavirus testing for the detection of high-grade cervical intraepithelial neoplasia and cancer: final results of the POBASCAM randomised controlled trial. Cancer Med 2013; 2(3):367-90.

Stoler MH, Wright TC Jr, Sharma A, Apple R, Gutekunst K, Wright TL; ATHENA (Addressing THE Need for Advanced HPV Diagnostics) HPV Study Group. High-risk human papillomavirus testing in women with ASC-US cytology: results from the ATHENA HPV study. Am J Clin Pathol 2011; 135(3):468-75.

Tay SK, Lin LE, Goh RC. Detection rate of high-grade cervical neoplasia and cost-effectiveness of high-risk human papillomavirus genotyping with reflex liquid-based cytology in cervical cancer screening. Ann Acad Med Singapore 2017; 46(7):267-73.

Verguts J et al. Prediction of recurrence after treatment for high-grade cervical intraepithelial neoplasia: the role of human papillomavirus testing and age at conisation. BJOG 2006; 113:1303-7.

Colpocitologia Oncótica –
Uma Visão Prática
do Método

José Benedito de Lira Neto

A primeira observação de células cancerígenas no esfregaço do colo do útero deu-me uma das maiores emoções que já experimentei durante minha carreira científica.

Georgios Nikolaou Papanikolaou

George Papanicolau (1883-1962) nasceu em Coumi, uma vila grega, mas se formou médico em Munique, na Alemanha. Mudou-se para os EUA em 1910 e, ao chegar em Nova York, só conseguiu vender tapetes. Apenas em 1913 foi contratado para trabalhar no Departamento de Patologia do Hospital Central de Nova York e no Departamento de Anatomia da Faculdade de Medicina da Universidade Cornell.

Nesse hospital, George Papanicolau se tornou professor. Em 1923, estudava as mudanças provocadas pelos hormônios no útero, inicialmente em porquinhas-da-índia e posteriormente em pacientes da clínica ginecológica do Hospital Central. Para isso, analisava as secreções uterinas das pacientes, conseguindo identificar o período ovulatório dessas mulheres pelas mudanças morfológicas das células. Em uma das pacientes, voluntária com câncer do colo uterino, ele identificou células descamadas do tumor. Entusiasmado, fez o mesmo tipo de coleta em outras pacientes e concluiu que a exfoliação de células do colo uterino diagnosticava tumores. Convicto de que as células malignas podiam ser observadas sob microscópio, como demonstrado inicialmente em 1843 por Walter Hayle Walshe (1812-1892), professor e médico no hospital da University College, em Londres, em seu livro sobre doenças do pulmão, George Papanicolau coletou, em 1928, dados suficientes a respeito das células de carcinoma cervical e sua identificação para apresentar as descobertas em conferência em Battle Creek, Michigan, em um *paper* de 100 páginas.

À espera de uma recepção calorosa, foi, no entanto, recebido com ceticismo pela comunidade científica, pois muitos médicos e pesquisadores consideravam ridículo examinar esfregaço de células, para não dizer inútil. Para a teoria corrente da época, a biópsia e o exame de tecidos eram as únicas maneiras de se detectar uma doença.

Mesmo rejeitado, persistiu em seu intento e, em 1939, colaborou em um estudo clínico do ginecologista Herbert Frederick Traut (1894-1963) para validar o potencial do esfregaço de células cervicais, submetendo voluntárias do Departamento de Ginecologia do Hospital Central de Nova York a coletas vaginais. Surpreendentemente, os exames mostraram vários casos assintomáticos de câncer, alguns em estágio inicial e indetectáveis no exame de biópsia. Papanicolau e Traut publicaram suas descobertas em 1943, no estudo chamado *Diagnosis of uterine cancer by the vaginal smear*, em que descreveram a preparação do esfregaço cervical e vaginal, as mudanças citológicas durante o período menstrual, os efeitos de várias condições patológicas e as mudanças observadas com a presença de câncer do colo uterino e do endométrio.

Em 1954, Papanicolau publicou o *Atlas of Exfoliative Cytology*, um grande trabalho com suas observações e estudos em citologia, incluindo descobertas de doenças em vários órgãos (líquido ascítico, pleural, pulmonar, mama, urina).

Logo essa técnica se tornaria conhecida como *teste de Papanicolau* e no Brasil como *colpocitologia oncótica*, expressão cunhada pelo professor Grimaldo Carvalho.

Papanicolau, porém, não foi o pioneiro na técnica. Em 1927, Aurel Babes, médico romeno, fez descobertas semelhantes no diagnóstico de câncer cervical, apesar de sua técnica ser diferente da elaborada por Papanicolau. Na Romênia, o teste obrigatório é referido como teste de Babes-Papanicolau, em homenagem aos dois médicos.

Os critérios morfológicos descritos por Papanicolau ainda hoje permanecem válidos; no entanto, com a evolução do conhecimento científico foram incorporadas novas classificações com o propósito de separar o pré-maligno em classes e sugerir tipos morfológicos de câncer primitivos ou não do colo uterino.

O progresso no combate ao câncer teve grande impacto no mundo inteiro com a redução significativa da morbidade e mortalidade pelo câncer do colo uterino.

Não há dúvida de que o teste de Papanicolau em oncologia se revela a grande arma de combate ao câncer e a outras neoplasias em termos de prevenção e diagnóstico precoce, fatores essenciais para o prolongamento da vida.

A preparação da lâmina (coleta e coloração) para o exame microscópico é uma técnica simples, também padronizada por Papanicolau.

Atualmente, as amostras podem ser obtidas pelo método clássico (colpocitologia oncótica convencional) ou, a partir da década de 1990, pela técnica de citologia em meio líquido (CML), a qual passou a ser utilizada no Brasil na década de 2000.

Na colpocitologia oncótica convencional, técnica original de Papanicolau, com algumas modificações em uma, duas ou três lâminas, a amostra é fixada por imersão em solução de etanol (70% a 96%) após raspado ectocervical com espátula de Ayre e escovado endocervical com escovinha de Campos da Paz. Na CML, a amostra de ecto e endocérvice é coletada por escovado e/ou raspado e acondicionada em solução líquida com base em etanol, metanol ou álcool isopropílico.

A preparação das amostras nas lâminas de CML é feita conforme os principais métodos utilizados, como, por exemplo, por centrifugação (*autocyte*), a vácuo (*Thinprep*) ou por imersão (*Imprint*), entre outros. Obtêm-se campos circulares ou quadrangulares de diversos diâmetros, de acordo com a marca registrada.

RECOMENDAÇÕES PARA COLETA DA AMOSTRA

O exame colpocitológico deverá ser realizado anualmente em mulheres de 25 a 64 anos, que já tiverem iniciado atividade sexual, segundo recomendações do Ministério de Saúde e das Diretrizes Brasileiras para o Rastreamento do Câncer do Colo do Útero (2016) do Instituto Nacional de Câncer (INCA). Após dois exames anuais consecutivos negativos, recomenda-se sua realização a cada 3 anos.

Ao ser encaminhado ao laboratório de citopatologia, o material deve ser identificado na requisição do exame de maneira legível, contendo os informes clínicos relevantes (descritos mais adiante).

Em nosso meio, os métodos utilizados para rastreio e diagnóstico das neoplasias intraepiteliais e invasivas são a colpocitologia oncótica, a colposcopia e a biópsia colposcopicamente dirigida.

CLASSIFICAÇÃO CITOLÓGICA

Em dezembro de 1988 passou a ser utilizada a classificação de Bethesda (*The Bethesda System for Reporting Cervical Cytology*), atualmente em sua terceira edição (2014). Em 2001, surge a Nomenclatura Brasileira para Laudos Cervicais e Condutas Preconizadas, atualmente em sua segunda edição (2006), produzida pela Área Técnica da Saúde da Mulher e do Instituto Nacional de Câncer em parceria com os diversos segmentos da sociedade científica (SBC, SBP, SBPTGIC, FEBRASGO, CAISM/ UNICAMP, IBCC, Hospital A. C. Camargo, Instituto Fernandes Figueira, MS/Área Técnica da Saúde da Mulher e Fundação Oncocentro de São Paulo).

As duas nomenclaturas apresentam similaridades, apesar da inclusão ou exclusão de algum item.

SISTEMA BETHESDA DE LAUDOS DE CITOLOGIA CERVICAL (3ª EDIÇÃO, 2014)

Tipo de amostra

Indicar:

- Esfregaço convencional (Papanicolau).
- Citologia em meio líquido.
- Outros.

Adequação da amostra

- Satisfatória para avaliação (descreve-se a presença ou ausência de componentes endocervicais/zona de transformação e quaisquer outros indicadores de qualidade, como, por exemplo, parcialmente obscurecida por sangue, inflamação etc.).
- Insatisfatório para avaliação (especificar o motivo).
- Amostra rejeitada/não processada (especificar o motivo).

• Amostra processada e avaliada, mas insatisfatória para avaliação de anormalidade epitelial (especificar o motivo).

Categorização geral

• Negativo para lesão intraepitelial ou malignidade.
• Outras: veja interpretação/resultado (por exemplo, células endometriais em mulher ≥ 45 anos de idade).
• Alteração celular epitelial: especificar *escamoso* ou *glandular* quando apropriado.

Interpretação/resultado

Negativo para lesão intraepitelial ou malignidade (quando não existir evidência celular de neoplasia).

ORGANISMOS

• *Trichomonas vaginalis.*
• Organismos fúngicos consistentes com *Candida* spp.
• Microbiota sugestiva de bacteriose vaginal.
• Bactérias morfologicamente consistentes com *Actinomyces* spp.
• Modificações celulares consistentes com vírus herpes simples.
• Modificações celulares consistentes com citomegalovírus.

Outros achados não neoplásicos

• **Variações celulares não neoplásicas:**
  – Metaplasia escamosa.
  – Modificações queratóticas.
  – Metaplasia tubária.
  – Atrofia.
  – Modificações associadas à gestação.
• **Modificações celulares reativas associadas com:**
  – Inflamação (inclui reparo típico).
  – Cervicite linfocítica (folicular).
  – Efeito radioterapêutico.
  – Dispositivo intrauterino (DIU).
  – Células glandulares pós-histerectomia.

Outros
CÉLULAS ENDOMETRIAIS

Em mulher ≥ 45 anos de idade, especificando se *negativo para lesão intraepitelial escamosa.*

Alterações das células epiteliais
Glossário de acrônimos

• ASC-US = *Atypical squamous cells of undeterminated significance.*
• ASC-H = *Atypical squamous cells cannot exclude HSIL.*
• LSIL = *low-grade squamous intraepithelial lesion.*
• HSIL = *High-grade squamous intraepithelial lesion.*
• CIS = Carcinoma *in situ.*
• NIC = Neoplasia intraepitelial cervical.

CÉLULAS ESCAMOSAS

• **Células escamosas atípicas de significado indeterminado, possivelmente não neoplásicas (ASC-US), e células escamosas atípicas de significado indeterminado, não sendo possível excluir lesão intraepitelial de alto grau (ASC-H):** não é possível excluir lesão intraepitelial escamosa de alto grau (ASC-H).
• **Lesão intraepitelial escamosa de baixo grau (LSIL):** abrangendo HPV/displasia leve/NIC 1.
• **Lesão intraepitelial escamosa de alto grau (HSIL):** abrangendo: displasia moderada e acentuada, CIS; NIC 2 e NIC 3. Com características suspeitas de invasão (se houver suspeita de invasão).
• **Carcinoma de células escamosas:** CIS, NIC ou SOE (sem outras especificações).

Comentário

• **ASC-US:** entre os achados anormais, é o mais comum, ocorrendo em cerca de 2% a 4% dos exames. Indica uma atipia em células escamosas em que não se pode estabelecer com clareza se sua natureza é reacional/inflamatória ou uma lesão intraepitelial de baixo grau.
• **ASC-H:** indica a presença de células escamosas imaturas, pequenas e que por sua própria indiferenciação podem representar risco maior de corresponder a lesões de alto grau.

  A prevalência citológica das atipias em células escamosas de significado indeterminado no Brasil foi de 1,4% entre todos os exames realizados em 2013. Outros estudos mostram prevalência de NIC 2 ou mais grave em 0,8% a 1,3% em mulheres com citologia de ASC-US 7,8 (evidência moderada).

• **LSIL:** a lesão intraepitelial escamosa de baixo grau indica atipia citológica leve com baixo risco de evoluir para lesão de alto risco ou mesmo para uma neoplasia invasiva. A grande maioria das LSIL sofre regressão espontânea em até 2 anos, especialmente em mulheres jovens. No entanto, cerca de 30% das pacientes com LSIL irão apresentar na biópsia lesão intraepitelial escamosa de alto grau (HSIL). O risco de um resultado LSIL indicar um câncer é de apenas 0,1%.
• **HSIL:** corresponde às lesões com potencial carcinogênico efetivo e inclui NIC 2 e NIC 3. O risco de uma colpocitologia com resultado de HSIL ser uma NIC 3 na biópsia é de 50%, e o risco de ser neoplasia já invasiva é de 7%.

CÉLULAS GLANDULARES
Atípicas

• Células endocervicais (sem outras especificações [SOE] ou especificar nos comentários).
• Células endometriais SOE ou especificar nos comentários.
• Células glandulares SOE ou especificar nos comentários.

Atípicas

- Células endocervicais, possivelmente neoplásicas.
- Células glandulares, possivelmente neoplásicas.
- Adenocarcinoma endocervical *in situ*.
- Adenocarcinoma:
  - Endocervical.
  - Endometrial.
  - Extrauterino.
  - SOE.

Comentário

As células glandulares atípicas compreendem um espectro morfológico que vai da possibilidade de um processo reativo, benigno, até uma neoplasia endocervical, endometrial ou ovariana, entre outras.

Pacientes com células glandulares atípicas apresentam achados histológicos (patológicos) significativos em até 45% dos casos. O acompanhamento dessas lesões mostra alta incidência de lesões malignas e pré-malignas.

Cabe lembrar que:

1. A biópsia colposcopicamente dirigida é considerada o padrão-ouro para o diagnóstico. Quando não direcionada adequadamente, pode representar exame falso-negativo.
2. Colposcopia alterada nem sempre significa que a paciente apresenta neoplasia intraepitelial ou invasiva.
3. O exame colpocitológico é um teste de rastreio das pacientes e não favorece o diagnóstico definitivo, o que significa que um esfregaço que não contenha atipias celulares não garante que a paciente não apresente nenhuma lesão epitelial (exame falso-negativo em 5% a 25% dos casos, coincidindo com biópsias alteradas). Significa apenas que naquela amostra não foram identificadas células alteradas. Já o encontro de citologia alterada exige o estudo histopatológico para confirmação em razão da possibilidade de exame falso-positivo em até 5% dos casos (alterações não encontradas nas biópsias). Os exames falso-positivos e falso-negativos podem ser mais frequentemente observados, entre situações causas, na ausência de informações clínicas relevantes ao caso e em amostras com adequação insatisfatória. Alterações colposcópicas existentes devem, a critério clínico, ser biopsiadas.

A sensibilidade do teste, ou seja, a proporção de casos verdadeiro-positivos detectados pelo exame de Papanicolau já foi descrita em torno de 99,8%.

CAUSAS DE EXAMES FALSO-NEGATIVOS

- **Erros de rastreio:** esfregaços continham células diagnósticas que foram ocultadas por células inflamatórias.
- **Erros de amostragem:** esfregaços não continham células diagnósticas.
- **Erros de interpretação:** esfregaços continham células diagnósticas ou estas foram omitidas ou mal-interpretadas.

Em outras palavras:

1. Lesões epiteliais que forneçam amostra celular escassa – lesões queratinizadas, lesões intraepiteliais de baixo grau muito discretas e pequenas, mucosa ressecada, esfregaços citolíticos, ducha vaginal, controle de qualidade deficiente.
2. Artefatos criados pela fixação da amostra – esfregaços espessos por sobreposição celular e muco, esfregaços muito hemorrágicos (> 75% dos campos microscópicos e paucicelularidade), esfregaços muito purulentos com muco, material necrosado.
3. Amostra sem informes clínicos. Na literatura, mais de 50% de todos os resultados falso-negativos são atribuídos à amostragem inadequada.

Koomee e cols., revendo 330.075 esfregaços em um período de 5 anos, descreveram achados anormais, insatisfatórios e normais em 0,63%, 1,82% e 97,55%, respectivamente. A maioria dos achados anormais foi largamente representada por ASC-US (54%) e LSIL (21%). A média de falso-negativo encontrada foi de 13,8%.

Soost e cols. encontraram sensibilidade de 79,9%, e a especificidade, ou seja, a proporção de casos verdadeiro-negativos detectados pelo teste foi de 99,9%.

CAUSAS DE EXAMES FALSO-POSITIVOS

Arcuri e cols. descrevem o encontro de exame falso-positivo em até 14,9% dos casos escrutinados como:

1. Erro de interpretação do esfregaço.
2. Erro na amostragem da biópsia, quando a revisão dos esfregaços confirma a presença de lesão cervical, indicando que a biópsia não foi representativa da lesão. Essa falha ocorre principalmente na detecção de lesões de graus mais leves, muitas vezes em lesões em fundo vaginal ou no interior do canal cervical.
3. Alterações reacionais em células endocervicais e em epitélio metaplásico imaturo em casos de tricomoníase, erosão com regeneração, em pacientes fazendo quimioterapia recente ou atual e em pacientes submetidas à radioterapia recente ou não.
4. Mímicos:
   - Pólipo endometrial, endocervical com alterações reacionais ou metaplasia tubária.
   - Deciduose do colo.
   - Endometriose.
   - Hiperplasia microglandular endocervical.
   - Hiperplasia endometrial.

- Reação de Arias-Stella.
- Metaplasia tubária.
- Alterações reacionais ao uso de DIU.
- Infecção clamidial.

INTERPRETAÇÃO DO LAUDO

Não basta a leitura da conclusão do laudo, é importante a leitura de todo o laudo:

1. Confira o nome da paciente, tendo cuidado com os homônimos.
2. Confira a data do exame (datas da coleta e liberação do laudo), evitando, assim, interpretar clinicamente um laudo prévio que descreve algum tipo de alteração que talvez não mais exista no exame com data de coleta e de liberação mais recente. Por exemplo, o primeiro exame se referiu a uma lesão intraepitelial de alto grau que foi tratada com cirurgia de alta frequência; o exame atual é de controle e está negativo para neoplasia intraepitelial e malignidade. Se você não prestou atenção nas datas de coleta e liberação do laudo, há a possibilidade de submeter a paciente a um novo tratamento absolutamente desnecessário.
3. Leia a descrição microscópica e compare com a conclusão do laudo. Com o uso de computadores para confecção de laudos, erros de digitação podem ser evitados. Por exemplo, na microscopia há referência a lesão intraepitelial escamosa de alto grau, mas não na conclusão. Afinal de contas, há lesão de alto grau ou não? Ligue para o patologista e esclareça a respeito da discordância do laudo.
4. Leia os comentários descritos abaixo da "Conclusão do Laudo", os quais podem auxiliar o ginecologista em determinada interpretação ou conduta. Em caso de dúvida, ligue para o patologista.

Após essa introdução, serão abordadas algumas questões práticas e relevantes para o resultado final da análise e interpretação do teste de Papanicolau e por último será introduzido um glossário de termos usados em laudos citopatológicos e histopatológicos.

O ginecologista, além de fornecer uma lâmina com amostra cervicouterina bem representada e bem fixada, deve ter em mente algumas questões relevantes, como as apresentadas a seguir.

Citologia em meio líquido (CML) ou citologia convencional? Qual deles é o melhor método?

Ambos os métodos têm suas vantagens e desvantagens (Quadros 5.1 e 5.2).

Há divergência entre os autores sobre as vantagens e desvantagens de ambos os métodos. Anschau e Gonçalves,

Quadro 5.1 Vantagens e desvantagens da citologia convencional

Vantagens	Desvantagens
Método com grande experiência técnica Confortável na execução O esfregaço já chega pronto Baixo custo	80% dos elementos celulares coletados não são examinados porque ficam aderidos à escova/espátula e são desprezados Cerca de 300.000 células para examinar Distribuição irregular das células Dessecamento e material insatisfatório

Quadro 5.2 Vantagens e desvantagens da citologia em meio líquido

Vantagens	Desvantagens
Melhor fixação celular Diminui o número de exames insatisfatórios Sem sangue, fundo mais limpo Camada fina de células Preparo de lâminas extras Menor tempo de leitura	Custo (exame mais caro) Perda de especificidade para *cutoff* ASC-US+ Menor sensibilidade para carcinoma escamoso e adenocarcinoma endocervical *in situ* Necessário treinamento especializado

comparando o desempenho da CML (DNA – Citoliq, uma das técnicas disponíveis na época) com a citologia convencional na detecção de patologias cervicais, no Brasil, concluíram que:

- Em geral, o diagnóstico final dos dois métodos é concordante na maioria dos casos.
- Os valores de sensibilidade e especificidade tendem a ser semelhantes.
- O tempo médio de coleta é menor por amostra na CML.
- Quando os exames são realizados por médicos experientes, há um número menor de lâminas insatisfatórias em ambas as técnicas.
- A concordância interobservador foi boa para a citologia convencional e moderada ou boa para a CML.
- A CML, mais cara, não deve substituir a citologia convencional no rastreamento do câncer cervical.

Em dissertação de mestrado, Colonelli, no SUS/São Paulo, conclui que a adequabilidade dos esfregaços da citologia convencional e em meio líquido se mostrou semelhante. A qualidade, com presença de elementos da junção escamocolunar, mostrou melhor resultado na citologia convencional (93%) do que na CML (4%). Nos diagnósticos de atipias, estas foram detectadas em 3% das citologias convencionais e em 10% das citologias em meio líquido (p = 0,06), sendo as atipias em células escamosas de significado indeterminado a alteração mais prevalente. Quando comparadas à colposcopia com biópsia dirigida, o desempenho da CML foi superior, com sensibilidade de 66,7% e especificidade de 100%, ao passo que para a citologia convencional não houve concordância cito-histológica. Assim, o desempenho para o diagnóstico de atipias e a concordância cito-histológica da CML foram superiores aos demonstrados pela citologia convencional.

Ainda que a CML tenha maximizado os recursos morfológicos, há uma limitação reconhecida por diversos autores de estudos que compararam as duas técnicas, ou seja, a grande dificuldade para o diagnóstico das HSIL na CML.

A preservação e a fixação imediata de todas as células obtidas durante a coleta do material pela técnica de CML são apontadas como as principais vantagens do método. Todas as células são transferidas para um frasco com líquido preservativo, o qual é encaminhado ao laboratório para processamento, possibilitando a realização de novas lâminas e testes moleculares com o material residual sem necessidade de nova coleta.

Na coleta de amostra tanto para a citologia convencional como para a CML, alguns fatores técnicos devem ser salientados, como:

1. O excesso de muco, especialmente turvo ou purulento, irá prejudicar ambos os métodos citológicos. O muco cervical em excesso deve ser removido com uma escovinha.
2. Não se deve usar nenhum tipo de solução (fisiológica, ácido acético etc.) antes da coleta das amostras.
3. Não se deve expor demoradamente o colo uterino até a coleta da amostra. Em vaginas secas ou atróficas, a coleta pode estar bastante prejudicada. Caso realmente seja necessária essa coleta, use uma espátula de madeira com água ou soro fisiológico para obter amostra mais celular.
4. Caso se opte pela CML, após imergir a escovinha com o material coletado no frasco com a solução conservante, é muito importante agitá-lo bem. Caso contrário, os elementos celulares poderão ficar retidos nas cerdas e promover uma amostra com baixa representação celular (insatisfatória), especialmente de células da junção escamocolunar.
5. Na citologia convencional, deve-se inicialmente, antes mesmo da introdução do espéculo, identificar com lápis grafite na extremidade fosca da lâmina o nome da paciente, abreviado ou siglado, e um outro identificador, como a data de nascimento. Isso é muito importante porque essa identificação qualifica a lâmina como indubitavelmente pertencente à referida paciente. Em seguida, coleta-se primeiro uma amostra da ectocérvice com espátula, espalhando-a em um setor da lâmina, e rapidamente se coleta da endocérvice com escovinha, distribuindo o material por "rolagem" no outro setor disponível na mesma lâmina e na mesma face. A amostra deve ser posta no mesmo lado da lâmina em que está a identificação da paciente. Em alguns casos específicos podem ser coletadas amostras individuais em lâminas separadas (tentativa de lo-

calização da lesão com mais segurança: ectocervical ou endocervical ou onde predomina). A amostra deve ser imediatamente fixada em álcool (70% a 96%) ou em fixadores alcoólicos em aerossol.

Na experiência do autor, amostras coletadas em condições ideais (mucosa cervicovaginal estrogenizada sem corrimento) com a técnica adequada e a fixação satisfatória se igualam em qualidade tanto na citologia convencional como na CML. A CML tem a vantagem não só de permitir a análise de biologia molecular para clamídia e HPV, como também uma leitura mais rápida, porém, além de mais cara, também cria maior dificuldade na interpretação de lesões glandulares e de lesão escamosa de alto grau.

Qual o melhor método de fixação das amostras (álcool ou fixador em aerossol ou *spray*?)

Se a amostra foi coletada em tempo hábil e imediatamente fixada, a preservação da amostra é satisfatória tanto com a fixação em álcool como com fixador em aerossol/*spray*. Amostras insatisfatórias por dessecamento são muito mais frequentes quando fixadas em soluções em aerossol ou *spray*. O autor prefere a fixação por imersão em etanol a 96%.

Quanto tempo uma amostra pode ficar no álcool ou no fixador em *spray* ou na solução da CML sem perder suas características morfológicas e tintoriais?

Enquanto o esfregaço estiver imerso em álcool, a amostra estará preservada. O autor já examinou lâminas coletadas e fixadas em álcool cerca de 6 meses antes e todas estavam em perfeito estado de preservação.

Os fixadores em *spray* são constituídos por solução de etanol com uma cera (polietilenoglicol) que reveste o esfregaço e evita sua desidratação, deformidade e perda de sua capacidade tintorial. Os casos examinados pelo autor estavam razoavelmente bem preservados até 2 meses após fixados.

As amostras em solução líquida para CML na dependência do fabricante do produto devem ser processadas em até 30 dias, podendo o restante, em caso de necessidade, ser preservado sob refrigeração por até 6 meses e ser informado nos comentários do laudo citológico.

Quanto tempo uma lâmina de citologia ou de biópsia deve ficar arquivada no laboratório e disponível para a paciente?

Segundo a Resolução CFM nº 1.472, de 10 de março de 1997, e o Parecer-Consulta nº 3.547/92 PC/CFM nº 13/94: "Os laudos cito-histopatológicos e anatomopatológicos são parte integrante do prontuário médico e as lâminas dos mencionados procedimentos diagnósticos são propriedade do paciente, obrigadas a arquivamento por 5 (cinco) anos no serviço."

Em março de 2017, a Sociedade Brasileira de Patologia passou a recomendar 10 anos para o arquivamento dos blocos de parafina.

Quando solicitadas, as lâminas devem estar disponíveis para as pacientes, com prazo estabelecido por cada serviço, em geral entregues por empréstimo em até 2 dias úteis após sua solicitação.

O pedido deve ser formalizado pelo médico em papel timbrado onde constem o nome da paciente e o número do exame. A paciente ou responsável legal preenche um formulário padronizado pela Sociedade Brasileira de Patologia.

Lâmina e bloco de parafina são emprestados e não são de devolução obrigatória, ficando sob a responsabilidade da paciente, caso desejável. A solicitação de um material para revisão de lâmina em outro serviço é fato corriqueiro nos laboratórios. Não deve haver nenhum tipo de constrangimento na solicitação das amostras pelo médico requerente nem em pedir ao colega patologista para rever um caso em que não esteja concordando com o diagnóstico. Deve haver um relacionamento de cordialidade entre ambos, como mandam a boa prática médica e a ética profissional.

Informes clínicos na requisição do exame sugestionam o patologista ou ajudam no processo investigativo?

A informação simplória de "biópsia de vulva a esclarecer" ou a solicitação de um teste de Papanicolau cuja única informação seja o nome da paciente são situações encontradas com frequência na rotina de um laboratório de cito-histopatologia. Muitas vezes, por esse motivo, laudos são emitidos de modo incompleto ou deixam de fornecer as informações relevantes para a paciente e o médico solicitante.

Toda biópsia realizada serve para esclarecer algo. Qualquer lâmina contendo esfregaço cervicovaginal pode carrear ou não questões relevantes em relação à saúde cervicovaginal da paciente e que precisam ser informadas para uma boa leitura e a interpretação da amostra. As informações referentes ao caso são muitas vezes vitais para a liberação de um laudo com excelência técnica.

Normalmente, o patologista examina a lâmina sem ler os informes clínicos para ter a impressão de um possível diagnóstico e, a seguir, vai à requisição para ler os informes clínicos e sedimentar ou não sua impressão diagnóstica. Às vezes, são necessários alguns informes adicionais. O patologista deve, então, entrar em contato com o ginecologista para obtê-los.

Quais são então os informes clínicos importantes que devem ser mencionados na requisição do exame?

Os informes clínicos precisam ser descritos de maneira legível:

1. **Nome completo da paciente e idade:** avaliam-se trofismo vaginal e presença ou não de determinados tipos celulares, podendo ser um achado normal ou não de acordo com a faixa etária da paciente.

2. **Data da última menstruação ou tempo da menopausa:** a presença de células endometriais pode ser achado normal ou anormal de acordo com essa informação.

3. **Local da coleta de material:** se é ecto e endocervical, se é vaginal etc. No sistema de classificação citológica (Bethesda ou Classificação Brasileira), a presença de células endocervicais e/ou metaplásicas é de fundamental importância para qualificar, entre outros itens, a amostra como satisfatória ou adequada. Se não houver informe clínico acerca do local da coleta e não se observarem as referidas células, a adequação da amostra se torna duvidosa (ou seja, a JEC não foi alcançada: a amostra é vaginal e por isso não contém essas células?)

4. **Se usa anovulatório oral, DIU, gravidez, pós-parto/lactação:** a presença de células profundas em graus diversos de intensidade pode corresponder a um achado normal ou anormal. Hipotrofismo ou atrofia epitelial é indicativo de insuficiência ovariana (menopausa, menopausa precoce, pós-quimioterapia, pós-anexectomia etc.) ou de estados fisiológicos (pós-parto, pós-aborto, lactação) ou de efeitos medicamentosos (uso contínuo de anovulatórios orais). O estado gestacional pode promover atipia citológica e um exame falso-positivo caso não seja informado na requisição. As células do estroma endocervical e da zona de transformação podem sofrer metaplasia decidual cujas células mimetizam lesão intraepitelial de alto grau. O pós-aborto pode promover descamação de células trofoblásticas e de células com reação de Arias-Stella que mimetizam neoplasia maligna do colo uterino.

O uso de DIU, além de facilitar quase que exclusivamente o crescimento de colônias bacterianas de *Actinomyces* spp, também pode determinar o aparecimento de epitélio endocervical e metaplásico jovem com atipias e gerar laudos com atipias em células glandulares ou atipias de significado indeterminado.

5. **Achados colposcópicos:** apesar de mais de 80% dos achados colposcópicos anormais de "grau leve" não representarem atipias cito-histológicas de significado oncológico, eles precisam ser mencionados, pois uma pequena proporção desses casos é relevante. Essa informação faz a amostra coletada entrar no controle de qualidade do laboratório e a lâmina ser reexaminada, mesmo que na primeira leitura não tenha sido qualificada como citologia alterada.

6. **Relatar eventos pregressos (citologias anteriores alteradas, CAF, tratamento de NIC, parceiro com HPV, qui-

mioterapia, radioterapia etc.): essa informação, importante fator redutor de exame falso-negativo, faz a amostra ser reexaminada, mesmo que na primeira leitura não tenha sido qualificada como citologia alterada. Outrossim, uma paciente em quimioterapia atual ou recente pode ter atipia citológica importante e levar a um diagnóstico citológico falso-positivo.

Em caso de atrofia genital, vaginites e colpites, deve-se coletar ou não material para citologia?

Para o propósito principal do teste de Papanicolau, que é avaliar atipia citológica, deve-se evitar coletar material, exceto em situações excepcionais, em mucosa muito atrófica ou com corrimento profuso, em período menstrual ou em período inferior a 72 horas pós-coito.

Corrimentos profusos ocasionados por cândida e tricomonas devem ser inicialmente tratados, pois a presença desses agentes costuma gerar atipias citológicas que podem levar a exames com diagnóstico de atipias de significado indeterminado e, na tricomoníase, até mesmo sugerir lesão intraepitelial de alto grau.

No pós-coito, células seminais são potentes mimetizadores de lesão intraepitelial de alto grau. Além do mais, os lubrificantes vaselinados dos preservativos, quando usados, podem dificultar a fixação das células na lâmina tanto para citologia convencional como para a CML.

Em mucosas atróficas, em geral na pós-menopausa avançada, não é raro serem encontrados núcleos nus ou com citoplasma escasso, hipercorados e aumentados de tamanho, de difícil interpretação entre alterações de natureza simplesmente reacional ou se já configuram atipias reais. No sistema Bethesda de laudos, alguns casos mais exuberantes são classificados como ASC-US em contexto de atrofia epitelial. Casos assim são de difícil avaliação não só microscópica, como também colposcópica.

Portanto, caso seja possível, antes de coletar amostra para citologia em paciente na pós-menopausa e com mucosa muito atrófica, deve-se inicialmente administrar estrogênio local por no mínimo 3 semanas e coletar a amostra 2 a 3 dias após.

Qual o significado da presença de células metaplásicas escamosas e de células endometriais nos esfregaços colpocitológicos?

As células metaplásicas escamosas indicam que houve transformação benigna, fisiológica, do epitélio colunar endocervical em um epitélio escamoso. Não são indicativas de cervicite crônica ou de lesão pré-maligna e, portanto, não necessitam de tratamento. As células de metaplasia escamosa indicam que a zona de transformação do colo uterino foi alcançada na amostra e podem ser observadas sob a forma imatura, quando o processo de transformação do epitélio colunar em escamoso se inicia, e sob a forma madura, quando esse processo se concluiu.

As células metaplásicas imaturas, quando presentes no exame colpocitológico, indicam um processo ainda em definição maturativa e labilidade genética. Portanto, devem ser mais bem acompanhadas em seu desenvolvimento, pois são nessas células que o processo carcinogênico pode iniciar-se.

Células de metaplasia tubária podem ser observadas no canal endocervical e na ectopia, e, em virtude de sua morfologia (núcleos maiores e um pouco mais variáveis de tamanho do que as células endocervicais), podem mimetizar atipia em células glandulares; geralmente, a presença de cílios ajuda a identificá-las.

As células endometriais são observadas normalmente no período menstrual até o 12º dia de um ciclo padrão. Fora desse período, podem ser consideradas um achado normal em usuárias de DIU, em pacientes na menacme com ciclos menstruais irregulares e até a idade de 45 anos, sendo consideradas achado anormal em outras situações e podendo indicar patologia orgânica do endométrio.

Tem valor a avaliação hormonal em coletas destinadas à prevenção de câncer do colo uterino?

No passado, células das paredes laterais do terço posterior da vagina eram coletadas para avaliação do ciclo menstrual (colpocitologia hormonal). As células dessa região são mais sensíveis à ação estrogênica e progestogênica do que as células do epitélio funcional endometrial.

Já as coletas obtidas com a finalidade oncótica são provenientes da ecto e endocérvice, não raro se mesclando com a coleta vaginal na mesma amostra.

As células epiteliais oriundas da ectocérvice não apresentam o mesmo grau de sensibilidade das modificações hormonais provenientes do ciclo menstrual. Portanto, a descamação ou a exfoliação das células da ectocérvice não possibilita uma avaliação precisa da função hormonal e, assim, não há mais sentido em avaliar um ciclo menstrual por meio da colpocitologia oncótica.

Lubrificante especular prejudica a análise microscópica da citologia?

Lubrificantes oleosos ou vaselinados, bem como o uso de preservativos lubrificados, podem dificultar o assentamento de células na lâmina tanto na colpocitologia convencional como na CML. Lubrificantes hidrófilos não prejudicam a amostra.

É possível esperar citologia e/ou biópsia sem alterações com captura híbrida positiva e vice-versa?

Não há casos de câncer de colo uterino sem infecção por HPV, mas pode haver casos de lesões intraepiteliais escamosas e glandulares com testes negativos para DNA-HPV e citologias sem alterações com testes para DNA-HPV positivos.

Quais os motivos de uma colposcopia alterada sem correspondência na citologia e na biópsia?

As alterações inflamatórias ou reacionais em zona de transformação já consolidada não raro podem exibir mosaico e pontilhado sem que isso represente atipia citológica ou arquitetural. Nas regiões em que o processo metaplásico ainda é incipiente, pode ser exibido, ao exame colposcópico, epitélio acetobranco e pontilhado. Evidentemente, essas alterações colposcópicas são enquadradas nos chamados "critérios menores". Quando o epitélio metaplásico envolve toda a ectocérvice e alcança a mucosa vaginal, adquire o nome de metaplasia congênita e, por vezes, também aspectos sugestivos de lesão de alto grau. No entanto, a biópsia colposcopicamente dirigida nas regiões "mais alteradas" levará à classificação do processo como metaplásico e reacional.

Quais os motivos de uma citologia alterada sem correspondência na colposcopia e na biópsia?

São várias as possibilidades de que isso ocorra:

1. **Exame citológico falso-positivo:** metaplasia escamosa jovem com alterações reacionais, células metaplásicas maduras com alterações reacionais, células de reparo, células decidualizadas, reação de Arias-Stella, alterações reacionais promovidas pelo DIU, pólipo endometrial, hiperplasia microglandular endocervical, paciente em quimio ou radioterapia, células seminais etc.
2. **Lesão localizada fora do colo uterino:** lesão em parede vaginal (NIVA), especialmente em fundos de saco laterais, ou localizada na vulva (NIV). Nesses casos, o teste de Schiller é de grande auxílio para investigação de lesão em parede vaginal.
3. **Lesão localizada fora do alcance do colposcópio (endocervical):** geralmente lesão de alto grau escamosa ou glandular.
4. **Lesão muito pequena ou muito discreta à colposcopia.**

Araujo Pinho e cols. (2002) descrevem em sua análise concordância cito-histopatológica de 65,1%, com concordância maior nas lesões mais graves, como nos casos de adenocarcinoma (85,7%) e carcinoma invasor (82,3%), e menor para o diagnóstico de HSIL (67,2%) e LSIL (48,9%).

Quais os motivos de uma citologia com HSIL e biópsia com LSIL ou negativa?

1. A lesão de alto grau, na maioria das vezes, está localizada no canal endocervical.
2. A lesão estava na ectocérvice, mas a biópsia não foi bem dirigida.
3. Solicitar revisão de lâmina em caso de possibilidade de exame falso-positivo.

O que fazer com ASC-H e biópsia com metaplasia escamosa imatura inconclusiva na biópsia? (veja protocolo do INCA no Capítulo 9)

Alterações morfológicas na biópsia e que mimetizam pré-câncer (NIC 2 e 3), como metaplasia escamosa imatura, atrofia, alterações reparativas epiteliais e cortes tangenciais de uma NIC 1, podem ser solucionados por meio da imuno-histoquímica, utilizando-se da expressão da proteína p16 (*p16INK4a protein*), a qual é recomendada como ferramenta nos casos em que há dúvida na interpretação do espécime histológico em hematoxilina e eosina, com a ressalva de que o diagnóstico diferencial inclua uma lesão de alto grau (NIC 2 ou 3). Biópsias com forte marcação pela p16 são conclusivas de lesão de alto grau.

Esse marcador tem especial relevância no diagnóstico de lesão intraepitelial de alto grau quando o patologista se depara com lesões que a mimetizam.

Somente 43% dos casos de NIC 2 são realmente NIC 2. Os casos de NIC 2 revistos são considerados NIC 3 em 27% das vezes, enquanto 29% dos casos de NIC 2 são considerados NIC 1 ou metaplasia escamosa imatura.

Essa conduta não tem correspondência nas diretrizes brasileiras, sendo sugerida pelo projeto *Lower Anogenital Squamous Terminology Standardization Project for HPV-Associated Lesions* (LAST), do Colégio Americano de Patologistas, em comunhão com a Sociedade Americana de Colposcopia e Patologia Cervical, em 2012.

O que significa NIC 3 com ocupação de espaços glandulares?

Significa que as células atípicas, além de atapetarem a superfície epitelial da mucosa cervical, também o fazem descendo para os espaços ou colos glandulares e, ao substituírem totalmente o epitélio colunar primitivo, eventualmente obstruem esses espaços. Esse formato de lesão escamosa de alto grau é por definição uma característica histopatológica. Colposcopicamente é possível observar, nesses casos, a formação dos chamados orifícios glandulares cornificados, podendo ocorrer o mesmo evento com a NIC 2.

Quando em uma citologia há características morfológicas consistentes com uma lesão intraepitelial escamosa de alto grau, o envolvimento glandular pode ser sugerido quando essas células se apresentam em agregados sólidos com sobreposição nuclear e espiralização central no bloco celular.

De modo algum a ocupação ou extensão glandular de uma lesão intraepitelial escamosa de alto grau significa que há invasão ou colisão tumoral (associação a adenocarcinoma). Não é sinônimo de adenocarcinoma ou de transformação de uma lesão escamosa em uma lesão glandular.

Quando a ocupação ou extensão de colos glandulares é extensa, torna-se necessária a obtenção de amostras maiores para que se possa excluir a possibilidade de microinvasão ou mesmo de invasão.

O que dizer de biópsias feitas com CAF?

Melhor não fazer. Caso sejam necessárias, deve-se tomar o cuidado de obter uma amostra que não seja < 1cm, pois em fragmentos menores corre-se o risco de danificar a amostra por termocoagulação ou termonecrose.

Em geral, as biópsias de lesões cutâneas (vulva, períneo, perianal etc.) feitas com CAF criam distorções arquiteturais e dificultam a análise microscópica. O pólipo endocervical deve ser retirado por torção e nunca por CAF.

Como é feito o controle de qualidade pelo citopatologista?

- Seleção aleatória de 10% dos exames sem alterações.
- Todas as lâminas com alterações ou duvidosas.
- Todas as lâminas negativas, mas com informes clínicos de alterações prévias na colposcopia e/ou na citologia ou histórico clínico de lesões do colo etc.
- Controle externo (cerca de 1% de lâminas escolhidas aleatoriamente).
- Reescrutínio rápido de todas as lâminas (opcional).

Os percentuais de falso-positivo podem representar o resultado do laboratório como um todo, caso o monitoramento interno de qualidade entre os casos encaminhados pelos citotécnicos seja considerado suspeito e não seja confirmado pelos médicos citopatologistas. Outra possibilidade é que as citologias alteradas passem despercebidas pelos técnicos e não sejam encaminhadas para o controle de qualidade.

O monitoramento interno é indispensável para evitar a liberação de resultados falso-negativos e/ou falso-positivos. Um resultado falso-positivo significa posteriormente teste invasivo e tratamentos desnecessários. O impacto psicológico é enorme diante de um resultado falso-positivo.

Caso o resultado de um exame colpocitológico não esteja em conformidade com os achados colposcópicos e clínicos, o que é possível sem que realmente corresponda a um exame falso-positivo ou falso-negativo, deve-se solicitar a revisão da lâmina antes de ser tomada qualquer medida invasiva.

Leitura complementar

Acta Cytol 2017 Jul 25. doi: 10.1159/000478770. [Epub ahead of print].

Alanbay İ, Öztürk M, Fıratlıgil FB, Karaşahin KE, Yenen MC, Bodur S. Cytohistological discrepancies of cervico-vaginal smears and HPV status. Ginekol Pol 2017; 88(5):235-8. doi: 10.5603/ GP.a2017.0044.

Anschau F, Gonçalves, MAG. Citologia cervical em meio líquido versus citologia convencional/Liquid-based cervical cytology versus conventional cytology. Femina maio 2006; 34(5):329-35.

Araujo Pinho A et al. Validade da citologia cervicovaginal na detecção de lesões pré-neoplásicas e neoplásicas de colo de útero. J Bras Patol Med Lab Rio de Janeiro (38):225-31.

Arbyn M, Bergeron C, Klinkhamer P, Martin-Hirsch P, Siebers AG, Bulten J. Liquid compared with conventional cervical cytology: a systematic review and meta-analysis. Obstet Gynecol 2008; 111(1):167-77.

ARCURI RA et al. – Controle interno de qualidade em citopatologia ginecológica: um estudo de 48.355 casos. Jornal Brasileiro de Patologia e Medicina Laboratorial, Rio de Janeiro, 2002; 38(2):141-7

Bernstein SJ, Sanchez-Ramos L, Ndubisi B. Liquid-based cervical cytology smear study and conventional papanicolaou smears: A metaanalysis of prospective studies comparing cytologic diagnosis and sample adequacy. Am J Obstet Gynecol 2001; 185:308-17.

Castle PE, Stoler MH, Solomon D, Schiffman. The relationship of community biopsy-diagnosed cervical intraepithelial neoplasia grade 2 to the quality control pathology-reviewed diagnoses: an ALTS report. Am J Clin Pathol 2007; 127:805-15.

Colonelli DE. Avaliação do desempenho da citologia em meio líquido versus citologia convencional no Sistema Único de Saúde – São Paulo, 2014. Dissertação (mestrado) – Programa de Pós-Graduação em Ciências da Coordenadoria de Controle de Doenças da Secretaria de Estadio da Saúde de São Paulo.

Darragh TM, Colgan TJ, Cox JT et al. The lower anogenital squamous terminology standardization project for HPV-associated lesions: Background and Consensus Recommendations from the College of American Pathologists and the American Society for Colposcopy and Cervical Pathology. Arch Pathol Lab Med 2012 Jun 28.

Davey E, Barratt A, Irwig L et al. Effect of study design and quality on unsatisfactory rates, cytology classifications, and accuracy in liquid-based versus conventional cervical cytology: a systematic review. Am J Obstet Gynecol 2005; 192(2):414-21.

DiBonito L. Cervical cytopathology: an evaluation of its accuracy based on cytohistologic comparison. Cancer 1993; 72:3002-6.

Instituto Nacional de Câncer José Alencar Gomes da Silva. Diretrizes brasileiras para o rastreamento do câncer do colo do útero. Coordenação de Prevenção e Vigilância. Divisão de Detecção Precoce e Apoio à Organização de Rede. 2. ed. rev. atual. Rio de Janeiro: INCA, 2016.

Ferenczy A, Franco E. Cervical-cancer screening beyond the year 2000. Lancet 2001; 2:27-32.

Haam E. A comparative study of the accuracy of cancer cell detection by cytological methods. Acta Cytol 1962; 6(6):508-11.

Instituto Nacional de Câncer José Alencar Gomes da Silva – INCA. Manual de Gestão da Qualidade para Laboratório de Citopatologia – Coordenação-Geral de Prevenção e Vigilância – Divisão de Detecção Precoce e Apoio à Organização de Rede. Rio de Janeiro: INCA, 2012.

Jones BA, Novis DA. Cervical biopsy-cytologic correlation: a college of American pathologists Q-Probes study of 22439 correlations in 348 laboratories. Arch Pathol Lab Med 1996; 120(6):523-31.

Kanthiya K, Khunnarong J, Tangjitgamol S, Puripat N, Tanvanich S. Expression of the p16 and Ki67 in cervical squamous intraepithelial lesions and cancer. Asian Pac J Cancer Prev 2016; 17(7):3201-6.

Koomee S et al. False-negative rate of Papanicolaou testing: A National Survey from the Thai Society of Cytology. Acta Cytol 2017 Jul 25. doi: 10.1159/000478770. [Epub ahead of print]

Koss LG, Gompel C. Citopatologia ginecológica com correlações histológicas e clínicas. São Paulo: Roca, 2006.

Lira JB. Aspectos diagnósticos em patologia cervical. In: Mortoza Júnior, G (ed.) Patologia cervical da teoria à prática clínica. Rio de Janeiro: Medbook, 2006:1-99.

Martin CM, O'Leary JJ. Histology of cervical intraepithelial neoplasia and the role of biomarkers. Best Pract Res Clin Obstet Gynaecol 2011 Oct; 25(5):605-15. Epub 2011 Jun 1.

Martins NV, Ribalta JC. Patologia do trato genital inferior. São Paulo: Roca, 2005.

Mattosinho de Castro Ferraz MG, Nicolaou MG, Stávale JN et al. Cervical biopsy-based comparations of a new liquid-based thin-layer preparation with conventional pap smear. Diagn Cytopathol 2004; 30:220-6.

Medicine (Baltimore) 2017 Jun; 96(26):e7302. doi: 10.1097/MD.0000000000007302.

Nayar R, Wilbur DC. The Pap test and Bethesda 2014. Cancer Cytopathol 2015 May; 123(5):271-81. doi: 10.1002/cncy.21521. Epub 2015 May 1.

Nomenclatura Brasileira para Laudos Cervicais e Condutas Preconizadas: Recomendações para Profissionais de Saúde: Instituto Nacional de Câncer/Ministério da Saúde (INCA/MS). J Bras Patol Med Lab Outubro 2006; 42(5):351-73

Schiffman M, Solomon D. Liquid-based cytology vs conventional cytology in detecting cervical cancer-reply. JAMA 2010; 303(11):1034-5.

Soost, H et al. The validation of cervical cytology: sensitivity, specificity and predictive values. Acta Cytol 1991; 35(1):8-13.

The Pap Test and Bethesda 2014 Acta Cytologica 2015; 59:121-32. DOI: 10.1159/000381842.

Xing Y, Wang C, Wu J. Expression of geminin, p16, and Ki67 in cervical intraepithelial neoplasm and normal tissues.

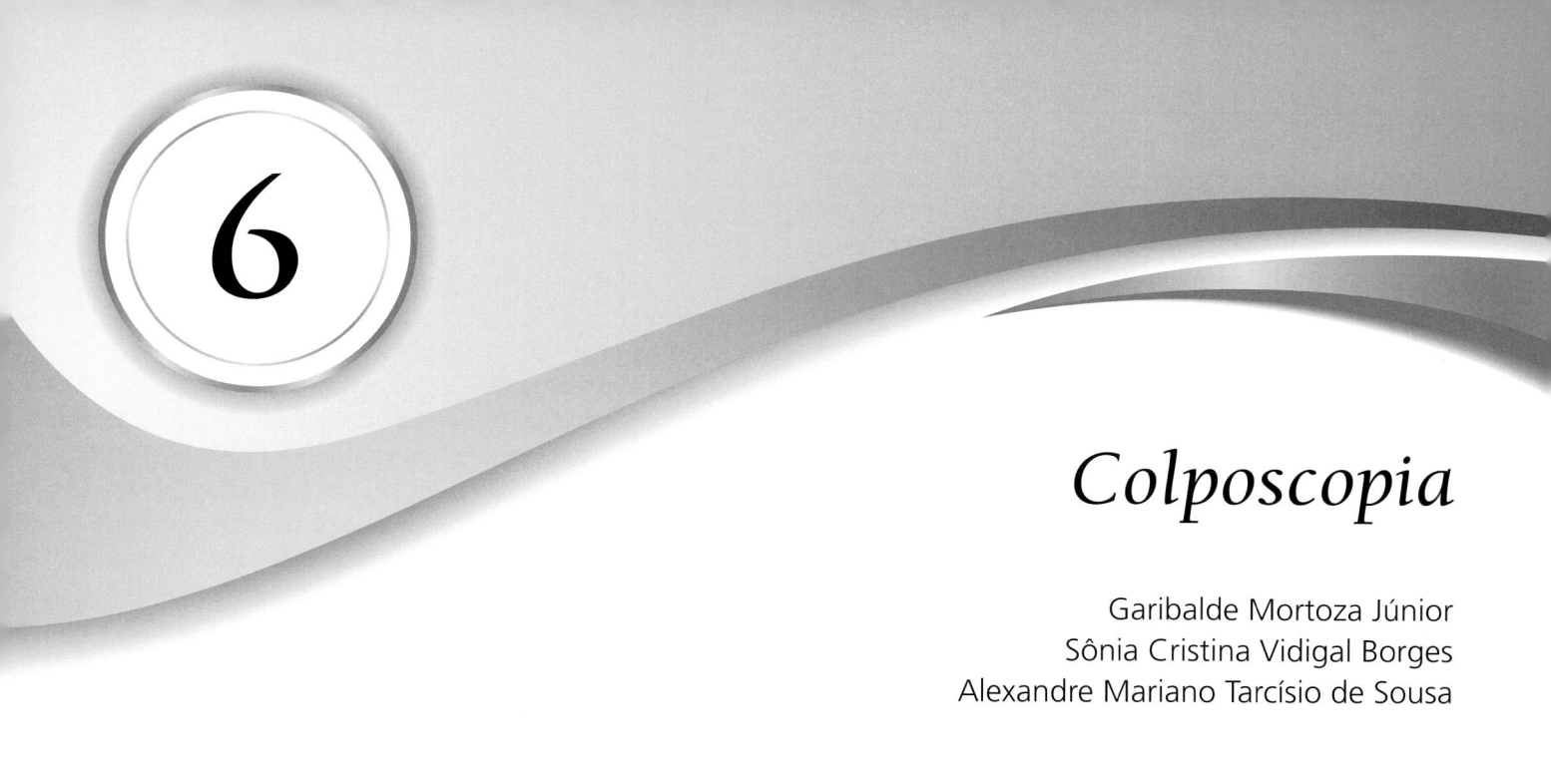

Colposcopia

Garibalde Mortoza Júnior
Sônia Cristina Vidigal Borges
Alexandre Mariano Tarcísio de Sousa

CONCEITO E ORIGEM

O termo *colposcopia* (*Kolpós* = vagina + *Skópeo* = olhar com atenção) foi cunhado por Hans Hinselmann, idealizador do método. No início do século XX, ao sentir a necessidade de melhor entender a neoplasia cervical, principalmente em sua forma inicial, em razão da escassez de informações mesmo nos centros mais avançados, como Viena, Cheminitz e Nova York, Hinselmann se viu impelido a investigar por conta própria e promover um meio de avaliar as lesões estruturais causadas por alterações iniciais do câncer, assim como as alterações visuais causadas ao epitélio cervical.

Para tanto, enviou correspondência para as duas maiores fábricas de lentes – a Ernst Leitz e a Carls Zeiss – com o intuito de desenvolver um aparelho óptico para aumentar a imagem do colo em dez vezes e, junto a um espelho óptico usado em otorrinolaringologia, promover a visualização e a documentação das alterações ocorridas desde a lesão inicial até o câncer verdadeiro.

Como excelente desenhista, Hinselmann conseguiu documentar as imagens e notou uma certa progressão desde a lesão inicial até o carcinoma invasor, o que levou à primeira classificação colposcópica, na qual definia a leucoplasia como a principal lesão pré-neoplásica e, quando ela era retirada, aparecia abaixo um pontilhado denominado "base de leucoplasia", precursor do câncer cervical no entender de Hinselmann, o que não se mostrou verdadeiro posteriormente.

Em virtude da dificuldade em se estabelecer uma classificação satisfatória e do alto custo e dificuldade no manuseio do aparelho, a colposcopia registrou percalços em sua difusão pelo mundo, sendo substituída inicialmente pela classificação citológica de Papanicolau, mais fácil de realizar e aprender, e por ter sido plenamente apoiada pela comunidade científica americana, que já mostrava seu poderio no pós-guerra.

HISTÓRIA

No início da década de 1920, Hans Hinselmann, diretor da Clínica Ginecológica da Universidade de Hamburgo, na Alemanha, recebeu o convite de seu chefe, Von Franqué, para escrever um capítulo sobre a evolução clínica do carcinoma do colo uterino. Preocupado em diagnosticar essa patologia em fase inicial e discordando dos métodos propedêuticos então vigentes, Hinselmann imaginou que os cânceres do colo uterino pudessem ser precedidos de pequenas alterações e, tentando examinar a cérvice de modo mais detalhado, entrou em contato com a Casa Leitz, criando um aparelho dotado de uma lente e de luz própria que aumentava o epitélio cervical em dez vezes.

Esse autor observou e descreveu várias lesões e, a partir de seu estudo histopatológico, passou-se a entender o significado das lesões pré-cancerosas, as quais ele chamou de "áreas matrizes do carcinoma", classificando-as em quatro categorias e posteriormente em duas: atipias epiteliais simples e graves.

A colposcopia foi difundida mundialmente por Novak, Te Linde, Galvin e Meiggs e na América do Sul, por João Paulo Rieper, Clóvis Salgado, Carlos Alberto Salvatore e Alberto Henrique Rocha, entre outros. Na Alemanha, nos EUA e em outros países de língua inglesa, o método teve pouca divulgação em razão de dificuldades em relação à aceitação das ideias de Hinselmann e do surgimento do teste de Schiller e da colpocitologia de Papanicolau, além de problemas decorrentes do nazismo e da Segunda Guerra Mundial.

Em 1958 foi fundada a Sociedade Brasileira de Colposcopia, posteriormente denominada Sociedade Brasileira de Patologia do Trato Genital Inferior e Colposcopia e, atualmente, Associação Brasileira de Patologia do Trato Genital Inferior e Colposcopia. Inicialmente presidida por Clóvis Salgado, promoveu o primeiro congresso organizado no mundo sobre a colposcopia, o Primeiro Congresso Brasileiro de Colposcopia, em Belo Horizonte, em 1964. Em 1972 foi fundada, em Mar del Plata, a Internacional Federation for Cervical Pathology and Colposcopy (IFCPC).

Atualmente, a colposcopia é um método propedêutico utilizado no rastreamento e no diagnóstico das lesões pré-cancerosas e cancerosas do trato genital inferior (TGI), associado ou complementando o rastreamento citológico. Baseia-se na ampliação de imagem salientada pelo uso de reagentes, como o ácido acético e a solução de Schiller, tendo por objetivo orientar o melhor local para se efetuar uma biópsia, se necessária. Para definição do diagnóstico, a biópsia deverá ser realizada quando forem encontrados achados colposcópicos anormais que sugiram lesão intraepitelial ou câncer.

Em função da alta incidência da infecção pelo papiloma-vírus humano (HPV) e sabendo de sua relação com câncer do TGI, aumentaram a importância e a necessidade de sua realização adequadamente e por profissionais habilitados. Além disso, tornou-se relevante o exame não só do colo uterino, mas de toda a genitália feminina, como vagina, vulva, ânus, assim como o exame no homem (peniscopia). A possibilidade de realizar o exame rotineiramente pode ajudar a detectar os falso-negativos na citologia.

O rastreamento somente com a citologia de Papanicolau pode falhar em até 20% das vezes, mas, quando se associa a colposcopia de rotina, o índice de acerto na detecção precoce do câncer do TGI alcança mais de 95%. A colposcopia rotineira, como rastreamento, pode ocasionar um excesso de procedimentos e, por isso, todas as diretrizes de rastreamento recomendam a colposcopia como exame secundário.

Como nem sempre existem colposcópios disponíveis, devem ser encaminhadas para um serviço de colposcopia todas as pacientes com citologia anormal, com teste de Schiller positivo, com infecções virais ou outras doenças sexualmente transmissíveis, todas as parceiras de homens portadores de infecções pelo HPV, todas as pacientes que apresentam fatores de risco para câncer do colo uterino e todas as portadoras de patologias vulvares.

Em relação à indicação de colposcopia em casos de citologia alterada, faz-se necessário encaminhar todas as mulheres que apresentarem citologia com alterações sugestivas de atipias em células escamosas, onde não se pode afastar lesão de alto grau (ASC-H), lesões em células escamosas de alto grau (HSIL), atipias em células glandulares (ACG), adenocarcinoma *in situ* (AIS) ou alterações de câncer invasor (nível de evidência AI). Em relação à atipia em células escamosas de significado indeterminado possivelmente não neoplásicas (ASC-US), somente deve ser encaminhada a mulher que persiste com a alteração após dois exames citológicos realizados em 6 ou 12 meses, dependendo da idade, de acordo com as diretrizes definidas pelo Instituto Nacional de Câncer (INCA) em 2016 (nível de evidência B).

Essa conduta é semelhante à adotada pela maioria dos países europeus. Nos EUA, a American Society for Colposcopy and Cervical Pathology (ASCCP) preconiza três alternativas para abordagem de mulheres com citologia de ASC-US: repetir a citologia, encaminhar para colposcopia ou realizar pesquisa do DNA-HPV (nível de evidência AI). Nas mulheres com citologia sugerindo lesão intraepitelial de baixo grau (LSIL), a conduta recomendada pelo INCA consiste em repetir a citologia após 6 meses, encaminhando para colposcopia se persistirem as alterações (nível de evidência A). A ASCCP preconiza o encaminhamento direto para colposcopia quando a citologia é sugestiva de LSIL (nível de evidência AII).

APARELHAGEM, INSTRUMENTAL E TÉCNICA

O colposcópio é um aparelho binocular, ou seja, as oculares são duplas, possibilitando não apenas um visão estereoscópica através de lentes objetivas convergentes e divergentes, mas também aumentos de vários graus, e de um sistema de iluminação cujo foco de luz incide sobre o campo a ser examinado.

O aparelho ideal deve ter a distância focal (distância entre o aparelho e o objeto a ser examinado) de 25 a 30cm, de maneira a possibilitar a utilização de instrumentos como pinças de biópsias, de Cheron, alças diatérmicas etc.

As variações de aumento do aparelho determinarão o tamanho do campo a ser examinado, ou seja, quanto maior o aumento, menor a área a ser examinada. Aumentos em torno de cinco vezes são suficientes para fornecer uma visão panorâmica do TGI, ao passo que aumentos de cerca de 20 a 40 vezes são importantes para detalhar alterações de maior importância, como as alterações vasculares, determinando os melhores locais de biópsia. Portanto, um bom colposcópio deve ter cinco aumentos. Os aparelhos com apenas um aumento perdem bastante em precisão. Além disso, é necessária a utilização de filtro verde para que possam ser visualizados com mais detalhes os vasos capilares.

Para o registro das imagens, os colposcópios devem ser dotados de divisores de imagens, tornando possível acoplar ao aparelho um sistema de fotografias e de vídeo.

Para a realização de uma boa colposcopia são necessários:

- Mesa auxiliar.
- Espéculos vaginais de tamanhos vários.
- Pinças de Cheron, de Pozzi e de biópsias.
- Endoespéculo de Koogan ou Mencken.
- Histerômetros.
- Curetas endocervicais.
- Cubas e vidros ou almotolias para colocação de soluções.
- Seringas e ampolas de anestésico local.
- Material para coletas citológicas.
- Frascos com formol a 10%.
- Algodão, gazinha e tamponamento vaginal.
- Soluções reagentes:
  - soro fisiológico;
  - ácido acético a 5%;
  - solução de Schiller;
  - hipo ou bissulfito de sódio a 2%.

No início do exame, deve-se realizar anamnese dirigida, observando a presença ou não de fatores de risco para câncer genital, idade da paciente, *status* hormonal, presença de infecções, tratamentos ginecológicos anteriores etc., sendo importante o exame em pacientes que não estejam menstruadas, sem uso prévio de cremes, pomadas ou duchas vaginais, e que estejam em abstinência sexual há 3 dias sem história recente de possível traumatismo no TGI, como biópsias, histerossalpingografia, cauterizações etc.

Convém realizar sempre a colposcopia alargada, isto é, utilizar soluções reagentes para salientar as lesões. É necessário examinar toda a genitália, podendo iniciar com a vulvoscopia ou, como preferem alguns, examinar inicialmente o colo e a seguir vagina, vulva e regiões perineal e perianal. Efetua-se uma inspeção da vulva, depois se aplica ácido acético a 5%, usando *spray* para evitar macerações; observam-se o introito vaginal, os lábios menores, os sulcos interlabiais e as regiões perineal e perianal.

Introduz-se o espéculo e, se necessário, procede-se à coleta de material para exame citológico; observam-se o colo e os fundos vaginais panoramicamente, limpando com soro fisiológico; aplica-se ácido acético a 2%, que vai promover alterações bioquímicas no núcleo e no citoplasma das células, e se observam as reações provocadas. O efeito do ácido acético é fugaz, podendo ser necessário repetir sua aplicação por mais de uma vez.

Realiza-se então o teste de Schiller, utilizando a solução iodoiodetada, que tem afinidade intensa pelo glicogênio, corando em marrom-escuro o epitélio escamoso normal. A embrocação com a solução de Schiller deve atingir todo o colo e as paredes vaginais. Por fim, nos casos em que se faz necessária a reavaliação das áreas alteradas, utiliza-se o bissulfito ou hipossulfito de sódio na concentração de 1% a 5% para remover o iodo impregnado no epitélio. No passado eram usados, ainda, corantes nucleares no exame da vulva, como o azul de toluidina, para realçar os locais de maiores alterações (teste de Collins), mas, na prática, mostrou-se desnecessário. Durante o exame do colo deve ser identificada a junção escamocolunar (JEC), visualizando sua extensão nos lábios anterior e posterior. Com os espéculos de Koogan ou de Mencken é examinado o canal cervical, tentando visualizar sua extensão.

DEFINIÇÕES ANATÔMICAS

O colo uterino é a parte mais distal do útero, situada no fundo vaginal e separada do corpo uterino, na porção ístmica, onde se encontra o orifício interno. Apresenta um canal que comunica a cavidade uterina com a vagina, terminando no orifício externo. O canal cervical é revestido pelo epitélio colunar, monoestratificado, com células ciliares produtoras de muco. Externamente, o colo é revestido pelo epitélio escamoso, pluriestratificado, composto por células basais, parabasais, intermediárias e superficiais.

O epitélio cervical é derivado do epitélio mülleriano e da placa vaginal, que está ligada ao seio urogenital na vida fetal. O epitélio mülleriano dará origem ao epitélio colunar, e o epitélio escamoso se origina da placa vaginal. O epitélio escamoso se estende a partir da junção do epitélio vulvar até seu contato com o epitélio colunar. Em alguns fetos, a área entre os epitélios originais escamoso e colunar é tomada por um terceiro tipo de epitélio, o metaplásico original.

A ectocérvice é a região externa do colo que se inicia no orifício externo, indo até os fundos de saco vaginais. A endocérvice se estende do orifício externo até o orifício interno do colo. A JEC é a linha que se situa entre os dois epitélios que revestem o colo – escamoso e colunar – podendo estar tanto na ecto como na endocérvice, dependendo do *status* hormonal da mulher. Na infância e no período pós-menopausa, geralmente a JEC se situa no canal cervical. No período da menacme, quando ocorre a produção estrogênica, a JEC costuma estar situada no nível do orifício externo ou além dele.

Sob a ação dos estrogênios, o epitélio colunar se desloca para além do canal endocervical, situando-se além do orifício externo, o que é chamado de ectopia ou eversão. Nesse epitélio são encontradas as células de reserva ou subcilíndricas, caracterizadas por sua bipotencialidade, isto é, têm a capacidade de se transformar em processo de evolução normal, em células cilíndricas ou, através de um processo de metaplasia, em células de epitélio escamoso, o que vai ocorrer em um epitélio cilíndrico evertido sob a ação do meio ambiente vaginal ácido.

Esse processo de metaplasia vai originar novo epitélio situado entre os epitélios, escamoso e cilíndrico originais, chamado de terceira mucosa ou zona de transformação. Durante o processo de metaplasia vai ocorrendo a formação de linguetas que se vão confluindo, deixando orifícios glandulares abertos que drenam secreção mucoide produzida pelas células colunares. Algumas vezes, o epitélio colunar fica completamente recoberto pelo novo epitélio escamoso, dando origem à formação de cistos, chamados de cistos de Naboth. A zona de transformação é limitada caudalmente pelo último orifício glandular e cranialmente faz limite com o epitélio cilíndrico simples. Nessa zona ocorre a maioria dos processos pré-neoplásicos e neoplásicos do colo uterino, sendo o foco principal do exame colposcópico. Pode ser ectocervical ou endocervical ou estar localizada nos dois compartimentos.

O epitélio metaplásico ocorre na vida fetal, na adolescência e na gravidez, correspondendo à zona de transformação fisiológica, típica ou normal. Durante os estágios iniciais da metaplasia, o epitélio pode ser vulnerável a alterações, o que pode resultar em uma população celular com potencial de transformação maligna. Entre os fatores que podem levar a essas alterações, o papilomavírus humano exerce um papel relevante.

A ectopia em algumas mulheres pode estar presente congenitamente em função da incompleta substituição do epitélio mülleriano pelo urogenital. Às vezes, é encontrada ectopia nas paredes vaginais, a denominada adenose, o que geralmente leva a um processo de metaplasia extensa, ocupando algumas vezes até mesmo as paredes vaginais, a chamada metaplasia congênita.

CLASSIFICAÇÕES COLPOSCÓPICAS

Terminologia ou nomenclatura colposcópica significa dissertar sobre os termos que definem os vários aspectos colposcópicos de acordo com seu provável significado histológico e clínico, com validade prática, ou seja, "uma linguagem universal", de modo que distintas definições de uma mesma lesão possam ser entendidas por diferentes observadores. Classificar significa distribuir em grupos homogêneos as lesões que apresentam o mesmo comportamento biológico.

No início, Hinselmann classificou as imagens em quatro categorias, posteriormente reduzindo para duas: atipias epiteliais simples e atipias epiteliais graves.

A base de todas as classificações se originou na escola alemã, que se dividiu em quatro tópicos: (1) achados normais (epitélio pavimentoso original trófico ou distrófico), (2) lesões benignas (ectopia, transformação iodonegativa de bordas esfumaçadas ou iodopositivas), (3) lesões suspeitas (transformação iodonegativa de bordas nítidas, mosaico, base de leucoplasia, leucoplasia, erosão verdadeira) e (4) achados superpostos (pólipo, endometriose, deciduose, flogose etc.). Várias escolas definiram suas classificações. Em 1975, durante o II Congresso Mundial de Colposcopia, o Comitê de Nomenclatura da IFCPC elaborou uma classificação internacional com base na classificação alemã e com modificações substanciais. Introduziu novos termos, como *epitélio branco* ou *acetobranco*, *queratose* e *pontilhado*. Reuniu um vasto grupo de alterações sob a denominação de *transformação atípica*, mas sem conseguir fornecer elementos úteis para diferenciar o grau de atipias histológicas correspondentes. A classificação italiana se mostrou uma das mais completas, substituindo a expressão *transformação atípica* por *transformação anormal*, mais apropriada, já que nem sempre são encontradas atipias epiteliais correspondentes. Além disso, introduziu uma codificação de graduação das alterações.

No VII Congresso Mundial, realizado em 1990, em Roma, sentindo a necessidade de uma terminologia e classificação internacional única, o Comitê de Nomenclatura da IFCPC propôs nova classificação, em que se aceitava a codificação de gradação e não mais se utilizava o termo *atípico*, separou os achados colposcópicos conforme sua localização dentro ou fora da zona de transformação, introduziu entre os achados anormais a área iodoclara acetomuda e inseriu a expressão *condilomatose plana* entre os achados colposcópicos anormais. A Classificação Colposcópica Internacional (IFCPC – Roma/1990) foi utilizada em todo o mundo até 2003 (Quadro 6.1).

Durante o Congresso Mundial de Patologia do Trato Genital Inferior, em Barcelona, Espanha, em 2003, por intermédio do Comitê de Nomenclatura da IFCPC, foram promovidas mudanças na Classificação Colposcópica Roma 90, definida com mais detalhes a zona de transformação e introduzidas sugestões diagnósticas (Quadro 6.2).

Em 2011, no XIV Congresso Mundial de Patologia Cervical e Colposcopia, realizado no Rio de Janeiro, a IFCPC definiu a nova terminologia colposcópica, agora envolvendo os achados no colo uterino e na vagina (Quadro 6.3).

Em 1971, Broen e Ostegard criaram a vulvoscopia, método complementar para estudo da vulva com o objetivo da prevenção do câncer de vulva e diagnóstico da infecção subclínica pelo HPV e de minúsculos condilomas acuminados.

Quadro 6.1 Classificação Colposcópica Internacional – IFCPC – Roma – 1990

I. Achados colposcópicos normais	III. Achados colposcópicos sugestivos de câncer invasor
a) Epitélio escamoso original b) Epitélio colunar c) Zona de transformação normal	**IV. Achados colposcópicos insatisfatórios**
II. Achados colposcópicos anormais	• JEC não visível • inflamação e/ou atrofia intensa • cérvice não visível

a) Dentro da zona de transformação:
  • epitélio acetobranco plano micropapilar ou microcircunvoluções
  • pontilhado
  • mosaico
  • leucoplasia
  • zona iodonegativa
  • vasos atípicos
	V. Achados variados

	• superfície micropapilar não acetobranca • condiloma exofítico • inflamação/atrofia/úlcera

Especificar o grau

1º grau	2º grau
Epitélio branco fino Mosaico regular Pontilhado regular grosseiro Leucoplasia fina Vasos atípicos Erosão	Epitélio branco espessado Mosaico irregular Pontilhado irregular ou áspero ou leucoplasia espessa

(Dentro de II. a) e b) Fora da zona de transformação:
  • epitélio acetobranco plano micropapilar ou microcircunvoluções
  • pontilhado
  • mosaico
  • leucoplasia
  • zona iodonegativa
  • vasos atípicos)

Quadro 6.2 Classificação Internacional – IFCPC – Barcelona – 2002

I. Achados colposcópicos normais

a) Epitélio pavimentoso original
b) Epitélio colunar
c) Zona de transformação

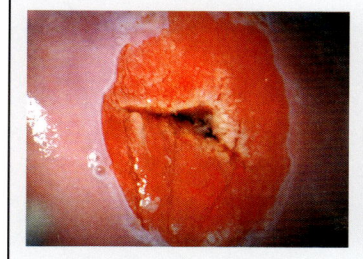 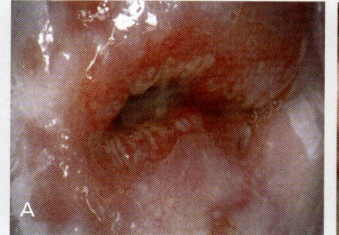 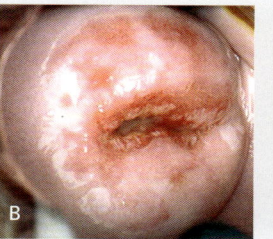 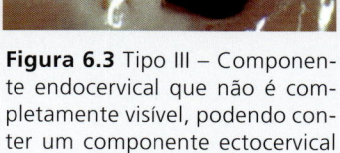

Figura 6.1 Tipo I – Completamente ectocervical e completamente visível, podendo ser pequeno ou grande.

Figura 6.2A e **B** Tipo II – Componente endocervical totalmente visível, podendo o componente ectocervical ser pequeno ou grande.

Figura 6.3 Tipo III – Componente endocervical que não é completamente visível, podendo conter um componente ectocervical pequeno ou grande.

II. Achados colposcópicos anormais

• Epitélio acetobranco plano
• Epitélio acetobranco denso
• Pontilhado fino
• Pontilhado grosseiro
• Mosaico fino
• Mosaico grosseiro
• Iodo parcialmente positivo
• Iodonegativo
• Vasos atípicos

III. Achados colposcópicos sugestivos de câncer invasivo (Figura 6.4)

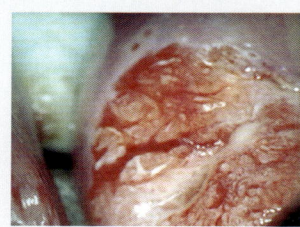

Figura 6.4

IV. Colposcopia insatisfatória

a) JEC não visível (Figura 6.5)
b) Inflamação severa, atrofia severa, trauma
c) Colo uterino não visível

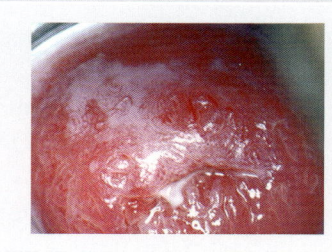

Figura 6.5

(continua)

Quadro 6.2 Classificação Internacional – IFCPC – Barcelona – 2002 (*continuação*)

V. Miscelânea

- Condiloma
- Queratose
- Erosão

- Inflamação
- Atrofia

- Deciduose
- Pólipo

Características colposcópicas sugestivas de alterações metaplásicas:
a) Superfície lisa com vasos de calibre uniforme
b) Alterações acetobrancas moderadas
c) Iodonegativo ou parcialmente positivo

Características colposcópicas sugestivas de alterações de baixo grau (alterações menores – Figura 6.6):
a) Superfície lisa com borda externa irregular
b) Alteração acetobranca leve que aparece tardiamente e desaparece rapidamente
c) iodonegatividade moderada, frequentemente iodomalhado com positividade parcial
d) Pontilhado fino e mosaico regular

Características colposcópicas sugestivas de alterações de alto grau (alterações maiores – Figuras 6.7 e 6.8):
a) Superfície geralmente lisa com borda externa aguda e bem marcada
b) Alteração acetobranca densa que aparece precocemente e desaparece lentamente, podendo apresentar um branco nacarado que lembra o de ostra
c) Negatividade ao iodo, coloração amarelo-mostarda em epitélio densamente branco previamente existente
d) Pontilhado grosseiro e mosaico de campos irregulares e de tamanhos discrepantes
e) Acetobranqueamento denso no epitélio colunar, podendo indicar doença glandular

Características colposcópicas sugestivas de câncer invasivo (Figura 6.9):
a) Superfície irregular, erosão e ulceração
b) Acetobranqueamento denso
c) Pontilhado irregular extenso e mosaico grosseiro
d) Vasos atípicos

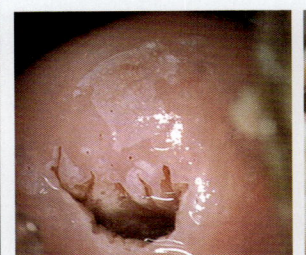 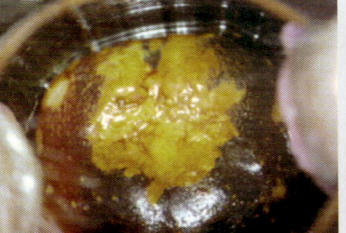 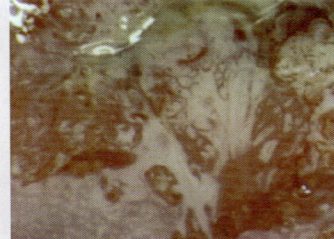 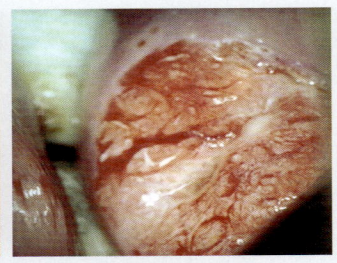

Figura 6.6 **Figura 6.7** **Figura 6.8** **Figura 6.9**

Segundo Angelina Maia (do Setor de Vulva do Serviço de Ginecologia do Hospital das Clínicas da UFPE), suas principais indicações são: pacientes com lesões pré-malignas ou malignas do TGI; prurido, ardor e dor vulvar crônica; condilomas recorrentes; lesões vulvares macroscópicas; pacientes imunodeprimidas; crescimento tecidual anormal, ulceração e sangramentos.

Até hoje a única classificação existente é a de Coppleson e Pixley (1992), que consiste em:

I. **Cor:** (1) normal; (2) branca; (3) acetobranca; (4) vermelha; (5) marrom; (6) outra pigmentação.
II. **Vasos sanguíneos:** (1) ausentes; (2) pontilhado; (3) mosaico; (4) atípicos.
III. **Configuração de superfície:** (1) plana; (2) aumentada; (3) micropapilar; (4) microcondilomatosa; (5) viliforme; (6) papular; (7) hiperqueratótica.
IV. **Topografia:** (1) unifocal; (2) multifocal; (3) múltiplos sítios.

ACHADOS COLPOSCÓPICOS

- **Epitélio escamoso original:** seu aspecto colposcópico é determinado pelo arranjo celular de suas camadas e pelo estroma subjacente de acordo com a influência hormonal. Ao colposcópio, mostra-se com uma superfície lisa, plana, de coloração rósea e uniforme. Após aplicação da solução de Schiller, adquire a cor marrom-escuro em virtude da impregnação, pelo iodo, do glicogênio existente nas células da camada intermediária.

- **Epitélio colunar:** seu aspecto colposcópico é determinado por vilosidades múltiplas ou projeções tipo uva com coloração avermelhada. Sob a ação do ácido acético ocorre edema fugaz das papilas salientes, quando é possível observar brotos capilares facilmente sangrantes, em razão da fragilidade desse epitélio. Entre as papilas se observam sulcos pseudoglandulares sob a forma de criptas. As células colunares são desprovidas de glicogênio e por isso não se coram pelo iodo.

- **Zona de transformação:** caracterizada pela presença de epitélio metaplásico que pode estender-se tanto na ectocérvice como na endocérvice, surge na JEC, às vezes formando linguetas, em direção proximal, não uniforme, apresentando três estágios de desenvolvimento, dependendo do tempo de evolução. No estágio inicial ou imaturo tem-se um epitélio pouco espesso para se tornar branco ao ácido acético, desprovido de células intermediárias, não se corando pelo iodo. No estágio intermediário, o epitélio vai se espessando, contendo ainda muitas células em processo de maturação, tornando-se ligeiramente branco ao ácido acético e de cor marrom-claro ao teste de Schiller, pois já existem células com algum teor de glicogênio. No estágio final ou maduro, somente vai diferenciar-se do epitélio escamoso original pela presença de orifícios glandulares e de cistos de Naboth.

  Na adolescência, o colo normal frequentemente apresenta uma ectopia com zona de transformação imatura. Na menacme, 20% das mulheres vão apresentar o chamado colo padrão, isto é, presença de epitélio escamoso original e colunar com a JEC no orifício externo. É comum a presença de ectopia com zona de transformação imatura ou madura, principalmente nas usuárias de contraceptivos hormonais. Na menopausa, em virtude da diminuição da produção estrogênica, ocorre adelgaçamento do epitélio, diminuído principalmente à custa da ausência de células das camadas intermediárias e superficiais, possibilitando melhor visualização do estroma. Há, então, um epitélio mais pálido, frágil, com sangramento sob a forma de petéquias ao manuseio. O teste de Schiller mostra um colo fracamente corado pelo iodo. A JEC se situa, na maior parte das vezes, no canal cervical. A terapia de reposição hormonal devolve ao colo as mesmas características da menacme.

- **Epitélio acetobranco:** presença de epitélio escamoso, original ou metaplásico, de coloração branca após a aplicação do ácido acético, o que ocorre na presença de alterações do metabolismo celular. Duas teorias explicam esse processo. A primeira justifica o branqueamento em razão da coagulação das proteínas nucleares e citoplasmáticas; a segunda o justifica por alteração osmótica, retirando a água intracelular e tornando a área mais compacta. Esse epitélio acetobranco pode ser plano ou com microcircunvoluções de intensidade variável de acordo com a gravidade da lesão. As bordas das lesões também estão relacionadas com a gravidade do processo – lesões menos graves tendem a apresentar bordas menos nítidas (Figura 6.10), ao passo que as mais graves (Figura 6.11) mostram bordas bem demarcadas. Dependendo também da gravidade da lesão, encontra-se a reação variável ao teste de Schiller. Às vezes, as lesões se apresentam dentro do canal, havendo, então, necessidade de pinças especiais para visualizá-las (Figuras 6.12 e 6.13).

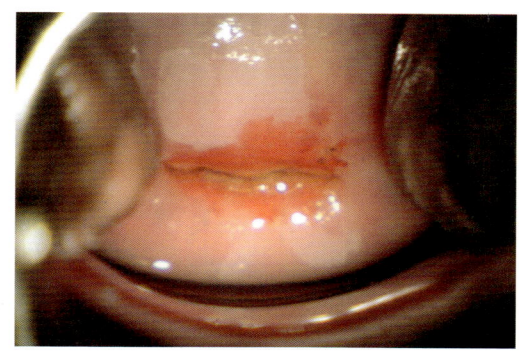

Figura 6.10 Epitélio acetobranco fino na zona de transformação.

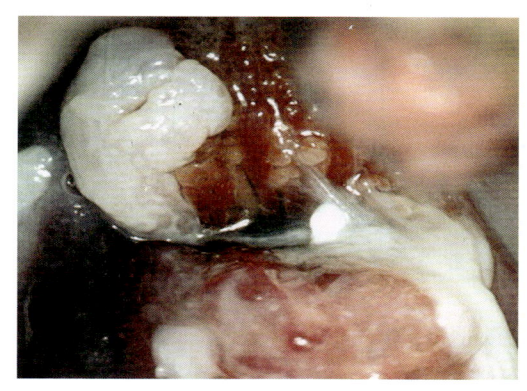

Figura 6.11 Epitélio acetobranco espesso na zona de transformação, entre as posições de 9 a 12h.

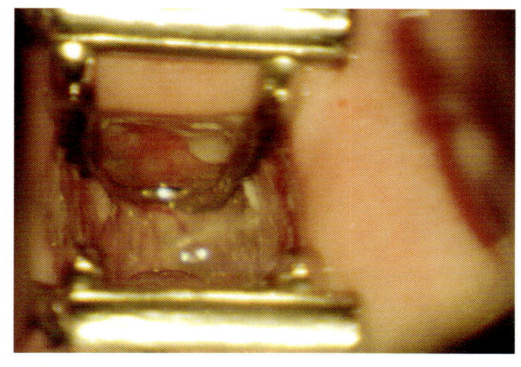

Figura 6.12: Epitélio acetobranco dentro do canal visualizado após exposição com pinça de Koogan-Menckel.

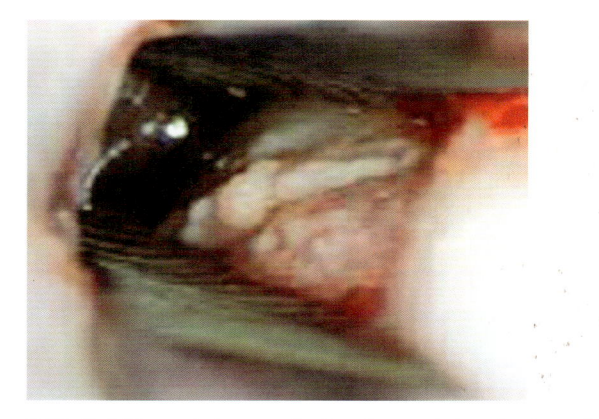

Figura 6.13: Epitélio acetobranco dentro do canal visualizado após exposição com pinça anatômica longa.

• **Pontilhado e mosaico:** alteração da rede vascular em decorrência de proliferação anormal das células epiteliais. Normalmente, a rede vascular se encontra somente no córion, não aparecendo no epitélio e, em virtude do desarranjo estrutural nesse epitélio, ocorre a formação de brotos com eixo vascular entre eles, tornando-se visíveis nas áreas ou pontos em que o epitélio está mais adelgaçado. No pontilhado, o padrão dessa alteração vascular se caracteriza por pontos espalhados em epitélio acetobranco, podendo ser fino (Figura 6.14) ou mais grosseiro (Figura 6.15) de acordo com o calibre do vaso em decorrência do grau de desarranjo epitelial. Em lesões mais graves é notada uma distância intercapilar maior e irregular. O mosaico se caracteriza por brotos epiteliais invaginando e se ramificando no estroma, ficando visíveis os capilares perto da superfície entre esses brotos, promovendo o aspecto de ladrilhos acetobrancos com orla avermelhada, formando campos poligonais. Em lesões menos graves,

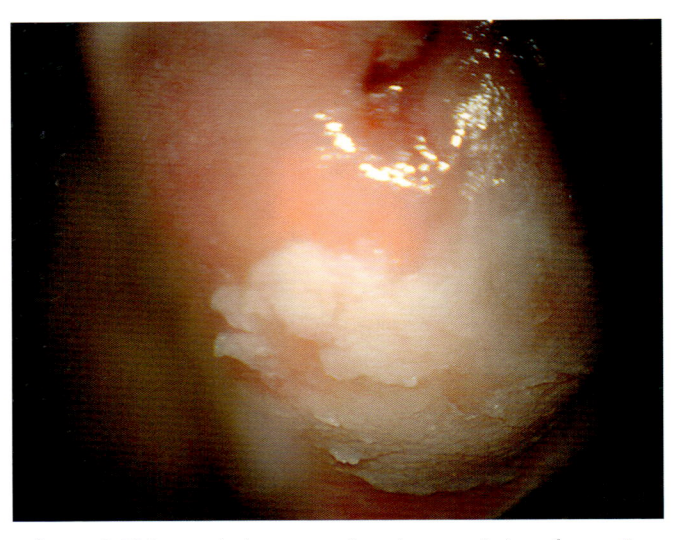

Figura 6.16 Leucoplasia espessa fora da zona de transformação.

o mosaico é regular (Figura 6.14), tornando-se mais irregular à medida que a lesão fica mais acentuada (Figura 6.15). Em geral, as áreas com pontilhado e/ou mosaico se apresentam com teste de Schiller positivo.

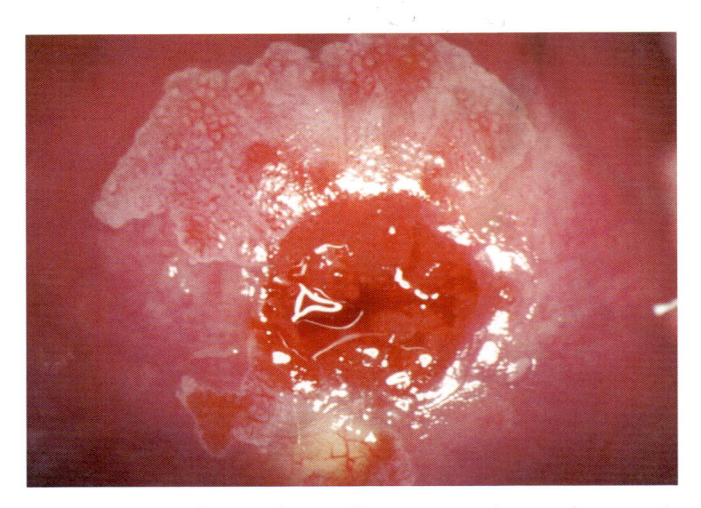

Figura 6.14 Epitélio acetobranco fino com mosaico regular e pontilhado fino na zona de transformação.

• **Leucoplasia:** consiste na visualização de epitélio branco, antes da aplicação do ácido acético, em decorrência da formação de uma camada de queratina na superfície que impede a visualização dos vasos do estroma. Mostra-se com aspecto brilhante, oleoso, que pode descamar, de bordas bem definidas e espessamento variável, em relevo (Figura 6.16) e iodonegativa. Por não haver condições de avaliar o epitélio subjacente à colposcopia, é necessária uma biópsia dessas áreas leucoplásicas, principalmente em áreas extensas que podem promover citologias falsamente negativas e esconder uma displasia ou até mesmo uma carcinoma invasor queratinizante.

• **Zona iodonegativa:** área Schiller-positiva, sem alterações colposcópicas, como acetobranqueamento, pontilhado ou mosaico, podendo ocorrer dentro ou fora da zona de transformação, única ou múltipla, geralmente sem significado histológico importante.

• **Vasos atípicos:** vasos capilares que se apresentam de maneira bizarra, às vezes em formato de vírgula, saca-rolhas, grampos de cabelo etc., com trajetos longos que podem terminar abruptamente (Figura 6.17). São vasos terminais irregulares em formato, curso, densidade, calibre e arranjo espacial, mais bem visualizados quando se utiliza o filtro verde após aplicação de solução salina. Não têm o padrão arborescente regular, ocorrendo diminuição subsequente no diâmetro dos ramos como nos tecidos sãos.

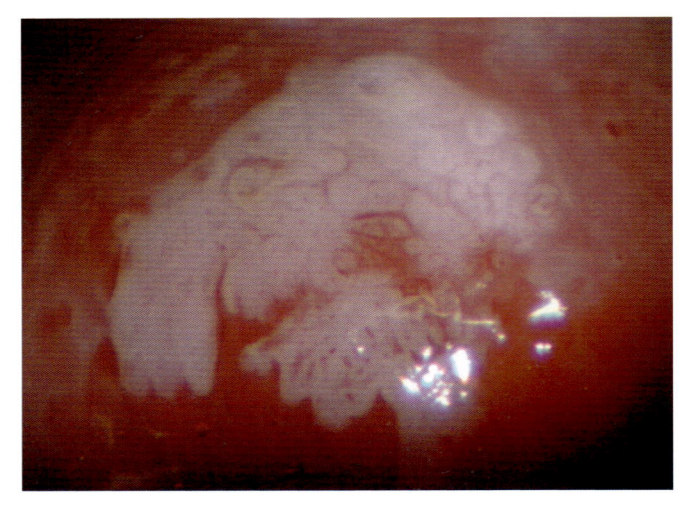

Figura 6.15 Epitélio acetobranco espesso com mosaico irregular e pontilhado grosseiro na zona de transformação.

• **Orifícios glandulares espessados:** apresentam-se como orifícios na zona de transformação com halo acetobranco, largo, espessado, geralmente em relevo (Figura 6.18). Denotam uma alteração epitelial ocupando uma glândula.

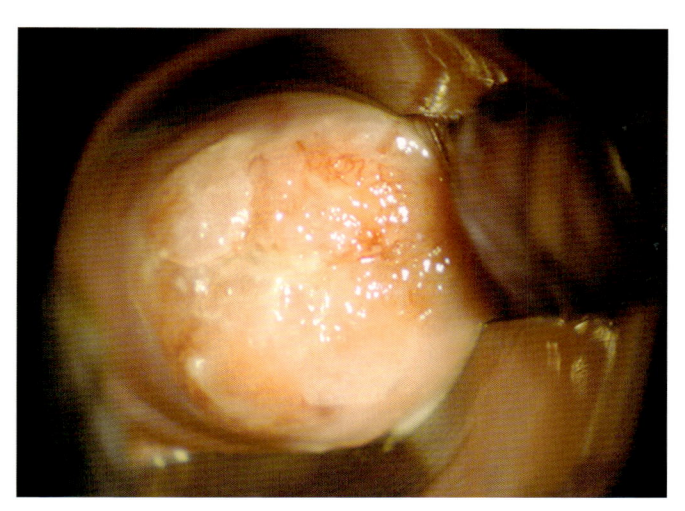

Figura 6.17 Vasos atípicos na zona de transformação na posição de 2h.

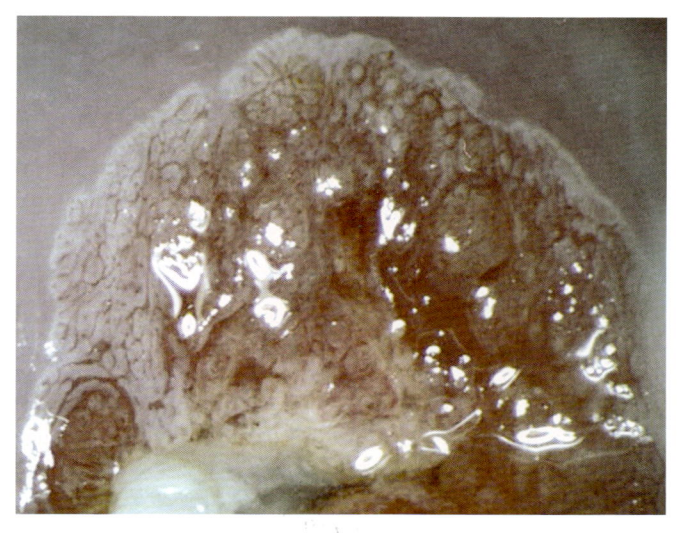

Figura 6.19 Vasos atípicos, grosseiros, nas posições de 9 e 12h.

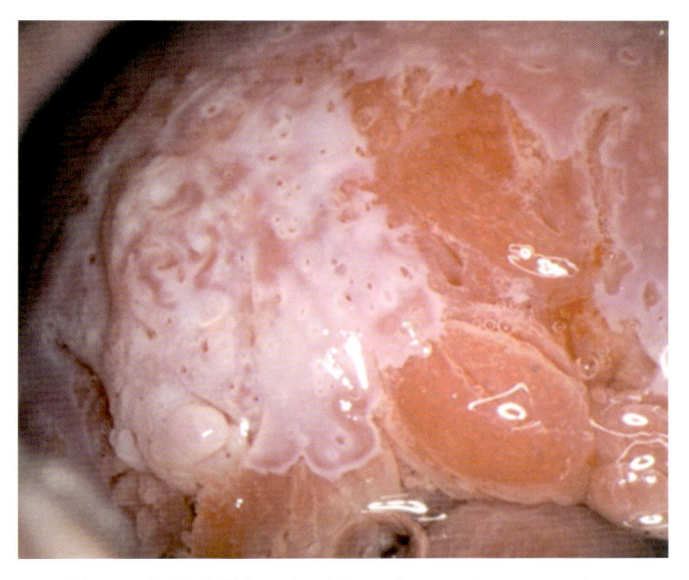

Figura 6.18 Orifícios glandulares levemente espessados.

- **Achados colposcópicos sugestivos de carcinoma invasor:** as lesões podem apresentar padrões variados de atipias vasculares com pontilhado grosseiro e mosaico irregular, com distância intercapilar aumentada, mostrando áreas avasculares. Os vasos atípicos se apresentam de maneira caótica, às vezes paralelamente à membrana basal (Figura 6.19). As lesões podem ter superfície nodular ou polipoide e evoluir para crescimento exofítico ou ulcerado, de coloração vermelha profunda até amarela clara, acetobranca, de modo intenso. Em geral, são friáveis, sangrantes à manipulação, às vezes com úlceras por causa da necrose com tecido de granulação na base e bordas indeterminadas. Nas formas infiltrantes em que predominam os fenômenos fibróticos vê-se um nódulo duro e pulsátil. Nas formas papilares é difícil a diferenciação com condilomas volumosos.

- **Achados colposcópicos insatisfatórios:** a não visualização da JEC impede uma avaliação adequada de toda a zona de transformação (Figuras 6.20 e 6.21). Em geral, ocorre nas pacientes menopausadas com processo de atrofia intenso (Figura 6.21), em que a JEC se encontra no canal cervical. Faz-se necessário melhorar as condições tróficas do colo, com estrogenoterapia, repetindo posteriormente a colposcopia. A não visualização da JEC também pode ocorrer após terapias (cauterização, conização, amputação etc.) realizadas no colo uterino. Os processos inflamatórios levam a uma descamação acentuada do epitélio, expondo mais facilmente os fenômenos que ocorrem no tecido conjuntivo (congestão, dilatação dos vasos, infiltração leucocitária). Aqui, também, para uma boa avaliação colposcópica é necessário o tratamento do processo antes do exame colposcópico.

- **Achados variados:** a superfície micropapilar não acetobranca se caracteriza pela presença de micropapilas no epitélio escamoso, de tamanhos variados, que não se modificam após a aplicação de ácido acético. O condiloma exofítico se apresenta como uma formação branco-nacarada, com digitações ou papilas com eixo capilar (Figura 6.22). Às vezes se apresentam em forma de espículas de tamanhos variados, acetobrancas, em base única. Na vulva é importante a diferenciação com as micropapilas normais, que se apresentam na forma de dedos de luva, mas cada uma com sua base. Os processos inflamatórios podem apresentar-se em forma de colpite difusa ou focal. Na colpite difusa nota-se epitélio com fundo rosa pálido com pontos vermelhos que se estende sob toda a cérvice e a mucosa vaginal, corando fracamente pelo iodo. A colpite focal se apresenta como manchas avermelhadas, em focos,

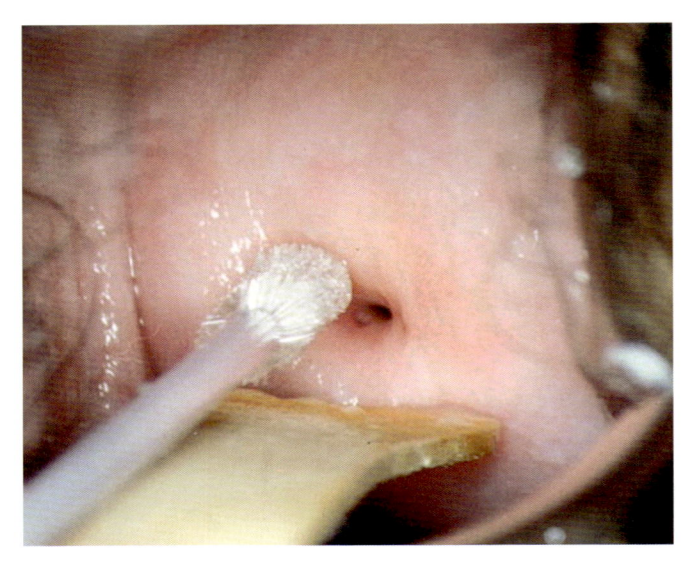

Figura 6.20 JEC não visualizada – colposcopia insatisfatória.

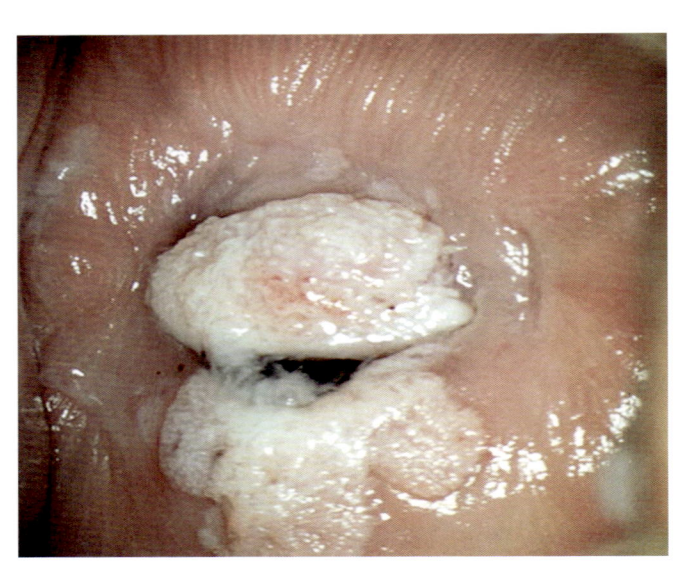

Figura 6.22 Condiloma acuminado no colo – é necessária a biópsia para diferenciá-lo do carcinoma verrucoso.

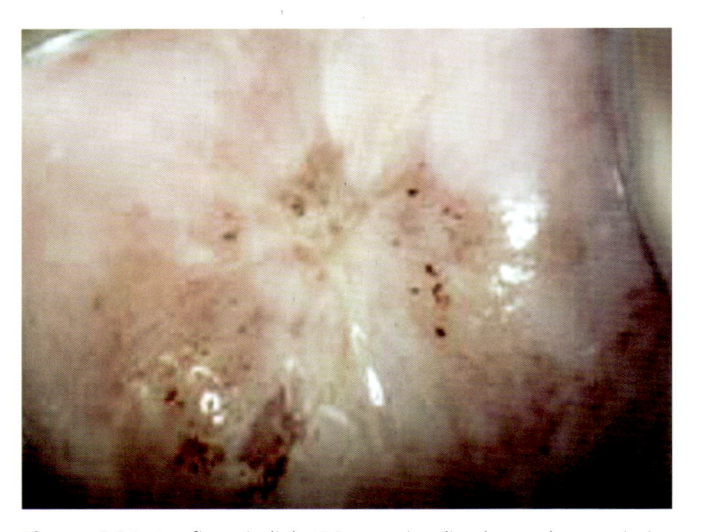

Figura 6.21 Atrofia epitelial, JEC não visualizada – colposcopia insatisfatória.

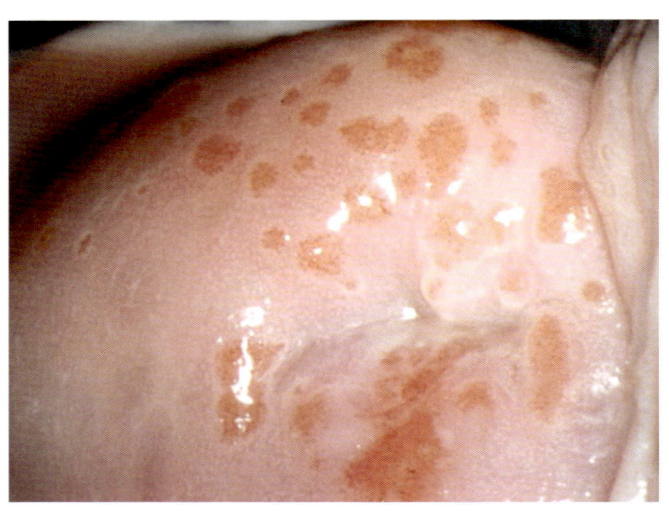

Figura 6.23 Processo inflamatório – colpite focal.

com a presença de pontos vermelhos (Figura 6.23), não corados pelo iodo, promovendo o aspecto de pele de leopardo. Os processos inflamatórios da endocérvice mostram epitélio colunar hiperemiado com vascularização exuberante, facilmente sangrante, com muco espesso, opacificado, às vezes purulento. A atrofia é comum nas mulheres pós-menopausadas, em que se nota uma mucosa pálida com epitélio fino que pode apresentar, ao ser manuseada, sangramento em forma de petéquias. As úlceras e lacerações podem surgir em decorrência de infecções (HSV e sífilis), exposição a agentes químicos, no prolapso uterino, no pós-parto e após irradiação. Os pólipos se apresentam com protuberância do epitélio colunar ou escamoso, projetando-se através do canal cervical (Figura 6.24). Podem ser mucosos, ade-

nomatosos, fibrosos, vasculares, miomatosos ou inflamatórios. O mais frequente é o mucoso, que se apresenta como o epitélio colunar à colposcopia, podendo ocorrer processo metaplásico em sua superfície. A endometriose se caracteriza pela presença de focos de coloração arroxeada ou avermelhada (Figura 6.25) e facilmente sangrante na superfície do colo. A queratose se mostra na forma de placas esbranquiçadas elevadas (Figura 6.26).

SITUAÇÕES ESPECIAIS
Colposcopia na grávida

Na gestante, o epitélio cervical passa por profundas transformações decorrentes das alterações hormonais e meta-

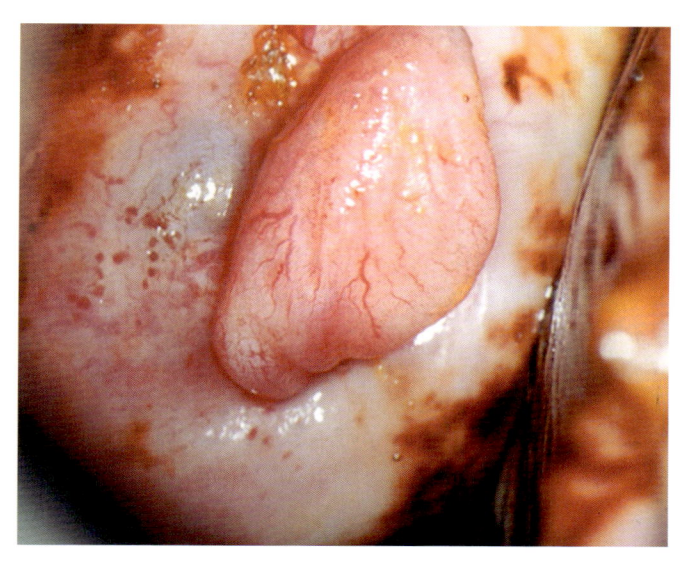

Figura 6.24 Pólipo cervical.

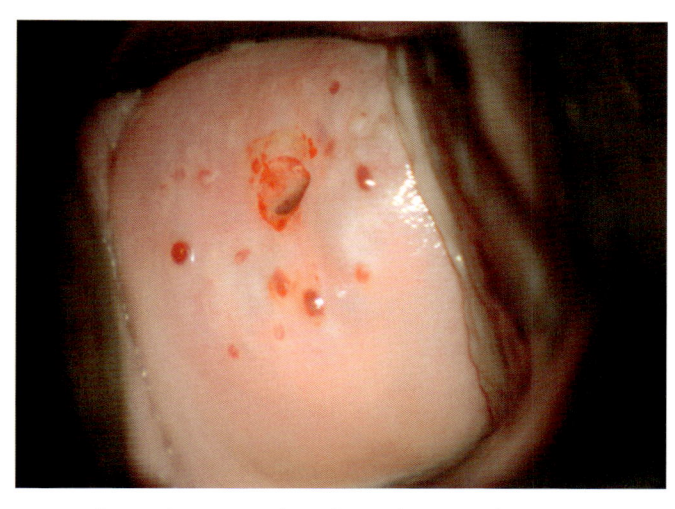

Figura 6.25 Focos de endometriose no colo uterino.

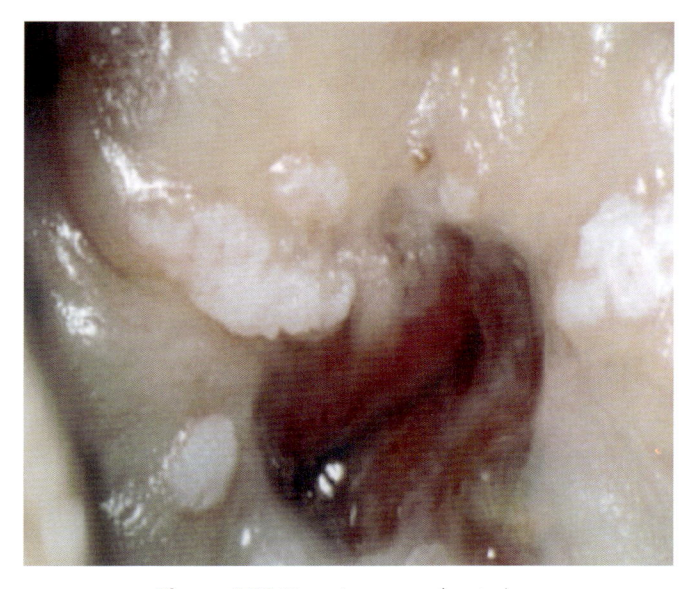

Figura 6.26 Queratose no colo uterino.

bólicas. Ocorre uma proliferação intensa, principalmente das células da camada intermediária, com aumento do volume celular e citoplasma rico em glicogênio, corando-se fortemente pelo iodo. Em decorrência dessa proliferação há maior necessidade de aporte sanguíneo, conferindo uma vascularização superficial mais evidente. O epitélio colunar também apresenta hiperplasia e hipertrofia com metaplasia, sendo comum a presença de ectopia com congestão e sangramento fácil, às vezes polipoide, como se fosse uma reação decidual. No estroma surgem hipervascularização, edema e reação decidual, tudo levando a uma hipertrofia global do colo uterino com congestão ou cianose.

A zona de transformação se apresenta aumentada em extensão com vascularização superficial mais evidente e com vasos dilatados, calibre e ramificações regulares, geralmente com trajeto paralelo à superfície com orifícios glandulares às vezes hipertrofiados e volumosos cistos de Naboth. Às vezes, a hipervascularização se torna tão exuberante que dificulta o diagnóstico diferencial com vasos atípicos. É comum a formação de pólipos, geralmente mucosos, e a gradação dos achados colposcópicos anormais é difícil, pois esses achados podem ser acentuados mesmo na presença de lesão histológica de grau menor.

O quadro mais frequentemente encontrado é a deciduose, isto é, o aparecimento de modificações semelhantes àquelas verificadas fisiologicamente no endométrio durante a gravidez no estroma do colo uterino (fibroblastos perdem suas características, assumindo características deciduais). Essa reação surge por volta da 12ª semana de gestação e tende a desaparecer em 1 mês após o parto.

No epitélio escamoso original nota-se área avermelhada, congesta, às vezes ulcerada, com vascularização destacada, fracamente corada pelo iodo, com coloração branco-amarelada após aplicação de ácido acético, focal ou multifocal, plana, nodular ou vegetante pseudotumoral. No epitélio cilíndrico ficam acentuadas as características da ectopia com edema das papilas, erosão e sangramento. No puerpério, regridem os fenômenos de hipertrofia e congestão, e todos os aspectos exuberantes que ocorrem durante a gestação se tornam mais regulares, porém ainda com avaliação dificultada, pois existe um estado distrófico difuso semelhante ao que ocorre na pós-menopausa. Portanto, o momento ideal para o controle colposcópico é quando a mulher volta a apresentar ciclos menstruais regulares.

Apesar dessas modificações na gestação que dificultam a interpretação das imagens, além de o ginecologista encontrar grande resistência da gestante a se submeter ao exame, é importante a adequada prevenção do câncer do TGI durante o pré-natal.

Metaplasia congênita

Alguns autores acreditam que pode ocorrer uma forma de metaplasia escamosa imatura na vida intrauterina, situando-se além da zona de transformação recentemente formada até os fórnices vaginais. A maturação do epitélio está incompleta, podendo ocorrer desordens de maturação, levando à formação de queratina, mosaico, acetobranqueamento e pontilhado (Figura 6.27). Histologicamente, nota-se espessamento de papilas do estroma com rede arborescente de cristas de estroma subdividindo o epitélio em campos discretos (aspecto de mosaico) com hiperqueratose e paraqueratose (aspecto de leucoplasia) e células imaturas não glicogenadas (Schiller-positivas). Às vezes, apresenta-se como uma área Schiller-positiva, acetobranca, de formato triangular, que se estende até os fundos de sacos vaginais anterior e posterior (Figura 6.28); em outras ocasiões, surge como áreas isoladas nas cúpulas vaginais com conexão tênue à JEC e, em outros momentos, atinge os fórnices vaginais laterais. Trata-se de condições benignas, mas de difícil diferenciação com epitélio anormal à colposcopia, principalmente quando da coexistência de atipias, tornando necessárias múltiplas biópsias.

AVANÇOS

Em 1954, o advento do *flash* eletrônico tornou possível fotografar o colo uterino, levando à obtenção da documentação dos achados colposcópicos para o estudo do comportamento de determinadas lesões em períodos sucessivos e possibilitando a discussão desses achados, além de auxiliar muito as atividades didáticas. Os aparelhos mais modernos são dotados de divisores de imagem que possibilitam acoplar sistemas de fotografia e de vídeo, facilitando os registros fotográficos e em fitas de videocassete e o armazenamento em computadores.

Para a fotografia, o ideal é utilizar filmes coloridos de baixa sensibilidade (100 ASA), para luz diurna. Os sistemas de vídeo podem ser acoplados a um *videoprinter* para imprimir a foto, sendo desnecessária a utilização do sistema fotográfico. Pode-se, ainda, acoplar esse sistema a uma placa de captura de imagem conectada a um microcomputador para arquivamento e digitalização das imagens, além da transmissão dessas imagens via internet, o que possibilita a troca de informações rapidamente em qualquer local do mundo. É possível, também, o desenvolvimento de *softwares* que analisem as imagens, permitindo uma avaliação mais pormenorizada das alterações colposcópicas. Encontram-se disponíveis atualmente aparelhos que utilizam somente uma câmera de vídeo acoplada a um jogo de lentes potentes associadas à fonte de luz fria, o que possibilita aumentos variáveis, tornando mais simples o sistema. Com o surgimento das câmeras digitais, a integração com o computador tornou-se mais fácil, dispensando o videocassete e as placas de captura de imagem.

Em 1981, Stafl criou a cervicografia, método que consiste na obtenção de uma fotografia de alta resolução com aparelhagem relativamente simples e com a possibilidade de documentar os casos e submetê-los à apreciação de especialistas. Existem aparelhos específicos para a cervicografia que podem ser manuseados por pessoas com pouco treinamento para obter os cervicogramas, os quais serão enviados aos centros de referência e analisados por colposcopistas. Trata-se de um método pouco difundido nos países em que a colposcopia teve boa aceitação, mas tem sido de grande valia em países pobres, onde existem poucos colposcópios e especialistas em colposcopia.

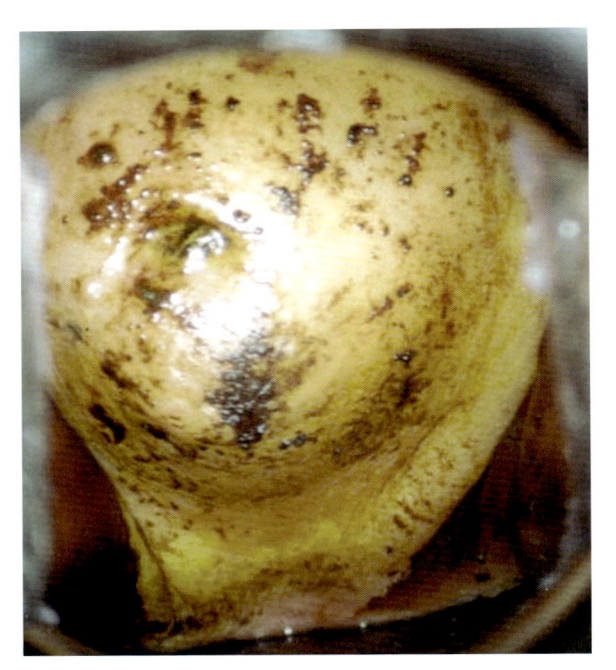

Figura 6.28 Metaplasia congênita. Schiller positivo se estendendo até o fundo de saco posterior

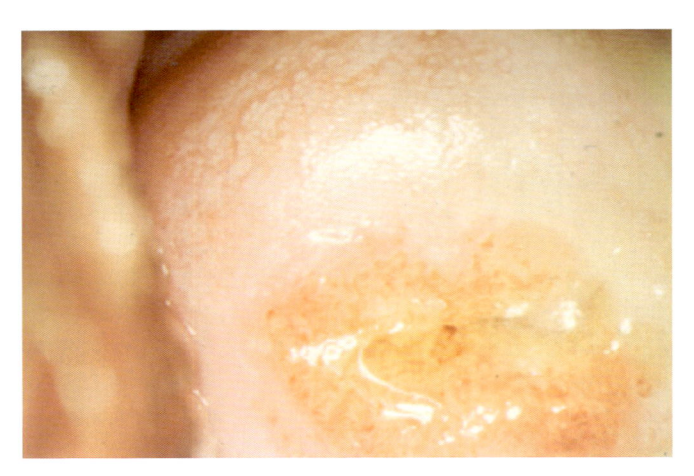

Figura 6.27 Metaplasia congênita.

Quadro 6.3 Terminologia colposcópica do colo uterino e da vagina – IFCPC 2011 – Rio de Janeiro

Avaliação geral	Colposcopia adequada ou inadequada (especificar o motivo: sangramento, inflamação, cicatriz etc.) Visibilidade da JEC: completamente visível, parcialmente visível e não visível Zona de transformação (ZT) – tipo 1, 2 ou 3	
Achados colposcópicos normais	Epitélio escamoso original	• Maduro • Atrófico
	Epitélio colunar	• Ectopia
	Epitélio escamoso metaplásico	• Cistos de Naboth • Orifícios (glândulas) abertos
	Deciduose na gravidez	
Achados colposcópicos anormais	**Princípios gerais**	**Localização da lesão** Dentro ou fora da ZT e de acordo com a posição do relógio **Tamanho da lesão** Número de quadrantes do colo uterino envolvidos pela lesão e tamanho da lesão em porcentagem do colo uterino
	Grau 1 (menor)	Epitélio acetobranco tênue, de borda irregular ou geográfica / Mosaico fino, pontilhado fino
	Grau 2 (maior)	Epitélio acetobranco denso Acetobranqueamento de aparecimento rápido, orifícios glandulares espessados / Mosaico grosseiro Pontilhado grosseiro Margem demarcada Sinal da margem interna Sinal da crista (sobrelevado)
	Não específico	Leucoplasia (queratose, hiperqueratose), erosão, captação da solução de Lugol: positiva (corado) ou negativa (não corado) (teste de Schiller negativo ou positivo)
Suspeita de invasão	**Vasos atípicos** **Sinais adicionais**: vasos frágeis, superfície irregular, lesão exofítica, necrose, ulceração (necrótica), neoplasia tumoral/grosseira	
Miscelânea	ZT congênita, condiloma, pólipo (ectocervical/endocervical), inflamação, estenose, anomalia congênita, sequela pós-tratamento, endometriose	

Tipos de tratamento excisional do colo uterino	**Tipo de excisão 1, 2 ou 3**	
Dimensões do espécime da excisão	**Comprimento:** corresponde à distância da margem distal/externa à margem proximal/interna **Espessura:** distância da margem estromal à superfície do espécime excisado **Circunferência (opcional):** perímetro do espécime excisado	
Terminologia colposcópica da vagina IFCPC, 2011		
Avaliação geral	Colposcopia adequada ou inadequada (especificar o motivo: sangramento, inflamação, cicatriz etc.)	
Achados colposcópicos normais	Epitélio escamoso original	• Maduro • Atrófico
Achados colposcópicos anormais	**Princípios gerais**	Terço superior/dois terços inferiores Anterior/posterior/lateral (direito ou esquerdo)
	Grau 1 (menor)	Epitélio acetobranco tênue Mosaico fino Pontilhado fino
	Grau 2 (maior)	Epitélio acetobranco denso Mosaico grosseiro Pontilhado grosseiro
	Suspeita de invasão	Vasos atípicos **Sinais adicionais**: vasos frágeis, superfície irregular, lesão exofítica, necrose, ulceração (necrótica), neoplasia tumoral/grosseira
	Não específico	Epitélio colunar (adenose) Captação da solução de Lugol: positiva (corado) ou negativa (não corado) (teste de Schiller negativo ou positivo)
Miscelânea	Erosão (traumática), condiloma, pólipo, cisto, endometriose, inflamação, estenose vaginal, ZT congênita	

Leitura complementar

Burghardt E, Pickel H, Girardi F. Colposcopy cervical pathology. 3. ed. Stuttgart e New York. Editora Thieme, 1998

Cartier, René, Cartier, Isabelle. Colposcopia prática. 3. ed. São Paulo: Editora Roca, 1999.

De Palo G, Chanen W, Dexeus S. Patologia e tratamento do trato genital inferior. Rio de Janeiro: MEDSI, 2002.

De Palo G. MEDSI, Colposcopia e patologia do trato genital inferior. 2. ed. Rio de Janeiro: Medsi, 1996.

Dexeus S, Lopez-Marin L, Labastida R, Cararach M. Tratado y atlas de patologia cervical, Salvat Editora: Barcelona, 1989.

INCA (Instituto Nacional de Câncer). Diretrizes Brasileiras para Rastreamento do Câncer do Colo do Útero. 2016.

Focchi J, Fonseca AM, Guerra DMM, Pereyra EAG, Pinotti JA: Atlas de colposcopia. São Paulo: Fundo Editorial BYK, 1995.

Mortoza Jr. Patologia cervical: da teoria à prática clínica, 1. ed. Rio de Janeiro: MedBook, 2006.

Singer A, Monaghan JM. Colposcopia, patologia e tratamento do trato genital inferior. 2. ed. Rio de Janeiro. Revinter, 2002.

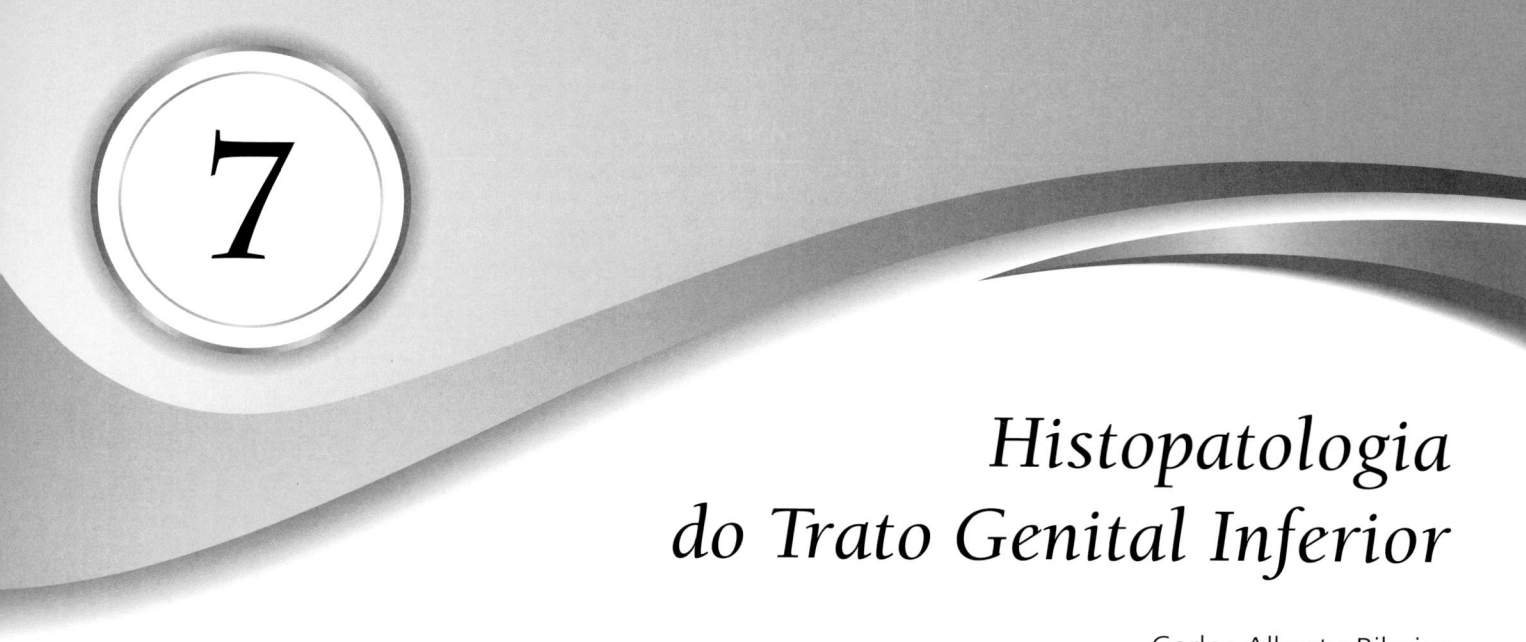

7

Histopatologia do Trato Genital Inferior

Carlos Alberto Ribeiro
Cynthia Koeppel Berenstein

INTRODUÇÃO

As alterações do trato genital inferior abrangem as patologias relacionadas com colo uterino, vagina e vulva. Neste capítulo serão abordadas, inicialmente, as lesões do colo uterino (as benignas, as malignas escamosas e as glandulares) e, posteriormente, as lesões de vagina e vulva.

COLO UTERINO

O colo uterino corresponde ao terço inferior do útero e tem formato cilíndrico. Sua porção mais externa, a ectocérvice, visível ao exame ginecológico, é revestida por epitélio escamoso estratificado não queratinizado, o qual é dividido em quatro camadas: basal, parabasal, intermediária e superficial. As células das camadas intermediária e superficial contêm glicogênio no citoplasma, o qual tem afinidade pelo iodo, fazendo um colo normal corar-se em negro ao teste de Schiller. A endocérvice, que reveste o canal endocervical, é formada por epitélio colunar mucoprodutor e se comunica com a ectocérvice por meio do orifício externo (OE). Em uma mulher multípara, o OE tem formato de fenda, dividindo a ectocérvice em lábios anterior e posterior. Nas nulíparas ou naquelas cujos partos ocorreram por via abdominal, o OE é arredondado. A junção da ecto com a endocérvice é chamada de junção escamocolunar (JEC), sendo abrupta a transição entre os dois tipos de epitélio. O limite superior da endocérvice é o orifício interno (OI), onde ocorre a transição gradual do epitélio mucoprodutor para o epitélio endometrial.

A localização da JEC varia com a idade. Antes da puberdade se situa no OE. Na adolescência, move-se para fora (sofre eversão) em virtude do edema estromal induzido pela estimulação hormonal. Essa mucosa endocervical ectópica é chamada de ectrópio, é avermelhada e pode ser confundida com erosão. Após a menopausa, a JEC tende a ficar dentro do canal endocervical, fenômeno chamado de intrópio.

Alterações benignas do colo uterino
METAPLASIA ESCAMOSA

O epitélio simples colunar evertido é menos resistente às adversidades vaginais por ser mais delgado e menos resistente ao pH ácido, à microbiota existente e aos eventuais traumatismos de uma relação sexual. Ocorre, então, um fenômeno fisiológico e adaptativo, a metaplasia escamosa, caracterizada pela substituição do epitélio colunar evertido por uma mucosa escamosa idêntica à mucosa escamosa original (Figura 7.1). Vale ressaltar que a metaplasia escamosa não é uma lesão pré-neoplásica. Esse epitélio escamoso neoformado pode bloquear a saída de muco de glândulas cervicais, as quais se dilatam e formam os cistos de Naboth.

A região situada entre a JEC original e a nova junção é chamada de zona de transformação, que é revestida por epitélio escamoso metaplásico. A maioria das neoplasias cervicais

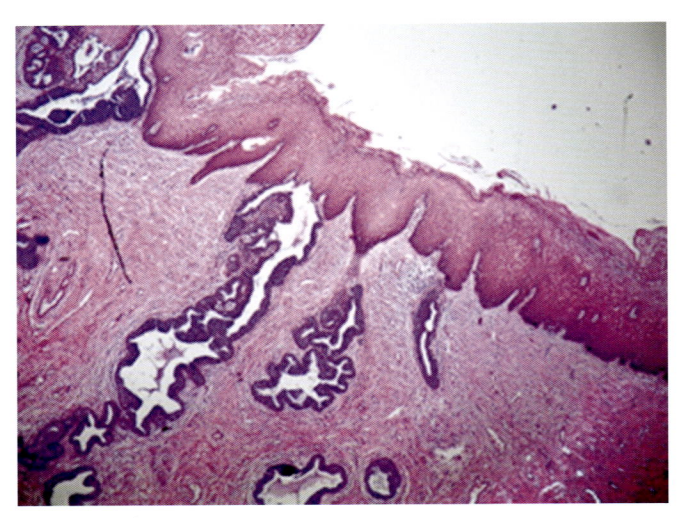

Figura 7.1 Área de metaplasia escamosa do colo uterino com epitélio escamoso recobrindo glândulas endocervicais (HE, 40×).

se origina nessa área. Quando se encontra alterada ao exame colposcópico, seja por processos inflamatórios ou neoplásicos, diz-se que a zona de transformação é atípica (ZTA).

METAPLASIA DE CÉLULAS TRANSICIONAIS

A metaplasia de células transicionais é achado incidental em biópsias do colo uterino, curetagens e histerectomias de mulheres na pós-menopausa. Caracteriza-se por um epitélio hiperplásico de células transicionais sem maturação com alta relação núcleo/citoplasma, núcleos uniformes ovais com frequentes fendas intranucleares, sem nucléolo. As mitoses ou estão ausentes ou são raras. Em alguns casos, as células em guarda-chuva (*umbrela cells*) podem ser detectadas na superfície do epitélio. Essa alteração pode envolver a ectocérvice, a zona de transformação, o epitélio superficial da endocérvice e as glândulas endocervicais, podendo confundir-se à microscopia com displasia de alto grau, a qual geralmente apresenta grau maior de pleomorfismo e mitoses.

ALTERAÇÕES ASSOCIADAS À GRAVIDEZ

Uma alteração que pode vir a ser problemática na gravidez é a reação decidual do estroma, a qual pode ser confundida com carcinoma escamocelular invasor. Uma reação decidual não mostra atipias nucleares significativas, não tem conexão com o epitélio escamoso e não exibe mitoses. Em casos difíceis, a ausência de expressão de citoqueratinas irá excluir o carcinoma escamocelular.

CERVICITES

Mulheres em idade fértil frequentemente apresentam algum grau de inflamação crônica sem que isso tenha repercussão clínica.

As cervicites podem ser infecciosas ou não. As infecciosas são causadas por fungos ou bactérias – *Candida albicans*

e *C. trachomatis* – e vírus herpes, entre outros. As não infecciosas são causadas por irritantes de natureza química ou mecânica.

PÓLIPO MUCOSO ENDOCERVICAL

O pólipo mucoso endocervical, lesão muito comum do colo do útero, ocorre frequentemente em mulheres com mais de 40 anos de idade. A maioria dos casos é assintomática, mas pode estar associada a sangramento vaginal (muitas vezes pós-coito) ou corrimento.

Trata-se de uma lesão exofítica, séssil ou pediculada, revestida por células colunares altas com núcleos basais e sem atipias e com citoplasma colunar repleto de mucina. Pode haver metaplasia escamosa. O estroma é ricamente vascularizado, podendo ter infiltrado inflamatório mononuclear.

Os pólipos podem ulcerar, sangrar, apresentar reação pseudodecidual do estroma e ainda ser causa de infertilidade por obstrução mecânica; além disso, são lesões benignas, sendo seu tratamento cirúrgico. Eventualmente, podem ser sede de lesões precursoras ou de carcinoma.

Existem lesões benignas glandulares que podem simular um adenocarcinoma *in situ* do colo uterino ou um adenocarcinoma invasor.

Lesões que simulam adenocarcinomas *in situ*
ATIPIAS REATIVAS

As atipias reativas podem acometer tanto o epitélio de revestimento como o glandular e se caracterizam por aumento do tamanho do núcleo, irregularidade da membrana nuclear e pseudoestratificação. A cromatina é delicada e bem distribuída, podendo haver raras mitoses, e a inflamação aguda ou crônica está sempre associada.

METAPLASIA OXIFÍLICA ATÍPICA

Metaplasia oxifílica atípica é um tipo de metaplasia caracterizada pela presença de grandes células poligonais com amplo citoplasma eosinofílico, por vezes vacuolizado, e núcleos hipertróficos, pleomórficos e com nucléolos evidentes. As glândulas têm tamanho e formato normais. Não há mitoses nem corpos apoptóticos.

ENDOMETRIOSE

A endometriose do colo do útero acomete mulheres da terceira à sexta década, podendo ser superficial ou profunda. A forma superficial está geralmente associada a trauma (curetagem, biópsia etc.), sendo normalmente um achado incidental. A forma profunda costuma estar associada à endometriose pélvica e se caracteriza pela presença de glândulas endometriais, ovaladas ou arredondadas, por vezes císticas, revestidas por camada única de células sem atipias, envoltas por estroma endometrial. Hemorragia, hemossiderófagos e infiltrado inflamatório crônico podem estar associados. O diagnóstico diferencial mais importante é com o adenocarcinoma *in situ* e, nesses casos, deve ser usada a coloração imuno-histoquímica pelo Bcl-2, uma vez que esse marcador é fortemente positivo na endometriose e negativo nos adenocarcinomas *in situ*. Não raramente, o estroma endometrial pode sofrer decidualização, o que dificulta o diagnóstico.

Lesões que simulam adenocarcinoma invasor
HIPERPLASIA MICROGLANDULAR

Uma lesão comum nas mulheres em idade reprodutiva, embora até 6% dos casos ocorram em mulheres na pós-menopausa, a hiperplasia microglandular está comumente associada a uso de contraceptivos orais, terapia de reposição hormonal e gravidez. Na maioria das vezes é um achado incidental, mas pode manifestar-se com erosão e formação polipoide e é composta por glândulas justapostas, de tamanho e formato variados, com estroma escasso e inflamação crônica de permeio. O epitélio que reveste as glândulas é colunar ou cuboidal, produtor de mucina, com núcleos arredondados e sem atipias. O estroma é geralmente hialinizado e infiltrado por neutrófilos e linfócitos. O diagnóstico diferencial mais importante é com o adenocarcinoma invasor de células claras.

HIPERPLASIA LOBULAR E GLANDULAR ENDOCERVICAL

A hiperplasia lobular e glandular endocervical é uma proliferação glandular incomum que acomete mulheres em torno dos 45 anos de idade (dos 37 aos 71 anos). A maioria das pacientes é assintomática, mas podem estar presentes sintomas como corrimento vaginal e dor.

Microscopicamente há proliferação lobular de glândulas redondas, de tamanhos variados, císticas, revestidas por epitélio simples, mucoprodutor, com núcleos sem atipias e basais. As células endocervicais nessa lesão contêm mucina neutra, são PAS-positivas e coram para HIK 1083 e MUC-6 (imunomarcadores para mucina de glândulas pilóricas). Essa lesão tem sido considerada precursora dos adenocarcinomas de desvio mínimo.

HIPERPLASIA DE RESTOS MESONÉFRICOS

Remanescentes de ductos mesonéfricos podem ser encontrados no colo uterino em um terço dos casos. Em geral, localizam-se profundamente no estroma, mas ocasionalmente estão perto da superfície. São estruturas tubulares que contêm material eosinofílico e são revestidas por camada única de células cuboidais com núcleos arredondados.

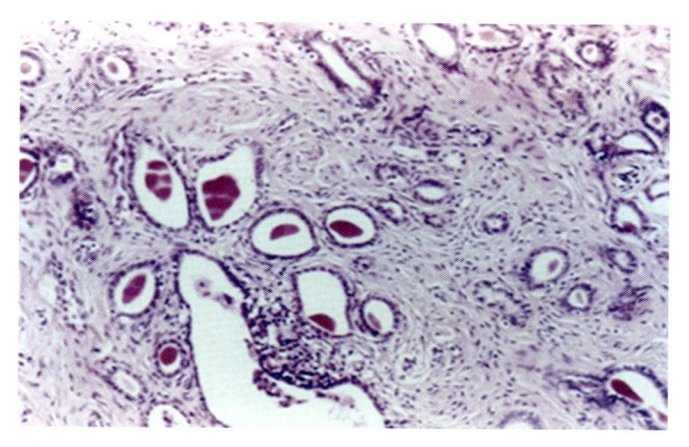

Figura 7.2 Hiperplasia de restos mesonéfricos: estruturas glandulares císticas revestidas por epitélio sem atipias com secreção luminal (HE, 100×).

A hiperplasia de restos mesonéfricos é geralmente um achado incidental, embora possa produzir nodulosidade e endurecimento do colo, ocorrendo em torno de 10% das cérvices. Acomete mulheres aos 35 anos de idade aproximadamente. Histologicamente, são lesões pequenas, de 4 a 22mm, constituídas por estruturas glandulares de tamanhos variados, revestidas por epitélio simples com escasso citoplasma, núcleos ovalados e sem atipias. O interior das glândulas frequentemente está preenchido por material eosinofílico e amorfo, PAS-positivo (Figura 7.2). Tipicamente, as células são positivas para CD 10 (padrão luminal) e podem mostrar positividade para p16.

METAPLASIA TUBÁRIA

Metaplasia tubária é definida como a substituição do epitélio endocervical por um epitélio ciliado, secretor e com células intercaladas (*peg cells*), semelhantes ao epitélio da tuba uterina. Ocorre em cerca de 30% dos colos e não tem relação com a idade. Esse tipo de metaplasia pode aparecer tanto no epitélio superficial como no profundo e acomete as glândulas da porção mais distal do colo, perto do istmo. Morfologicamente, as glândulas são revestidas por epitélio simples com núcleos basais e discretas atipias. O citoplasma é colunar e mostra cílios e barra terminal (Figura 7.3). O diagnóstico diferencial mais importante é com os adenocarcinomas endocervicais invasivos ou *in situ*. A imuno-histoquímica deve ser usada nesses casos. O Ki-67, marcador de proliferação celular, cora menos de 10% das células na metaplasia tubária e mais de 30% nos casos de adenocarcinoma. O p16 está difusamente expresso nos adenocarcinomas e raramente nas metaplasias tubárias. O Bcl-2 é difusamente positivo nas metaplasias e ausente ou focalmente positivo nos adenocarcinomas *in situ*. O p53 pode ser focalmente positivo nas metaplasias e no adenocarcinoma *in situ*, mas é difusamente positivo nos adenocarcinomas invasivos. O antígeno carcinoembrionário (CEA) não mostra reatividade.

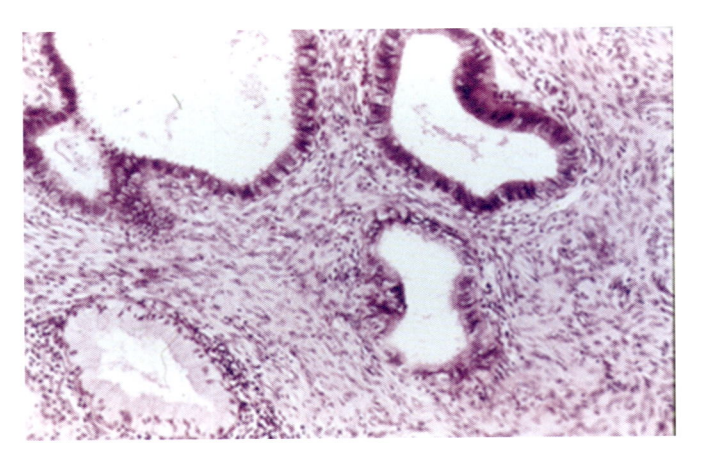

Figura 7.3 Metaplasia tubária: estruturas glandulares dilatadas e revestidas por epitélio simples ciliado sem atipias (HE, 400×).

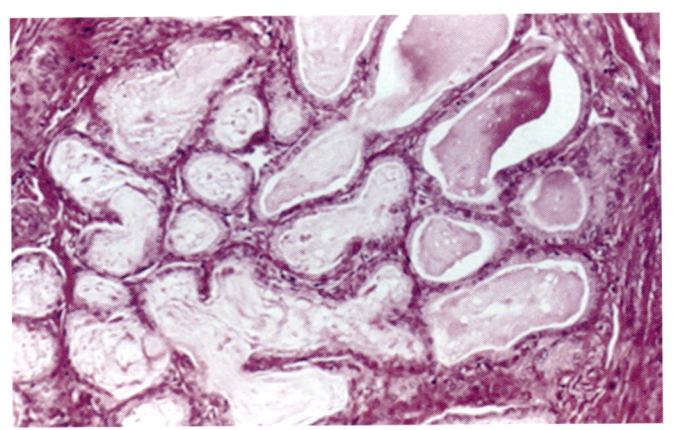

Figura 7.4 *Tunnel clusters*: glândulas do tipo endocervical, com epitélio sem atipias, justapostas (HE, 400×).

TUNNEL CLUSTERS

Os *tunnel clusters* consistem em uma proliferação glandular benigna, mais comum no lábio superior da cérvice, encontrada em torno de 6% das histerectomias e 10% dos cones. Acometem preferencialmente mulheres multíparas com mais de 30 anos de idade, a maioria das quais (em torno de 80%) já esteve grávida. Em geral, são multifocais e achados incidentais e se caracterizam pela proliferação de glândulas, arranjadas em lóbulos, de tamanhos variados, redondas ou ovaladas, revestidas por células achatadas, sem mitoses e preenchidas por material eosinofílico e amorfo. Há escasso estroma separando as glândulas, podendo haver extravasamento de mucina (Figura 7.4). Provavelmente se trata de um estágio involutivo das glândulas endocervicais normais.

REAÇÃO DE ARIAS-STELLA

A reação de Arias-Stella na endocérvice está sempre associada à gravidez, com incidência que varia de 9% a 38% dos casos de útero gravídico, podendo também ocorrer com o uso de contraceptivos ou mesmo sem história de exposição hormonal, envolver pólipos endocervicais ou ser detectada incidentalmente em biópsias realizadas por outros motivos. Pode envolver também glândulas superficiais ou profundas, as quais podem ser focais ou difusas. As alterações epiteliais que caracterizam essa alteração consistem em aumento celular, eosinofilia ou vacuolização citoplasmática, aparência em *hobnail*, hipercromasia e hipertrofia nuclear (Figura 7.5). Raras figuras de mitose, pseudoinclusões citoplasmáticas intranucleares e reação pseudodecidual do estroma também podem ocorrer. Os diagnósticos diferenciais mais importantes são com os adenocarcinomas *in situ* e com os adenocarcinomas de células claras.

ATIPIA INDUZIDA POR RADIAÇÃO

As alterações causadas por radiação na endocérvice podem ser agudas ou crônicas. As agudas aparecem logo após a bra-

quiterapia e consistem em edema celular e acentuada vacuolização do epitélio endocervical, edema e necrose do estroma, vasos dilatados e infiltrado inflamatório. Já as crônicas aparecem vários meses após a radioterapia e incluem diminuição do número de glândulas endocervicais, variação no tamanho e formato das glândulas, variação no tamanho das células, cariomegalia, vacuolização e eosinofilia citoplasmáticas, cromatina grosseira, nucléolos evidentes e multinucleação. Mitoses são raras ou inexistentes. O estroma também mostra alterações como fibrose, hialinização, edema, fibroblastos bizarros e atipias nas células endoteliais.

Lesões escamosas pré-neoplásicas e neoplásicas do colo uterino

O carcinoma escamocelular (CEC), a neoplasia mais frequente do colo uterino (cerca de 85% dos casos), tem grande impacto na saúde das mulheres, afetando-as na idade produtiva, com pico entre os 40 e os 45 anos.

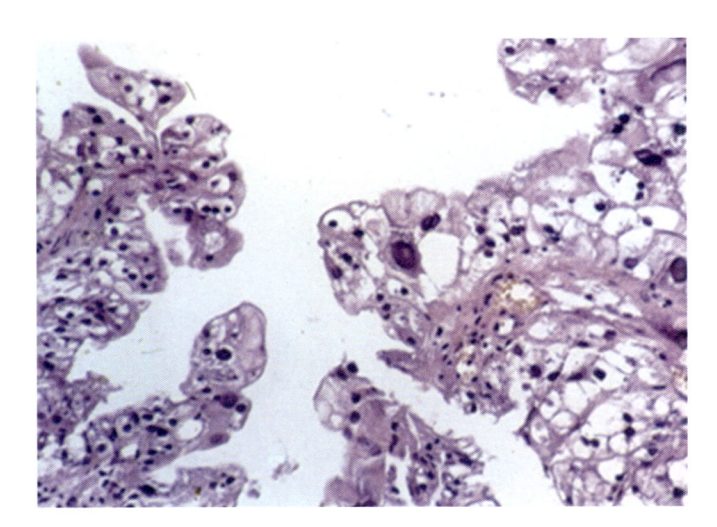

Figura 7.5 Fenômeno de Arias-Stella: epitélio endocervical com células grandes, citoplasma claro e núcleos hipertróficos e hipercromáticos (HE, 400×).

Atualmente, o CEC é um dos mais bem estudados cânceres humanos, sendo bem estabelecidos os fatores de risco, o agente etiológico e as lesões precursoras. Atualmente é possível detectá-lo em fase precoce, o que aumenta as chances de cura.

O CEC é o quarto tipo mais frequente de câncer em mulheres, havendo o registro de aproximadamente 500.000 casos novos ao ano, 84% dos quais em países menos desenvolvidos.

O CEC se comporta como doença sexualmente transmissível, atuando com maior frequência em mulheres de baixa condição socioeconômica. Acomete mais comumente as mulheres com diversos parceiros, aquelas com início precoce da vida sexual (antes dos 16 anos de idade) e as multíparas.

O papilomavírus humano (HPV), o agente implicado na gênese do CEC do colo uterino, é um DNA vírus com cerca de 118 genótipos distintos, cerca de 40 tipos dos quais infectam a região anogenital. São epiteliotróficos (infectam mucosas e pele), podem induzir proliferação celular e dependem da célula infectada para sua replicação. A infecção é extremamente prevalente, estimando-se que cerca de 50% dos indivíduos sejam portadores do vírus e que o risco de infecção na população sexualmente ativa seja de 80%. Os tipos 16, 18, 31, 33, 34, 35, 39, 45, 51, 52, 56, 58, 59, 66, 68 e 70 são considerados de alto risco, estando mais relacionados com lesões precursoras de alto grau (NIC 2 e 3). Os tipos 6, 11, 42, 43 e 44, considerados de baixo risco, determinam as lesões de baixo grau (NIC 1 e os condilomas).

A transmissão do vírus ocorre por via sexual, como também por fômites (espéculo contaminado, por exemplo), exposição prolongada a roupas contaminadas e pela via vertical. O uso de preservativo pode não prevenir o contágio, já que a transmissão pode dar-se por contato com, escroto ou mucosa anal contaminados. O HPV é mais comum em mulheres sexualmente ativas entre 18 e 30 anos de idade, com pico de infecção entre os 20 e os 24 anos e redução da prevalência após os 30 anos.

As lesões precursoras do CEC induzidas pelo HPV são chamadas de neoplasias intraepitelias cervicais (NIC). Promovem distúrbios de maturação/proliferação celulares em graus variados, a saber: NIC 1 (leve), NIC 2 (moderada) e NIC 3 (acentuada). Em nenhuma delas se observam focos de invasão, ou seja, as alterações ficam restritas ao epitélio de revestimento. Em geral, as lesões são planas ou, mais raramente, espiculadas (condiloma acuminado), e ocorrem com mais frequência no lábio anterior (2:1). São assintomáticas e detectadas pelo exame citopatológico convencional ou em meio líquido.

Em 2012, um projeto chamado *Lower Anogenital Squamous Terminology* (LAST), financiado pelo College of American Pathologists (CAP) e pela American Society for Colposcopy and Cervical Pathology (ASCCP), reavaliou a terminologia usada para as lesões relacionadas como HPV no trato anogenital inferior. A recomendação proposta é que se utilize um sistema com apenas duas categorias – lesões de alto e baixo grau – em vez do sistema com três divisões (neoplasia intraepitelial cervical leve, moderada e acentuada).

NEOPLASIA INTRAEPITELIAL DE BAIXO GRAU (NIEBG)

Engloba a displasia leve/neoplasia intraepitelial cervical de grau 1 (NIC 1) e o condiloma, em inglês *Low Squamous Intraepithelial Lesion* (LSIL).

Na NIEBG leve há alteração de maturação/polarização celulares no terço inferior ou basal do epitélio escamoso: as células perdem sua orientação e há atipia citológica leve a moderada com aumento nuclear e variação no formato e tamanho nucleares (Figura 7.6), podendo existir mitoses. Nas camadas intermediária e superficial do epitélio geralmente podem ser observadas as atipias coilocitóticas, caracterizadas por:

- Núcleos com aumento de tamanho e hipercromáticos.
- Membrana nuclear irregular.
- Binucleação.
- Halos claros perinucleares.

A distinção entre condiloma e NIEBG é feita principalmente pelo aspecto da lesão. As condilomas são lesões exofíticas papilares mais comuns na genitália externa, enquanto as NIEBG são lesões planas.

Com relação à história natural das NIEBG, cerca de 57% sofrem regressão, 32% são persistentes e 11% progridem para lesões mais graves.

NEOPLASIA INTRAEPITELIAL DE ALTO GRAU (NIEAG)

A NIEAG engloba a displasia moderada/NIC 2, a displasia acentuada/NIC 3 e o carcinoma *in situ*, em inglês, *High Squamous Intraepithelial Lesion* (HSIL).

Na displasia moderada são encontradas atipias citológicas leves a moderadas nos dois terços inferiores do epitélio escamoso. Casos com atipias acentuadas no terço basal também são incluídos nessa categoria. As figuras de mitoses são mais comuns, até mesmo acima da camada basal (Figura 7.7). Na displasia acentuada observam-se atipias citológicas moderadas a acentuadas ocupando toda a espessura do epitélio (Figura 7.8). A lesão de alto grau pode estender-se para dentro das glândulas cervicais, o que não é considerado invasão (Figura 7.9). A distinção entre displasia acentuada e carcinoma *in situ* é difícil e clinicamente tal diferença é insignificante, pois ambas as lesões serão tratadas da mesma maneira. Sua diferenciação histológica se baseia na presença de algum grau de maturação na camada superficial do epitélio na displasia acentuada.

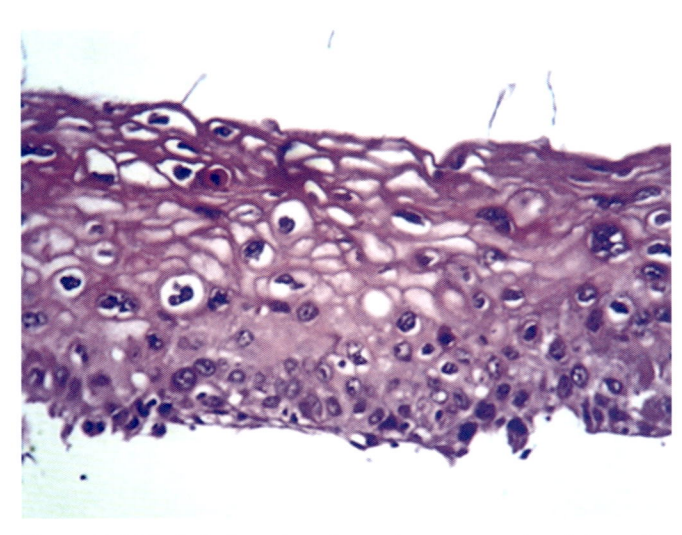

Figura 7.6 Displasia leve do colo uterino mostrando atipias coilocitóticas (halos claros perinucleares, binucleação e irregularidade nuclear) (HE, 400×).

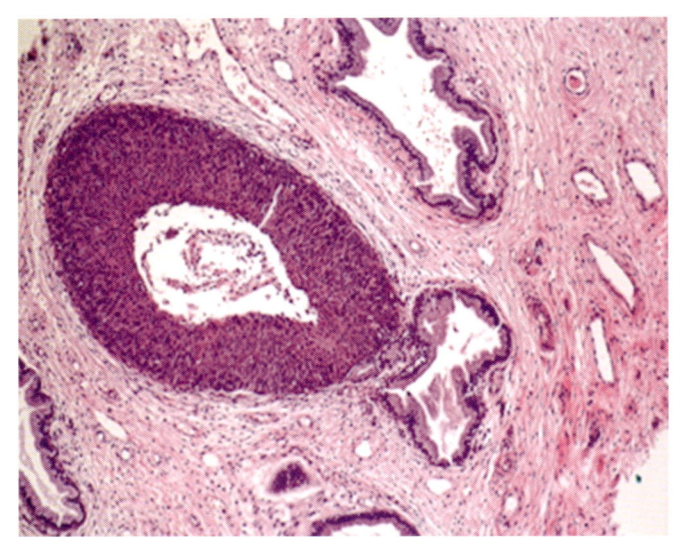

Figura 7.9 Extensão glandular do carcinoma escamocelular *in situ* do colo uterino (HE, 40×).

O Quadro 7.1 traz o resumo da nomenclatura das displasias.

A regressão das lesões induzidas por HPV é inversamente proporcional à gravidade das lesões, a qual se dá pela renovação do epitélio e eliminação do vírus pelo sistema imune. O risco de progressão é maior nas lesões de alto grau.

A imuno-histoquímica pode ser utilizada para que as displasias de alto grau sejam diferenciadas de alterações inflamatórias e reacionais, sendo Ki-67 e p16 os marcadores mais utilizados.

O p16 é altamente sensível para o diagnóstico de NIC 2 (81,1% a 100%) e NIC 3 (100%), porém menos sensível para NIC 1 (aproximadamente 50%). A superexpressão de

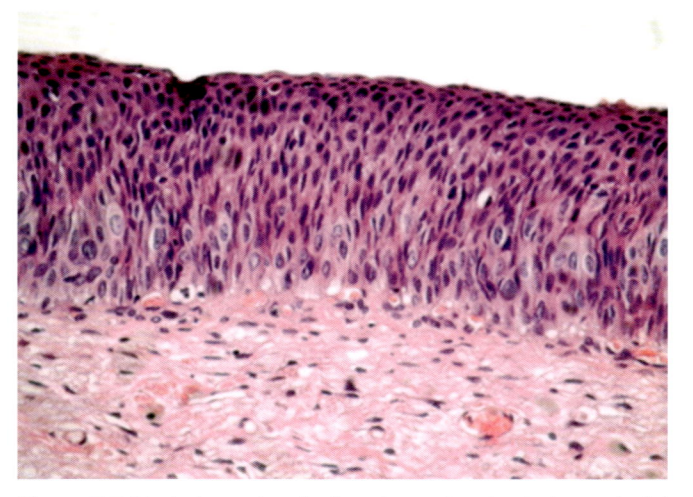

Figura 7.7 Displasia moderada do colo uterino. Lesão intraepitelial de baixo grau (HE, 400×).

Quadro 7.1 Comparação das nomenclaturas das lesões escamosas do colo uterino e seu significado clínico

LAST (2012)	Sistema Bethesda	Clasificação de Richart	Significado clínico
Lesão intraepitelial de baixo grau (LIEBG)	Lesão intraepitelial de baixo grau (LIEBG)	NIC 1	Displasia leve. Infecção por HPV de baixo risco e progressão incomum para CEC
Lesão intraepitelial de alto grau (LIEAG)	Lesão intraepitelial de alto grau (LIEAG)	NIC 2	Displasia moderada. Infecção por HPV de alto risco e progressão frequente para CEC
Lesão intraepitelial de alto grau (LIEAG)	Lesão intraepitelial de alto grau (LIEAG)	NIC 3/CEC *in situ*	Displasia moderada. Infecção por HPV de alto risco e progressão frequente para CEC

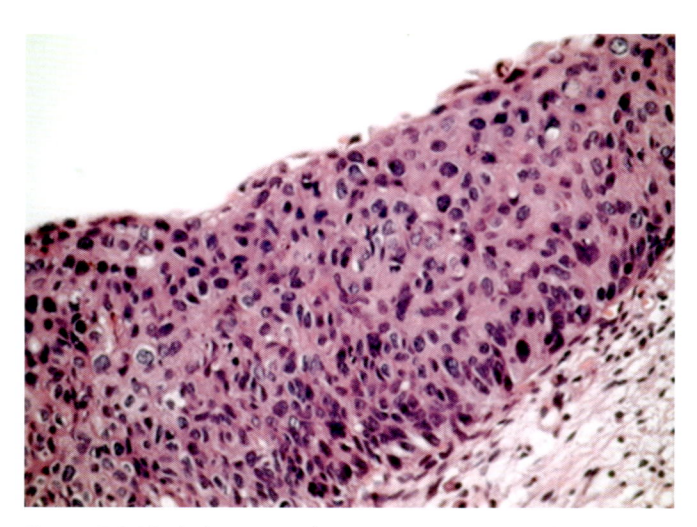

Figura 7.8 Displasia acentuada/carcinoma escamocelular *in situ* do colo uterino – Lesão intraepitelial de alto grau (HE, 400×).

p16 indica que o HPV de alto risco está presente, e uma expressão imuno-histoquímica difusa desse marcador está significativamente associada a lesões de alto grau. O p16 foi o único marcador recomendado pelo LAST para distinção entre lesões de baixo e alto grau em casos duvidosos.

O Ki-67, um marcador de proliferação celular que mostra coloração nuclear, é encontrado exclusivamente nas células parabasais em epitélios normais e metaplásicos. Nas lesões de baixo grau, a coloração se estende à camada intermediária, e nas lesões de alto grau todas as camadas são positivas para Ki-67.

CEC MICROINVASOR/CARCINOMA ESCAMOSO SUPERFICIALMENTE INVASIVO

A Federação Internacional de Ginecologia e Obstetrícia (FIGO) define como CEC microinvasor aquele diagnosticado apenas pela microscopia, medindo até 3mm de profundidade a partir da membrana basal do epitélio de superfície e até 7mm de extensão superficial (IA1) ou invasão entre 3 e 5mm de profundidade e 7mm de extensão superficial (IA2). A invasão vascular linfática ou sanguínea não altera essa classificação. Já a Sociedade dos Oncologistas Ginecológicos (SGO) define o CEC microinvasor como aquele que invade o estroma em um ou mais focos de até 3mm de profundidade a partir da membrana basal do epitélio de superfície. Nessa classificação, quando há invasão vascular, o tumor deixa de ser microinvasor.

Em virtude dos diferentes critérios, o LAST sugere que o carcinoma microinvasor seja agora chamado de carcinoma de células escamosas superficialmente invasivo. No colo uterino, corresponde a uma lesão microscópica de até 3mm de profundidade e até 7mm de largura. Pode haver invasão linfovascular.

O CEC superficialmente invasivo se caracteriza por línguas de epitélio neoplásico invadindo o estroma. Os focos de invasão costumam ser mais bem diferenciados do que as lesões de alto grau (NIC 3), ou seja, têm citoplasma mais eosinofílico e podem formar pérolas córneas. O ninho invasor tende a assumir um aspecto mais estrelado, ao passo que as glândulas endocervicais colonizadas pelo CEC *in situ* (extensão glandular) tendem a ser arredondadas (Figura 7.9). Desmoplasia estromal e infiltrado inflamatório linfoplasmocitário geralmente acompanham os focos de invasão.

Um carcinoma superficialmente invasivo deve ser procurado nas seguintes situações:

- NIC 3 extensa com comprometimento glandular.
- Presença de necrose luminal nas glândulas endocervicais comprometidas pelo tumor.
- Presença de diferenciação intraepitelial escamosa aberrante.

O carcinoma superficialmente invasivo tem baixo índice de metátases regionais em linfonodos e pouca tendência a recidivar.

CEC INVASOR

O CEC precoce se manifesta como área endurecida ou ulcerada, podendo ser assintomático.

As lesões maiores podem causar sintomas como corrimento, dispareunia e sangramento genital. O carcinoma avançado pode assumir três padrões de crescimento:

- **Exofítico:** cresce em direção à luz da vagina, formando massa polipoide, verrucosa ou papilífera. É o tipo de melhor prognóstico, pois é mais facilmente detectado e infiltra menos o estroma.
- **Ulcerado:** tem pior prognóstico.
- **Endofítico:** acomete inicialmente o canal endocervical, podendo a ectocérvice apresentar aspecto normal. Pode formar massa no canal endocervical ou se apresentar como úlcera.

À microscopia o CEC pode ser classificado como bem diferenciado (numerosas pérolas córneas), moderadamente diferenciado (células mais pleomórficas, menos pérolas córneas e queratinização de células individuais) e pouco diferenciado (pleomorfismo celular acentuado, numerosas mitoses e áreas de necrose com difícil identificação de focos de queratinização).

No CEC invasor, as células escamosas atípicas costumam formar ninhos irregulares que invadem o estroma. As células são grandes e eosinofílicas, com núcleos grandes com nucléolo geralmente evidente (Figura 7.10).

Algumas variantes do carcinoma escamocelular merecem ser lembradas:

- **Carcinoma verrucoso:** tumor raro, exofítico, com padrão de invasão expansivo. As células tumorais mostram atipias mínimas ou nenhuma atipia. Seu diagnós-

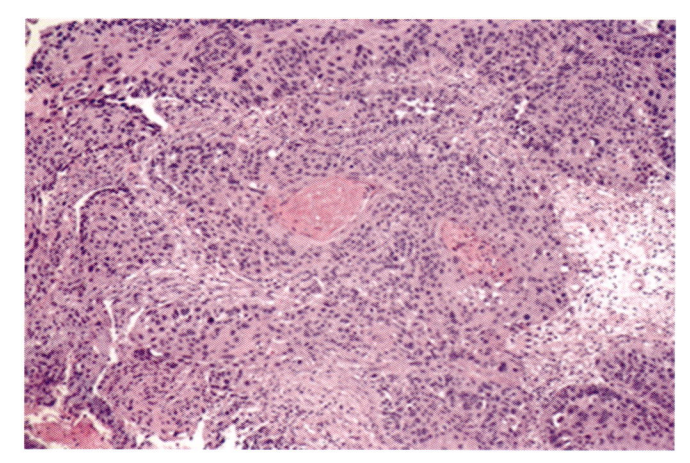

Figura 7.10 Carcinoma escamocelular invasor moderadamente diferenciado com ninhos de células escamosas atípicas (HE, 100×).

tico é muito difícil a partir de biópsias pequenas, pois frequentemente não se tem certeza do caráter invasivo da lesão. Metástases linfonodais não foram reportadas para esse tipo, mas a recorrência da lesão é de 50%.

- **Carcinoma escamoso basaloide:** formado por ilhas de células hipercromáticas com paliçada periférica. As mitoses são frequentes.
- **Carcinoma linfoepitelioma-símile:** ninhos de células indiferenciadas, sem evidência de queratinização ou pontes intercelulares, circundados por infiltrado inflamatório linfoplasmocitário e eosinofílico. As células são grandes e poligonais, com limites citoplasmáticos indistintos e núcleo vesicular com grande nucléolo evidente. O prognóstico tende a ser favorável com baixa incidência de metástases linfonodais.
- **Carcinoma fusocelular (sarcomatoide):** as células neoplásicas, que são fusiformes, lembrando um sarcoma, coexpressam vimentina e queratina e têm um comportamento agressivo.

À medida que o tumor cresce e alcança os paramétrios, a mobilidade do órgão diminui, surgindo aderências a estruturas vizinhas, e os vasos linfáticos podem ser acometidos, ocasionando linfedema. A infiltração da parede da bexiga pode determinar hematúria e infecção urinária.

As metástases ocorrem preferencialmente por via linfática, especialmente para os linfonodos pélvicos (sacrais, ilíacos, para-aórticos e inguinais). As metástases hematogênicas são menos frequentes, sendo o fígado, os pulmões e a medula óssea os órgãos mais acometidos.

Neoplasias glandulares do colo do útero
ADENOCARCINOMA *IN SITU* E DISPLASIA GLANDULAR

O adenocarcinoma *in situ* acomete pacientes em torno dos 40 anos de idade, ou seja, 10 a 15 anos antes do adenocarcinoma invasor. A principal apresentação dessa lesão consiste no encontro de citologia anormal. A quase totalidade dos casos está associada ao HPV de alto risco, mais comumente os tipos 16 e 18. Caracteriza-se por aumento nuclear, cromatina grosseira, pequeno nucléolo, estratificação, corpos apoptóticos e aumento da atividade mitótica (Figura 7.11). Em geral, a arquitetura glandular está preservada e, tipicamente, o adenocarcinoma *in situ* acomete o epitélio superficial e as glândulas subjacentes perto da zona de transformação. Lesão intraepitelial escamosa está associada em cerca de 42% a 100% dos casos.

De acordo com as características citoplasmáticas, o adenocarcinoma *in situ* pode ser dividido em diferentes subtipos: endocervical, endometrioide, intestinal, tubário, adenoescamoso e de células claras. Essa subdivisão não tem significado biológico.

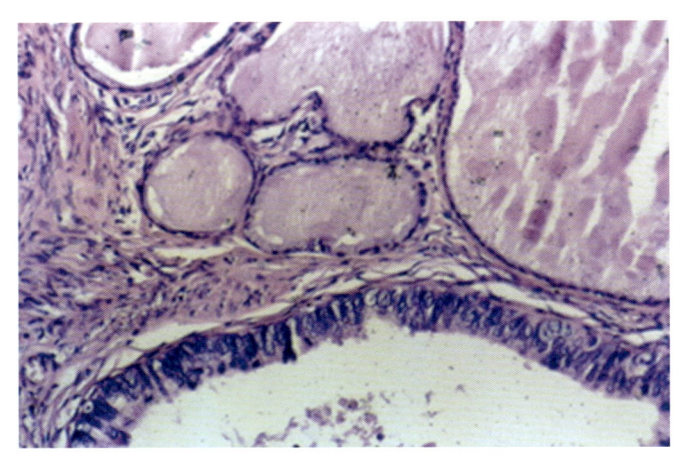

Figura 7.11 Adenocarcinoma endocervical *in situ*: estrutura glandular revestida por epitélio estratificado atípico, núcleos alongados e cromatina grosseira (HE, 400×).

Os adenocarcinomas *in situ* podem ser diagnosticados citologicamente, e os achados mais frequentes nos esfregaços são: células endocervicais geralmente agrupadas com pseudoestratificação ou esboçando estruturas rosetoides, sobreposição nuclear e perda do padrão em favo de mel. A periferia dos grupamentos mostra arranjo em paliçada. Os núcleos estão aumentados em tamanho, ovalados ou alongados, cromatina grosseira, hipercromasia e nucléolos pequenos ou inconspícuos. Mitoses e corpos apoptóticos são comumente encontrados. A relação núcleo-citoplasma está geralmente aumentada, mas a mucina citoplasmática é escassa. O fundo do esfregaço é limpo, sem diátese tumoral.

As células do adenocarcinoma *in situ* são difusamente positivas para o p16 e mostram um índice de proliferação aumentado com o Ki-67. Os receptores de estrogênio e progesterona são negativos.

A expressão *displasia glandular* (neoplasia intraepitelial glandular de baixo grau) deve ser evitada, pois os critérios morfológicos para esse diagnóstico ainda não estão bem estabelecidos e seu significado biológico não é bem conhecido.

ADENOCARCINOMA INVASOR E SEUS TIPOS INCOMUNS

O adenocarcinoma endocervical invasor representa cerca de 10% a 25% de todos os carcinomas cervicais em países desenvolvidos. A maioria dos casos (94%) está associada ao HPV de alto risco, mais comumente aos tipos 16, 18 e 45. Os sintomas mais comuns são sangramento e massa cervical, usualmente ulcerada e exofítica (Figura 7.12). Esses tumores também podem ser diagnosticados citologicamente, sendo o achado mais comum o grande número de células colunares, isoladas ou em grupos tridimensionais. Os núcleos são pleomórficos, alongados, a cromatina é grosseira com irregularidades da membrana nuclear e macronucléolos, e o citoplasma é finamente granular. O fundo é sujo com

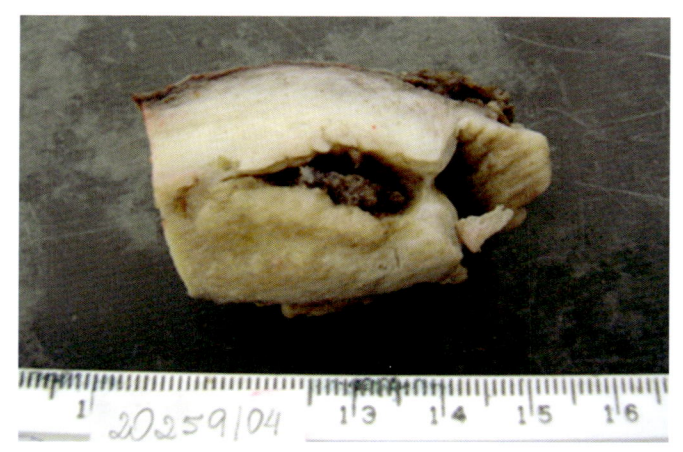

Figura 7.12 Adenocarcinoma endocervical invasor: área ulcerada polipoide pardo-escura irregular no canal endocervical.

diátese tumoral. O prognóstico desses tumores está relacionado com o estadiamento da lesão, mas o prognóstico geralmente é favorável (Quadro 7.2).

ADENOCARCINOMA USUAL DO TIPO ENDOCERVICAL

A adenocarcinoma usual do tipo endocervical é o mais comum, representando 80% dos casos de adenocarcinoma invasor. A maioria dos casos é moderadamente diferenciada, composta por células não mucinosas com citoplasma eosinofílico, frequentes mitoses e apoptose (Figura 7.13). Do ponto de vista prático, o grau tumoral é estabelecido mediante a combinação de achados arquiteturais e citológicos, isto é, um tumor com padrão exclusivamente glandular, mas com grau moderado de atipias nucleares, deveria ser designado como adenocarcinoma invasor moderadamente diferenciado.

ADENOCARCINOMA VILOGLANDULAR

O adenocarcinoma viloglandular é uma variante rara de adenocarcinoma endocervical, definido como tumor com padrão exclusivamente viloglandular e mais comum em pacientes na pré-menopausa, as quais se apresentam com sangramento vaginal ou anormalidades no teste de Papanicolau. Macroscopicamente, pode haver massa e erosão da cérvice. Caracteriza-se por projeções vilosas revestidas por

Quadro 7.2 Classificação dos adenocarcinomas invasores do colo uterino

Endocervical	Células claras
Desvio mínimo	Seroso
Viloglandular	Adenoescamoso
Intestinal	Variante *glassy cell*
Células em anel de sinete	Adenoide basal
Coloide	Adenoide cístico
Viloglandular	Microcístico
Endometrioide	Mesonéfrico
Desvio mínino	
Viloglandular	

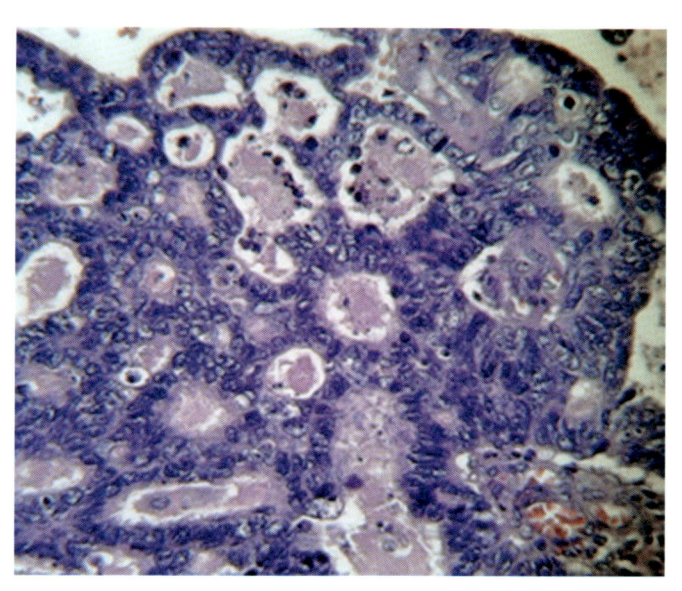

Figura 7.13 Adenocarcinoma endocervical invasor: estruturas tubulares justapostas, formando arranjo cribriforme, revestidas por epitélio estratificado atípico com núcleos hipercromáticos (HE, 400×).

epitélio estratificado com células de núcleos arredondados e discretamente atípicos, figuras de mitose, e geralmente não se observa invasão vascular e/ou linfática. O prognóstico desses tumores é bom.

ADENOCARCINOMA DE DESVIO MÍNIMO (ADENOMA MALIGNO)

O adenocarcinoma de desvio mínimo é uma variante rara de adenocarcinoma invasor que acomete mulheres em torno dos 42 anos de idade e apresenta clinicamente corrimento vaginal aquoso ou mucoide, além de sangramento. Alguns casos estão associados à síndrome de Peutz-Jeghers. Macroscopicamente, o colo uterino está endurecido com mucosa friável e massa endofítica. Histologicamente, há proliferação difusa de glândulas de tamanhos e formatos variados que infiltram toda a parede do colo e determinam desmoplasia do estroma. Essas glândulas são revestidas por epitélio colunar alto contendo mucina no interior do citoplasma e núcleos basais com discretas atipias e raras figuras de mitose. A coloração imuno-histoquímica pelo CEA é geralmente positiva. O diagnóstico diferencial inclui as hiperplasias endocervicais e o cisto de Naboth profundo.

CARCINOMA SEROSO

O carcinoma seroso, também um tumor raro da cérvice, acomete pacientes em duas faixas etárias (um pico antes dos 45 anos e outro em torno dos 65 anos). As pacientes se queixam de corrimento aquoso, sangramento e dor durante o ato sexual. A neoplasia mostra estruturas glandulares de formas variadas contidas em estroma fibrosado. As células são grandes com marcantes atipias nucleares e amplo citoplasma claro. Mitoses, hemorragia, invasão linfática, corpos pseudomatosos e necrose são achados comuns. No estudo imuno-histoquímico, as colorações para o P53 e CEA são geralmente positivas. O prognóstico desses tumores é bastante sombrio, e a recorrência está associada a idade avançada, tumores > 2cm, invasão > 10mm e metástase linfonodal.

Glassy cell carcinoma

De acordo com a Organização Mundial da Saúde (OMS), o *glassy cell* carcinoma é um tumor pouco diferenciado variante do carcinoma adenoescamoso. Tende a ocorrer em mulheres mais jovens (30 a 44 anos de idade) e parece estar associado à gravidez. O HPV 18 tem sido identificado em alguns casos. Trata-se de tumor grande e exofítico, que mede de 3 a 7cm e é composto de ninhos e feixes de células grandes com amplo citoplasma eosinofílico ou em "vidro fosco" com limites citoplasmáticos bem definidos. O núcleo é hipertrófico, hipercromático com macronucléolo e inúmeras figuras de mitose. O estroma é escasso com moderado infiltrado de linfócitos, eosinófilos e plasmócitos, podendo estar presentes raros focos de diferenciação escamosa, glandular ou mucina intracelular. O estudo imuno-histoquímico mostra positividade para citoqueratinas de alto e baixo peso molecular (MUC-1 e MUC-2), e negatividade para receptores de estrogênio e progesterona. Os diagnósticos diferenciais mais importantes são com os CEC pouco diferenciados e com os carcinomas linfoepitelioma-símiles. O prognóstico desses tumores está relacionado com o estadiamento da doença.

LESÕES DA VAGINA
Neoplasia intraepitelial escamosa

A neoplasia intraepitelial escamosa da vagina (NIVA) é uma lesão proliferativa com maturação anormal, aumento nuclear e atipia, a qual é caracterizada por pleomorfismo, cromatina grosseira e contorno nuclear irregular. No sistema de Bethesda, a NIVA 1 é designada como lesão de baixo grau, enquanto as NIVA 2 e 3 são consideradas lesões de alto grau. A maioria dos casos é diagnosticada pela citologia.

A incidência dessa lesão varia em torno de 0,20 a cada 100.000 mulheres com média de idade de 53 anos. A maioria dos casos ocorre no terço superior da vagina. As lesões são normalmente multifocais, e a maioria das pacientes já teve ou tem lesão no colo do útero.

A melhor maneira de diagnosticar essas lesões é pela colposcopia. Microscopicamente, as lesões são idênticas às do colo uterino. O diagnóstico diferencial mais importante é com atrofia, metaplasia escamosa imatura e adenose. Cerca de 5% das pacientes com NIVA progridem para CEC.

Adenose

A adenose consiste na presença de epitélio glandular na vagina e está relacionada com o uso pré-natal de dietilestilbestrol, ocorrendo em torno de um terço das pacientes expostas. Grande parte dos casos é assintomática; entretanto, pode ser relatado corrimento mucoso, acometendo preferencialmente os terços superior e anterior da vagina.

Histologicamente, na maioria dos casos, as glândulas são revestidas por epitélio do tipo endocervical. Epitélios tubário e/ou endometrial também podem ser encontrados.

Endometriose

A endometriose consiste no encontro de glândulas e estroma endometriais na vagina. Com frequência estão presentes histiócitos carregados de hemossiderina. Nas pacientes grávidas ou naquelas que usam grandes doses de progestogênios, pode haver decidualização do estroma.

Cistos vaginais

Incomuns, os cistos vaginais são classificados de acordo com seu epitélio de revestimento. A maioria consiste em cistos de inclusão epitelial (cistos epidermoides), usualmente únicos, localizados na parede posterior e lateral da vagina, muitas vezes relacionados com episiotomia.

Os cistos derivados do epitélio mülleriano, revestidos por epitélio colunar mucinoso do tipo endocervical, devem ser diferenciados da adenose.

O cisto mesonéfrico (cisto de Gartner) é revestido por epitélio não mucinoso, é pequeno e acomete mais a parede lateral da vagina.

O cisto urotelial é raro, pequeno, tipicamente encontrado no terço distal da vagina, suburetral, e é revestido por epitélio urotelial.

LESÕES DA VULVA

No projeto LAST, assim como acontece com o colo uterino, foi sugerida uma classificação dicotômica para as lesões pré-neoplásicas escamosas relacionadas com o HPV, ou seja, lesões escamosas de baixo grau (LSIL vulvar), que englobam os condilomas e as neoplasias intraepiteliais vulvares de grau 1 (NIV 1), e lesões escamosas de alto grau (HSIL vulvar), que englobam as NIV 2 e 3.

Lesões intraepiteliais de baixo grau
CONDILOMA

Os condilomas são as lesões relacionadas com o HPV mais comuns na genitália externa, estando associados aos HPV 6 e 11, e não são considerados pré-neoplásicos. Manifestam-se como lesão exofítica em couve-flor. À microscopia, exibem papilomatose, acantose e atipias coilocitóticas, devendo ser diferenciados dos pólipos fibroepiteliais (que não mostram acantose ou atipias coilocitóticas).

Outro diagnóstico diferencial importante é com os carcinomas verrucosos. O carcinoma verrucoso parece não estar associado ao HPV e se caracteriza por epitélio escamoso com acentuada acantose e invasão expansiva e não infiltrativa. Não se observam atipias citológicas, incluindo atipias coilocitóticas.

NEOPLASIA INTRAEPITELIAL VULVAR 1 (NIV 1)

A NIV 1 (LSIL vulvar) é uma lesão plana que raramente ocorre na vulva, e seu diagnóstico segue critérios análogos aos da displasia leve do colo uterino. Deve ser diferenciada da queratose seborreica, embora estudos mostrem que os HPV, especialmente o tipo 6, podem ser encontrados nessas lesões. Outros diagnósticos diferenciais incluem dermatite psoriasiforme e infecção por *Candida albicans*. A presença de infiltrado inflamatório agudo é uma sugestão para se considerar um processo infeccioso, e uma coloração pelo ácido periódico de Schiff (PAS) revelará as hifas.

Lesões intraepiteliais de alto grau
NEOPLASIAS INTRAEPITELIAIS VULVARES 2 E 3

Os critérios adotados são semelhantes aos usados para as NIC 2 e 3.

As NIV 2 e 3 (HSIL vulvar) devem ser diferenciadas das hiperplasias escamosas. Ulcerações e inflamações importantes da vulva podem simular lesões de alto grau, e o p16 pode ser utilizado nesses casos. O p16 deve ser utilizado nas seguintes situações, segundo recomendações do LAST:

- Lesões intraepiteliais de alto grau *versus* reações benignas.
- Confirmação do diagnóstico de uma NIV 2.
- Em casos de citologia prévia com diagnóstico de LIEAG, ASC-H, ASC-US ou atipias em células glandulares com biópsia negativa. Essa recomendação visa à detecção de pequenos focos de lesões de alto grau que possam ter passado despercebidos na biópsia. A área p16-positiva deve preencher os critérios morfológicos para o diagnóstico de lesão de alto grau.

O uso do p16 não deve ser considerado nas seguintes situações:

- Casos negativos para displasia por meio de hematoxilina e eosina, sem exames anteriores que sugiram o contrário.
- Em casos de NIV 1 ou condiloma.
- NIEBG *versus* processos reativos.
- Em casos de NIV 3 morfologicamente inequívocos.

NEOPLASIA INTRAEPITELIAL VULVAR DIFERENCIADA (SIMPLEX – NIVd)

A Sociedade Internacional para o Estudo das Doenças Vulvo-vaginais (ISSVD) recomenda o uso da expressão *neoplasia*

intraepitelial vulvar diferenciada ou *simplex* para designar as lesões escamosas pré-neoplásicas não relacionadas com o HPV. A NIVd pode ser identificada paralelamente ao CEC da vulva em idosas, mas ainda é dificilmente diagnosticada, parecendo estar relacionada com mutações no p53.

Suas alterações morfológicas são sutis, e a lesão passa facilmente despercebida. O critério mais importante parece ser a atipia da camada basal. Outras características observáveis são paraqueratose, acantose e grandes queratinócitos com abundante citoplasma eosinofílico.

Um diagnóstico diferencial a se considerar nesses casos é com o líquen escleroso e atrófico. Trata-se de lesão inflamatória que pode estar associada ao CEC vulvar e também à NIVd. Histologicamente, caracteriza-se como epitélio atrófico com homogeneização do colágeno subepitelial, sob o qual há infiltrado inflamatório mononuclear em faixa.

CARCINOMA ESCAMOCELULAR MICROINVASOR DA VULVA

A AJCC define como CEC microinvasor da vulva aquele com invasão < 1mm em profundidade e extensão horizontal < 2mm, completamente excisado.

O CEC da vulva é a neoplasia vulvar mais comum (90% dos casos). Na maioria das vezes, manifesta-se em mulheres na sétima década de vida, mas pode ser vista em mulheres jovens.

Tipicamente, o tumor está associado à infecção pelo HPV, ocorrendo, portanto, em mulheres com história de múltiplos parceiros e passado de doenças sexualmente transmissíveis. Em um pequeno número de casos, a lesão não se associa ao HPV, mas a inflamações crônicas, como líquen escleroso e atrófico e NIVd.

O CEC pode ser superficialmente invasivo (confinado à vulva ou à vulva e ao períneo com até 2cm de extensão) ou invasivo, podendo também manifestar-se como úlcera, pápula ou mácula, escura ou branca, com hiperqueratose, ou ainda como lesão vegetante (Figura 7.14).

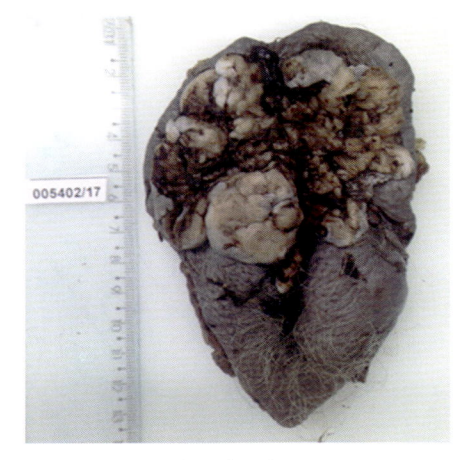

Figura 7.14 CEC de vulva de aspecto vegetante.

À microscopia, o CEC de vulva é classificado de maneira semelhante ao colo uterino e outros sítios.

As metástases linfonodais acometem primeiro os linfonodos inguinais homolaterais e depois os linfonodos pélvicos e de cadeias mais distantes. As metástases sanguíneas mais comuns ocorrem no fígado e nos pulmões.

DOENÇA DE PAGET EXTRAMAMÁRIA

A doença de Paget extramamária (DPEM) é uma neoplasia intraepitelial não escamosa da vulva que pode corresponder a uma neoplasia apócrina epidermotrópica primária da região ou representar um envolvimento secundário da pele por um adenocarcinoma intestinal ou urotelial sincrônico ou metacrônico.

Histologicamente, a DPEM se caracteriza pela proliferação de grandes células claras que crescem isoladamente ou formam pequenos ninhos na epiderme. Elas são PAS-positivas (Figura 7.15).

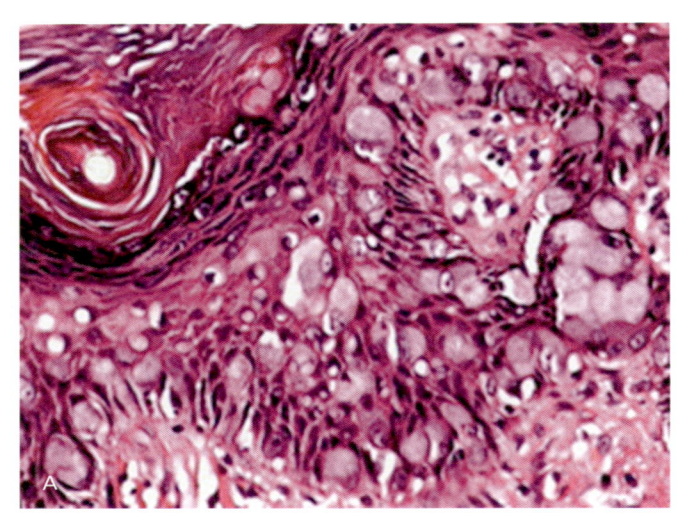

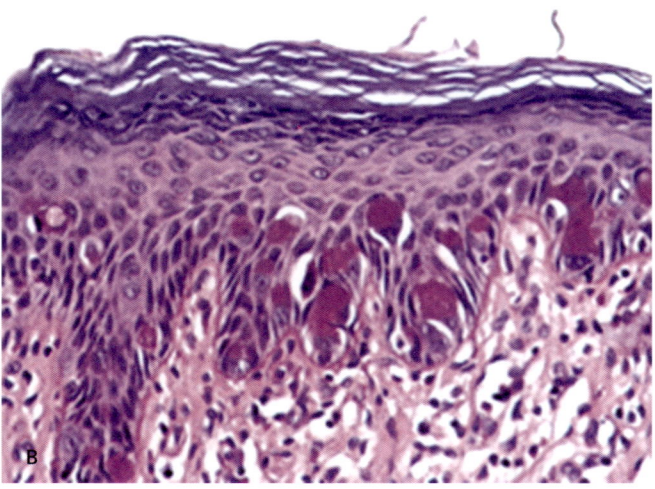

Figura 7.15A Doença de Paget: detalhe do epitélio da vulva mostrando numerosas células claras permeando o epitélio (HE, 400×). **B** Doença de Paget: coloração pelo PAS salientando as células atípicas (PAS, 400×).

A imuno-histoquímica é essencial para diferenciar a DPEM primária da secundária, do melanoma e, eventualmente, de uma lesão intraepitelial de alto grau (HSIL vulvar):

- **Paget primário:** CK7+/CK20−, *gross cystic disease fluid protein* 15 (GCDFP15)+, corroborando a origem apócrina da neoplasia.
- **Paget secundário colorretal:** CK7−/CK20+, GCDFP 15−, CDX2+.
- **Paget secundário urotelial:** CK7+/CK20+, GCDFP 15−, GATA 3+.
- **Melanoma:** S100+. Melan A+, CK−.
- **LIEAG:** p16+ e p63+.

CONSIDERAÇÕES FINAIS

As lesões do trato genital inferior são muito comuns e frequentemente biopsiadas. Em geral, o diagnóstico é fácil, mas pode haver lesões em que seja difícil a diferenciação entre benignidade e malignidade. Para um diagnóstico correto é imprescindível o fornecimento das informações clínicas. Em casos de discordância clínico-patológica, o patologista deve ser sempre procurado para discussão e reavaliação do caso.

Leitura complementar

Benedet JL, Bender H, Jones H III, Ngan HY, Pecorelli S. FIGO staging classifications and clinical practice guidelines in the management of gynecological cancers. Int J Gynecol Obstet 2000; 70(2):209-62.

Bornstein J, Bogliatto F, Haefner HK et al. The 2015 International Society for the Study of Vulvovaginal Disease (ISSVD) terminology of vulvar squamous intraepitelial lesions. Obstet Gynecol 2016; 127(2):264-68.

Creasman WF, Fetter BF, Clarke-Pearson DL, Kaufmann L, Parker RT. Management of stage IA carcinoma of the cérvix. Am J Obstet Gynecol 1985; 153(2):164-72.

Ferry JA, Scully RE. Mesonephric remnants, hyperplasia, and neoplasia in the uterine cervix. Study of 49 cases. Am J Surg Pathol 1990; 14 (12):1100-11.

Histology for pathologists

Júnior EP, Pedrosa MS. Sistema genital feminino. In: Filho GB (ed.) Bogliolo patologia. Rio de Janeiro: Guanabara Koogan, 2016:615-59.

Kurman RJ, Carcangiu ML, Herrington CS, Young RH. WHO Classification of Tumors of Female Reproductive Organs. 4. ed. Lyon: IARC, 2014.

Kurman RJ, Ronnet BM, Sherman ME, Wilkinson EJ. Tumors of the cervix, vagina and vulva. AFIP Atlas of tumor pathology. Series 4. Washington DC: ARP Press, 2010.

Li S, Tian D, Li Y. Cytological diagnoses of adenocarcinoma in situ of the cervix: common misdiagnosis. Acta Cytol 2015; 59(1):91-6.

Loureiro J, Oliva E. The spectrum of the cervical glandular neoplasia and issues in differential diagnosis. Arch Pathol Lab Med 2014; 138(4):453-83.

Malpica A, Deavers MT, Euscher E. Glandular lesions of the uterine cervix. In: Malpica A, Deavers MT, Euscher E (eds.) Biopsy interpretation of the uterine cervix and corpus. Philadelphia: Lippincott Williams & Wilkins, 2009: 49-93.

Malpica A, Deavers MT, Euscher E. Normal uterin cervix. In: Malpica A, Deavers MT, Euscher E. (eds.) Biopsy interpretation of the uterine cervix and corpus. Philadelphia: Lippincott Williams & Wilkins, 2009: 1-15.

Malpica A, Deavers MT, Euscher E. Squamous lesions of the uterine cervix. In: Malpica A, Deavers MT, Euscher E. Biopsy interpretation of the uterine cervix and corpus. Philadelphia: Lippincott Williams & Wilkins, 2009: 16-48.

Maniar KP, Nayar R. HPV-related squamous neoplasia of the lower anogenital tract: na update and review of recent guidelines. Adv Anat Path 2014; 21(5):341-53.

Miller RA, Mody DR, Tams KC, Thrall MJ. Glandular lesions of the cervix in clinical practice: a cytology, histology, and human papillomavirus correlation study from 2 institutions. Arch Pathol Lab Med 2015; 139(11):1431-6.

Nucci MR. Pseudoneoplastic glandular lesions of the uterine cervix: a selective review. Int J Gynecol Pathol 2014; 33(4):330-8.

Ostor AG. Natural history of cervical intraepitelial neoplasia: a critical review. Int J Gynecol Pathol 1993; 12 (2):186-92.

Robert ME. Fu YS. Squamous cell carcinoma of the uterine cervix – a review with emphasis on prognóstic factors and unsual variants. Semin Diagn Pathol 1990; 7(3):173-89.

Seidman JD, Tavassoli FA. Mesonephric hyperplasia of the uterine cervix: a clinicopathologic study of 51 cases. J Gynecol Pathol 1995; 4(4):293-9.

Yang EJ, Kong CS, Longacre TA. Vulvar and anal intraepitelial neoplasia: terminology, and ancillary studies. Adv Anat Path 2017; 24(3): 136-50

Zidar N, Langner C, Odar K et al. Anal verrucous carcinoma is not related to infection with human papillomaviruses and should be distinguished from giant condyloma (Buschke-Lowenstein tumor). Histopathology 2016; 70(6):938-45.

8

Modalidades de Tratamento das Patologias do Trato Genital Inferior

José Humberto Belmino Chaves
Ana Katherine Gonçalves

INTRODUÇÃO

É inquestionável a relação causal entre a infecção pelo papilomavírus humano (HPV) e o carcinoma do colo uterino. Entretanto, as estratégias de tratamento têm sido direcionadas para prevenção e tratamento do câncer cervical e não para a erradicação da infecção. Várias terapias têm sido utilizadas no tratamento das lesões induzidas pelo HPV, incluindo crioterapia, uso de ácido tricloroacético e cirurgia de alta frequência. Alguns desses procedimentos também têm sido associados a morbidade significativa com efeitos colaterais importantes, como sangramento, estenose cervical (estreitamento), infecção pélvica e incompetência cervical. Embora essas modalidades de tratamento sejam realmente efetivas, todas estão associadas a considerável índice de recorrência (até 10%). Seu principal objetivo é remover as lesões induzidas pelo HPV, e elas não visam especificamente à infecção por esse vírus. Esses tratamentos, embora efetivos, são aplicáveis apenas quando a lesão é visível e não eliminam necessariamente a infecção por HPV.

TRATAMENTO NO COLO UTERINO

Métodos ablativos

LASER – DIÓXIDO DE CARBONO

Esses métodos são, de maneira geral, caros, destrutivos e exigem treinamento específico. Além disso, apresentam risco de queimadura do médico que executa o procedimento, incluindo lesões oculares, no caso do *laser*. Um grande problema associado ao método é não gerar um espécime a ser avaliado do ponto de vista anatomopatológico, havendo a possibilidade da presença de um carcinoma microinvasor sem que seja diagnosticado. Embora diversos estudos randomizados não tenham demonstrado diferenças significativas entre os índices de cura de lesões intraepiteliais tratadas por métodos ablativos ou excisionais, permanece o risco de câncer invasivo inesperado em casos tratados da maneira conservadora.

Esse método se utiliza de feixe de luz infravermelha visando à ablação precisa de tecido com imediata cauterização e resultando em cura rápida, pouca cicatriz e efeitos colaterais discretos. Está especialmente indicado para gestantes e imunodeprimidas com lesões extensas que não responderão a outras terapias.

Métodos excisionais

A principal vantagem dos métodos excisionais sobre os ablativos está na possibilidade de avaliação histopatológica com informações sobre a extensão da lesão, a profundidade da invasão e o comprometimento dos limites cirúrgicos. Caso já exista atrofia genital acentuada em razão da deficiência de estrogênio em mulheres de idade mais avançada, sendo indistinta a coloração da margem externa de uma lesão, é aconselhável postergar o tratamento até que tenha sido feito o uso tópico de estrogênios. Recomenda-se, ainda, a opção pelo tratamento cirúrgico após o tratamento medicamentoso de pacientes que apresentem evidência de doença inflamatória pélvica (DIP), cervicite, tricomoníase vaginal, vaginose bacteriana ou úlcera anogenital, mas deve ser considerado o quadro a ser tratado e resolvido.

CONIZAÇÃO A FRIO

Por décadas a técnica operatória de eleição para a excisão da cérvice foi o bisturi a frio, que oferecia uma peça cirúrgica confiável para estudo anatomopatológico e, concomitantemente, uma terapêutica suficiente para estudos iniciais do câncer cervical.

A conização a frio é realizada em ambiente hospitalar com a paciente anestesiada, motivo pelo qual apresenta custo mais elevado.

CIRURGIA DE ALTA FREQUÊNCIA (CAF)

Com o desenvolvimento das técnicas denominadas eletrocirúrgicas foram observadas inúmeras vantagens, como menor tempo operatório, menor sangramento e menos consequências pós-operatórias, como estenose cervical e complicações obstétricas, favorecendo o seguimento adequado na maioria dos casos. Desse modo, a melhor técnica para o tratamento depende da experiência do médico, sempre levando em consideração cada caso e suas peculiaridades.

A CAF foi historicamente chamada de tratamento com alça diatérmica. No momento, no Brasil, o tratamento excisional ambulatorial é chamado de exérese da zona de transformação (EZT – em inglês *large loop excision of the transformation zone* [LLETZ] ou *loop electrosurgical excision procedure* [LEEP]).

A CAF tem como princípio o efeito *blend* (corte e coagulação simultâneos), o que é importante na eletrocirurgia, já que para um exame anatomopatológico adequado deve ser mínimo o efeito de coagulação na amostra cirúrgica excisada. Por outro lado, certo efeito de coagulação é aconselhável, até mesmo no corte, para reduzir ao mínimo o sangramento no campo cirúrgico. Os fabricantes de geradores eletrocirúrgicos modernos, sabedores da necessidade de controle do sangramento, oferecem aparelhos eletrocirúrgicos de corte que produzem certo grau de coagulação com a união de correntes elétricas: uma com onda de corte e outra com onda de coagulação, combinação também denominada onda mista de corte.

Recentemente, a International Federation for Cervical Pathology and Colposcopy (IFCPC) modificou a nomenclatura colposcópica na tentativa de universalizar os procedimentos excisionais sob auxílio do aparelho colposcópico e adotou uma terminologia para classificar a junção escamo-

colunar (JEC) em três tipos de zona de transformação: 1, 2 e 3. A nova nomenclatura colposcópica proporcionou um tipo de excisão para cada tipo de zona. Essa técnica possibilita diferenciar os procedimentos excisionais e assegurar a excisão completa da zona de transformação.

O Ministério da Saúde do Brasil adotou como posicionamento o tratamento excisional ambulatorial EZT, realizado sob visão colposcópica e anestesia local, o qual está indicado para os casos de doença ectocervical ou quando a JEC não ultrapassa o primeiro centímetro do canal endocervical. Com essa medida, o procedimento ambulatorial passou a ser adotado com a utilização de anestesia local, ou seja, bloqueios de nervos periféricos, com admissão selecionada de modo a otimizar a realização da eletrocirurgia e o regresso imediato ao domicílio. Assim, poupam-se recursos e são reduzidas as principais causas de readmissão hospitalar não planejada.

TÉCNICA DA CAF

Independentemente de onde for realizada a CAF, seja ambulatorial ou hospitalar, alguns cuidados devem ser adotados no pré-operatório (Quadro 8.1).

Essas recomendações têm por objetivo prestar os melhores cuidados às pacientes com base na análise cuidadosa e sistematizada dos dados clínicos disponíveis na literatura, na opinião de especialistas na área e em consensos da última década.

Elas não constituem requisitos absolutos, nem sua utilização pode garantir um resultado específico, devendo ser adotadas, modificadas ou rejeitadas de acordo com as necessidades, restrições clínicas e experiência do médico. O bom senso deve imperar na ponderação entre risco/benefício feita pelo médico responsável pela paciente. Estão

Quadro 8.1 Recomendações antes da utilização do eletrocautério

1. Mesa ginecológica firme com perneiras adequadas
2. Aparelhagem
3. Unidade geradora de alta frequência
4. Aspirador de vapor com filtro biológico
5. A caneta condutora para eletrodos deve se conectar adequadamente aos equipamentos
6. Placa neutra a ser colocada perto da região a ser operada
7. Pedal acionador
8. Bandeja cirúrgica contendo espéculo vaginal com adaptador para aspirador de vapor; espéculo descartável simples, tamanho médio; eletrodos selecionados (alça, esfera e agulha); bolas de algodão; gaze; seringa/agulha de insulina (ou *carpule*); anestésicos (lidocaína a 2% com/sem vasoconstritor)
9. Aparelho colposcópico para definição do tipo de zona de transformação (tipo 1, 2 ou 3)
10. Substâncias reacionais (ácido acético 3% a 5% e solução de Lugol) para exame colposcópico

sujeitas a revisões e atualizações periódicas com base na evolução do conhecimento médico, na prática e no desenvolvimento tecnológico.

Ao ser indicado o procedimento, o cirurgião deve observar a idade de modo a respeitar as fases do calendário menstrual, sendo recomendada sua realização no período pós-menstrual. Cabe ressaltar ainda que deve ser feita reposição oral ou local naquelas pacientes com quadro de deficiência de estrogênio antes do ato cirúrgico.

Os instrumentos necessários para o procedimento devem ser previamente dispostos em uma bandeja. Em seguida, a avaliação colposcópica deve ser realizada imediatamente para a classificação da zona de transformação com posterior identificação do tipo de alça diatérmica e do tipo de anestesia.

O procedimento, na maioria das vezes realizado com anestesia local, está diretamente relacionado com a compreensão, a aceitação e a colaboração das pacientes, bem como dos cirurgiões. Algumas comorbidades aumentam o risco das técnicas de anestesia local, como coagulopatia, doença neurológica e malformações vasculares. A colaboração da paciente é essencial para o sucesso do procedimento com anestesia local.

As recomendações de anestesia local em cirurgia ambulatorial são classificadas de acordo com o sistema utilizado pela American College of Cardiology Foundation/American Heart Association (Quadros 8.2 a 8.4). Sabe-se que a anestesia local é obtida 30 segundos depois da aplicação de um mínimo de 1mL de injeções no estroma da ectocérvice do colo uterino. As injeções são administradas na zona de transformação (nas posições de 3, 6, 9 e 12 horas), subepitelial, usando-se uma seringa de 5mL e uma agulha de calibre 25 a 27G. A opção anestésica, a descrição sumária da técnica de execução do procedimento e seus riscos e benefícios devem ser explicados e discutidos com a paciente, de modo a obter seu consentimento informado e assinado. Do mesmo modo, devem ser esclarecidos os riscos e os benefícios de outras técnicas, como sedação, bloqueios e anestesia geral.

Após a administração da anestesia local, é selecionada a potência apropriada no gerador eletrocirúrgico para o modo de corte misto e acionado o sistema de aspiração de vapor. Quando está a ponto de iniciar a incisão com a alça diatérmica e antes de tocar a superfície cervical, o operador ativa a corrente por meio de um pedal ou aciona com o dedo o interruptor do cabo do eletrodo. O objetivo do procedimento de CAF é excisar as lesões e a zona de transformação em sua totalidade, enviando o tecido comprometido ao laboratório anatomopatológico para exame.

A CAF utiliza a corrente elétrica de radiofrequência sobre os tecidos, podendo, de acordo com a intensidade e onda usadas, ter três efeitos sobre eles: dissecção, corte ou cauterização. Os eletrodos cortantes consistem em alças de aço

Quadro 8.2 Avaliação do risco-benefício: grau/classe de recomendação

Classe I	O benefício ultrapassa o risco O procedimento deve ser executado ou administrado
Classe IIa	Boa relação risco-benefício, mas são necessários mais estudos objetivos. É razoável executar o procedimento
Classe IIb	O benefício equivale ao risco O procedimento pode ser considerado, mas são necessários mais estudos objetivos
Classe III	Sem benefício ou prejudicial O efeito do procedimento não está provado ou é prejudicial

Quadro 8.3 Categoria da recomendação: níveis de evidência

A	Múltiplas populações avaliadas Com base em estudos RCT, metanálises ou revisões sistematizadas Classe I/IIa/IIb/III, de acordo com a descrição do Quadro 8.2
B	População avaliada é limitada Com base em apenas um RCT ou estudos não randomizados Classe I/IIa/IIb/III, de acordo com a descrição do Quadro 8.2
C	População avaliada é muito limitada Baseado em opinião de peritos, casos clínicos ou padrões de cuidados Classe I/IIa/IIb/III, de acordo com a descrição do Quadro 8.2

Quadro 8.4 Recomendações para técnicas de anestesia regional

Área de realização dos procedimentos	As técnicas locorregionais devem ser realizadas em salas de tratamento apropriadas, onde seja possível observar medidas de higiene e assepsia
Pessoal	O número de pessoas nessa sala de tratamento deve limitar-se ao estritamente necessário para a realização das técnicas
Joias, relógios e anéis	São retirados antes de qualquer procedimento
Limpeza	Deve ser realizada a limpeza das impurezas visíveis

inoxidável ou fio de tungstênio muito fino (0,2mm) que possibilitam o corte em diferentes larguras, profundidades e configurações. As temperaturas mais elevadas de coagulação produzem efeitos térmicos maiores do que aqueles de corte eletrocirúrgico.

A eletrocirurgia não deve ser realizada na presença de gases, anestésicos ou líquidos inflamáveis (p. ex., soluções ou tinturas que contenham álcool para preparados cutâneos), objetos inflamáveis, oxidantes ou em ambiente rico em oxigênio. Logicamente, o operador corre o risco de sofrer queimaduras com o eletrodo caso ele o toque acidentalmente quando esse condutor estiver ativo.

Convém identificar inicialmente a área na cratera excisional que sangra, sendo possível a adoção de medidas que vão desde o uso de solução de sulfato férrico até a cauterização com eletrodo-bola e por fim a sutura local. Deve-se abarrotar a vagina com tampão de gaze e solicitar à paciente que aguarde algumas horas antes de retirá-lo.

A alça diatérmica é introduzida no tecido a uma distância de 5mm do limite externo da lesão. É importante não fazer pressão sobre o eletrodo, mas deixá-lo ir cortando; o operador simplesmente determina a direção do corte. A alça diatérmica penetra gradativamente no colo uterino até o momento em que a barra transversal quase entra em contato com a superfície epitelial. Posteriormente, a alça é guiada paralelamente à superfície (horizontal ou verticalmente, de acordo com a direção de corte) até que se alcance o ponto externo na margem oposta da lesão. Em seguida, a alça diatérmica é retirada lentamente, mantendo-a perpendicular à superfície. A corrente é desligada logo que a alça diatérmica seja retirada do tecido.

Não importa se a direção da excisão é da esquerda para a direita ou o contrário. Também é aceitável a passagem da alça diatérmica de trás para a frente. Contudo, não é aceitável a passagem da alça da frente para trás porque a hemorragia ou o próprio tecido excisado pode ficar dependurado e obstruir o campo visual.

Para o efeito adequado, o gerador eletrocirúrgico deve dispor de um eletrodo de retorno à paciente ou placa dispersiva para fechar o circuito elétrico e produzir ótimo fluxo de corrente. A placa dispersiva deve ser sempre colocada o mais perto possível da área cirúrgica, em contraste com o efeito desejado no eletrodo ativo, onde se busca alta densidade de corrente para concentrar a energia elétrica transformada no calor.

Um espéculo vaginal com tubo de aspiração de vapor é acoplado à superfície luminal da lâmina anterior, ao qual seja possível acoplar um mecanismo de aspiração. É imprescindível um sistema de aspiração de vapor de alto fluxo com filtro de partículas de vapor e de odores, uma vez que existe risco real de aspiração de partículas virais pelo cirurgião responsável pelo procedimento.

O material utilizado deve ser revestido de material isolante elétrico ou descartável para evitar choque elétrico na paciente, caso o eletrodo ativado toque involuntariamente o espéculo. Do mesmo modo, é necessário cuidado para que não haja dano ao tocar involuntariamente as paredes vaginais com o eletrodo ativo. Este último risco pode ser evitado com o uso de espéculo descartável na posição invertida nas paredes laterais da vagina. Se não há bom contato elétrico do eletrodo dispersivo sobre uma grande área, a paciente periga sofrer queimadura elétrica nesse local. Para proteção contra essa possibilidade, os aparelhos modernos de CAF contêm um sistema de circuitos sob o nome de sistema de monitoramento de eletrodos de retorno que controla continuamente a adequação da conexão da placa-terra (placa de dispersão) com a paciente. Esse sistema de circuitos não apenas alerta o operador a respeito de um problema, mas também impede o funcionamento até que o defeito do circuito seja corrigido para uma eletrocirurgia segura e eficaz.

No pós-operatório, as pacientes podem apresentar exsudato marrom ou preto até 2 semanas depois da CAF. As pacientes devem ser desaconselhadas a usar ducha vaginal e tampões, além do coito por 1 mês depois do tratamento. Menos de 2% das mulheres tratadas apresentam hemorragia pós-operatória moderada ou intensa, devendo ser tratadas rapidamente.

ABORDAGEM CLÍNICA DA INFECÇÃO PELO HPV

O progresso no desenvolvimento de terapias efetivas para a infecção por HPV tem sido lento, principalmente em função das dificuldades no estudo da biologia e patogênese desses vírus, que têm ciclo de replicação único e complexo.

Os diversos tipos de HPV oncogênicos são exclusivamente intraepiteliais com um ciclo de replicação dependente do tempo e da diferenciação celular; portanto, inacessíveis ao tratamento sérico com antivirais. Outra complicação do HPV é a latência do vírus por tempo indeterminado. Embora a regressão espontânea da lesão por HPV possa ocorrer em mulheres imunocompetentes, infelizmente isso não resulta na eliminação do vírus. Os genomas virais podem ser detectados em epitélio aparentemente normal muitos anos após a regressão da lesão.

Adicionalmente, em virtude da alta taxa de recorrência da infecção após a realização dos tratamentos disponíveis nos dias atuais, é essencial explorar outros métodos visando à obtenção do controle da infecção pelo HPV e do risco de lesões induzidas pelo HPV e câncer cervical.

IMUNOTERAPIA

As intervenções terapêuticas para induzir resposta imune efetiva e promover o controle de infecção pelo HPV são estratégias atraentes, pois apresentam potencial para tratar infecções latentes ou clinicamente aparentes mediante o estímulo à resposta imune celular. Tratamentos que induzam resposta imune contra os oncogenes E6 e E7 podem ser eficazes no tratamento das lesões causadas pelo HPV e até no câncer.

A resposta imune inata e adaptativa celular é essencial para a eliminação do vírus, porém o mecanismo de escape do HPV pode induzir a tolerância e a perpetuação da infecção. As proteínas E6 e E7 expressas pelo HPV deprimem a expressão de citocinas pró-inflamatórias (interferons [IFN]) durante o reconhecimento do antígeno, induzindo a tolerância imunológica ao vírus pelo hospedeiro e impossibilitando uma resposta imune efetiva contra o vírus. Além disso, a proteína E5 do HPV-16 diminui a expressão de HLA classe I, facilitando também o escape viral. Esses mecanismos de evasão do vírus favorecem o estabelecimento da infecção persistente pelo HPV e o câncer cervical. Considerando os eventos imunológicos inerentes à infecção pelo HPV, o uso de imunoestimulantes sistêmicos e locais parece ser modalidade promissora no manejo das infecções e lesões induzidas pelo HPV.

Imunoestimulantes de uso sistêmico

TERAPIAS COM BASE NA INFERÊNCIA DO RNAm

Após a identificação dos genes envolvidos na transformação neoplásica e no crescimento tumoral de infecções genitais associadas ao HPV, abordagens terapêuticas específicas estão sendo extensivamente estudadas. Na última década, alguns estudos promoveram um avanço importante na tecnologia de inferência do RNA direcionada especificamente aos oncogenes E6 e E7 do HPV sem qualquer dano ao RNA celular normal. Apesar de ser uma estratégia totalmente racional, a inferência do RNA opera apenas no nível da pós-transcrição, suprimindo a expressão gênica dos oncogenes virais, mas sem impacto na latência viral. Além disso, em razão da exigência de grandes quantidades do princípio ativo, pode tornar-se inviável em termos terapêuticos.

VACINAS DIRECIONADAS AO HPV

Tendo em vista o papel essencial do HPV oncogênico na carcinogênese cervical, esforços têm sido despendidos no sentido de desenvolver vacinas direcionadas aos oncogenes virais E6 e E7 do HPV.

As vacinas podem ser divididas em duas classes principais de acordo com a imunogenicidade que induzem: vacinas baseadas em proteínas/peptídeos e as com base em DNA. A vacinação com DNA é uma estratégia que envolve a introdução direta de DNA plasmídeo, o qual codifica o antígeno desejado no hospedeiro. As vacinas com DNA estimulam uma significativa resposta protetora contra tumores e oferecem algumas vantagens importantes em relação às outras vacinas: (1) imitam os efeitos das vacinas com vírus atenuado em sua capacidade de induzir as respostas de células T CD8+ restritas (MHC) classe complexa (MHC), o que pode ser vantajoso em comparação com as vacinas convencionais com base em proteínas; (2) podem ser fabricadas de forma relativamente econômica e armazenadas com certa facilidade; (3) proporcionam a expressão prolongada dos antígenos, ocasionando a amplificação da resposta imune e a indução das respostas de memória contra agentes infecciosos.

As vacinas com base em proteínas/peptídeos provaram ser altamente eficazes na geração de resposta imune humoral, bem como em relação à resposta citotóxica de células T,

mas um efeito significativo na regressão da lesão induzida pelo HPV foi observado apenas em alguns estudos. Por outro lado, estudos em animais mostraram resultados promissores, indicando que a terapia com vacinas pode prevenir a progressão da doença.

Adicionalmente, ensaios clínicos têm demonstrado benefícios com a utilização de vacinas profiláticas com fins terapêuticos. Estudos recentes reportam benefícios na vacinação de pacientes previamente infectadas e apoiam a vacinação de toda a população sem rastreio prévio para HPV.

Em pacientes com lesões intraepiteliais de alto grau, a resposta imunológica induzida pela vacina esteve relacionada com a regressão das lesões. As vacinas profiláticas também têm demonstrado efeito significativo na redução da infecção e de lesões induzidas pelo HPV em ensaios realizados com adolescentes e adultos jovens, sugerindo também a vacinação pós-conização. Estudo brasileiro recente confirmou laboratorialmente um provável efeito terapêutico da vacina bivalente contra o HPV, mediante a avaliação da resposta imune celular após a vacinação contra o HPV, através da quantificação da proliferação celular e expressão de RNAm de citocinas pró-inflamatórias. Nesse estudo foram observadas maior proliferação de células imunes e a expressão de IFN após a vacinação bivalente contra o HPV.

TERAPIAS COM ANTIVIRAIS

Atualmente, não existem terapias antivirais específicas para o HPV, mas elas são necessárias por vários motivos. A terapia antiviral tem potencial tanto para tratar a infecção do HPV latente como a doença com manifestações clinicamente visíveis.

Existem ainda aqueles indivíduos com infecção pelo HPV e seriamente imunocomprometidos que não podem submeter-se a terapias convencionais, nos quais a utilização de antivirais poderia constituir-se em uma opção interessante. Essa população específica que apresenta lesões multifocais induzidas pelo HPV não é passível de ablação, mas poderia responder aos antivirais. Além disso, agentes antivirais, ao contrário de algumas imunoterapias disponíveis, podem não se limitar ao tipo específico de HPV, tendo eficácia mais abrangente.

Os genes do HPV são expressos temporariamente ao longo do ciclo de replicação. O tratamento das lesões ativas pode afetar qualquer proteína. No entanto, se o objetivo é tratar a infecção e a lesão, as células latentes devem ser eliminadas, mas o problema é que a latência viral é malcompreendida; entretanto, todas as evidências indicam que apenas os genes E1 e E2 são transcritos e, portanto, são os únicos alvos. Um agente antiviral mostrou eficácia no tratamento das lesões genitais induzidas por HPV – o cidofovir – um análogo de citosina que inibe a DNA polimerase viral, o que parece induzir a apoptose celular, reduzindo o volume das lesões induzidas pelo HPV.

SULFATO DE ZINCO

O zinco é importante para a regulação imunológica e estimula os leucócitos e as células *natural killers*. O sulfato de zinco oral e tópico se revelou útil no tratamento de verrugas cutâneas e genitais. O zinco é um elemento importante no rastreio da função imune e exerce uma atividade antiviral específica, impedindo a replicação viral e inativando as glicoproteínas da superfície viral. A deficiência do zinco pode aumentar o risco de infecções cutâneas.

O sulfato de zinco tem se mostrado efetivo na clarificação do HPV e no tratamento de verrugas genitais resistentes a tratamentos convencionais. Foi demonstrada a deficiência de zinco em pacientes com verrugas múltiplas ou recorrentes. Após a administração de sulfato de zinco oral, na dose de 10mg/kg/dia, cerca de 84% a 87% das pacientes apresentaram resolução completa das verrugas em 2 meses, segundo dois ensaios randomizados controlados por placebo. A dose diária de 10mg/kg de sulfato de zinco parece ser uma opção terapêutica muito eficaz para verrugas virais recalcitrantes e provou ser segura, apresentando poucos efeitos adversos. O sulfato de zinco é um composto bem tolerado e com boa biodisponibilidade. Cada cápsula de 100mg de sulfato de zinco contém 22,5mg de zinco elementar. Os efeitos colaterais mais observados são: náuseas, vômitos e dor epigástrica.

IMIQUIMODE

O imiquimode é um potente agonista *toll like receptors* (TLR) que ativa as células do sistema imune e estimula a secreção de citocinas pró-inflamatórias, diminuindo a carga viral do DNA-HPV e demonstrando eficácia contra lesões induzidas pelo HPV e verrugas genitais.

Uma revisão sistemática de Moore e cols., em 2001, concluiu que o imiquimode é efetivo no tratamento domiciliar de verrugas genitais, sendo registrada resolução completa de verrugas em até 76% das pacientes. A eficácia desse agonista também foi estudada em verrugas cutâneas, e 27% a 89% das imunocompetentes e 33% a 50% das imunocomprometidas mostraram resposta completa. Os efeitos colaterais comumente relatados incluem sensação de queimação, dor, eritema e despigmentação semelhante ao vitiligo. O imiquimode é eficaz e seguro em crianças e há relatos de uso seguro na gravidez. Entretanto, algumas preocupações foram levantadas em uma revisão da Cochrane em 2014, a qual revelou um número elevado de estudos patrocinados pela indústria sobre a eficácia desse potente agonista.

O imiquimode é utilizado como creme de 3,75% a 5% no local afetado, ao deitar, três vezes por semana, por até 16 semanas. Por outro lado, o tempo prolongado de tratamento pode comprometer significativamente a adesão ao tratamento.

INTERFERON

O IFN é uma citocina pró-inflamatória, de uso controverso, que promove a remoção de células infectadas por vírus, podendo ser administrado sistemicamente por via oral ou intramuscular e no local, por meio de injeções intralesionais. Pode apresentar graves efeitos colaterais, como dor, fadiga, vômitos, mialgia, elevação de enzimas hepáticas, supressão da medula óssea, broncoespasmos e depressão. Extremamente caro, há controvérsia a respeito de sua eficácia. Uma revisão sistemática de 12 ensaios clínicos randomizados controlados com 1.445 pacientes relatou diferença significativa na taxa de resposta de verrugas genitais entre o tratamento tópico com IFN e placebo (44,4% contra 16,1%). No entanto, não houve diferença significativa na resposta entre IFN sistêmico e placebo (27,4% contra 26,4%). A taxa de recaída também foi menor entre as usuárias de IFN tópico. Sintomas semelhantes a gripe foram relatados como possível efeito colateral.

BLOQUEADORES H2

Os bloqueadores H2, como cimetidina e ranitidina, testados no tratamento de verrugas genitais, bloqueiam os receptores de histamina tipo 2 em células T supressoras e aumentam a imunidade celular mediante a proliferação de linfócitos que inibem as células T supressoras, aumentando os níveis de citocinas pró-inflamatórias (IFN-γ e IL-2) e diminuindo os de IL-18. Foram utilizados em uma dose de 20 a 40mg/kg/dia durante 3 a 4 meses com resposta variando de 30% a 87%. Os efeitos colaterais foram leves e incluíram náuseas, vômitos e dor de cabeça. Por outro lado, uma revisão sistemática de 2007 concluiu que não há evidências suficientes quanto à eficácia da cimetidina e da ranitidina em verrugas virais.

LEVAMISOLE

O levamisole foi introduzido como agente anti-helmíntico, mas logo se descobriu que apresentava efeitos imunomoduladores, tendo sido recomendado para o tratamento de vários distúrbios dermatológicos. Sua utilização se deu no tratamento de verrugas cutâneas com a dose de 2,5 a 5mg/kg/dia por 3 dias consecutivos a cada 2 semanas por 4 a 5 meses. A resposta ao levamisole foi de aproximadamente 60%. No entanto, em estudo duplo-cego nenhuma diferença foi observada entre a administração de 150mg/dia desse agente anti-helmíntico durante 3 dias a cada semana e a de placebo. Ele pode causar erupções cutâneas, náuseas, cólicas abdominais, alteração do sabor, alopecia, artralgia e síndrome gripal, mas raramente provoca miopatia, vasculite leucocito-clástica, erupções liquenoides e leucoencefalopatia.

OUTROS AGENTES

Muitos outros agentes foram testados com resultados variáveis na imunoterapia das verrugas induzidas pelo HPV, incluindo *Corynebacterium parvum*, imunoterapia de contato, ácido glicirricínico, *Echinacea*, extratos de chá-verde e vitamina D intralesional. Entre esses agentes, a imunoterapia de contato com dinitroclorobenzeno (DNCB), *diphencyprone* e éster dibutílico de ácido sódico (SADBE) é a que tem sido utilizada há mais tempo, apresentando resposta moderada. O *C. parvum* se mostrou efetivo na ativação de macrófagos. Em estudo com pacientes apresentando verrugas cutâneas, comparando o *C. parvum* com solução salina administrada por via intradérmica todos os meses durante 3 a 5 meses, 90% dos pacientes apresentaram resolução completa. Os preparados à base de plantas como *Echinacea* e própolis parecem incrementar a imunidade quando administrados por via oral. As sinecatequinas são derivadas do extrato de chá-verde (*Camellia sinensis*) e comercializadas como pomada a 10%. Funcionam como antiviral (inibindo a transcrição da proteína ativadora 1–AP-1), têm ação pró-apoptótica (por regulação positiva da pró-apoptótica e *down regulation* de genes antiapoptóticos) e anti-inflamatória (induz IL-12 e diminui IL-10). A taxa de depuração de 46% a 52% foi observada em alguns estudos.

O ácido glicirrizínico, obtido a partir da raiz da *Glycyrrhiza glabra*, tem propriedades antivirais, anti-inflamatórias e antimoleculares e provoca a inativação de partículas virais extracelulares, a prevenção da decapsulação intracelular de partículas infecciosas e a deterioração da capacidade de montagem do vírus. Quando utilizado com imunoestimulantes, demonstrou eficácia ligeiramente melhor do que a podofilina (87%). Em um estudo envolvendo 20 pacientes com verrugas plantares, a injeção intralesional de 0,2mL de 7,5mg/kg de vitamina D3 para um máximo de duas sessões com 4 semanas de intervalo alcançou resolução completa em 90% das pacientes da amostra estudada.

CONSIDERAÇÕES FINAIS

A imunoterapia é uma modalidade promissora que pode resolver as lesões induzidas pelo HPV sem cursar com quaisquer alterações físicas ou formação de cicatrizes, incrementar a resposta do hospedeiro contra o HPV e culminar com a erradicação da lesão ou diminuição das recidivas.

Muitos agentes utilizados para imunoterapia apresentam resultados significativos em termos de segurança e eficácia (Quadro 8.5). Entretanto, sempre pode haver dificuldade, pois a tendência de resolução espontânea das

Quadro 8.5 Principais agentes utilizados para imunoterapia

Agente	Dose e administração
Vacinas direcionadas ao HPV	Via intramuscular, 0,5mg, três doses em intervalos mensais
Sulfato de zinco	Via oral, administrado na dose de 10mg/kg/dia
Imiquimode	Tópico em creme de 3,75% a 5%, no local afetado ao deitar, três vezes por semana, por até 16 semanas
Cimetidina	Via oral, administrada na dose de 20 a 40mg/kg/dia durante 3 a 4 meses
Levamisole	Via oral, administrado na dose de 2,5 a 5mg/kg/dia por 3 dias consecutivos a cada 2 semanas por 4 a 5 meses
Sinecatechins	Tópico em creme a 15%, três vezes ao dia, por até 4 meses
Equinácea	Via oral, 600mg, em dose única
Própolis	Via oral, 500mg, em dose única
BCG	Aplicado 0,1 a 0,5mL intralesional a cada 2 semanas em cinco sítios

verrugas pode acarretar uma falsa resposta ao tratamento atribuído a cada agente.

Não há critério ou consenso quanto ao momento em que a imunoterapia deve ser considerada. As indicações atuais incluem verrugas recorrentes, extensas e de difícil tratamento, áreas de difícil acesso e como tratamento alternativo para pacientes que não respondem às terapias convencionais.

Quando se deve optar pela imunoterapia e qual o agente a ser usado ainda permanecem sem resposta. Essas questões precisam ser abordadas com a paciente depois de considerados fatores como grau de doença, disponibilidade de medicamentos, custo de terapia, potenciais efeitos colaterais e *status* imunológico. A combinação da imunoterapia com outras modalidades, como crioterapia e ablação por radiofrequência, ou o uso concomitante de múltiplas modalidades de imunoterapia demonstrou aumentar a resposta ao tratamento, porém estudos adicionais ainda são necessários nessa área.

Leitura complementar

Abeck D, Fölster-Holst R. Quadrivalent human papillomavirus vaccination: a promising treatment for recalcitrant cutaneous warts in children. Acta Derm Venereol 2015; 95(8):1017-9.

ACOG – ACOG Practice Bulletin Number 131: Screening for cervical cancer. Obstet Gynecol 2012; 120(5):1222-38.

Ahn CS, Huang WW. Imiquimod in the treatment of cutaneous warts: An evidence-based review. Am J Clin Dermatol 2014; 15:387-99.

Akhavan S, Mohammadi SR, Modarres Gillani M, Mousavi AS, Shirazi M. Efficacy of combination therapy of oral zinc sulfate with imiquimod, podophyllin or cryotherapy in the treatment of vulvar warts. J Obstet Gynaecol Res 2014; 40:2110-3.

Aktaş H, Ergin C, Demir B, Ekiz Ö. Intralesional vitamin D injection may be an effective treatment option for warts. J Cutan Med Surg 2016; 20:118-22.

Al-Gurairi FT, Al-Waiz M, Sharquie KE. Oral zinc sulphate in the treatment of recalcitrant viral warts: randomized placebo-controlled clinical trial. Br J Dermatol 2002; 146(3):423-3.

Amer M, Tosson Z, Soliman A, Selim AG, Salem A, al-Gendy AA. Verrucae treated by levamisole. Int J Dermatol 1991; 30:738-40.

American Society for Colposcopy and Cervical Pathology 2006 consensus guidelines for the management of women with cervical intraepithelial neoplasia or adenocarcinoma in situ. J Low Genit Tract Dis 2007; 11(4):223-39.

Baloglu A, Uysal D, Bezircioglu I, Bicer M, Inci A. Residual and recurrent disease rates following LEEP treatment in high-grade cervical intraepithelial lesions. Arch Gynecol Obstet 2010; 282(1):69-73.

Bharti AC, Shukla S, Mahata S et al. Anti-human papillomavirus therapeutics: facts & future. Indian J Med Res 2009; 130:296-310.

Bornstein J, Bentley J, Bösze P et al. 2011 colposcopic terminology of the International Federation for Cervical Pathology and Colposcopy. Obstet Gynecol 2012; 120(1):166-72.

Brasil. Ministério da Saúde. Diretrizes brasileiras para o rastreamento do câncer do colo do útero/Instituto Nacional de Câncer. Coordenação Geral de Ações Estratégicas. Divisão de Apoio à Rede de Atenção Oncológica. Rio de Janeiro (RJ): INCA, 2011.

Brasil. Ministério da Saúde. Tabela de Procedimentos, Medicamentos, Órteses, Próteses e Materiais Especiais do SUS. Brasília (DF): Secretaria de Atenção à Saúde, 2005.

Camargo MJ, Russomano FB, Tristão MA, Huf G, Prendiville W. Large loop versus straight-wire excision of the transformation zone for treatment of cervical intraepithelial neoplasia: a randomised controlled trial of electrosurgical techniques. BJOG 2015; 122(4):552-7.

Castellsagué X. Natural history and epidemiology of HPV infection and cervical cancer. Gynecol Oncol 2008; 110(3 Suppl 2):S4-7.

CFM. Conselho Federal de Medicina. Resolução 1.2016, de 21 de janeiro de 2016. Dispõe sobre o processo de obtenção de consentimento livre e esclarecido na assistência médica. São Paulo (SP):CRM, 2016.

Ciavattini A, Tsiroglou D, Vichi M, Di Giuseppe J, Cecchi S, Tranquilli AL. Topical Imiquimod 5% cream therapy for external anogenital warts in pregnant women: Report of four cases and review of the literature. J Matern-Fetal Neonatal Med Off J Eur Assoc Perinat Med Fed Asia Ocean Perinat Soc Int Soc Perinat Obstet 2012; 25:873-6.

Cobucci RNO, Crispim JCO, Gonçalves AKS. Prospective therapies of genital human papillomavirus infections. In: Gupta SP (ed.) Cancer-causing viruses and their inhibitors. London: CRC Press, 2014: 261-78.

Cuzick J. Preventive therapy for cancer. Lancet Oncol 2017; 18(8):e472-e482

Daniel BS, Murrell DF. Complete resolution of chronic multiple verruca vulgaris treated with quadrivalent human papillomavirus vaccine. JAMA Dermatol 2011; 149(3):370-2.

De Jong A, O'Neill T, Khan AY et al. Enhancement of human papillomavirus (HPV) type 16 E6 and E7-specific T-cell immunity in healthy volunteers through vaccination with TA-CIN, an HPV16 L2E7E6 fusion protein vaccine. Vaccine 2002; 20: 3456-64.

Domínguez Gómez J, Simón RD, Abreu Daniel A, Zelenkova H. Effectiveness of glycyrrhizinic acid (Glizigen) and an immunostimulant (Viusid) to treat anogenital warts. ISRN Dermatol ISRN Dermatol 2012, 863692.

Duggan BD, Felix JC, Muderspach LI et al. Cold-knife conization versus conization by the loop electrosurgical excision procedure: a randomized, prospective study. American Journal of Obstetrics and Gynecology 1999; 180(2):276-82.

Einstein MH, Huh WK, Katki HA et al. 2012 updated consensus guidelines for the management of abnormal cervical cancer screening tests and cancer precursors. J Low Genit Tract Dis 2013; 17(5):S1-S27.

Fit KE, Williams PC. Use of histamine 2-antagonists for the treatment of verruca vulgaris. Ann Pharmacother 2007; 41:1222-6.

Fleisher LA, Beckman JA, Brown KA et al. ACC/AHA 2007 Guidelines on Perioperative Cardiovascular Evaluation and Care for Noncardiac Surgery. Circulation 2007; 116(17):1971-96.

Fonseca FV, Tomasich FDS, Jung JE. Lesões cervicais intraepiteliais de alto grau: avaliação dos fatores determinantes de evolução desfavorável após conização. Rev Bras Ginecol Obstet 2011; 33(11):334-40.

Frazer IH, Quinn M, Nicklin JL et al. Phase 1 study of HPV16-specific immunotherapy with E6E7 fusion protein and ISCOMATRIX adjuvant in women with cervical intraepithelial neoplasia. Vaccine 2004; 23: 172-81.

Ghaemmaghami F, Karimi Zarchi M, Mousavi A, Mohammad ZA, Fallahi A. Results of cervical cone excision biopsy in iran. Asian Pac J Cancer Prev 2008; 9(1):45-7.

Gonçalves AK, Giraldo PC, Machado PR et al. Human papillomavirus vaccine-induced cytokine messenger RNA expression in vaccinated women. Viral Immunol 2015; 28(6):339-42.

Gooptu C, Higgins CR, James MP. Treatment of viral warts with cimetidine: an open-label study. Clin Exp Dermatol 2000; 25:183-5.

Grillo-Ardila CF, Angel-Müller E, Salazar-Díaz LC, Gaitán HG, Ruiz-Parra AI, Lethaby A. Imiquimod for anogenital warts in non-immunocompromised adults. Cochrane Database Syst Rev 2014.

Gupta AK, Daigle D. Sinecatechins 10% ointment: Agreen tea extract for the treatment of external genital warts. Skin Ther Lett 2015; 20: 6-8.

Kaufmann AM, Nieland JD, Jochmus I et al. Vaccination trial with HPV16 L1E7 chimeric virus-like particles in women suffering from high grade cervical intraepithelial neoplasia (CIN 2/3). Int J Cancer 2007; 121:2794-800.

Kettner S, Willschke H, Marhofer P. Does regional anaesthesia really improve outcome? Br J Anaesth 2011; 107(S1):i90-95.

Landis MN, Lookingbill DP, Sluzevich JC Recalcitrant plantar warts treated with recombinant quadrivalent human papillomavirus vaccine. J Am Acad Dermatol 2012; 67(2):e73-4.

Maldonado L, Teague JE, Morrow MP et al. Intramuscular therapeutic vaccination targeting HPV16 induces T cell responses that localize in mucosal lesions. Sci Transl Med 2014; 29;6(221):221ra13.

Martin-Hirsch PP, Paraskevaidis E, Bryant A, Dickinson HO. Surgery for cervical intraepithelial neoplasia. Cochrane Database Syst Rev 2013; (12):CD001318.

Massad LS, Einstein MH, Huh WK et al. 2012 updated consensus guidelines for the management of abnormal cervical cancer screening tests and cancer precursors. J Low Genit Tract Dis 2013; 17(5):S1-S27.

Mitsuishi T, Iida K, Kawana S. Cimetidine treatment for viral warts enhances IL-2 and IFN-gamma expression but not IL-18 expression in lesional skin. Eur J Dermatol 2003; 13:445-8.

Moore RA, Edwards JE, Hopwood J, Hicks D. Imiquimod for the treatment of genital warts: aquantitative systematic review. BMC Infect Dis 2001; 1:3.

Muderspach L, Wilczynski S, Roman L et al. A phase I trial of a human papillomavirus (HPV) peptide vaccine for women with high-grade cervical and vulvar intraepithelial neoplasia who are HPV 16 positive. Clin Cancer Res 2000; 6:3406-16.

Nasser N. Treatment of common warts with the immune stimulant Propionium bacterium parvum. An Bras Dermatol 2012; 87:585-9.

Pang CL, Thierry F. Human papillomavirus proteins as prospective therapeutic targets. Microb Pathog 2013; 58:55-65.

Peng S, Trimble C, Alvarez RD et al. Cluster intradermal DNA vaccination rapidly induces E7-specific CD8+ T-cell immune responses leading to therapeutic antitumor effects. Gene Ther 2008; 15: 1156-66.

Perisic Z, Perisic M, Karapandzic VP, Vasiljevic M, Raznatovic SJ, Jurisic A. Cervical conization-treatment for cervical intraepithelial neoplasia and carcinoma in situ. Eur J Gynaecol Oncol 2011; 32(5):534-7.

Pierce JG Jr, Bright S. Performance of a colposcopic examination, a loop electrosurgical procedure, and cryotherapy of the cervix. Obstet Gynecol Clin North Am 2013 Dec; 40(4):731-57.

Sadighha A. Oral zinc sulphate in recalcitrant multiple viral warts: a pilot study. J Eur Acad Dermatol Venereol 2009; 23(6):715-6.

Santin AD, Bellone S, Palmieri M et al. Human papillomavirus type 16 and 18 E7-pulsed dendritic cell vaccination of stage IB or IIA cervical cancer patients: a phase I escalating-dose trial. J Virol 2008; 82:1968-79.

Schou M, Helin P. Levamisole in a double-blind study: no effect on warts. Acta Derm Venereol 1977; 57:449-54.

Sellors JW, Sankaranarayanan R (eds.) Colposcopia e tratamento da neoplasia intra-epitelial cervical: Manual para principiantes (2004). Lyon: Centro Internacional de Pesquisa sobre o Câncer, 2003:132.

Shafi MI, Petry U, Bosch XF et al. European consensus statement on "HPV Vaccination and Colposcopy". J Low Genit Tract Dis 2011; 15(4):309-15.

Shin JW, Rho HS, Park CY. Factors influencing the choice between cold knife conization and loop electrosurgical excisional procedure for the treatment of cervical intraepithelial neoplasia. J Obstet Gynaecol Res 2009; 35(1):126-30.

Sljivić VS, Watson SR. The adjuvant effect of Corynebacterium parvum: T-cell dependence of macrophage activation. J Exp Med 1977; 145:45-57.

Stanley MA. Genital human papillomavirus infections: current and prospective therapies. J Gen Virol 2012; 93:681-91.

Stefanaki C, Lagogiani I, Kouris A, Kontochristopoulos G, Antoniou C, Katsarou A. Cryotherapy versus imiquimod 5% cream combined with a keratolytic lotion in cutaneous warts in children: A randomized study. J Dermatol Treat 2016; 27:80-2.

Stefani M, Bottino G, Fontenelle E, Azulay DR. Efficacy comparison between cimetidine and zinc sulphate in the treatment of multiple and recalcitrant warts. An Bras Dermatol 2009; 84(1):23-9

Taha NSA. Cirurgia de alta frequência no trato genital inferior. In: Martins NV (ed.) Patologia do tratogenital inferior: diagnóstico e tratamento. Roca 2014: 360-4.

Tatti S, Bornstein J, Prendiville W. Colposcopy: a global perspective: introduction of the new IFCPC colposcopy terminology. Obstet Gynecol Clin North Am 2013; 40(2):235-50.

Thappa DM, Chiramel MJ. Evolving role of immunotherapy in the treatment of refractory warts. Indian Dermatology Online Journal 2016; 7(5):364-70.

Ueda M, Ueki K, Kanemura M et al. Diagnostic and therapeutic laser conization for cervical intraepithelial neoplasia. Gynecologic Oncology 2006; 101(1):143-6.

Vintermyr OK, Iversen O, Thoresen S et al. Recurrent high-grade cervical lesion after primary conization is associated with persistent human papillomavirus infection in Norway. Gynecol Oncol 2014; 133(2):159-66.

Welters MJ, Kenter GG, Piersma SJ et al. Induction of tumor-specific CD4+ and CD8+ T-cell immunity in cervical cancer patients by a human papillomavirus type 16 E6 and E7 long peptides vaccine. Clin Cancer Res 2008; 14:178-87.

Word AP, Nezafati KA, Cruz PD Jr. Treatment of warts with contact allergens. Dermatitis 2015; 26:32-7.

Wright Jr TC, Massad LS, Dunton CJ, Spitzer M, Wilkinson EJ, Solomon D. 2006 consensus guidelines for the management of women with abnormal cervical cancer screening tests. American Journal of Obstetrics and Gynecology 2007; 197(4):346-55.

Yaghoobi R, Sadighha A, Baktash D. Evaluation of oral zinc sulfate effect on recalcitrant multiple viral warts: a randomized placebo-controlled clinical trial. J Am Acad Dermatol 2009; 60(4):706-8.

Yilmaz E, Alpsoy E, Basaran E. Cimetidine therapy for warts: aplacebo-controlled, double-blind study. J Am Acad Dermatol 1996; 34:1005-7

Zedan H, Hofny ERM, Ismail SA. Propolis as an alternative treatment for cutaneous warts. Int J Dermatol 2009; 48:1246-9.

9

Conduta em Caso de Alterações Citológicas

Claudia Teixeira da Costa Lodi
Adriana Almeida de Souza Lucena

INTRODUÇÃO

O exame citopatológico ainda é a estratégia mais adotada para o rastreamento do câncer do colo do útero. Um desafio é a implantação de um rastreamento organizado para a obtenção do melhor custo-benefício e de uma elevada cobertura populacional, reduzindo assim as taxas de mortalidade por essa doença.

Para se saber quem, quando e como rastrear é necessária uma avaliação das vantagens, desvantagens e custos. As diretrizes brasileiras recomendam o rastreamento anualmente com exame citopatológico em mulheres de 25 a 64 anos de idade, o qual, após dois exames consecutivos negativos, passa a ser trienal.

A citologia oncótica apresenta sensibilidade de 18% a 76% e especificidade elevada. A classificação citológica utilizada é a terminologia de Bethesda, atualizada em 2001, e que é semelhante à Classificação Citológica Brasileira (2006), a qual foi adotada pelo Instituto Nacional de Câncer (INCA) e pela Sociedade Brasileira de Citopatologia (Quadro 9.1).

Mulheres com alterações citológicas, dependendo do grau da lesão, necessitam de seguimento e/ou tratamento, sendo encaminhadas para nova citologia e/ou colposcopia e, quando necessário, biópsia, na tentativa de eliminar a possibilidade de diagnóstico de lesões invasoras. Por outro lado, essa medida pode acarretar maior custo para o sistema de saúde e levar ao supertratamento de lesões não progressivas.

Está bem estabelecido que as mulheres com alterações citológicas que sugiram lesão de alto grau devem ser encaminhadas para colposcopia e biópsia. No entanto, a conduta em caso de alterações citológicas que sugerem lesão de baixo grau permanece em discussão.

A história natural dessas alterações é difícil de predizer, as quais geralmente regridem espontaneamente sem tratamento, embora em alguns casos evoluam para neoplasias intraepiteliais cervicais de alto grau e câncer. É necessário e, até o momento, um desafio um novo método de triagem que possa identificar essas mulheres de risco para desenvolver lesões de alto grau ou câncer e que reduza a possibilidade de superdiagnóstico e supertratamento.

Quadro 9.1 Classificação citopatológica brasileira (2006)

Alterações celulares benignas
Atipias de significado indeterminado
Lesão intraepitelial cervical de baixo grau
Lesão intraepitelial cervical de alto grau
Lesão intraepitelial cervical de alto grau, não sendo possível excluir microinvasão
Adenocarcinoma *in situ*
Carcinoma invasor

Existe evidência da relação entre a infecção pelo papilomavírus humano (HPV) e o desenvolvimento de câncer cervical. Desse modo, o teste DNA-HPV tem sido proposto em alguns países como alternativa para diferenciar as mulheres com lesões citológicas menores que necessitam ser encaminhadas para colposcopia daquelas que podem retornar ao rastreamento básico. Alguns estudos mostram que o teste DNA-HPV aumenta a sensibilidade até quase 100% em algumas situações, mas também aumenta o número de colposcopias desnecessárias.

As diretrizes nacionais e internacionais com base na literatura atual sugerem condutas nas alterações citológicas utilizando os parâmetros adaptados da U.S. Preventive Services Task Force (USPSTF) para classificar os graus de recomendações apresentados ao longo do texto (Quadro 9.2). Todas essas recomendações são indicadas para mulheres que se encontram na faixa etária para rastreamento do câncer do colo uterino (25 a 64 anos).

Quadro 9.2 Graus de recomendação

Grau	Definição*	Sugestões para prática
A	A prática é recomendada. Há alta convicção de que o benefício líquido é substancial.	Ofereça ou forneça a prática
B	A prática é recomendada. Há alta convicção de que o benefício é moderado ou existe moderada convicção de que o benefício é moderado ou substancial.	Ofereça ou forneça a prática
C	A prática não é recomendada rotineiramente. Pode haver considerações que embasam a prática para um indivíduo. Existe pelo menos moderada convicção de que o benefício líquido é pequeno.	Ofereça ou forneça a prática apenas se outras considerações embasam essa decisão para um indivíduo
D	A prática não é recomendada. Existe moderada ou alta convicção de que a prática não tem benefício líquido ou os danos superam os benefícios.	Desencoraje o uso dessa prática
I	A evidência atual é insuficiente para avaliar o balanço entre benefícios e danos decorrentes da prática. Não há evidência ou esta é de baixa qualidade ou conflitante, e o balanço entre benefícios e danos decorrentes da prática não pode ser determinado.	Leia o texto introdutório contendo evidências obtidas na revisão da literatura que fundamenta a recomendação. Se a prática for oferecida, as pacientes devem entender que existe incerteza do balanço entre benefícios e danos

A USPSTF define convicção como a "probabilidade de que a avaliação pela USPSTF do benefício líquido de uma prática preventiva e correta". O benefício líquido é definido como o benefício menos o dano da prática quando implementado em uma população em geral.
Fonte: U.S. Preventive Services Task Force (USPSTF).

ALTERAÇÕES CELULARES BENIGNAS

Existem situações benignas que dificultam o diagnóstico diferencial com lesões intraepiteliais escamosas de alto e baixo grau, como os esfregaços inflamatórios, caracterizados pela presença de alterações celulares epiteliais causadas por agentes físicos ou químicos; a metaplasia escamosa imatura e a atrofia com inflamação, achado fisiológico na pós-menopausa, pós-parto e lactação. Nesses casos, a mulher deverá ser mantida na rotina de rastreamento citológico, após correção da atrofia genital com estrogênios tópicos e/ou tratamento da infecção genital (grau de recomendação A).

CÉLULAS ESCAMOSAS ATÍPICAS DE SIGNIFICADO INDETERMINADO POSSIVELMENTE NÃO NEOPLÁSICAS (ASC-US)

As ASC-US representam a alteração citológica mais frequente nos resultados dos laudos citopatológicos do colo do útero. Segundo dados registrados no Siscolo em 2013, no Brasil, esses diagnósticos citológicos representaram 1,4% de todos os exames realizados e 48,8% quando foram considerados apenas os resultados alterados.

Castle e cols., avaliando mais de um milhão de citologias, encontraram risco de 15% de neoplasia intraepitelial cervical grau 2/3 (NIC 2+) e de 0,2% de carcinoma invasor em citologias com ASC-US, corroborando os achados de outros estudos. Alguns autores mostram prevalência de 0,8% de NIC 2 e 1,3% de NIC 3 em mulheres com citologia de ASC-US.

A partir da revisão das diretrizes da American Society for Colposcopy and Cervical Pathology (ASCCP), de 2013, mulheres com ASC-US podem apenas repetir a citologia oncótica ou fazer o teste de DNA-HPV oncogênico. A utilização desse teste para mulheres > 25 anos de idade seria o mais recomendado em associação ao exame citológico na tentativa de identificar os casos de risco de evoluir para lesões de alto grau (Figura 9.1).

Está bem estabelecido que é necessária a infecção persistente pelo HPV de alto risco para o desenvolvimento do câncer cervical e NIC 3. Estudos mostram que as mulheres

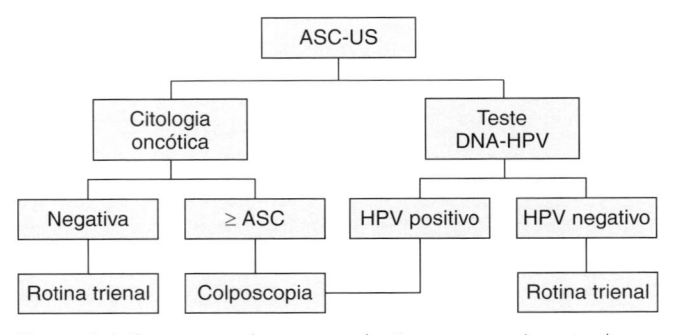

Figura 9.1 Fluxograma de recomendações para seguimento de mulheres com ASC-US na citologia de acordo com a ASCCP.

com citologia ASC-US e positivas para o teste DNA-HPV oncogênico (ASC-US/HPV+) devem ser acompanhadas da mesma maneira que as mulheres com lesão intraepitelial de baixo grau (LSIL), devendo ser encaminhadas para colposcopia (15% de chance de evolução em 2 anos de seguimento). Por outro lado, o risco de evolução para lesões de alto grau e câncer invasor após citologia ASC-US e teste DNA-HPV oncogênico negativo (ASC-US/HPV–) é similar ao de uma citologia negativa ou um teste DNA-HPV oncogênico negativo (1,4% em 2 anos de seguimento), podendo essas mulheres manter o seguimento de acordo com as recomendações referentes às suas faixas etárias. Nas diretrizes publicadas na Coreia do Sul e na Argentina, o teste do DNA-HPV oncogênico também é indicado para o ratreamento das mulheres com citologia de ASC-US.

As diretrizes adotadas na França, no Reino Unido, na Austrália, na Nova Zelândia e no Brasil recomendam a repetição da citologia entre 6 e 12 meses. Na Nova Zelândia e no Brasil, deve-se repetir o exame citológico em 6 meses nas mulheres ≥ 30 anos de idade (grau de recomendação A) e em 12 meses nas mulheres de 25 a 30 anos (grau de recomendação B). Se necessário, deve-se realizar previamente o tratamento de processos infecciosos e/ou melhorar o trofismo genital. Após dois exames consecutivos negativos, a mulher deve retornar à rotina de rastreamento citológico trienal (grau de recomendação B) na atenção básica. O encaminhamento para colposcopia só estará indicado em caso de persistência de ASC-US ou lesão de maior grau (grau de recomendação A) na atenção secundária (Figura 9.2).

Na colposcopia com junção escamocolunar (JEC) totalmente visível, zona de transformação (ZT) 1 e com achados anormais menores, a biópsia poderá ser postergarda nas mulheres < 30 anos de idade, sem história de alteração citológica e que possam ser mantidas em seguimento (grau de recomendação B), com citologias semestrais até dois exames consecutivos negativos, quando então deverão retornar à rotina trienal ou até que surja um diagnóstico citológico

diferente que indique outra conduta (grau de recomendação A). No caso de JEC não visível (ZT 3) ou parcialmente visível (ZT 2) deverá ser feita a avaliação do canal endocervical (grau de recomendação B), e a conduta deverá seguir o resultado dessa avaliação (grau de recomendação A). Sendo esse resultado negativo ou mantendo ASC-US, a mulher deverá ser mantida em seguimento citológico semestral (mulheres ≥ 30 anos) ou anual (mulheres de 25 a 30 anos) na atenção básica, até dois exames consecutivos negativos, retornando então à rotina trienal (grau de recomendação B), ou até que surja outro diagnóstico citológico que a direcione para outra conduta (grau de recomendação A).

Caso o escovado endocervical evidencie lesão de grau maior, a conduta será a recomendada para esse novo resultado (grau de recomendação A). O escovado endocervical apresenta maior sensibilidade em comparação à curetagem de canal endocervical, com especificidade similar, melhor tolerabilidade e menor probabilidade de amostras insuficientes.

Na colposcopia com achados anormais maiores e sugestivos de lesão de alto grau ou invasão, deve-se realizar biópsia para estudo histológico (grau de recomendação A) (Figura 9.3).

Mulheres > 30 anos com achados colposcópicos anormais (menores ou maiores), história de NIC de alto grau ou câncer ou com rastreamento prévio desconhecido deverão ser submetidas a biópsia (grau de recomendação A).

O tratamento com base somente no aspecto colposcópico ("ver e tratar") é inaceitável (grau de recomendação D) nos casos de ASC-US.

CÉLULAS ESCAMOSAS ATÍPICAS DE SIGNIFICADO INDETERMINADO QUANDO NÃO SE PODE EXCLUIR LESÃO INTRAEPITELIAL DE ALTO GRAU (ASC-H)

Essas células apresentam alterações sugestivas de lesão intraepitelial escamosa de alto grau (HSIL), mas faltam critérios

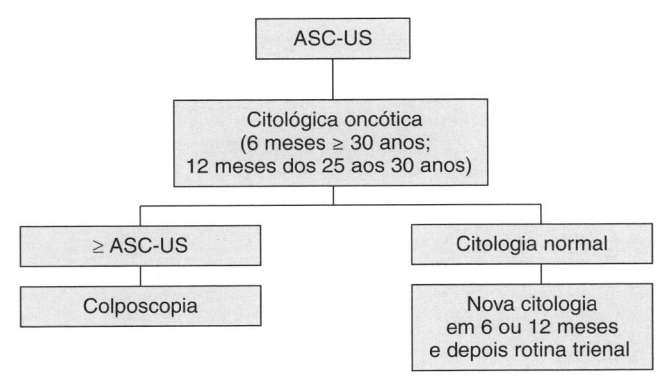

Figura 9.2 Fluxograma de recomendações para seguimento de mulheres com ASC-US na citologia de acordo com as diretrizes brasileiras.

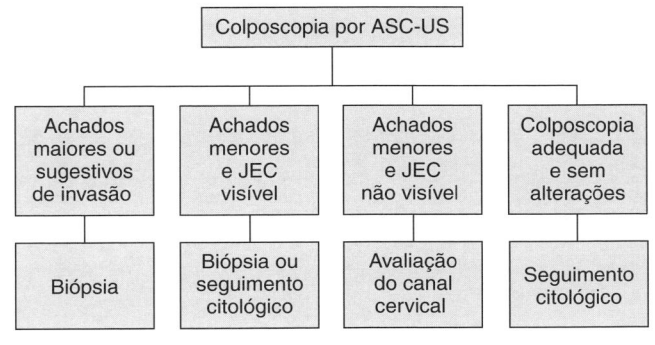

Figura 9.3 Fluxograma de recomendações para seguimento colposcópico de mulheres com ASC-US na citologia de acordo com as diretrizes brasileiras.

definitivos para tal. Em 2013, a prevalência no Brasil foi de 0,2% entre todos os exames citológicos realizados e de 8,8% entre os exames alterados. Estudos mostram prevalência de NIC 2/3 variando de 32% a 66% em mulheres com diagnóstico citológico de ASC-H, e a de câncer, 1,3% a 3%.

As diretrizes adotadas na França, no Reino Unido, na Austrália, na Nova Zelândia, na Argentina, nos EUA e na Coreia do Sul recomendam o encaminhamento de mulheres com ASC-H para colposcopia de imediato sem o uso do teste DNA-HPV. De acordo com alguns estudos, esse teste poderia contribuir para a avalição das mulheres > 50 anos de idade e também para as mulheres com colposcopia sem achados anormais ou com achados anormais menores.

Kietpeerakool e cols. avaliaram mulheres com ASC-H submetidas à conduta "ver e tratar" e não encontraram diferença significativa em suas complicações e no supertratamento quando comparadas às submetidas ao tratamento convencional, embora tenha sido reduzido o tempo de espera para diagnóstico e tratamento definitivo.

As diretrizes brasileiras recomendam que todas as mulheres com diagnóstico citológico de ASC-H sejam encaminhadas para colposcopia na atenção secundária (grau de recomendação A). Na colposcopia, se a JEC for total ou parcialmente visível (ZT 1 e 2) com achados anormais maiores, a biópsia deve ser realizada (grau de recomendação A). A excisão da zona de transformação tipo 1 ou 2 (EZT 1 ou 2) também é aceitável onde se retira a ZT 1 ou 2 (grau de recomendação I). Se a JEC não for visível (ZT 3), independentemente dos achados colposcópicos, deve-se, além da biópsia, proceder à avaliação do canal endocervical e a conduta será definida após esse resultado (grau de recomendação B). Caso o resultado permaneça o mesmo ou apresente lesão citológica mais grave (ASC-H+), excluída a lesão vaginal, é recomendável realizar a EZT tipo 3 com finalidade diagnóstica (grau de recomendação A). Por outro lado, se a avaliação do canal for negativa, faz-se seguimento cito-colposcópico semestral por 1 ano (grau de recomendação B). Nesse seguimento, caso a citologia mantenha ASC-H+, com colposcopia normal, mantendo JEC não visível e excluída lesão vaginal, é recomendada a excisão tipo 3 (grau de recomendação A). No entanto, se a JEC for visível com colposcopia normal, está indicada uma revisão das lâminas iniciais (grau de recomendação B). Nessa revisão, se o diagnóstico citológico for ASC-H+, é recomendável a excisão tipo 3 (grau de recomendação B); se houver outro diagnóstico, convém seguir conduta específica (grau de recomendação A). Se não for possível realizar a revisão das lâminas, uma nova citologia deverá ser feita em 6 meses, seguindo conduta específica (grau de recomendação C) (Figura 9.4).

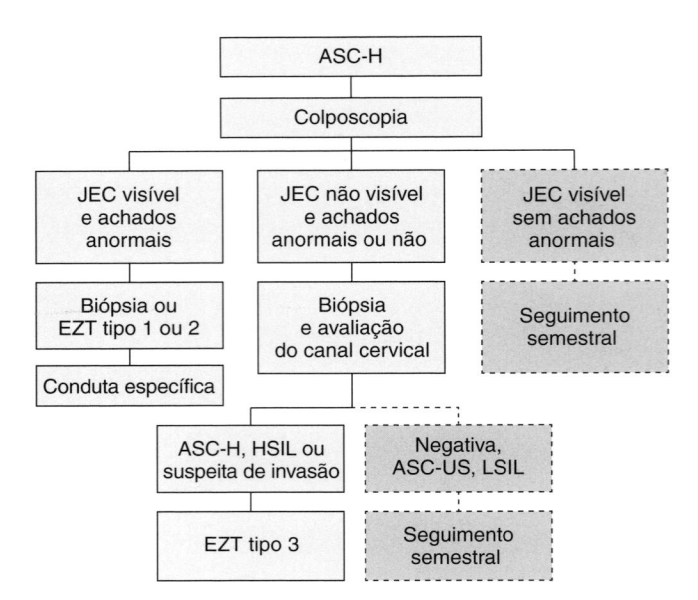

Figura 9.4 Fluxograma de recomendações para seguimento de mulheres com ASC-H na citologia de acordo com as diretrizes brasileiras.

LESÃO INTRAEPITELIAL ESCAMOSA DE BAIXO GRAU (LSIL)

A LSIL representa a manifestação citológica da infecção pelo HPV com frequente chance de regressão, principalmente em mulheres < 30 anos de idade. Estima-se que 47,4% das LSIL regridam em 2 anos de seguimento.

Sua prevalência foi de 0,8%, considerando todos os exames citopatológicos realizados no Brasil em 2013, e de 27,6% dos exames alterados, sendo o segundo diagnóstico mais frequente. Representa um risco de 12% a 25% de NIC 2/3 e 0,2% de câncer invasor.

A ASCCP recomenda o encaminhamento da mulher para colposcopia. Na colposcopia, se a JEC não for visível (ZT 3) ou, se visível, não identificar lesão (ZT 1 e 2), deverá ser obtida a amostra endocervical. No entanto, na colposcopia com achados menores, a mulher poderá ser acompanhada com citologias semestrais por 1 ano ou teste de DNA-HPV também em 1 ano. Se ambos forem negativos, a mulher deverá retornar ao controle na atenção básica. Se no seguimento a citologia mostrar ASC-US+ ou se o teste de DNA-HPV for positivo, a mulher deverá ser encaminhada para nova colposcopia (Figura 9.5).

As diretrizes adotadas na França, no Reino Unido, na Austrália, na Nova Zelândia, na Argentina, na Africa do Sul, no Japão, na Irlanda, na Escócia e na Coreia do Sul recomendam desde o encaminhamento imediato para colposcopia até nova coleta citológica em intervalos variáveis ou a realização do teste de DNA-HPV. Se houver persistência ou agravamento de lesão na citologia ou se o teste de DNA-HPV for positivo, a mulher deve ser encaminhada para colposcopia. O encaminhamento imediato para colposcopia se baseia na possibilidade de lesões mais graves, ao passo que

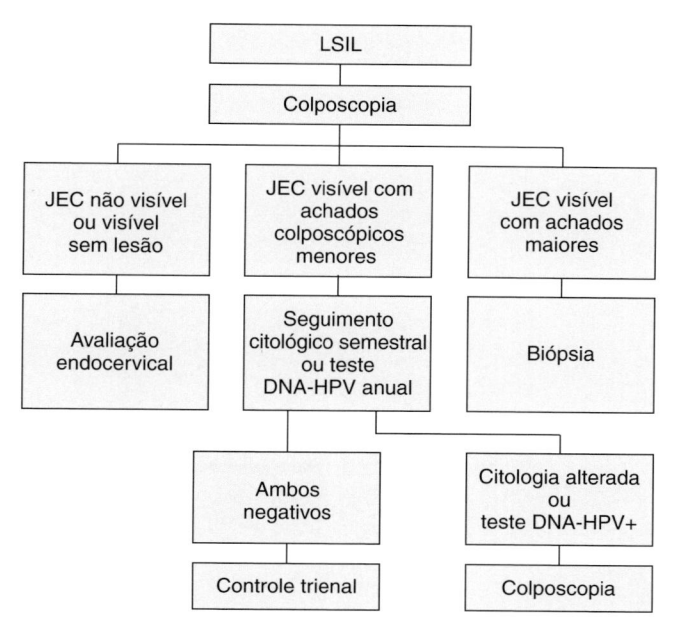

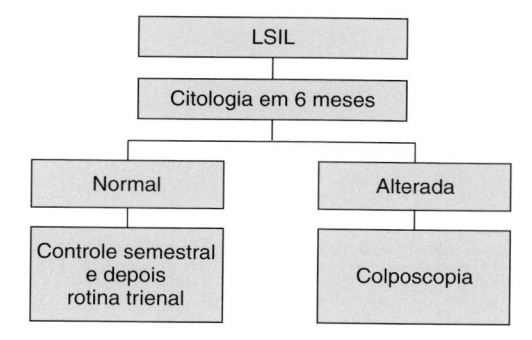

Figura 9.6 Fluxograma de recomendações para seguimento de mulheres com LSIL na citologia de acordo com as diretrizes brasileiras.

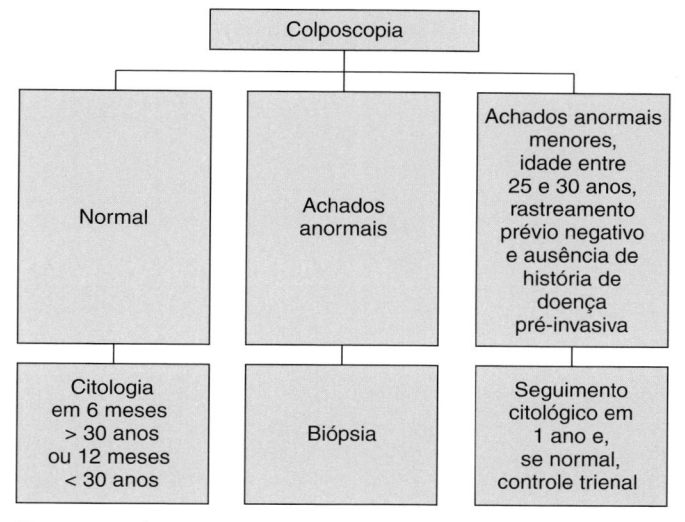

Figura 9.5 Fluxograma de recomendações para seguimento de mulheres com LSIL na citologia de acordo com a ASCCP.

Figura 9.7 Fluxograma de recomendações para seguimento pós--colposcopia de mulheres com LSIL na citologia de acordo com as diretrizes brasileiras.

a manutenção do seguimento citológico é fundamentada na história natural da infecção pelo HPV, existindo a chance de regressão da lesão, evitando sobrediagnóstico e sobretratamento.

Estudos mostram que a realização do teste de DNA-HPV em mulheres com LSIL apresenta especificidade crescente e sensibilidade elevada para detecção de NIC 2/3 e câncer em mulheres > 30 anos de idade, visto que a positividade dos testes é dependente da prevalência da infecção pelo HPV, o qual, por sua vez, é menor nessas mulheres, quando comparadas com as mais jovens, com menos de 25 anos.

O tratamento imediato por EZT não é recomendado em virtude do risco de sobretratamento e de efeitos adversos.

As diretrizes brasileiras recomendam seguimento citológico semestral após tratamento de processos infecciosos ou atrofia genital, quando necessário (grau de recomendação A). Se negativo em dois exames consecutivos, deve-se retornar à rotina trienal de rastreamento e, se positivo, encaminhar para colposcopia (grau de recomendação A) (Figura 9.6).

Na colposcopia, se presente qualquer achado anormal em mulheres > 30 anos, convém realizar biópsia com conduta específica (grau de recomendação A). Quando presentes achados anormais menores em mulheres de 25 a 30 anos, além de ausência de história de doença pré-invasiva, pode-se optar pelo seguimento citológico anual até dois exames consecutivos negativos (grau de recomendação B). Diante de um novo resultado alterado, deve ser seguida conduta específica (grau de recomendação A). Na colposcopia normal, sem lesões na vagina, é recomendada nova citologia em 6 meses nas mulheres > 30 anos de idade e em 12 meses nas mulheres de 25 a 30 anos (grau de

recomendação A). Caso a citologia seja negativa em dois exames consecutivos, cabe retornar ao rastreamento trienal. Se for mantido o diagnóstico de LSIL, cabe continuar o seguimento citológico até que os exames se tornem normais. Em caso de agravamento da lesão, a conduta deverá ser específica (grau de recomendação A). Em caso de persistência de LSIL por 2 anos, a paciente deverá ser encaminhada novamente para colposcopia (grau de recomendação B) (Figura 9.7).

LESÃO INTRAEPITELIAL ESCAMOSA DE ALTO GRAU (HSIL)

Em 2013, esse resultado citológico esteve presente em 0,26% de todos os exames realizados no Brasil e em 9,1% dos exames alterados. Estudos mostram que 70% a 75% dos casos apresentam confirmação histológica e em 1% a 2% o resultado da biópsia é compatível com câncer invasor.

Como o HPV oncogênico pode ser detectado em praticamente 100% dos casos, não está indicado o teste de DNA--HPV para rastreio.

O tratamento deve ser excisional, com EZT na lesão ectocervical ou quando a JEC se encontra no primeiro centímetro do canal (ZT 1 e 2), permitindo o diagnóstico de invasão e tratamento da lesão intraepitelial. Alguns autores consideram efetiva a conduta "ver e tratar", reduzindo o tempo de tratamento e garantindo menos perdas no seguimento. Essa conduta, quando realizada em mulheres com HSIL, colposcopia adequada com achados anormais maiores, ZT 1 ou 2, ausência de suspeita de invasão ou doença glandular, tem reduzido o risco de sobretratamento.

As diretrizes da ASCCP recomendam que as mulheres com citologia de HSIL devam ser encaminhadas de imediato para colposcopia ou EZT. Caso seja encontrada NIC 2/3, deve ser seguida conduta específica; se não for identificada NIC 2/3 com colposcopia adequada, a mulher poderá ser mantida em seguimento semestral citocolpo-histológico por 1 ano ou ser submetida a procedimento excisional para diagnóstico, ou pode ser solicitada a revisão de lâmina (Figura 9.8).

As diretrizes brasileiras recomendam que todas as mulheres com HSIL sejam encaminhadas de imediato para colposcopia (grau de recomendação A). Na colposcopia, havendo achados anormais maiores, JEC visível (ZT 1 ou 2), lesão restrita ao colo e sem suspeita de invasão ou doença glandular, deverá ser realizada a excisão tipo 1 ou 2 ("ver e tratar"), de acordo com o tipo de ZT (grau de recomendação A). Se a JEC for visível na colposcopia, mas com achados colposcópicos anormais menores ou suspeitos de lesão invasora, ou se o colposcopista não estiver seguro quanto à gravidade dos achados, deve ser realizada biópsia (grau de recomendação A). Em caso de colposcopia com JEC não visível ou

parcialmente visível (ZT tipo 3) e achados anormais maiores, deverá ser realizada excisão tipo 3 (grau de recomendação A). Em caso de colposcopia com JEC não visível ou parcialmente visível e achados anormais menores, a biópsia será opcional (grau de recomendação I) e o canal endocervical deverá ser investigado (grau de recomendação A). É necessário afastar a possibilidade de lesão vaginal (grau de recomendação A). Na avaliação do canal, se mantiver HSIL+, deve ser realizada excisão tipo 3 (grau de recomendação A) ou, se for LSIL –, repetem-se a citologia e a colposcopia em 6 meses (grau de recomendação B).

Após o resultado anatomopatológico, a mulher deverá ser conduzida conforme recomendação específica (grau de recomendação A). Se à colposcopia não forem identificados achados anormais, independentemente da visão da JEC, será necessário afastar a possibilidade de lesões vaginais (grau de recomendação A) e, se possível, solicitar revisão de lâmina (grau de recomendação B). Na revisão, mantendo-se o diagnóstico de HSIL, colposcopia sem anormalidade e JEC não visível (ZT tipo 3), deve-se proceder à investigação do canal endocervical (grau de recomendação A). Havendo suspeita de lesão de alto grau ou invasão, realizar excisão tipo 3 (grau de recomendação A). Por outro lado, se o resultado for lesão de baixo grau ou negativo, a citologia e a colposcopia deverão ser repetidas em 6 meses (grau de recomendação B). Na revisão, quando se mantém o diagnóstico de HSIL com colposcopia normal com JEC visível, novas citologia e colposcopia estarão indicadas em 6 meses (grau de recomendação B). Nesse seguimento semestral, em caso de persistência de HSIL sem lesão vaginal, deve-se encaminhar a mulher para excisão (EZT) de acordo com o tipo de ZT (grau de recomendação A); por outro lado, se os resultados citológico e colposcópico forem negativos, cabe manter o controle citológico e colposcópico semestral até dois exames consecutivos negativos, quando então a paciente poderá retornar ao rastreamento trienal (grau de recomendação A) (Figura 9.9).

LESÃO INTRAEPITELIAL DE ALTO GRAU, NÃO SENDO POSSÍVEL EXCLUIR MICROINVASÃO OU CARCINOMA EPIDERMOIDE INVASOR

Esses diagnósticos citológicos são pouco prevalentes, tendo sido registrados no Brasil (2013) 0,03% a 0,01% de exames satisfatórios e 0,9% a 0,5% de exames alterados. No sistema Bethesda, essa categoria existe apenas como observação a ser mencionada em casos de HSIL. O diagnóstico de carcinoma microinvasor é realizado em peça cirúrgica obtida por EZT ou conização com margens cirúrgicas livres.

As diretrizes brasileiras recomendam que as mulheres com diagnóstico citológico de HSIL, não sendo possível excluir

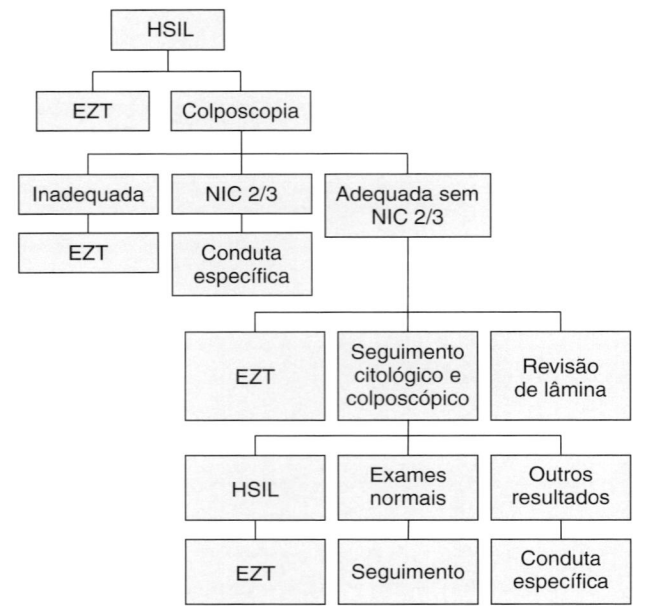

Figura 9.8 Fluxograma de recomendações para seguimento de mulheres com HSIL na citologia de acordo com a ASCCP.

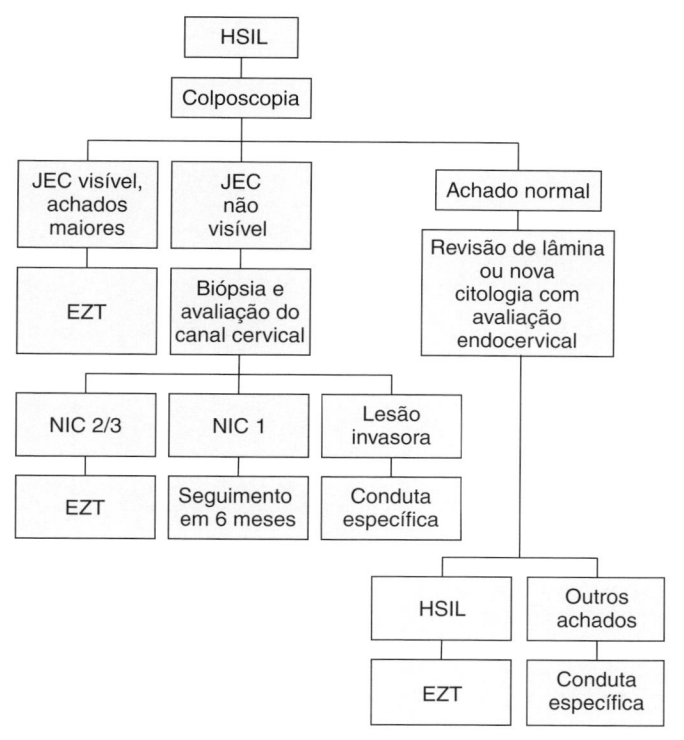

Figura 9.9 Fluxograma de recomendações para seguimento de mulheres com HSIL na citologia de acordo com as diretrizes brasileiras.

microinvasão ou carcinoma epidermoide invasor, devem ser encaminhadas para colposcopia (grau de recomendação A). Em caso de colposcopia com achados sugestivos de invasão, está indicada biópsia (grau de recomendação A). Em qualquer outra situação ao exame colposcópico, está indicada EZT de acordo com a ZT (grau de recomendação A) (Figura 9.10).

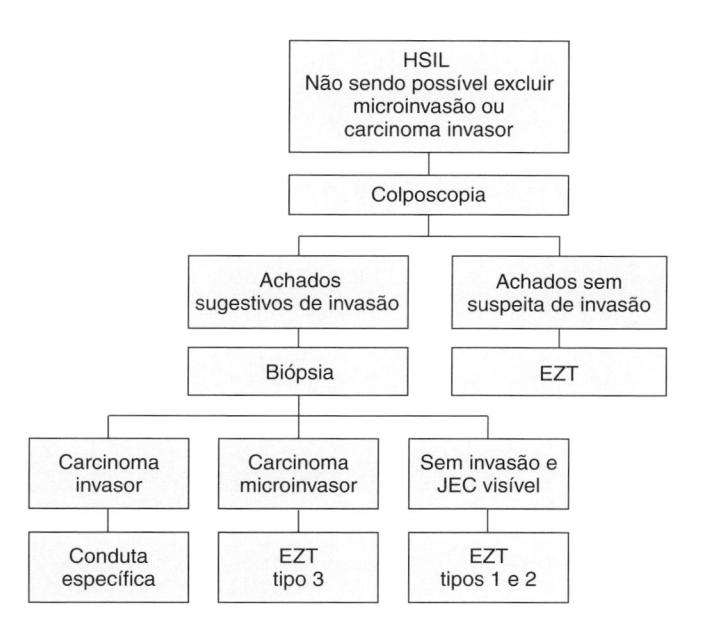

Figura 9.10 Fluxograma das recomendações para seguimento de mulheres com HSIL, não sendo possível excluir microinvasão ou carcinoma invasor na citologia de acordo com as diretrizes brasileiras.

CÉLULAS GLANDULARES ATÍPICAS (AGC) DE SIGNIFICADO INDETERMINADO, POSSIVELMENTE NÃO NEOPLÁSICAS, OU CÉLULAS GLANDULARES ATÍPICAS DE SIGNIFICADO INDETERMINADO QUANDO NÃO SE PODE EXCLUIR LESÃO INTRAEPITELIAL DE ALTO GRAU

A prevalência de tumores glandulares vem aumentando nas últimas décadas, passando de 5% para 25% em relação ao carcinoma escamoso. Embora na maioria das vezes o adenocarcinoma ainda não seja diagnosticado em fase pré-invasiva, esse diagnóstico (pré-invasor) tem aumentado em decorrência do uso rotineiro de coleta citológica endocervical. Na colposcopia existem dificuldades para esclarecer as alterações citológicas de origem glandular em razão da topografia das lesões dentro do canal cervical, as quais, muitas vezes, ocupam a profundidade das criptas glandulares, e da dificuldade em interpretar as imagens em virtude da falta de padrão colposcópico.

No Brasil, em 2013, representou 0,13% de todos os exames realizados e 4,7% dos exames alterados. Esse resultado citológico pode se tratar de neoplasia intraepitelial escamosa, adenocarcinoma *in situ* (AIS), adenocarcinoma invasor do colo ou do endométrio e neoplasia extrauterina. Embora seja baixo o risco de lesão invasora em mulheres com menos de 40 anos com AGC, a chance de NIC 2/3 é elevada, encontrando-se associação em 15% a 56% dos casos. Por outro lado, é elevada a chance de adenocarcinoma invasor em mulheres > 40 anos.

Outros achados benignos, como hiperplasia microglandular, adenose vaginal, pólipos, endometriose, uso prolongado de progestogênios, metaplasia tubária, uso de dispositivo intrauterino (DIU) e reações inflamatórias pós-biópsia, cauterizações ou conização, também podem ocasionar essas atipias.

O diagnóstico de lesões glandulares pode ser prejudicado em razão da dificuldade de acesso ao canal endocervical na avaliação colposcópica, assim como pela possibilidade de ausência de achados anormais em epitélio glandular e da existência de lesões multifocais. As patologias endometriais são mais frequentes em mulheres > 35 anos de idade e naquelas mais jovens com sangramentos anormais, anovulação e obesidade.

A ASCCP recomenda a realização de colposcopia com avaliação endocervical. A avaliação endometrial está indicada nas mulheres na faixa etária > 35 anos e nas mais jovens, mas com fatores de risco para patologias endometriais.

As diretrizes brasileiras recomendam que as mulheres com diagnóstico de AGC sejam encaminhadas para colposcopia e biópsia com coleta de amostra endocervical (grau de recomendação A). Em caso de resultado histopatológico compatível com NIC 2/3, deve ser excluída doença glandular simultânea e, se compatível com AIS ou câncer, deve-se seguir recomendação específica (grau de recomendação A). Está indicada avaliação endometrial em mulheres > 35 anos ou naquelas mais novas com fatores de risco para patologia endometrial ou se a citologia sugerir origem endometrial (grau de recomendação A). Patologias extrauterinas deverão ser investigadas em caso de persistência de AGC sem diagnóstico de patologia uterina.

Em caso de persistência de AGC sem patologias uterinas ou extrauterinas, as mulheres deverão ser mantidas em seguimento citológico e colposcópico semestral até a exclusão de doença pré-invasiva ou invasiva. Após 2 anos de seguimento, a mulher deverá retornar ao rastreamento trienal (grau de recomendação B) (Figura 9.11).

Adenocarcinoma *in situ* (AIS) e invasor

A prevalência de AIS no Brasil esteve abaixo de 0,01% entre todos os exames citológicos realizados em 2013 e de 0,29% entre todos os exames alterados.

O AIS pode coexistir com lesões escamosas em 50% dos casos. Elevado percentual (48% a 69%) de mulheres com AIS na citologia apresenta confirmação histopatológica da lesão e cerca de 5% a 15% dos casos apresentam lesões multifocais, o que resulta no fato de que, mesmo nas mulheres submetidas à conização e que apresentaram margens livres no cone, não há garantia de que a lesão tenha sido totalmente retirada, havendo chance de doença residual ou recorrente em 2,6% e 20,3% dos casos, respectivamente. Assim, a conduta final, se deve ou não ser indicada histerectomia total, deverá ser fundamentada no fato de a mulher ter ou não prole constituída.

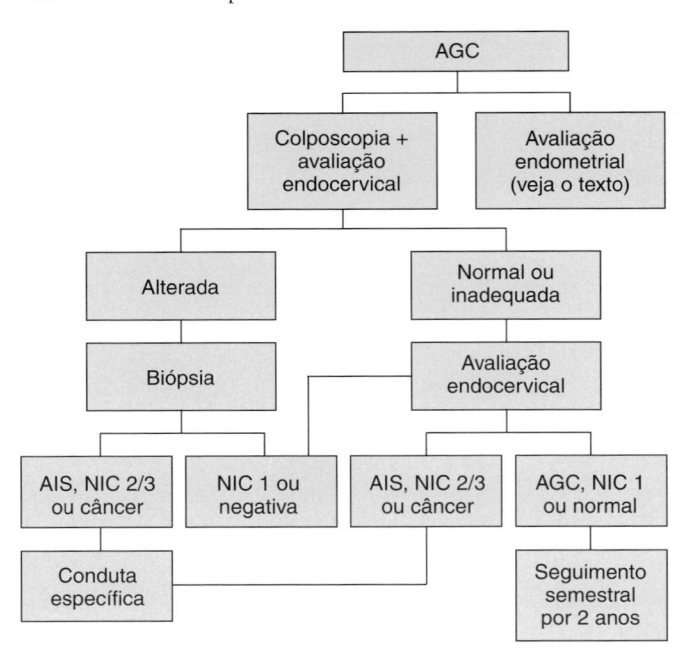

Figura 9.11 Fluxograma de recomendações para seguimento de mulheres com AGC na citologia de acordo com as diretrizes brasileiras.

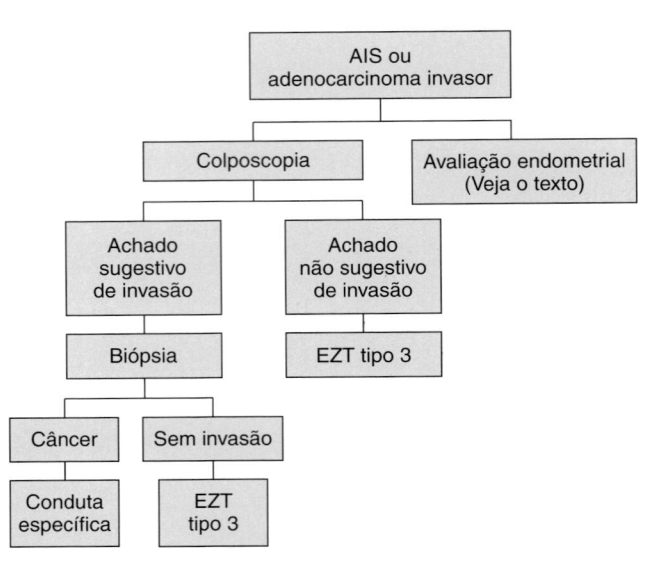

Figura 9.12 Fluxograma de recomendações para seguimento de mulheres com AIS ou adenocarcinoma invasor na citologia de acordo com as diretrizes brasileiras.

A ASCCP recomenda avaliação endometrial e colposcopia com amostra cervical para mulheres > 35 anos ou com idade inferior, mas com fatores de risco para patologias endometriais.

As diretrizes brasileiras recomendam encaminhamento para colposcopia (grau de recomendação A). Em caso de colposcopia com achados sugestivos de invasão, está indicada a biópsia (grau de recomendação A). Não havendo achados sugestivos de invasão, está indicada a EZT tipo 3 (grau de recomendação A), sendo indicada a avaliação endometrial em mulheres > 35 anos e naquelas abaixo dessa idade com fatores de risco para patologia endometrial (grau de recomendação B) (Figura 9.12). A conduta final será selecionada de acordo com o resultado histopatológico do cone e da avaliação endometrial, também levando em consideração o desejo da mulher de engravidar.

Leitura complementar

<http://www.has-sante.fr/portail/jcms/c_267841/abnormal-cervical-smear-2002-update guidelinespdf>.

ACOG – American College of Obstetricians and Gynecologists. ACOG practice bulletin n.99: management of abnormal cervical cytology and histology. Obstetrics and Gynecology [Internet] 2008; 112: 1419-44.

Agence Nationale D'Accréditation et D'Évaluation en Santé (France). Clinical Practice Guidelines: management of a patient with an abnormal cervical smear. 2002. Disponível em:

al. MACSe. Effectiveness of see-and-treat for approaching pre-invasive lesions of uterine cervix. Revista Saúde Pública. 846-50.

Alvarez RD TCW. Effective cervical neoplasia detection with a novel optical detection system: a randomized trial. Gynecol Oncol [Internet] 2007; 104:281-9.

Anttila A, von Karsa L, Aasmaa A et al. Cervical cancer screening policies and coverage in Europe. Eur J Cancer 2009; 45(15):2649-58.

Arbyn M, Buntinx F, Van Ranst M, Paraskevaidis E, Martin-Hirsch P, Dillner J. Virologic versus cytologic triage of women with equivocal Pap smears: a meta-analysis of the accuracy to detect high-grade intraepithelial neoplasia. J Natl Cancer Inst 2004; 96(4):280-93.

Arbyn M, Kyrgiou M, Simoens C et al. Perinatal mortality and other severe adverse pregnancy outcomes associated with treatment of cervical intraepithelial neoplasia: meta-analysis. BMJ 2008; 337:a1284.

Arbyn M, Rebolj M, De Kok IM et al. The challenges of organising cervical screening programmes in the 15 old member states of the European Union. Eur J Cancer 2009; 45(15):2671-8.

Arbyn M, Ronco G, Anttila A et al. Evidence regarding human papillomavirus testing in secondary prevention of cervical cancer. Vaccine 2012; 30 (Suppl 5):F88-99.

Bandyopadhyay S et al. Adjunctive human papillomavirus DNA testing is a useful option in some clinical settings for disease risk assessment and triage of females with ASC-H Papanicolaou test results. Archives of Pathology & Laboratory Medicine [Internet] 2008; 132:1874-81.

Barreth D, Schepansky A, Capstick V, Johnson G, Steed H, Faught W. Atypical squamous cells-cannot exclude high-grade squamous intraepithelial lesion (ASC-H): a result not to be ignored. J Obstet Gynaecol Can 2006; 28(12):1095-8.

Bentley J. Colposcopic management of abnormal cervical cytology and histology. International Journal of Obstetrics Gynecological Cancer [Internet]. 2012; 34:188-120.

Berdichvsky L, Karmin R, Chuang L. Treatment of high-grade squamous intraepithelial lesions: a 2-versus 3-step approach. American Journal of Obstetrics Gynecology [Internet] 2004; 190:1424-6.

Bosgraaf RP, Mast PP, Struik-van der Zanden PH, Bulten J, Massuger LF, Bekkers RL. Overtreatment in a see-and-treat approach to cervical intraepithelial lesions. Obstet Gynecol 2013; 121(6):1209-16.

Brasil. Ministério da Saúde. Departamento de Informática do SUS. Sistema de Informação do Câncer do Colo do Útero (SISCOLO). Disponível em: <http://www2datasus.gov.br/DATASUS/index.php?area=060303>.

BRASIL. Ministério da Saúde. Secretaria de Atenção à Saúde. Tabela de procedimentos, medicamentos, órteses, próteses e materiais especiais do SUS. Disponível em: <http://sigtap.datasus.gov.br/tabela-unificada/ app/sec/inicio.jsp>.

Budal EB et al. HPV DNA testing improves CIN2+ risk stratification and detection of CIN2+ in delayed triage of ASCUS and LSIL. A population-based follow-up study from Western Norway. Cancer Medical [Internet] 2014; 3:182-90.

Cartier I. Adenocarcinoma of uterine cervix. Difficulties in the diagnosis of early forms and cyto-colpo-histological correlations. Ann Pathol 2011; 31(5 Suppl):S107-8.

Castle PE, Fetterman B, Thomas Cox J et al. The age-specific relationships of abnormal cytology and human papillomavirus DNA results to the risk of cervical precancer and cancer. Obstet Gynecol 2010; 116(1):76-84.

Castle PE, Solomon D, Schiffman M, Wheeler CM. Human papillomavirus type 16 infections and 2-year absolute risk of cervical precancer in women with equivocal or mild cytologic abnormalities. J Natl Cancer Inst 2005; 97(14):1066-71.

Cheng WF, Chen YL, You SL et al. Risk of gynaecological malignancies in cytologically atypical glandular cells: follow-up study of a nationwide screening population. BJOG 2011; 118(1):34-41.

Chhieng DC, Roberson J, Gidley J et al. Bethesda 2001. Impact on the reporting of gynecologic cytology. Acta Cytol [Internet] 2004; 48: 355-62.

Colgan TJ, Woodhouse SL, Styer PE, Kennedy M, Davey DD. Reparative changes and the false-positive/false-negative Papanicolaou test: a study from the College of American Pathologists Interlaboratory Comparison Program in Cervicovaginal Cytology. Arch Pathol Lab Med 2001; 125(1):134-40.

Cox JT, Schiffman MDS. Prospective follow-up suggests similar risk of subsequent cervical intraepithelial neoplasia grade 2 or 3 among women with cervical intraepithelial neoplasia grade 1 or negative colposcopy and directed biopsy. Am J Obstet Gynecol [Internet] 2003; 188:1406-12.

Cox JT. Management of women with cervical cytology interpreted as ASC-US or as ASC-H. Clinical Obstetrics and Gynecology [Internet] 2005; 48:160-77.

Cox JT. HPV testing: is it useful in triage of minor Pap abnormalities? 1998; 46:121-4.

Cox T, Cuzick J. HPV DNA testing in cervical cancer screening: from evidence to policies. Gynecol Oncol 2006; 103(1):8-11.

Crothers BA, Booth CN, Darragh TM et al. Atrophic vaginitis: concordance and interpretation of slides in the College of American Pathologists Cervicovaginal Interlaboratory Comparison Program in Gynecologic Cytopathology. Arch Pathol Lab Med 2012; 136(11):1332-8.

Cuzick J, Thomas Cox J, Zhang G et al. Human papillomavirus testing for triage of women with low-grade squamous intraepithelial lesions. Int J Cancer 2013; 132(4):959-66.

Garrett LA, McCann CK. Abnormal cytology in 2012: management of atypical squamous cells, low-grade intraepithelial neoplasia, and high-grade intraepithelial neoplasia. Clin Obstet Gynecol 2013; 56(1): 25-34.

Ghorab Z, Mahmood S, Schinella R. Endocervical reactive atypia: a histologic-cytologic study. Diagn Cytopathol 2000; 22(6):342-6.

Goksedef BP, Api M, Kaya O, Gorgen H, Tarlaci A, Cetin A. Diagnostic accuracy of two endocervical sampling method: randomized controlled trial. Arch Gynecol Obstet 2013; 287(1):117-22.

Group. A-LTSA. A randomized trial on the management of low-grade squamous intraepithelial lesion cytology interpretations. Am J Obstet Gynecol [Internet] 2003; 188:1393-400.

Group. T. Biopsy and selective recall compared with immediate large loop excision in management of women with low grade abnormal cervical cytology referred for colposcopy: multicentre randomised controlled trial. . British Medical Journal [Internet] 2009; 339:1-12.

Hong Kong College of Obstetricians ans Gynecologist. Guidelines on the management of abnormal cervical cytology. Hong Kong 2008. Disponível em: <http://hkcog.obg.cuhk.edu.hk/docs/college_guidelines/Abnormal_Cervical_Cytology_revised_November_2008.pdf>.

Howlett RI, Marrett LD, Innes MK, Rosen BP, McLachlin CM. Decreasing incidence of cervical adenocarcinoma in Ontario: is this related to improved endocervical Pap test sampling? Int J Cancer 2007; 120(2): 362-7.

INCA. Diretrizes Brasileiras para o Rastreamento do Câncer do Colo do Útero. 2016.

INCA. Instituto Nacional de Câncer José Alencar Gomes da Silva. Nomenclatura brasileira para laudos citopatológicos cervicais. 3. ed. 2012.

Instituto Nacional del Cáncer (Argentina). Prevención del cáncer cérvico-Uterino: guia para la utilización de la prueba de VPH. Disponível em: <http://www.msal.gov.ar/inc/images/stories/downloads/publicaciones/equipo_medico/Cancer_Cervico_Uterino/Recomendaciones_para_el_tamizaje.pdf>.

Internacional Agency of Research on Câncer; Working Group on The evaluation of Carcinogenic Risks to Humans. Human papillomaviruses. IARC Monographs on the Evaluation of Carcinogenic Risks to Human 2007:1-636.

Ireland. National Cancer Screening Service. Guidelines for quality assurance in cervical screening. 2. ed. Dublin: National Cancer Screening Service, [200-?]. Disponível em: <http://www.cervicalcheck. ie/_fileupload/Publications/Final.pdf>.

Jordan J et al. European guidelines for quality assurance in cervical cancer screening: recommendations for clinical management of abnormal cervical cytology, part 1. Cytopathology [Internet] 2008; 19:342-54.

Jordan J, Martin-Hirsch P, Arbyn M et al. European guidelines for clinical management of abnormal cervical cytology, part 2. Cytopathology 2009; 20(1):5-16.

Kalir T, Simsir A, Demopoulos HB, Demopoulos RI. Obstacles to the early detection of endocervical adenocarcinoma. Int J Gynecol Pathol 2005; 24(4):399-403.

Kietpeerakool C et al. Feasibility of the 'see and treat' approach in management of women with 'atypical squamous cell, cannot exclude high-grade squamous intraepithelial lesion' smears. Journal of Obstetrics and Gynaecology Research [Internet] 2009; 35:507-13.

Kinney WK, Manos MM, Hurley LB, JE R. Where's the high grade cervical neoplasia? The importance of minimally abnormal Papanicolaou diagnoses. Obstetrics and Gynecology [Internet] 1998; 91:973-6.

Ko V, Tambouret RH, Kuebler DL, Black-Schaffer WS, Wilbur DC. Human papillomavirus testing using hybrid capture II with SurePath collection: initial evaluation and longitudinal data provide clinical validation for this method. Cancer 2006; 108(6):468-74.

Kuroki LM, Bergeron LM, Gao F, Thaker PH, Massad LS. See-and-treat loop electrosurgical excision procedure for high-grade cervical cytology: are we overtreating? J Low Genit Tract Dis 2016; 20(3):247-51.

Kyrgiou M, Koliopoulos G, Martin-Hirsch P, Arbyn M, Prendiville W, Paraskevaidis E. Obstetric outcomes after conservative treatment for intraepithelial or early invasive cervical lesions: systematic review and meta-analysis. Lancet 2006; 367(9509):489-98.

Lee JK et al. Practice guidelines for the early detection of cervical cancer in Korea: Korean Society of Gynecologic Oncology and the Korean Society for Cytopathology 2012 edition. Journal of Gynecologic Oncology 2013; 24(2):186-203.

Liman AK, Giampoli EJ, Bonfiglio TA. Should women with atypical squamous cells, cannot exclude high-grade squamous intraepithelial lesion, receive reflex human papillomavirus-DNA testing? Cancer 2005; 105(6):457-60.

Louro AP, Roberson J, Eltoum I, Chhieng DC. Atypical squamous cells, cannot exclude high-grade squamous intraepithelial lesion. A follow-up study of conventional and liquid-based preparations in a high-risk population. Am J Clin Pathol 2003; 120(3):392-7.

Massad LS, Einstein MH, Huh WK et al. 2012 updated consensus guidelines for the management of abnormal cervical cancer screening tests and cancer precursors. Obstet Gynecol 2013; 121(4):829-46.

Mayrand MH, Duarte-Franco E, Rodrigues I et al. Human papillomavirus DNA versus Papanicolaou screening tests for cervical cancer. N Engl J Med 2007; 357(16):1579-88.

Meirovitz M, Gatt D, Dreiher J, Shaco-Levy R. Uterine cervix conization based on Pap smear results: the "see and treat" approach. Isr Med Assoc J 2014; 16(5):303-6.

Melnikow J, Nuovo J, Willan AR, Chan BK, LP. H. Natural history of cervical squamous intraepithelial lesions: meta-analysis. Obstetrics and Gynecology [Internet] 1998; 92:727-35.

National Health and Medical Research Council (Austrália). Screening to prevent cervical cancer: guidelines for the management of asymptomatic women with screen detected abnormalities. Canberra: Biotext Pty 2005. Disponível em: <https://www.nhmrc.gov.au/guidelines-publications/wh39>.

Netherland. Health Council of the Netherlands. Population screening for cervical cancer. The Hague: Health Council of the Netherlands, 2011. Disponível em: <http://www.gezondheidsraad.nl/sites/ default/files/201107E_PopulationSCC_0.pdf>.

New Zealand. Ministry of Health. National Screening Unit. National Cervical Screening Programme. Guidelines for cervical screening in New Zealand: incorporating the management of women with abnormal cervical smears. Wellington: National Screening Unit, 2008. Disponível em: <http://www.health.govt.nz/ system/files/documents/ publications/cervical-screening guidelines-aug08.pdf>.

NHS. (2010) NHSCSP Publication Nº 20. Colposcopy and programme management: guidelines for the NHS cervical screening programme. 2. ed. Acessed: 6 de novembro de 2014.

Pity IS, Shamdeen MY, Wais SA. Follow up of atypical squamous cell pap smears in Iraqi women. Asian Pacific Journal of Cancer Prevention [Internet] 2012; 13:3455-60.

Prendiville W LLETZ theoretical rationale, practical aspects, clinical experience, optimizing the technique. London, 2003.

Reid-Nicholson M, Gatscha RM, Riedel ER, Lin O. Atypical squamous cells, cannot exclude high grade intraepithelial lesion (ASC-H): does HPV matter? Diagn Cytopathol 2007; 35(1):1-5.

Rodríguez AC, Schiffman M, Herrero R et al. Rapid clearance of human papillomavirus and implications for clinical focus on persistent infections. J Natl Cancer Inst 2008; 100(7):513-7.

Sadan O et al. Treatment of high-grade squamous intraepithelial lesions: a "see and treat" versus a three-step approach. European Journal of Obstetrics Gynecology Reproductive Biology [Internet] 2007; 131: 73-5.

Safaeian M, Solomon D, Wacholder S, Schiffman M, Castle P. Risk of precancer and follow-up management strategies for women with human papillomavirus-negative atypical squamous cells of undetermined significance. Obstet Gynecol 2007; 109(6):1325-31.

Santos ALF et al. Resultados histológicos e detecção do HPV em mulheres com células escamosas atípicas de significado indeterminado e lesão escamosa intra-epitelial de baixo grau na colpocitologia oncológica. Revista Brasileira de Ginecologia & Obstetrícia 2004: 457-62.

Saslow D, Solomon D, Lawson HW et al. American Cancer Society, American Society for Colposcopy and Cervical Pathology, and American Society for Clinical Pathology screening guidelines for the prevention and early detection of cervical cancer. CA Cancer J Clin. 2012; 62(3):147-72.

Sawaya GF. A 21-year-old woman with atypical squamous cells of undetermined significance. JAMA 2005; 294(17):2210-8.

Sellors JW, Sankaranarayanan R. Treatment of cervical intraepithelial neoplasia by loop electrosurgical excision procedure (LEEP). In:Colposcopy and treatment of cervical intraepithelial neoplasia: a beginners' manual [Internet], 2003.

Selvaggi SM. Clinical significance of atypical squamous cells cannot exclude high grade squamous intraepithelial lesion with histologic correlation: a 9-year experience. Diagn Cytopathol. 2013; 41(11):943-6.

Selvaggi SM. Reporting of atypical squamous cells, cannot exclude a high-grade squamous intraepithelial lesion (ASC-H) on cervical samples: is it significant? Diagn Cytopathol 2003; 29(1):38-41.

Sherman ME, Castle PE, Solomon D. Cervical cytology of atypical squamous cells-cannot exclude high-grade squamous intraepithelial lesion (ASC-H): characteristics and histologic outcomes. Cancer 2006; 108(5):298-305.

Simsir A, Ioffe O, Sun P, Elgert P, Cangiarella J, Levine PH. Effect of Bethesda 2001 on reporting of atypical squamous cells (ASC) with special emphasis on atypical squamous cells-cannot rule out high grade (ASC-H). Diagn Cytopathol 2006; 34(1):62-6.

Solomon D, Davey D, Kurman R et al. The 2001 Bethesda system: terminology for reporting results of cervical cytology. JAMA [Internet] 2002; 287:2114-9.

Song JS, Hwang I, Gong G. Outcome of "atypical squamous cells" in cervical cytology: follow-up assessment by loop electrical excision procedure. Korean J Pathol 2012; 46(4):359-64.

South Africa. National guideline for cervical cancer screening programme. Disponível em: <http://www.kznhealth.gov.za/cervicalcancer.pdf>.

Srodon M, Parry Dilworth H, Ronnett BM. Atypical squamous cells, cannot exclude high-grade squamous intraepithelial lesion: diagnostic performance, human papillomavirus testing, and follow-up results. Cancer 2006; 108(1):32-8.

Takeda T, Wong TF, Adachi T et al. Guidelines for office gynecology in Japan: Japan Society of Obstetrics and Gynecology and Japan Association of Obstetricians and Gynecologists 2011 edition. J Obstet Gynaecol Res 2012; 38(4):615-31.

Tseng CJ, Chang CC, Tseng CC et al. Loop conization for the treatment of microinvasive carcinoma of the cervix. Int J Gynecol Cancer 2006; 16(4):1574-8.

United Kingdom. Public Health England. NHS Cancer screening programme: colposcopy and programme management. 3. ed. London: Crown 2016. Disponível em: <https://www.gov.uk/government/uploads/system/uploads/attachment_data/file/515817/NHSCSP_colposcopy_management.pdf>.

US Preventive Services Task Force. Grade Definitions. Disponível em: <www. uspreventiveservicestaskforce.org/Page/Name/grade-definitions>. Acesso em: 27 de setembro de 2014.

WHO. World Human Organization 2016. Disponível em: http://www.who.int/.

Wright TC Jr, Massad LS, Dunton CJ et al. 2006 consensus guidelines for the management of women with abnormal cervical cancer screening tests. Am J Obstet Gynecol [Internet] 2007; 197:346-55.

Wright TC, Lorincz A, Ferris DG et al. Reflex human papillomavirus deoxyribonucleic acid testing in women with abnormal Papanicolaou smears. Am J Obstet Gynecol 1998; 178(5):962-6.

Wu HH, Allen SL, Kirkpatrick JL, TM E. Reflex highrisk human papilloma virus DNA test is useful in the triage of women with atypical squamous cells cannot exclude high-grade squamous intraepithelial lesion. Diagn Cytopathol [Internet] 2006; 34:707-10.

Ye J, Cheng B, Cheng YF et al. Prognostic value of human papillomavirus 16/18 genotyping in low-grade cervical lesions preceded by mildly abnormal cytology. J Zhejiang Univ Sci B 2017; 18(3): 249-55.

Yuko N, Koji M, Toyomi S et al. HPV genotyping for triage of women with abnormal cervical cancer screening results: a multicenter prospective study.

Zhao C, Florea A, Onisko A, Austin RM. Histologic follow-up results in 662 patients with Pap test findings of atypical glandular cells: results from a large academic womens hospital laboratory employing sensitive screening methods. Gynecol Oncol 2009; 114(3):383-9.

Kumar N, Bongiovanni M, Molliet MJ, Pelte MF, Egger JF, Pache JC. Diverse glandular pathologies coexist with high-grade squamous intraepithelial lesion in cyto-histological review of atypical glandular cells on ThinPrep specimens. Cytopathology 2009; 20(6):351-8.

Iram S, Musonda P, Ewies AA. Premenopausal bleeding: when should the endometrium be investigated?A retrospective non-comparative study of 3006 women. Eur J Obstet Gynecol Reprod Biol 2010; 148(1):86-9.

Salani R, Puri I, Bristow RE. Adenocarcinoma in situ of the uterine cervix: a metaanalysis of 1278 patients evaluating the predictive value of conization margin status. Am J Obstet Gynecol 2009; 200(2): 182.e1-5.

van Aspert-van Erp AJ, Smedts FM, Vooijs GP. Severe cervical glandular cell lesions and severe cervical combined lesions: predictive value of the papanicolaou smear. Cancer 2004; 102(4):210-7.

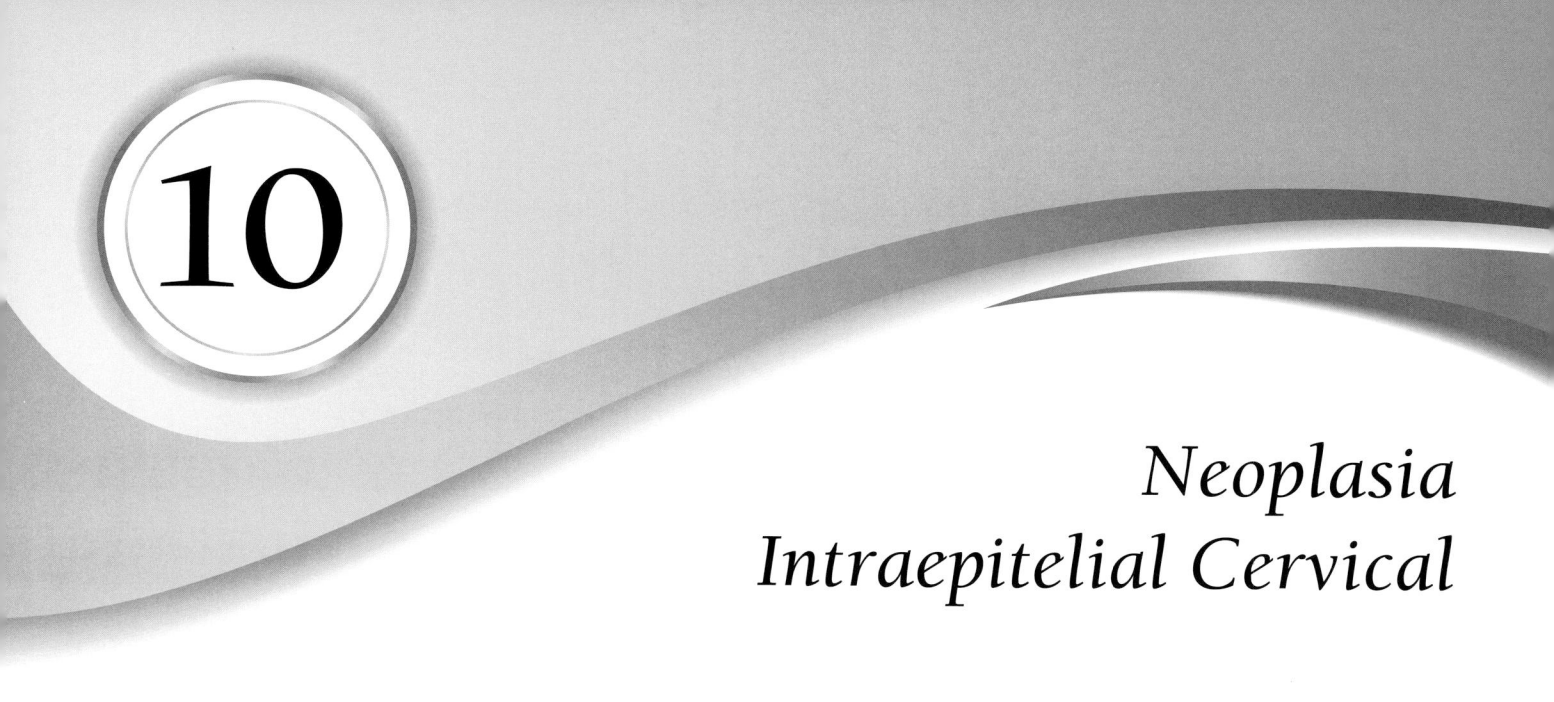

Neoplasia Intraepitelial Cervical

Maria Inês de Miranda Lima
Luíza de Miranda Lima

INTRODUÇÃO

As neoplasias intraepiteliais cervicais (NIC) são lesões proliferativas com maturação anormal e atipias de graus variáveis, alterando parte ou toda a espessura do epitélio escamoso cervical. O diagnóstico e o tratamento dessas lesões são de grande importância em razão de sua estreita relação com a gênese do câncer do colo uterino.

As primeiras descrições do carcinoma escamoso *in situ* da cérvice, realizadas por Williams (1886), foram achados casuais em bordas de neoplasias invasivas. As células observadas nessas lesões tinham aspectos morfológicos semelhantes, mas estavam contidas nos limites do epitélio transformado e foram denominadas carcinoma *in situ*.

Com o advento da colposcopia, idealizada por Hinselmann (1925), e da citologia esfoliativa, preconizada por Papanicolau (1938), teve início a patologia cervical, refletindo na prática a prevenção do câncer do colo mediante a identificação de suas lesões precursoras.

O termo *displasia* foi introduzido por Papanicolau em 1949. Em 1953, Reagan e cols., referindo-se à presença de células atípicas que comprometiam parte ou toda a espessura do epitélio, dividiram-na em leve, moderada, acentuada e carcinoma *in situ*. Em 1973, a Organização Mundial da Saúde (OMS), utilizando a classificação proposta por Reagan, sugeriu que as duas últimas fossem agrupadas em uma mesma categoria.

Richart, em 1967, estudando a história natural do câncer do colo uterino, estabeleceu o conceito de NIC para as lesões precursoras do carcinoma escamoso invasor do colo uterino, considerando-as um fenômeno único, contínuo e progressivo, caracterizado por diversos graus de atipias celulares, compreendendo parte ou toda a espessura do epitélio cervical. Assim, as NIC foram divididas, histologicamente, em três graus: NIC 1, caracterizada por atipias celulares localizadas no terço inferior do epitélio escamoso; NIC 2, em que as atipias ocupam os dois terços inferiores desse epitélio; e NIC 3, em que as células atípicas comprometem mais de dois terços ou toda a espessura do epitélio. As NIC 1, 2 e 3 correspondem, respectivamente, às displasias leve, moderada e acentuada/carcinoma *in situ*.

Em 1988 foi criado na cidade de Bethesda, nos EUA, um novo sistema de classificação citológica cervical com terminologia uniforme de modo a facilitar o manejo clínico das NIC e avaliar a qualidade do esfregaço.

A partir desses estudos e com base na nomenclatura citológica do sistema de Bethesda, Richart transportou para a histologia esses conceitos citológicos, classificando as NIC 1 como lesões intraepiteliais escamosas de baixo grau (LSIL) associadas à infecção pelo papilomavírus humano (HPV) e agrupando as NIC 2 e 3 entre as lesões intraepiteliais escamosas de alto grau (HSIL).

CARCINOGÊNESE DO COLO: PAPEL DO HPV

O HPV é um vírus de DNA envelopado, epiteliotrópico, que infecta pele e mucosas, e que é a infecção sexual mais frequente no mundo. Estima-se em cerca de 50% a prevalência na população sexualmente ativa entre 20 e 30 anos de idade. Existem mais de 100 tipos sequenciados de HPV, porém 40 infectam preferencialmente o trato genital inferior. O HPV infecta também as mucosas anal, vaginal, vulvar, peniana e da orofaringe, tendo sido associado à neoplasia intraepitelial e ao câncer em todos esses sítios (Figura 10.1).

A infecção induzida pelo HPV se comporta de maneira transitória na maioria dos casos, com resolução espontânea em mais de 80% dos infectados em cerca de 1 a 2 anos, principalmente em adolescentes e adultos jovens. O vírus, ao ter contato com as microfissuras de pele ou mucosas, pode acionar o sistema imunológico inato por meio de macrófagos e células *natural killer*, o qual o elimina por não ter memória imunológica. Essa é a infecção pelo HPV transiente. Em outra situação, o vírus aciona a imunidade inata, através de linfócitos e plasmócitos, formando a memória imunológica. O tempo de exposição é maior e depende de vários fatores para o *clearance*, porém o vírus se mantém na forma epissomal, não se integrando ao DNA da célula.

O papel oncogênico do HPV é estabelecido no momento em que ocorre a interação de fatores celulares do hospedeiro com a região LCR (*long control region*) do genoma do HPV, dando início à transcrição dos genes virais E6 e E7. O vírus perde a forma epissomal e se integra ao DNA da célula. A oncoproteína E6 promove a inibição da proteína supressora tumoral p53, ao passo que a oncoproteína E7 promove a inibição da proteína supressora tumoral retinoblastoma (pRB).

A afinidade entre as proteínas derivadas dos genes supressores dos tumores p53 e a pRb com as proteínas virais E6 e E7 determina o grau de oncogenicidade dos diferentes tipos de HPV. A inativação das proteínas nucleares Prb e p53 provavelmente tem um papel essencial na carcinogênese induzida pelo HPV. As células nas quais a p53 está mutada ou inativada perdem a capacidade de induzir o bloqueio da apoptose (morte celular programada) em resposta ao dano do DNA, o que resulta em instabilidade genética e mutações críticas, que apoiariam a tumorigênese (ativação de oncogenes E6 e E7 e inativação do gene supressor de tumor), levando eventualmente ao câncer.

No entanto, diversos fatores atuam para definir qual NIC irá romper a membrana basal, evoluindo para carcinoma invasor. Esses fatores são imunológicos, genéticos, epigenéticos, hormonais, ligados às oncoproteínas. Persiste a pesquisa por marcadores que possam auxiliar a identificação das mulheres sob risco maior. Os estudos de coorte têm demonstrado que a infecção pelo HPV precede em cerca de 10 a 15 anos o aparecimento do câncer cervical.

A cérvice uterina representa o sítio genital mais comum de infecção. A constante transformação das células que proliferam na junção escamocelular parece ser fator facilitador na transmissão do vírus (o HPV apresenta tropismo pelas células metaplásicas imaturas da zona de transformação, particularmente pelas células basais).

Em estudos de prevalência dos tipos de HPV distribuídos pelo mundo, o 16 foi o mais frequente (50%), com o HPV 18 ocupando o segundo lugar (13,7%), seguido dos tipos 45 (8,4%) e 31 (5,3%), enquanto os demais tipos foram encontrados em 0,1% a 2,8% dos casos. Os estudos

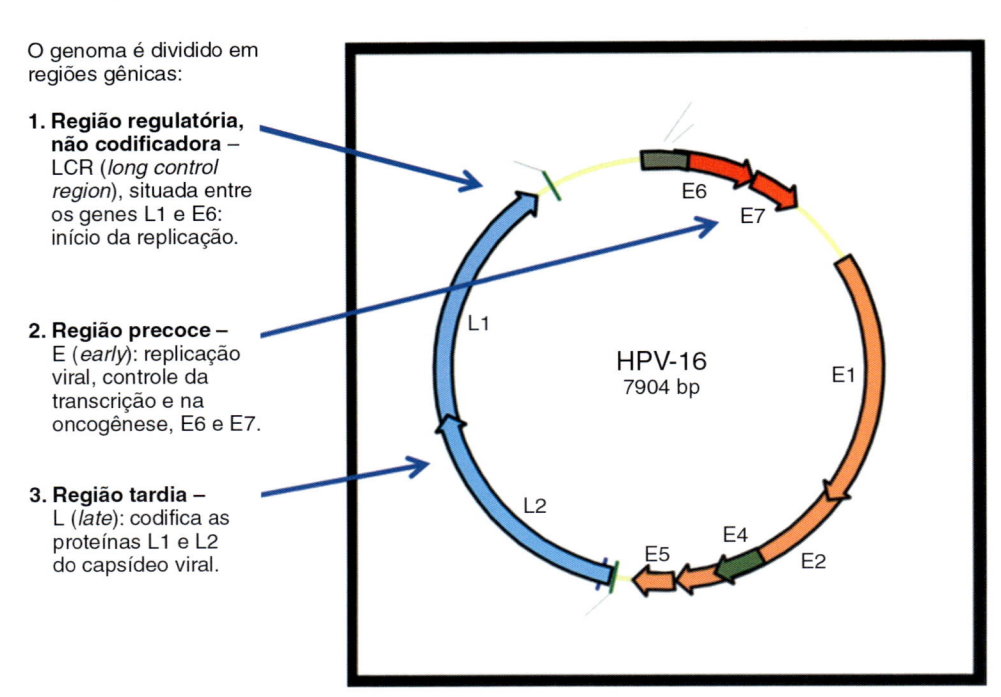

O genoma é dividido em regiões gênicas:

1. **Região regulatória, não codificadora** – LCR (*long control region*), situada entre os genes L1 e E6: início da replicação.

2. **Região precoce** – E (*early*): replicação viral, controle da transcrição e na oncogênese, E6 e E7.

3. **Região tardia** – L (*late*): codifica as proteínas L1 e L2 do capsídeo viral.

Figura 10.1 Representação do HPV.

epidemiológicos têm demonstrado que, apesar da alta prevalência da infecção pelo HPV em mulheres sexualmente ativas, somente uma pequena parcela das infectadas pelos tipos oncogênicos irá progredir para NIC de alto grau e câncer cervical.

Em 2008, Harald zur Hausen recebeu o prêmio Nobel por definir o HPV como causa necessária para o câncer do colo do útero.

A técnica de biologia molecular tornou possível relacionar alguns dos seguintes subtipos do vírus com lesões de alto e baixo grau:

- **Vírus de alto risco:** tipos 31, 33, 35, 39, 45, 51, 52, 56, 58, 59, 68, 73 e 82.
- **Vírus de baixo risco:** tipos 6, 11, 40, 42, 43, 44, 54, 61, 70, 72 e 81.

Os vírus de baixo risco estão relacionados com alterações cervicais de baixo grau e verrugas. Já os de alto risco estão relacionados com neoplasia intraepitelial e câncer.

A grande maioria das infecções pelo HPV não apresenta nenhuma repercussão clínica. No entanto, em 10% dos casos a infecção provoca verrugas, papilomas ou NIC.

Quando outros fatores são associados ao HPV, é possível identificar o perfil da mulher de risco para o câncer cervical:

- Atividade sexual: início precoce (menos de 16 anos de idade).
- Múltiplos parceiros.
- Parceiros de alto risco.
- Doenças sexualmente transmissíveis: clamídia e vírus herpes simples (HSV-2).
- Imunossupressão: HIV e usuárias de imunossupressores.

Apesar da grande preocupação com a NIC, é necessário conhecer a evolução natural das lesões (Quadro 10.1).

DIAGNÓSTICO
Citologia

O método de rastreamento do câncer do colo do útero e de suas lesões precursoras consiste no exame citológico. Este se fundamenta no estudo das células. As diretrizes de prevenção do câncer de colo do Ministério da Saúde (2016) são:

- Início da coleta aos 25 anos de idade para as mulheres que já iniciaram a atividade sexual (grau de recomendação A).
- Intervalo de 3 anos entre os exames, após dois exames negativos, com intervalo anual (grau de recomendação A).
- Os exames devem seguir até os 64 anos de idade e ser interrompidos quando, após essa idade, as mulheres tiverem pelo menos dois exames negativos consecutivos nos últimos 5 anos (grau de recomendação B). Nas mulheres com mais de 64 anos e que nunca realizaram o exame citopatológico, devem ser realizados dois exames com intervalo de 1 a 3 anos. Se ambos forem negativos, essas mulheres podem ser dispensadas de exames adicionais (grau de recomendação B). Essas recomendações não se aplicam às mulheres com história prévia de lesões precursoras do câncer do colo uterino.

O exame citológico se baseia no estudo das células normais ou patológicas do colo por meio da coleta com espátula de Ayre, fazendo um movimento rotatório que recolha células metaplásicas da junção escamocelular e células endocervicais. Também deve ser rotineiramente utilizado o *cito-brush*, escovinha de náilon que penetra melhor no canal cervical e obtém o material endocervical adequado. A adequação do esfregaço para leitura cito-oncológica condiciona a presença de células metaplásicas da junção escamocelular e de células endocervicais. A coleta citológica deve ser realizada no período intermenstrual, não tendo a paciente realizado lavagens vaginais, tratamento com cremes nem relações sexuais nas 24 horas precedentes. O laboratório de citopatologia faz a coloração dos preparados citológicos. O laudo se baseia no sistema Bethesda 2001.

A inovação do sistema Bethesda consiste em considerar como lesões de baixo grau as lesões celulares em razão do HPV e a displasia leve, além de agrupar como lesões de alto grau a displasia moderada, a displasia acentuada e o carcinoma *in situ*.

De acordo com Solomon e cols., uma mulher com citologia mostrando células escamosas atípicas tem chance de apresentar lesão de alto grau em cerca de 5% a 17% dos casos. Por outro lado, a NIC 2 e a NIC 3 estão presentes em 24% a 94% dos resultados citológicos de ASC de significado indeterminado, não podendo excluir lesão intraepitelial de alto grau (ASC-H).

Em relação aos laudos citológicos de LSIL, estima-se que 15% a 30% representem, na verdade, NIC 2 ou NIC 3. Todavia, um diagnóstico citológico de HSIL traduz a presença

Quadro 10.1 Evolução das neoplasias intraepiteliais cervicais segundo Ostor (1993)

Grau	Regressão (%)	Persistência (%)	Progressão para NIC 3 (%)	Progressão para invasão (%)
NIC 1	60	30	10	1
NIC 2	40	40	20	5
NIC 3	33	–	–	12

de NIC 2 ou NIC 3 em 75% dos casos e de carcinoma em 1% a 2%.

As possíveis causas de falso-negativos em citologia são a coleta inadequada (principal responsável), a presença de substâncias que interferem, problemas técnicos e erros na leitura. A variabilidade nas estimativas de sensibilidade (média de 58% – variação de 11% a 99%) e de especificidade (média de 68% – variação de 14% a 97%) depende da técnica da coleta, das condições do colo uterino e da vagina, da técnica de preparo da lâmina, além da qualidade do profissional na leitura da lâmina.

Apesar das limitações mencionadas pela citologia, ainda é o método de escolha para rastreio das NIC, quando são levados em conta o custo, a facilidade na aquisição dos espécimes a serem examinados e a ampla difusão do método.

Colposcopia

A colposcopia é um método propedêutico utilizado para a visualização direta do colo uterino com lente de aumento e reações tinturiais que permitem a identificação e a caracterização de lesões dentro e fora da zona de transformação. Os achados colposcópicos tornam possível avaliar a topografia, o aspecto e a extensão das lesões, auxiliando a escolha do local mais indicado para a realização da biópsia. O exame apresenta sensibilidade e especificidade de 94% e 51%, respectivamente. De acordo com estudo de Mitchell e cols., as lesões de baixo grau são as que mais contribuem para os erros diagnósticos, ocasionando o tratamento incorreto quando se toma por base apenas o laudo colposcópico. A mais recente terminologia foi proposta em 2011 pela Federação Internacional de Patologia Cervical (IFPC – Rio), recomendando seu uso para diagnóstico clínico, tratamento e pesquisa em câncer cervical.

Histopatologia

O diagnóstico padrão-ouro da NIC é dado pelo exame histopatológico, que será realizado em material obtido por biópsia.

As biópsias das lesões ectocervicais serão preferencialmente orientadas pela colposcopia, podendo ser únicas ou múltiplas (quatro quadrantes) ou obtidas por ressecção completa da lesão com cautério de alta frequência. A biópsia das lesões endocervicais será guiada por colposcopia quando for possível a exposição da lesão ou, então, por curetagem do canal ou cirurgia de alta frequência.

Para compreensão dessas lesões é necessário rever a morfologia do epitélio escamoso, que se constitui de três camadas:

- **Camada profunda ou germinativa:** camada de células basais e várias camadas de células parabasais. As células basais cilíndricas são as células-tronco. As células parabasais, pequenas, arredondadas, de núcleos ovoides ou redondos, têm capacidade proliferativa.
- **Camada intermediária:** células que tendem a se achatar com abundante citoplasma e núcleos pequenos e arredondados.
- **Camada superficial:** várias camadas de células achatadas, superpostas com abundante citoplasma, núcleos picnóticos, com eixo paralelo à superfície do epitélio.

Funcionalmente, a camada germinativa é responsável pela proliferação do epitélio. Os vírus só a alcançam na presença de microulcerações, microfissuras ou no início da metaplasia escamosa (Figura 10.2).

TRATAMENTO

Até a década de 1960, métodos agressivos, como conização e histerectomia, eram utilizados para o tratamento de todos os graus de NIC. A introdução da abordagem ambulatorial, mais conservadora, como a destruição ou a excisão da zona de transformação anormal, representou importante avanço para as mulheres com doença cervical pré-invasora. A exérese em alça larga da zona de transformação, a *Large Loop Excision of the Transformation Zone* (LLETZ), desenvolvida por Cartier em 1981 e aperfeiçoada por Prendiville em 1987, é um procedimento que retira toda a zona de transformação com vistas ao tratamento das lesões precursoras do câncer cervical, sendo também conhecida como *loop excision, diathermy loopexcision, loop electrosurgical procedure* e, no Brasil, como cirurgia de alta frequência (CAF) ou, segundo a última nomenclatura IFPC-Rio (2011), exérese da zona de transformação (EZT) tipos 1, 2 e 3.

Neoplasia intraepitelial cervical de grau I

Conhecida nas classificações anteriores como displasia leve e no sistema Bethesda como LSIL, trata-se de alteração histopatológica que acomete tão somente o terço inferior do epitélio escamoso. Reflete as alterações citopáticas decorrentes da infecção pelo HPV. Em seguimento de 2 anos, aproximadamente 25% dos casos podem evoluir para neoplasia de grau 2. Por apresentar índices de regressão espontânea elevados, a conduta expectante tem sido considerada pela maioria dos autores. Recomenda-se o acompanhamento citocolposcópico a cada 6 meses com nova biópsia apenas se houver agravo da imagem colposcópica ou do resultado citopatológico. Após 2 anos de acompanhamento, caso não aconteça regressão, o tratamento se impõe. Há que se levar em conta, no entanto, o fato de que essas lesões, ao contrário das moderadas ou acentuadas, costumam ser extensas, comprometendo com frequência as paredes vaginais.

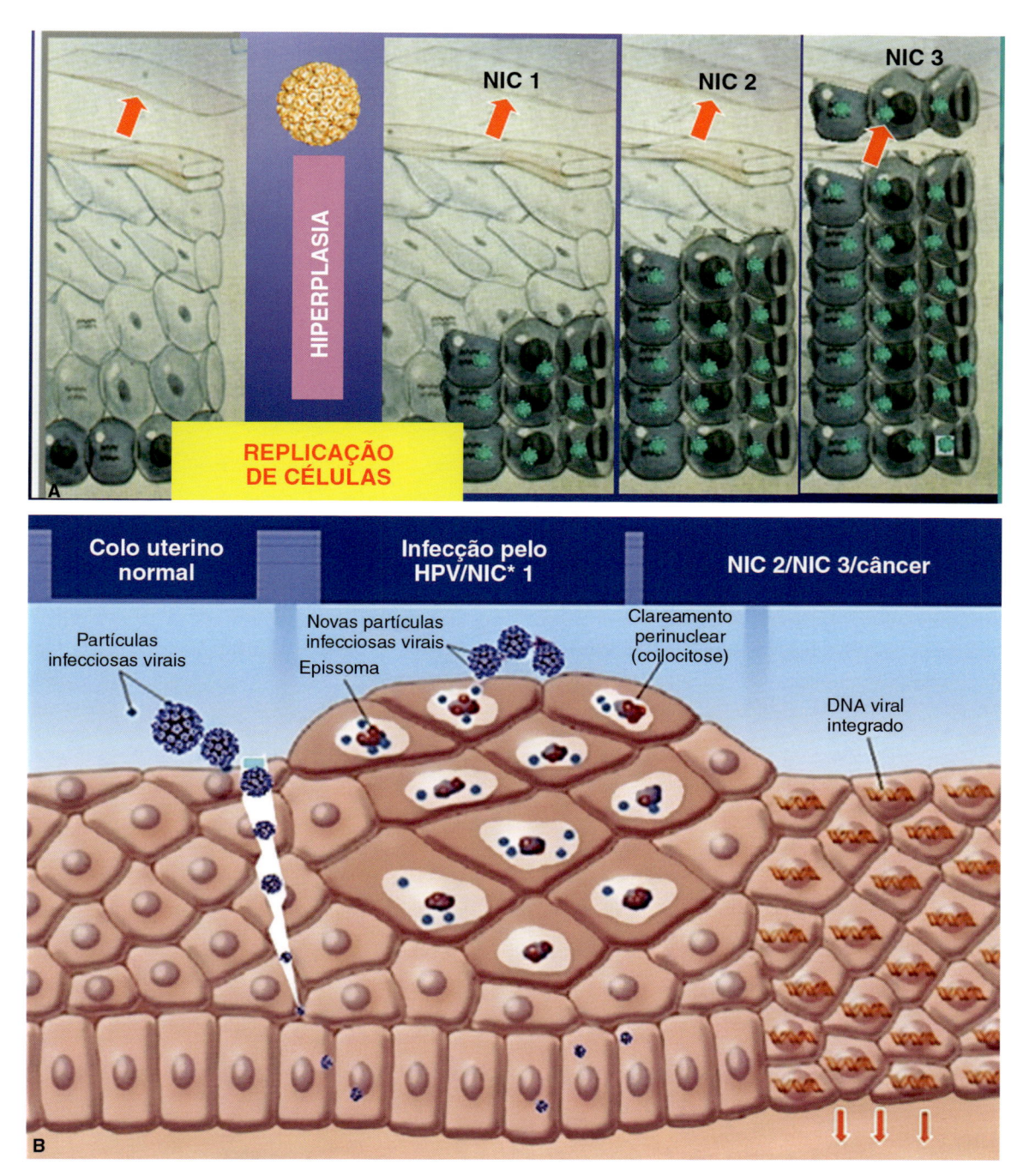

Figura 10.2A e **B** Lesões precursoras do colo. (Adaptada de Goodman A, Wibur DC. N England J Med 2003; 349:1555-64.)

Como acontece frequentemente em pacientes mais jovens, nas quais a junção escamocolunar é completamente visível, são aceitáveis tratamentos conservadores, como os destrutivos locais ou excisionais. Caso a lesão penetre no canal endocervical, é aconselhável proceder ao tratamento excisional. Tratamento destrutivo local tem sido praticado com ácido tricloroacético, eletrocauterização, criocoagulação ou vaporização a *laser*, os quais podem ser facilmente efetuados, desde que o exame citológico não revele lesão de maior gravidade.

Apresentam eficácia semelhante (> 80%), embora não sejam isentos de complicações. Úlceras cervicais e vaginais são observadas após aplicação do ácido tricloroacético. O estreitamento do canal cervical, dificultando sobremaneira o controle colposcópico, é frequente após procedimentos de eletrocauterização ou criocoagulação. Condutas não expectantes são interessantes para as pacientes de difícil controle.

O seguimento poderá ser realizado com citologias repetidas em 6 e 12 meses, citologia associada à colposcopia ou teste de DNA-HPV, ambos em 12 meses. A escolha irá variar de acordo com o cenário em que a paciente se apresenta.

Neoplasia intraepitelial graus 2 e 3

Quando é encontrada lesão de alto grau na citologia, o diagnóstico histológico é confirmado em mais de 75% dos casos, e 1% a 2% apresentam carcinoma invasor, sendo consenso que as lesões pré-invasivas devam ser tratadas para impedir sua progressão para o carcinoma invasor. Os métodos excisionais têm como vantagens excluir a microinvasão e a invasão não suspeitada à citologia ou à colposcopia, possibilitar o diagnóstico de algumas lesões pré-invasivas glandulares e, ainda, pressupor a retirada de toda a lesão, quando há relato de margens de ressecção livres de doença.

Além disso, por serem procedimentos de baixo custo, apresentam ainda a vantagem de poderem ser realizados em nível ambulatorial com anestesia local. Fornecem material intacto para análise histológica com representação da junção escamocolunar e da área da lesão. O procedimento deve ser guiado pelo colposcópio, orientando ressecção e margens.

A cirurgia de alta frequência está indicada nas seguintes situações:

- Biópsia de NIC 2 e NIC 3.
- Discordância entre citologia e colposcopia.
- Citologia da lesão de alto grau ("ver e tratar").
- Persistência de NIC 1.
- Recidivas de NIC 2 ou 3.

A escolha da técnica cirúrgica vai depender da idade da paciente, dos aspectos anatômicos do colo, da paridade, do grau de lesão, do tipo histológico e dos aspectos colposcópicos:

- Na EZT tipo 1, a alça a ser usada deve ter a profundidade de 7 a 10mm (Figura 10.3).
- Na EZT tipo 2, a alça deve ter a profundidade de 10 a 15mm (Figura 10.4).
- Na EZT tipo 3, a alça deve ter 20mm de profundidade ou deve ser usada a segunda alça (Figura 10.5).

Também na NIC 3 pode ser realizada a ressecção com uso de agulha conectada à cirurgia de alta frequência (SWETZ), procedimento que exige mais treinamento.

Na abordagem das mulheres com o diagnóstico citopatológico de HSIL, uma estratégia vantajosa, adotada no Brasil desde as recomendações anteriores, é a denominada "ver e tratar" (INCA, 2016), que consiste em condições imprescindíveis para realização dessa estratégia: exame citopatológico com diagnóstico de HSIL e colposcopia com alterações maiores, sugestivas de NIC 2 ou 3. Essa abordagem consiste na realização do diagnóstico e do tratamento em visita única, em nível ambulatorial, por meio da EZT, sob visão col-

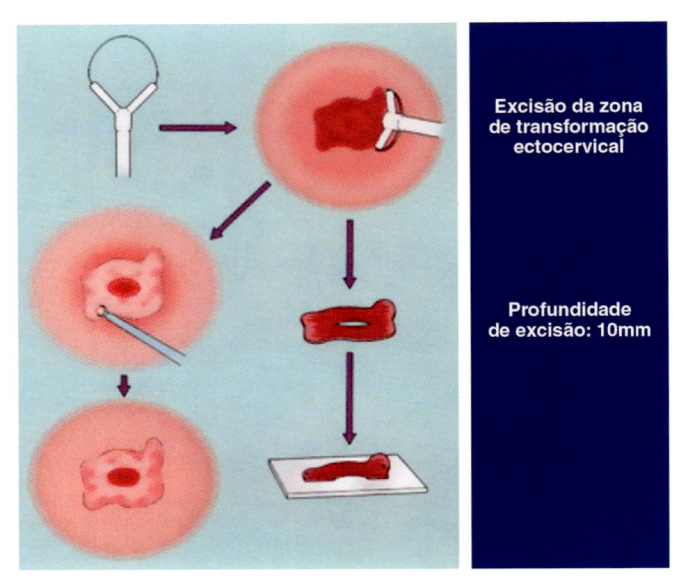

Figura 10.3 Representação da cirurgia de alta frequência – EZT tipo 1. (Prendiville et al. Colposcopy. Management Options, 2003.)

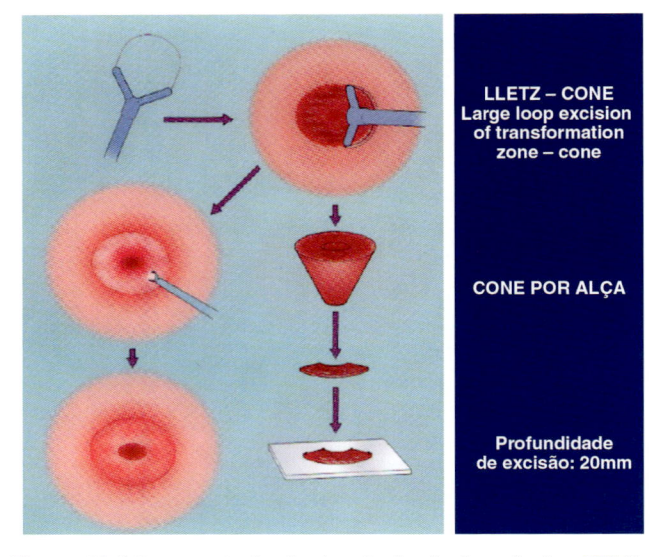

Figura 10.4 Representação da cirurgia de alta frequência – EZT tipo 2. (Prendiville et al. Colposcopy. Management Options, 2003.)

poscópica e anestesia local. Comparado à abordagem com biópsia prévia, em ensaio clínico controlado, o método "ver e tratar" foi considerado viável e com boa aceitabilidade. Além disso, reduz o tempo entre a captação e o tratamento, possibilitando perda menor de seguimento, a ansiedade, os custos e biópsias desnecessárias. A desvantagem desse método é a possibilidade de tratamentos desnecessários, o que, todavia, é infrequente.

Para a EZT, as seguintes situações devem ser observadas: lesão restrita ao colo do útero e ausência de suspeita de invasão ou doença glandular.

Os riscos de complicações da EZT são sangramento excessivo e infecção pós-operatória, que podem ser reduzidos com a seleção adequada das pacientes. Assim, a EZT não

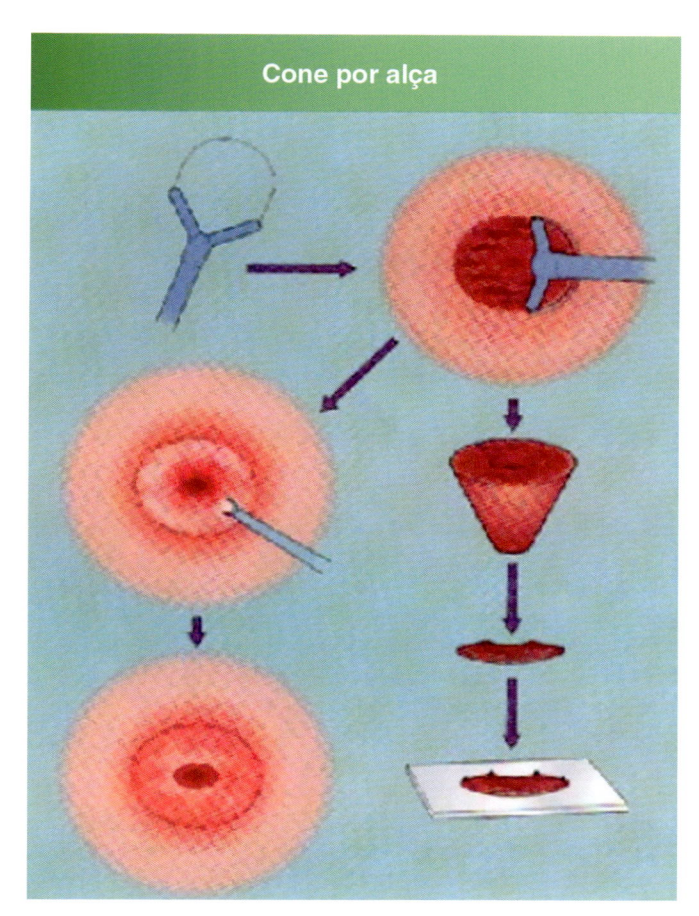

Figura 10.5 Representação da cirurgia de alta frequência – EZT tipo 3. (Prendiville et al. Colposcopy. Management Options, 2003.)

deve ser realizada na presença de processo infeccioso, hipertensão arterial descontrolada, suspeita de gravidez e em pacientes com história de possível distúrbio da coagulação.

As complicações tardias da EZT são prejuízo na fertilidade, aumento do risco de parto prematuro e amniorrexe prematura. Também a estenose cervical pode dificultar a coleta de amostra cervical para citologia, dismenorreia e hematometra.

Na avaliação do espécime cirúrgico devem ser analisadas as margens cirúrgicas, o grau da neoplasia e o envolvimento glandular, fatores que aumentam o risco de recidiva.

A histerectomia é inaceitável como abordagem primária das lesões de alto grau.

Seguimento pós-tratamento de neoplasia intraepitelial cervical

O seguimento das pacientes submetidas a tratamento para NIC deverá ser realizado por meio de citologia isolada ou em associação à colposcopia em intervalos de 6 meses, até que sejam obtidas três citologias consecutivas negativas. Posteriormente, a paciente deverá ser acompanhada por meio de citologia anual.

A incidência de recidiva da neoplasia intraepitelial é baixa e relacionada com diversos fatores. O principal fa-

tor de risco para doença residual ou recorrente tem sido o relato de margens comprometidas no espécime resultantes de tratamentos excisionais. Não existe consenso quanto à necessidade de submeter todas as pacientes com margens comprometidas a nova conização, mas a tendência é que seja realizada nova conização em mulheres com prole constituída e NIC 3 residual.

No rastreio de lesões residuais ou recorrentes pode haver o emprego da citologia, da colposcopia ou do teste de DNA-HPV oncogênico, o qual tem demonstrado maior sensibilidade.

Novo procedimento excisional estará indicado quando uma nova citologia mostrar HSIL ou na evidência de NIC 2/3 residual ou recorrente obtida por biópsia (grau de recomendação A), como também quando não for possível o seguimento adequado.

No manejo dessas pacientes não deve ser desconsiderado o fato de que se trata de pacientes de alto risco para câncer de colo, comumente com infecção persistente por HPV e que apresentam risco 10 vezes maior de câncer invasor de colo em comparação com as pacientes de risco habitual.

Leitura complementar

Aidé S, Guttemberg A, Val I, Junnior NV. Campaner AB. Cervical intra-epithelial neoplasia.J Bras Doenças Sex Transm 2009; 21(4):166-70.

Alves RRF, Teixeira TS, Netto JCA. Performance da citologia e colposcopia frente à histopatologia no rastreamento e diagnóstico das lesões precursoras do câncer do colo uterino. DST J Bras Doenças Sex.Transm 2002; 14(6):33-38.

Bornstein J et al. Colposcopic terminology of the International Federation for Cervical Pathology and Colposcopy. Obstetrics Gynecology 2012; 120(1):166-172.

De Palo G, Chanen W, Dexeus S. Patologia e tratamento do trato genital inferior. Rio de Janeiro: Medsi, 2002.

Diretrizes brasileiras para o rastreamento do cancer do colo uterino. Instituto Nacional de Câncer. Divisão de apoio à rede de atenção oncológica. Rio de Janeiro. INCA. 2016. Acessível pela internet: www.inca.gov.br.

FEBRASGO. Neoplasia intraepitelial cervical e tratamento. In: Manual de orientação trato genital inferior. São Paulo, 2010:156-175.

Ghaem-Maghami S, Majeed G, Souther WP. Incomplete excision of cervical intraepithelial neoplasia and risk of treatment failure: a meta-analysis. Lancet Oncol 2007 Nov; 8(11):957-9.

Kitchener HC, Walker PG, Nelson L et al. HPV testing as an adjunct to cytology in the follow up of women treated for cervical intraepithelial neoplasia. BJOG 2008 Jul; 115(8):1001-7.

Lima MA, Tafuri A, Araujo AC, Lima LM, Melo VH. Cervical intraepithelial neoplasia recurrence after conization in HIV-positive and HIV-negative women. Int J Gynecol Obstet 2009; 104(2):100-04.

McCredie MR, Sharples KJ, Paul C et al. Natural history of cervical neoplasia and risk of invasive cancer in women with cervical intraepithelial neoplasia 3: a retrospective cohort study. Lancet Oncol 2008 May; 9(5):425-34.

Mitchell MF, Schottenfeld D, Tortolero-Luna G, Cantor SB, Richards-Kortum R.Colposcopy for the diagnosis of squamous intraepithelial lesions: a meta-analysis. Obstet Gynecol 1998 Apr; 91(4):626-31.

Mortoza Junior, G. Neoplasia intraepithelial cervical. In: Mortoza Junior G. Patologia cervical – Da teoria à prática clínica. Rio de Janeiro: MedBook, 2006.

Ostor AG. Natural history of cervical intraepithelial neoplasia: a critical rewiew. Int J Gynecol Pathol 1993; 12:186-92.

Prendiville W, Cullimore J, Norman S. Large loop excision of the transformation zone. A new method of management for women with cervical neoplasia. Br. J. Obstet Gynaecol 1989; 96:1054-60.

Prendiville W, Ritter J, Tatti S. Colposcopy. Management options. Ed. Saunders, 2003.

Prendiville W. Large loop excision of the transformation zone. Clinical Obstetrics and Gynecology 2014; 38(3):622-39.

Sadler L, Saftlas A, Wang W, Exeter M, Whittaker J, McCowan L. Treatment for cervical intraepithelial neoplasia and risk of preterm delivery. JAMA 2004; 291(17):2100-6.

Schiffman M, Herrero R, Desalle R et al. The carcinogenicity of human papillomavirus types reflects viral evolution. Virology 2005; 337:76-84.

Solomon D, Davey D, Kurman R et al. The 2001 Bethesda system. Terminology for reporting results of cervical cytology. JAMA 2002; 287:2114-29.

Souza AMT. Neoplasia benigna do colo e NIC. In: Manual de ginecologia e obstetrícia Sogimig. Belo Horizonte: Coopmed, 2012.

Wright Jr TC, Massad LS, Dunton CJ, Spitzer M, Wilkinson EJ, Solomon D. 2006 Consensus guidelines for the management of women with abnormal cervical cancer screening tests. American Journal of Obstetrics & Gynecology 2007; 34-55. 3455.

Tuon FFB, Bittencourt MS, Panichi MA, Pinto AP. Avaliação da sensibilidade e especificidade dos exames citopatológicos e colposcópicos em relação ao exame histológico na identificação de lesõesintraepiteliais cervicais. Rev Assoc Med Bras 2002; 48(2):140-4.

Wright TC, Richart RM, Ferenczy A. Treatment of cervical intraepithelial neoplasia using the loop electrosurgical excision procedure. Obstet Gynecol 1992; 79:173-8.

ZurHausen H. The search for infectious causes of human cancers: where and why.Virology 2009 Sep15; 392(1):1-10.

Abordagem das Lesões Intraepiteliais em Situações Especiais

Adriana Almeida de Souza Lucena
Claudia Teixeira da Costa Lodi

INTRODUÇÃO

As situações especiais quando da abordagem das lesões intraepiteliais envolvem as mulheres jovens, de até 24 anos de idade, as gestantes, as que estão na pós-menopausa e as imunossuprimidas, cujo manejo apresenta algumas particularidades que devem ser observadas.

Mulheres jovens

As mulheres jovens exibem, na maioria das vezes, alterações citopatológicas correspondentes apenas ao efeito citopático da infecção pelo papilomavírus humano (HPV), que apresenta frequente remissão espontânea. Desse modo, não está justificada a intensificação no rastreio das lesões intraepiteliais precursoras ou câncer cervical nesse momento da vida nem condutas intempestivas diante de alguma lesão detectada. A prevalência de infecção pelo HPV nesse grupo é alta, mas sua presença não indica risco maior de lesão pré-invasiva.

A progressão das lesões está normalmente relacionada com a persistência do HPV de alto risco e nem tanto com sua presença em si. Essa persistência se dará ao longo dos anos, de maneira que a detecção de infecção do HPV em mulheres com mais de 24 anos está mais relacionada com a persistência do vírus e, consequentemente, com o risco maior de progressão de lesão, quando comparadas às mulheres com menos de 24 anos. Por isso, há consenso em todas as diretrizes de que o teste de DNA-HPV não deve ser realizado em mulheres com menos de 30 anos de idade.

Gestantes

As gestantes têm risco igual ao das não gestantes de apresentarem câncer de colo uterino e suas lesões precursoras, com a ressalva de que estão em um período especial de suas vidas e a conduta a ser adotada deve ser muito consciente, sempre pesando os riscos e benefícios. Nas lesões intraepiteliais será observada a necessidade de conduta apenas em caso de suspeita de lesão invasora. A incidência do câncer do colo do útero na gestação é rara, ocorrendo 1 a 15 casos a cada 10.000 gestações. Desse modo, a abordagem diante das lesões precursoras do câncer de colo uterino pode ser a mais conservadora possível.

Mulheres na pós-menopausa

Nessa faixa etária, sem história anterior de neoplasia intraepitelial cervical (NIC), o risco de desenvolvimento de câncer do colo uterino é baixo. O rastreamento pode levar a resultados falso-positivos em virtude da atrofia genital secundária ao hipoestrogenismo naquelas mulheres sem reposição hormonal. Assim, o seguimento de mulheres na pós-menopausa deve levar em conta seu histórico e o *status* hormonal.

Mulheres imunossuprimidas

Alguns fatores de risco diretamente relacionados com a resposta imunológica têm sido associados à maior possibilidade de desenvolvimento de neoplasia intraepitelial cervical (NIC). As mulheres infectadas pelo vírus da imunodeficiência humana (HIV), as imunossuprimidas por transplante de órgãos sólidos, em tratamento de câncer, e as usuárias crônicas de corticoides constituem os principais exemplos desse grupo.

Vários estudos têm demonstrado consistentemente que as mulheres soropositivas para o HIV, especialmente as com baixa contagem de linfócitos T CD4, apresentam risco aumentado de infecção pelo HPV e maior taxa de infecção pelos subtipos de HPV de alto risco, são frequentemente infectadas ao mesmo tempo por múltiplos subtipos e têm maior chance de apresentar infecção persistente por esses subtipos. Entretanto, as mulheres imunocompetentes infectadas pelo HIV e tratadas adequadamente com terapia antirretroviral de alta atividade (HAART) apresentam história natural semelhante às demais mulheres.

A seguir será abordado o manejo das alterações intraepiteliais detectadas pela citologia nas situações especiais.

CÉLULAS ESCAMOSAS DE SIGNIFICADO INDETERMINADO, POSSIVELMENTE NÃO NEOPLÁSICAS (ASC-US)

Mulheres até 24 anos de idade

As adolescentes com citologia de ASC-US podem ser acompanhadas, uma vez que só apresentam alterações citopatológicas mais relevantes (na frequência de 0,02%) quando atingem idade mais avançada.

Se a citologia apresentar ASC-US, deverá ser repetida em 3 anos. Caso a atipia se mantenha, convém continuar com o seguimento citológico trienal. No caso de novo exame normal, reinicia-se o rastreamento aos 25 anos de idade. Caso a citologia se mantenha ASC-US ou de maior gravidade, a partir de 25 anos de idade, a paciente deverá ser encaminhada para colposcopia.

Gestantes

A conduta não deve ser diferente nas gestantes. Na colposcopia, realiza-se biópsia apenas em caso de suspeita de lesão invasiva.

Mulheres na pós-menopausa

Em razão da atrofia genital quase sempre presente nessas pacientes, é recomendado preparo vaginal prévio com estrogênio local antes da nova citologia ou colposcopia. O mesmo se aplica ao seguimento citológico.

Imunossuprimidas

Vários estudos mostram que as mulheres infectadas pelo HIV (principalmente aquelas com CD4+ < 200células/mm³) e com diagnóstico citopatológico de ASC-US apresentam risco maior de evolução da lesão em menos tempo (12 meses), comparadas às não infectadas pelo HIV.

As pacientes devem ser encaminhadas à colposcopia após o primeiro exame alterado, seguindo as recomendações para as demais mulheres que estejam nesse estado. O seguimento citológico, quando não evidenciada NIC, deve ser semestral, até dois exames consecutivos negativos. Após esse período, convém manter o seguimento anual.

CÉLULAS ESCAMOSAS DE SIGNIFICADO INDETERMINADO, QUANDO NÃO SE PODE EXCLUIR LESÃO INTRAEPITELIAL DE ALTO GRAU (ASC-H)

Mulheres até 24 anos de idade

A colposcopia deve ser sempre a conduta inicial diante desse achado citológico. No entanto, quando é necessária uma conduta mais conservadora nessa faixa etária, achados normais ou menores na colposcopia podem indicar apenas o seguimento citológico com intervalo de 12 meses. Nos casos de achados colposcópicos maiores deve ser realizada biópsia e, se o resultado for NIC 2/3, deve-se prosseguir com a recomendação específica. A conduta "ver e tratar" é inaceitável para essa faixa etária.

Gestantes

Diante de ASC-H, as pacientes gestantes devem ser encaminhadas para colposcopia e realizar biópsia apenas se houver suspeita de lesão invasiva. Deverão ser reavaliadas em 90 dias após o parto para investigação diagnóstica e decisão terapêutica.

Mulheres na pós-menopausa

Em razão da atrofia genital quase sempre presente em pacientes na pós-menopausa, é recomendado preparo vaginal prévio com estrogênio local, nos casos de atrofia genital, antes da nova coleta citológica ou colposcopia. O mesmo se aplica ao seguimento citológico.

Imunossuprimidas

Nessas pacientes, a conduta diante de ASC-H não deve diferir das demais.

CÉLULAS GLANDULARES ATÍPICAS DE SIGNIFICADO INDETERMINADO, POSSIVELMENTE NÃO NEOPLÁSICAS, OU CÉLULAS GLANDULARES ATÍPICAS DE SIGNIFICADO INDETERMINADO, QUANDO NÃO SE PODE EXCLUIR LESÃO INTRAEPITELIAL DE ALTO GRAU

Mulheres até 24 anos, na pós-menopausa e imunossuprimidas

A conduta será a mesma adotada para as demais mulheres.

Gestantes

As gestantes devem ser investigadas da mesma maneira, exceto pela avaliação endometrial, a qual não é possível no período gestacional. A biópsia só deverá ser realizada em caso de suspeita de invasão.

CÉLULAS ATÍPICAS DE ORIGEM INDEFINIDA, POSSIVELMENTE NÃO NEOPLÁSICAS, OU CÉLULAS ATÍPICAS DE ORIGEM INDEFINIDA, QUANDO NÃO SE PODE AFASTAR LESÃO DE ALTO GRAU

Mulheres até 24 anos de idade, mulheres na pós-menopausa e imunossuprimidas

A conduta será a mesma adotada para as demais mulheres.

Gestantes

As gestantes devem ser investigadas da mesma maneira, exceto pela avaliação endometrial, não factível no período gestacional. A biópsia só deverá ser realizada em caso de suspeita de invasão.

LESÃO INTRAEPITELIAL ESCAMOSA DE BAIXO GRAU (LSIL)

Mulheres até 24 anos de idade

Vários estudos, como os de Moscicki e cols., mostraram que nessa faixa etária é maior a incidência dessas lesões de baixo grau, assim como a chance de regressão espontânea, com baixíssima possibilidade de progressão para câncer. Estima-se que até 92% dos casos regridam em 3 anos. Portanto, a conduta deve ser a mais conservadora possível, até mesmo porque as medidas de investigação e tratamento culminarão em traumas psicológicos e físicos desnecessários.

Teste de detecção de DNA-HPV está contraindicado nessa faixa etária em virtude da alta prevalência da infecção, a qual é transitória na maioria dos casos e clareia em até 2 anos.

Apesar de não incluídas na faixa etária prioritária para rastreamento do câncer de colo uterino, e caso apresentem alterações citológicas compatíveis com LSIL, essas mulheres devem repetir a citologia em 3 anos. Caso se mantenha a mesma alteração (LSIL), deverão continuar com o seguimento citológico trienal; por outro lado, no caso de novo exame normal, reiniciar rastreamento citológico aos 25 anos de idade. A qualquer momento, se apresentarem citologia com alterações mais graves, deverão ser encaminhadas para colposcopia.

Em caso de alteração histológica do tipo NIC 1, o tratamento deve ser evitado e mantido seguimento citológico trienal até que a paciente complete 25 anos. A partir dessa idade, as mulheres devem ser conduzidas como as

demais, devendo ser evitados métodos excisionais nessa faixa etária.

Gestantes

Nessa fase existem alterações fisiológicas que podem dificultar a interpretação dos achados colposcópicos, os quais, quando anormais, tendem a ser classificados como maiores em virtude da presença de deciduose, podendo ocasionar sobrediagnóstico e sobretratamento.

Em virtude de suas limitações na gestação, a colposcopia não é recomendada durante a gestação de mulher com LSIL, devendo ser realizada 90 dias após o parto.

Mulheres na pós-menopausa

Em razão da deficiência de estrogênio, essas mulheres apresentam alterações celulares no colo uterino e na vagina, o que pode acarretar resultados falso-positivos na citologia. A terapia por meio de estrogênio tópico melhora a qualidade desse exame.

As mulheres na pós-menopausa com diagnóstico citopatológico de LSIL devem ser conduzidas como as demais, mas a próxima coleta deve ser precedida de estrogenização vaginal, quando necessária.

Imunossuprimidas

As evidências de maior prevalência das lesões precursoras e maior risco de sua evolução têm levado à recomendação de que, diante de qualquer anormalidade citológica, as mulheres imunossuprimidas devam ser encaminhadas para colposcopia.

Em caso de necessidade de tratamento, o excisional é o de preferência, devendo o seguimento pós-tratamento ser anual e podendo incluir a colposcopia associada à citologia.

LESÃO INTRAEPITELIAL ESCAMOSA DE ALTO GRAU (HSIL)

Mulheres até 24 anos de idade

Apesar da alta prevalência de infecção por HPV nessa faixa etária, é baixa a incidência de HSIL e carcinoma invasor.

De acordo com alguns estudos, as taxas de regressão de NIC 2 nessas jovens, em 12 meses, varia de 60% a 75% em 3 anos de seguimento. Regressão de NIC 3 também tem sido observada, levando a condutas mais conservadoras nessa faixa etária. Têm sido sugeridos tratamentos destrutivos, como eletrocauterização, crioterapia e *laser*. A desvantagem desses métodos é a impossibilidade de estudo anatomopatológico, que atesta a retirada completa da lesão, afasta a possibilidade de invasão (rara nessa faixa etária) e confirma o diagnóstico de lesão de alto grau. Desse modo, esses tipos de tratamento só deverão ser realizados se a lesão for totalmente visível, não existir comprometimento de canal endocervical e não houver a suspeita de invasão.

Diante de uma citologia de HSIL, a mulher com menos de 24 anos também deve ser encaminhada para colposcopia. Não está indicada nova coleta citológica ou a conduta "ver e tratar".

Se o achado colposcópico for normal – sem alterações –, cabe repetir a citologia em 6 meses. Se normal, a paciente será acompanhada a cada semestre por 1 ano e, após dois exames normais, deverá retornar ao acompanhamento trienal.

Se o achado colposcópico for menor, o acompanhamento citológico poderá ser feito por 2 anos (grau de recomendação I). Se maior, convém realizar biópsia.

Se a biópsia apresentar NIC 2, deve ser realizado seguimento por 24 meses com exame citológico e colposcópico a cada 6 meses. Se a lesão persistir após esses 2 anos, o tratamento deve ser realizado (destrutivo, se a lesão for restrita à ectocérvice e a junção escamocolunar estiver totalmente visível, ou ablativo). Por outro lado, se houver regressão da lesão, convém manter o seguimento citológico anual até a obtenção de dois exames normais. A partir daí, é possível retornar ao controle trienal. O tratamento também é aceitável caso não seja possível manter o seguimento semestral.

Se o resultado da biópsia for NIC 1 ou negativo, convém repetir a citologia em 6 meses e, a partir desse resultado, seguir a conduta pertinente.

Se o resultado da biópsia for NIC 3, deve ser mantido o seguimento citológico e colposcópico semestral, durante 2 anos, nas mulheres com menos de 20 anos. Na faixa etária de 21 a 24 anos é possível optar pela exérese da zona de transformação (EZT) ou proceder ao tratamento destrutivo, ou, ainda, proceder ao seguimento citológico e colposcópico por 2 anos ou até os 25 anos.

Gestantes

As lesões de alto grau detectadas na gravidez apresentam risco mínimo de progressão para invasão durante a gravidez e algum potencial de regressão após o parto.

Diante de citologia para HSIL, a paciente deverá ser encaminhada diretamente para a colposcopia. Biópsia deverá ser realizada apenas quando os achados forem sugestivos de invasão. Caso seja feita a biópsia e evidenciada NIC 1 ou normal, nova citologia deverá ser realizada 90 dias após o parto. Se NIC 2/3, a paciente deverá ser reavaliada em 90 dias pós-parto. Se a biópsia revelar lesão invasiva, a paciente deverá ser encaminhada para avaliação do tratamento em unidade especializada.

Mulheres na pós-menopausa

A conduta deve ser a mesma adotada nas demais situações, mas para melhorar o desempenho da nova citologia e da

colposcopia deve ser administrado estrogênio vaginal nos dias que antecedem o exame.

Imunossuprimidas

Diante de uma citologia de HSIL, as imunossuprimidas deverão ser encaminhadas diretamente para colposcopia, devendo a investigação seguir como nas demais mulheres imunocompetentes.

Todavia, como essas mulheres apresentam risco maior de recidiva das lesões, o seguimento citopatológico após o tratamento de NIC 2/3 deverá ser anual por toda a vida.

LESÃO INTRAEPITELIAL DE ALTO GRAU, NÃO SENDO POSSÍVEL EXCLUIR MICROINVASÃO OU CARCINOMA EPIDERMOIDE INVASOR

Esses achados citopatológicos são infrequentes, correspondendo a 0,5% a 0,9% de todos os exames alterados. No sistema Bethesda, esse achado corresponde apenas a uma observação a ser mencionada no resultado de HSIL e significaria risco ainda maior de progressão para lesão pré-invasiva ou invasiva em relação à HSIL isoladamente.

Todas as pacientes com esse achado, independentemente da idade, devem ser encaminhadas para colposcopia e, se tiverem achados compatíveis com invasão, devem ser realizadas biópsias, e a conduta será adotada de acordo com o diagnóstico da biópsia.

Gestantes

Como nos casos anteriores, convém realizar biópsia apenas diante de colposcopia sugestiva de lesão invasora. Em sua ausência, qualquer procedimento excisional deverá ser realizado apenas 90 dias após o parto.

ADENOCARCINOMA *IN SITU* E INVASOR
Mulheres até 24 anos de idade, na pós-menopausa e imunossuprimidas

Diante desse achado, essas mulheres devem ser investigadas do mesmo modo que as demais.

Gestantes

As gestantes também devem ser investigadas da mesma maneira que as demais, com exceção do estudo endometrial, não factível nesse período. Deve-se realizar biópsia apenas diante de colposcopia sugestiva de lesão invasora. Caso contrário, qualquer procedimento excisional deverá ser realizado apenas 90 dias após o parto.

Leitura complementar

Apgar B et al. Update on ASCCP consensus guidelines for abnormal cervical screening tests and cervical histology. American Family Phisician 2009; 80(2):147-55.

Bond S. Caring for women with abnormal papanicolau tests during pregnancy. J Midwifery Womens Health 2009; 54:201-10.

Fucchs K et al.Management of cervical intraepithelial neoplasia 2 in adolescent and young women. Journal of Pediatric Adolescent Gynecology 2007; 20(5):269-74.

Han SN et al. Cervical cancer in pregnant women: treat, wait or interrupt? Assessment of current clinical guidelines, innovations and controversies, Therapeutic Advances in Medical Oncology 2013; 5(4):211-9.

Jordan J et al. European guidelines for quality assurance in cervical cander screening: recommendations for clinical management of abnormal cervical cytology, part 1. Cytopathology 2008; 19(6):342-54.

Kuperman NS et al. Preinvasive and invasive disease in women with cytological diagnosis of highgrade lesion and high-grade lesion cannot exclude microinvasion. BMC Women's Health 2015; 15(1):3.

Levi JE et al. Presence of multiple human papillomavirus types in cervical samples from HIV-infected women. Gynecol Oncol 2004; 92(1): 225-31.

Lyons F, Prendiville W, Mulcahy F. Cervical disease in HIV - 1 - positive women: a review. Int J STD AIDS 2003; 15(2):89-92.

Massad LS et al. 2012 update consensus guidelines for the management of abnormal cervical cancer screening tests and cancer precursors. Obstetrics Gynecology 2013; 121(4):829-46.

Moscicki AB, Cox TC. Practice Improvement in Cervical Screening and Management (PICSM): Symposium on Management of Cervical Abnormalities in Adolescents and Young Women. Journal of Lower Genital Tract Diseases 2010; 14(1):73-80.

Moscicky AB. Management of adolescents with abnormal cytology and histology. Obstet Gynecol Clin North Am 2008; 35(4):633-43.

Murta EF et al. High-grade cervical squamous intraepithelial lesion during pregnancy. Tumori 2002; 88(3):246-50.

Nuovo J et al.Treatment outcomes for squamous intraepithelial lesions. Internacional Journal of Gynecologic Obstetrics 2000; 68(1):25-30.

Palefsky JM. Cervical human papillomavirus infection and cervical intraepithelial neoplasia in women positive for human immunodeficiency virus in the era of highly active antiretroviral therapy. Curr Opin Oncol 2003; 15:382-88.

Saeed-Vafa D, Huang Y, Manucha V. Should cervical cancer screening begin at age 21for everyone? Analisis in high-risk, low income, African-American/Hispanic young-adult population. Diagnostic Citopathology 2014; 42(3):205-12.

Schiffman M, Castle PE, Jeronimo J, Rodriguez AC, Wacholder S. Human papillomavirus and cervical cancer. Lancet 2007; 370:890-907.

Sellors JW, Sankaranarayanan R. Treatment of cervical intraepithelial neoplasia by loop eletrosurgical excision procedure neoplasia: a beginners' manual. Lyon: IARC, 2003.

Widdice LE, Moscicky AB. Uptodate Guidelines for Papanicolaou tests, colposcopy, and human papillomavirus testing in adolescents. J Adolesc Health 2008; 43(Suppl.4):41-51.

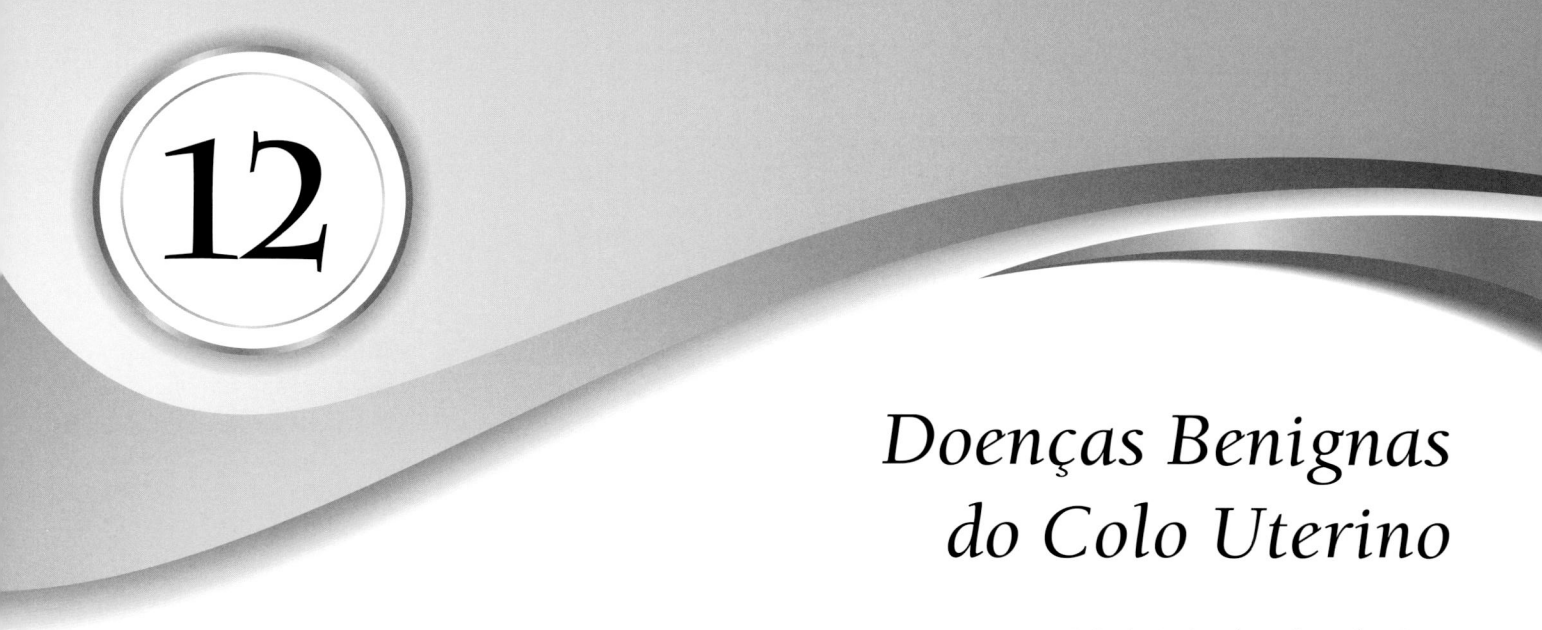

Doenças Benignas do Colo Uterino

Maria Inês de Miranda Lima
Luíza de Miranda Lima

INTRODUÇÃO

As alterações benignas do colo uterino apresentam etiologias muito diversas, algumas muito frequentes; entretanto, são raras as malformações como agenesia, duplicidade e hipertrofia.

Os traumatismos sobre o colo causados por manobras obstétricas ou cirurgias ginecológicas consistem em lacerações e estenoses. Entre as neoplasias, a mais frequente é o pólipo cervical. O mioma e a endometriose são raros. Os processos inflamatórios são as cervicites, provavelmente as afecções ginecológicas mais frequentes. Neste capítulo são abordadas as cervicites agudas, crônicas e específicas.

AGENESIA

A agenesia é uma anomalia extremamente rara, podendo ocorrer com a presença do corpo uterino, tendo ou não comunicação com a vagina e ocasionando quadros clínicos diferentes.

A sintomatologia é exuberante quando não há comunicação com a vagina, acarretando quadro de hematométrio e hematossalpinge e todas as complicações decorrentes, como dor progressiva e aumento do volume abdominal, até abdome agudo por rotura de hematossalpinge.

O exame ginecológico mostrará vagina normal, em fundo cego, com orifício puntiforme, se houver comunicação. Caso contrário, apresenta-se como nódulo endurecido em fundo de saco.

O tratamento consiste no restabelecimento da comunicação entre a vagina e o útero, o que não é possível na maioria das vezes, restando como único recurso a histerectomia.

DUPLICIDADE

A duplicidade pode ser de todo o colo ou apenas da endocérvice. Quando de todo o colo, está associada a outras malformações uterinas, como útero septado ou didelfo. O canal cervical duplo é extremamente raro e não implica nenhuma alteração clínica.

HIPERTROFIA

A hipertrofia é uma anomalia congênita rara, na qual a porção intravaginal do colo é longa. Quando a sintomatologia é importante, o tratamento consiste em conização ou amputação cirúrgica do colo, porém a fertilidade poderá ficar comprometida nas pacientes jovens.

TRAUMATISMOS

Os traumatismos são decorrentes de lesões obstétricas ou ginecológicas, as quais são secundárias a atos operatórios, como dilatação do colo, conização e amputação do colo.

LACERAÇÕES

As lacerações de causa obstétrica são decorrentes principalmente de manobras pouco delicadas em colos com dilatação insuficiente, como redução do colo ou uso de fórceps com laceração.

O tratamento e a profilaxia das lacerações de origem obstétrica se confundem, devendo ser evitadas lacerações e suturadas no pós-parto imediato as lesões comissurais. As lacerações ginecológicas nem sempre são passíveis de correção, implicando prejuízo para a fertilidade ou maior incidência de cervicites.

ESTENOSE

As causas mais comuns de estenose cervical são os tratamentos instituídos sobre o colo, como cauterizações, conizações e amputações cirúrgicas. Também a braquiterapia (radiomoldagem), indicada no tratamento do carcinoma invasor do colo, pode ser causa de estenose.

A estenose do colo pode ser total ou parcial. A mais comum é a do orifício externo do colo. Em caso de estenose total da cérvice, a paciente poderá apresentar retenção do fluxo menstrual, ocasionando dismenorreia, hematométrio, hematossalpinge e hemoperitônio, se não tratada a tempo. Na paciente pós-menopáusica, pode levar à formação de hematométrio ou mucométrio com impossibilidade de curetagem uterina e/ou histeroscopia em caso de necessidade de avaliação endometrial, e também pode acarretar coleta citológica inadequada por falta de amostra de células endocervicais.

A terapêutica consiste em dilatação cervical sob anestesia. Em caso de recidiva e complicações, a opção terapêutica poderá ser a histerectomia.

ALONGAMENTO HIPERTRÓFICO DO COLO

A hipertrofia cervical é um processo lento e gradual e está relacionada com prolapso genital. Sua etiologia é desconhecida. O tratamento é cirúrgico e consiste na amputação do colo, tornando-o o mais próximo da normalidade.

ÚLCERA OU EROSÃO

Entende-se por erosão a ausência do epitélio pavimentoso de revestimento em área mais ou menos extensa do colo uterino. O córion, então, não fica apenas descoberto, mas participa ativamente do processo.

Esses achados são pouco frequentes na prática clínica, mas podem acarretar exames colposcópicos falso-positivos ou falso-negativos. Para um diagnóstico correto devem ser atentamente avaliadas as características da área circundante à lesão e a proximidade do orifício externo do colo. Quanto mais distante do orifício externo do colo, mais benigna a lesão.

As erosões inflamatórias, químicas e neoplásicas apresentam frequência semelhante nas mulheres jovens e idosas. As distróficas e traumáticas são frequentes em idosas por causa da distrofia dos tecidos. As inflamatórias se apresentam como máculas rubras, múltiplas, de bordos regulares e são causadas por tricomonas, herpes ou sífilis. Já a erosão distrófica é comum em pacientes na pós-menopausa, apresentando mucosa distrófica com sufusões hemorrágicas subepiteliais.

A erosão traumática é comum em epitélio fino, distrófico. Pequenos traumas, como a introdução do espéculo, podem provocar erosão. O epitélio enrolado fica destacado nos bordos da lesão, promovendo o aspecto denominado "página de livro".

Nos casos de prolapso uterino, a ulceração é frequente e caracterizada por intensa queratinização com as bordas da lesão apresentando o aspecto de degrau.

A úlcera neoplásica, que fica localizada perto do orifício externo do colo, apresenta bordas irregulares, atipias vasculares e córion friável. O epitélio circundante mostra áreas de transformação atípica de grau elevado.

O tratamento será realizado conforme a etiologia. Desse modo, serão utilizados desde anti-inflamatórios, reepitelizantes tópicos e hormônios, até o tratamento cirúrgico do prolapso ou do carcinoma do colo.

NEOPLASIAS
Pólipo

O pólipo é uma protrusão hiperplásica focal da mucosa cilíndrica endocervical, incluindo epitélio e estroma, séssil ou pediculado, que na maioria das vezes se exterioriza pelo orifício cervical externo. Alguns pólipos podem ficar retidos no canal cervical. Podem ser únicos ou múltiplos, e a frequência média referida por boa parte dos autores é de cerca de 4%, chegando aos 25% após os 40 anos de idade. A distribuição dos pólipos segundo a variedade histológica é a seguinte:

- **Pólipos mucosos:** 75 a 80% – contêm epitélio de revestimento semelhante ao da endocérvice.
- **Pólipos adenomatosos:** 15% – evolução do pólipo mucoso.
- **Pólipos fibrosos:** 4% a 20% – apresentam tecido conjuntivo vascular recoberto por mucosa muito delgada.
- **Pólipos angiomatosos:** 1% a 15% com proliferação vascular.

O estímulo à proliferação do pólipo é ainda desconhecido. Alguns autores acreditam que o pólipo seja o resultado de processos inflamatórios crônicos; outros atribuem ao pólipo uma formação vascular em razão da congestão crônica dos vasos cervicais; outros os relacionam com situações estrogênicas sem oposição da progesterona, com base no aumento de frequência após a idade de 40 anos, quando são mais comuns os ciclos anovulatórios.

Os aspectos colposcópicos dos pólipos que se exteriorizam pelo colo variam em função do tipo histológico (Figura 12.1). O pólipo mucoso, após aplicação de ácido acético, apresenta-se com coloração rósea. O pólipo adenomatoso, de dimensões maiores, mostra cor vermelha intensa. No pólipo fibroso, a coloração é violácea com petéquias e placas hemorrágicas, erosadas ou necróticas.

A dilatação do canal cervical é necessária para avaliação do ponto de inserção do pedículo. Poderá ser séssil ou ter pedículo inserido no canal, no istmo ou na cavidade endometrial, o que irá se refletir na escolha terapêutica, na polipectomia ambulatorial, na ressecção com cirurgia de alta frequência ou na ressecção histeroscópica ou curetagem.

Microscopicamente, esses pólipos correspondem ao tecido endocervical e, de modo característico, há a presença do eixo conjuntivo vascular. Quando há predominância do eixo conjuntivo, são denominados pólipos fibrosos. Clinicamente, podem ser assintomáticos ou traduzir-se por quadros variáveis de metrorragia, sinusorragia (sangramento pós-parto) e dismenorreia.

O diagnóstico poderá ser feito com a visão direta do pólipo por meio do exame especular, mas é necessária a avaliação da base do pólipo, o que poderá ser feito por meio da colposcopia e da avaliação do canal cervical.

A ultrassonografia e a histeroscopia podem ser necessárias nos casos em que o pedículo está inserido no canal ou na cavidade endometrial. A histeroscopia torna possível a visão direta do pedículo e sua ressecção.

O diagnóstico diferencial deverá ser feito com carcinoma cervical, leiomioma cervical, endometriose e granulomas específicos. A evolução do pólipo pode seguir três caminhos:

- **Metaplasia:** substituição do epitélio cilíndrico por pavimentoso. É mais comum nos mucosos e adenomatosos e se limita comumente à parte que se exterioriza do canal cervical.
- **Isquemia e necrose:** presentes nos pólipos com pedículo fino e longo, que podem sofrer torção, levando a infarto e necrose. São pouco frequentes.

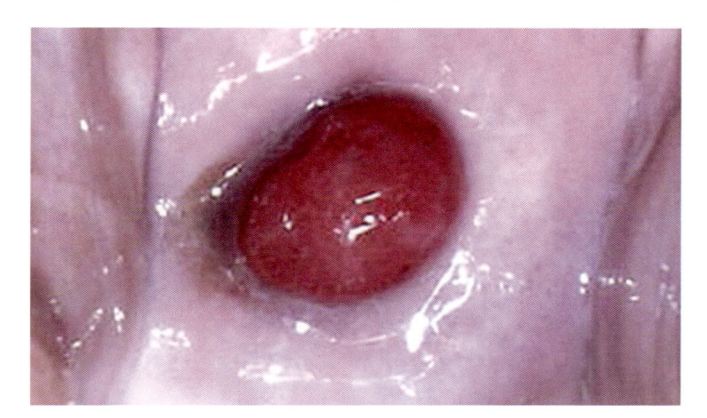

Figura 12.1 Pólipo endocervical.

- **Transformação carcinomatosa:** de baixa incidência (0,2 a 4%), é consequente ao processo de metaplasia. O diagnóstico é estabelecido por meio de colposcopia com biópsia, sendo importante saber se o pedículo está infiltrado por tecido neoplásico e se as zonas limítrofes estão normais. Um carcinoma confinado a um pólipo tem excelente prognóstico.

O tratamento consiste na exérese por meio de torção. Esse processo deve ser completado com colposcopia endocervical, que confirmará a remoção da base do pólipo. Se isso não ocorrer, completa-se o tratamento com curetagem endocervical; caso contrário, haverá recidiva. Se a base da implantação for larga ou se o pólipo for séssil, a retirada poderá acontecer por meio de cirurgia de alta frequência, em ambulatório, ou exérese cirúrgica sob anestesia por meio de ressecção histeroscópica, quando a base do pólipo estiver alta no canal ou no istmo. Não existem evidências de que os pólipos assintomáticos devam ser retirados em virtude da baixa possibilidade de alterações neoplásicas. Em 1.126 casos de pólipos assintomáticos, apenas 0,2% apresentou neoplasia intraepitelial cervical (NIC).

Leiomioma cervical

O leiomioma cervical é raro. Surge como neoformação grande e séssil, de aspecto liso e carnoso, mais raramente podendo ser pediculado, sendo mais frequente no lábio posterior. O diagnóstico é feito pelo toque, exame especular e ultrassom, e seu tratamento consiste em excisão cirúrgica quando houver necessidade.

Endometriose cervical

A endometriose cervical consiste na presença de tecido endometrial (formação glandular típica do endométrio e estroma) no colo. Origina-se de implante ectópico do tecido endometrial sobre solução de continuidade, verificada após intervenção traumática, como biópsia, eletrocauterização, cirurgia de alta frequência, dilatações etc. Particularmente em relação às cauterizações, há a formação de uma escara que se destaca em torno do décimo dia, deixando exposto o córion rico em capilares neoformados e propício à implantação de fragmentos de endométrio.

As imagens colposcópicas que sugerem endometriose são:

- **Císticas:** semelhantes aos cistos de Naboth de coloração azulada.
- **Ulceradas:** como mácula rubra, desepitelizada e sangrante.
- **Planas:** placas congestas, vermelhas, dispostas ao redor do orifício externo, ficam tumefeitas e sangram durante a menstruação.

Para o diagnóstico diferencial devem ser levados em consideração cistos de Naboth hemorrágicos, sufusões sucessivas a cauterizações e hemorragias traumáticas. O diagnóstico de certeza é dado pelo exame histopatológico.

Na maior parte dos casos, a lesão endometriótica é assintomática, podendo manifestar-se como sangramento pré-menstrual ou sinusorragia. O dado característico é que os sintomas estão relacionados com a fase menstrual.

O tratamento consiste em biópsia excisional como método terapêutico, seguida de cauterização. No entanto, se as lesões são pequenas e não provocam distúrbios, o tratamento pode ser desnecessário.

Leiomioma do corpo uterino (mioma parido)

Os miomas submucosos do corpo uterino, quando pediculados e após terem ultrapassado o canal cervical, podem dilatar o orifício externo e se exteriorizar pela cérvice. Colposcopicamente aparecem como formações arredondadas, desprovidas de epitélio de revestimento, com sufusões hemorrágicas, áreas de necrose e zona de erosão, e podem assumir um aspecto que torna difícil o diagnóstico diferencial com carcinoma invasor.

Não está descartada a hipótese de necrose do pedículo e expulsão ou pode haver a necessidade de retirada cirúrgica por torção do pedículo e posterior curetagem.

Tumores vasculares

Os tumores vasculares são raros e quase que totalmente representados por hemangiomas, podendo ser congênitos ou adquiridos, pequenos ou grandes. Microscopicamente se distinguem o tipo capilar e o cavernoso. Podem ser assintomáticos ou causar sinusorragia. O tratamento consiste em exérese cirúrgica.

PROCESSOS INFLAMATÓRIOS

Para a compreensão da localização, da fisiopatologia e dos princípios do tratamento das inflamações cervicais é preciso lembrar alguns conceitos anatômicos e histológicos e a biodinâmica cervical.

O estudo da topografia identifica duas zonas no colo do útero: ectocérvice e endocérvice. A ectocérvice é a área que vai do orifício externo do colo até o fundo de saco vaginal. A endocérvice é revestida por epitélio colunar simples, e a ectocérvice, por epitélio pavimentoso estratificado.

O ponto de encontro desses epitélios é referido como junção escamocolunar (JEC).

Quando a JEC se localiza no orifício externo, tem-se o colo padrão. A fisiologia mostra que a JEC tem localização variável de acordo com a faixa etária, paridade, doenças intercorrentes, tratamentos instituídos etc.(Figura 12.2). Estudos citológicos mostram um terceiro tipo de epitélio colunar. Corresponde à zona de transformação, onde se vê o epitélio escamoso entremeado de epitélio colunar, orifícios glandulares e cistos de Naboth, resultante de um processo de metaplasia que se processa ao longo de anos, podendo ocorrer de maneira típica ou atípica (Figura 12.3).

Cabe distinguir dois grandes grupos de lesão inflamatória que diferem em localização, aspectos e evolução:

- **Cervicovaginites:** somente a vagina e a parte do colo revestida por epitélio pavimentoso participam da inflamação. Esse grupo de lesões será abordado no Capítulo 15.

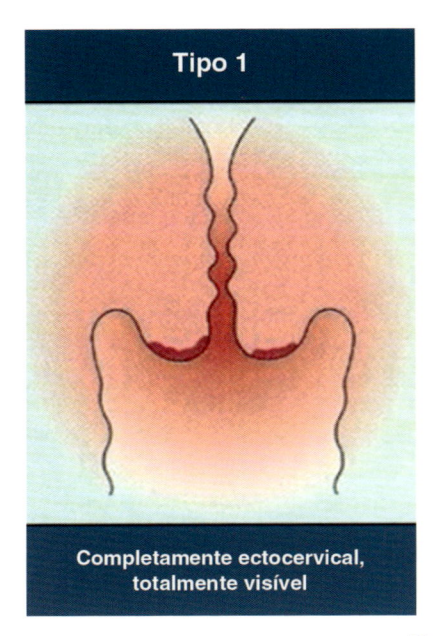 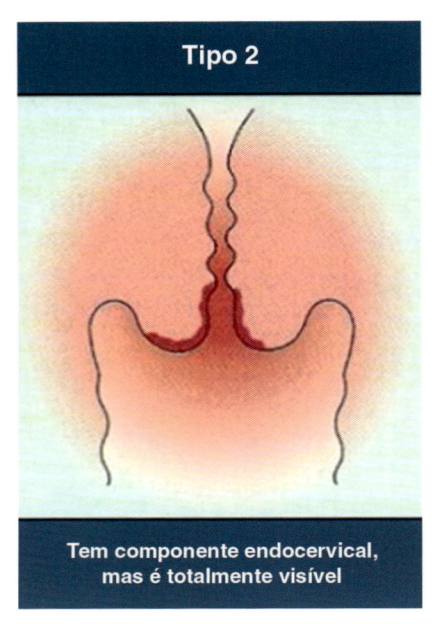 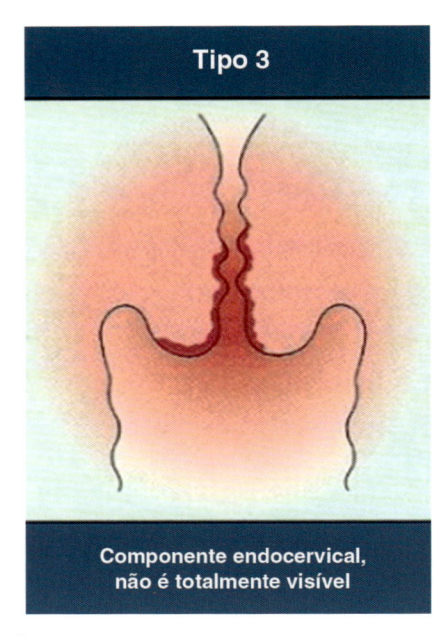

Tipo 1 — Completamente ectocervical, totalmente visível

Tipo 2 — Tem componente endocervical, mas é totalmente visível

Tipo 3 — Componente endocervical, não é totalmente visível

Figura 12.2 Representação da zona de transformação.

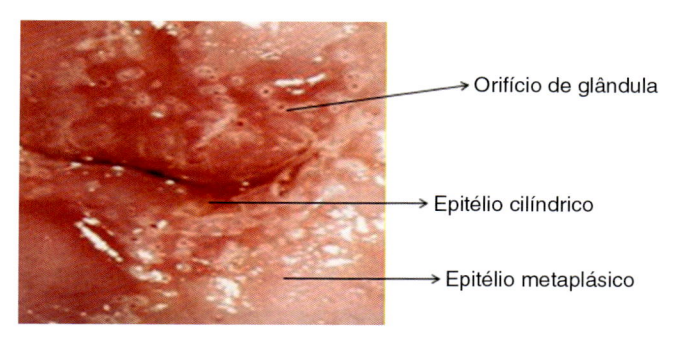

Orifício de glândula

Epitélio cilíndrico

Epitélio metaplásico

Figura 12.3 Representação colposcópica da zona de transformação.

- **Cervicites propriamente ditas:** o epitélio colunar é abrangido pelo processo. Podem ser classificadas em agudas, crônicas e específicas.

Cervicites agudas

Em relação à etiopatogenia, a quase totalidade dos processos inflamatórios que acometem o colo tem como origem a penetração vaginal por germes que ascendem até o colo, conceituando-se hoje como doenças sexualmente transmissíveis.

Na cervicite aguda, o epitélio cilíndrico se apresenta edemaciado, friável e sangra facilmente, porém a forma assintomática é frequente e responsável pela intensa transmissão sexual.

Na atualidade, a clamídia, o gonococo e o herpesvírus são reconhecidos como os principais responsáveis pelos quadros de cervicite aguda. A clamídia e o gonococo são também responsáveis pelos quadros de salpingite aguda e peritonite aguda, ou seja, doença inflamatória pélvica. Como esse quadro resulta em infertilidade, é importante o tratamento precoce da cervicite, evitando a ascensão dos germes e o comprometimento do futuro reprodutor.

ENDOCERVICITE GONOCÓCICA

Na mulher, a infecção por *Neisseria gonorrhoeae* é assintomática em 70% dos casos. Nas formas sintomáticas, o exsudato cervical é amarelado, purulento e rico em polimorfonucleares.

O diagnóstico pode ser realizado pela coloração de Gram para identificação de diplococos gram-negativos, que apresenta alta especificidade e boa sensibilidade. Também pode ser identificado em cultura de Thayer-Martin ou ágar chocolate ou por reação em cadeia da polimerase (PCR) multiplex. A coleta do material para diagnóstico deve ser feita com *swab* (cotonete) estéril no orifício externo do colo. O aspecto colposcópico é inespecífico. Hoje, o tratamento de escolha, segundo o Centers for Disease Control and Prevention (CDC) de Atlanta, consiste em ceftriaxona, 125mg em dose única, intramuscular. A azitromicina, na dose de 1g, promove a cura em 95% a 97,5% dos casos de cervicite gonocócica.

CERVICITE POR CLAMÍDIA

A infecção por clamídia é frequentemente assintomática, e a localização primária se dá no tecido cilíndrico endocervical ou ectrópio. Muitos diagnósticos são estabelecidos tardiamente por apresentarem quadros de doença inflamatória pélvica ou esterilidade. Nos casos sintomáticos, pode causar cervicite com colo hiperemiado, sangrante, friável, corrimento purulento e muco opacificado, e também ocasionar uretrite com disúria, endometrite e doença inflamatória pélvica. O diagnóstico é feito por cultura em células McCoy, que evidencia as inclusões acidófilas. A PCR, que detecta a sequência de ácido nucleico de clamídia por meio de biologia molecular, mostra-se mais sensível e é a técnica mais usada recentemente, podendo identificar vários patógenos ao mesmo tempo. A amostra é obtida por meio de *swab* estéril da endocérvice. O tratamento consiste no uso de azitromicina, 1g VO, ou de doxiciclina, na dose de 100mg a cada 12 horas por 7 dias. Também podem ser usadas a levofloxacina, a ofloxacina, o tianfenicol e a eritromicina.

CERVICITE POR MICOPLASMA

A cervicite por micoplasma é uma infecção decorrente da ascensão do micoplasma através do canal cervical, ocasionando a endometrite granulomatosa subclínica com consequente esterilidade. A sintomatologia cervicovaginal é leve, e o quadro colposcópico, inespecífico. Para o diagnóstico são utilizados tanto a cultura como os métodos sorológicos. O tratamento consiste no uso de doxiciclina, eritromicina ou azitromicina.

Em razão de sua prevalência, repercussão física e psíquica e da frequência e gravidade de suas complicações, as cervicites constituem problema cada vez mais preocupante. Alguns esquemas relativamente simples possibilitam o tratamento dessas infecções. Apesar de tudo, existem as resistentes ou recidivantes, sendo importante descobrir o patógeno e a sensibilidade do germe. Daí a importância de uma relação estreita entre o clínico e o bacteriologista, sendo também indispensável o tratamento do parceiro.

Cervicites crônicas

As cervicites crônicas se apresentam na maioria das vezes como ectopias que sangram facilmente com mucorreia abundante, sangramento pós-coito e recidivas de colpite. A ectopia glandular é processo fisiológico que ocorre em torno de 30% das mulheres no período de atividade sexual (Figura 12.4), não se justificando o tratamento de toda ectopia, mas, nas situações citadas e considerando que a ectopia possa ser uma porta de entrada para o HIV, as pacientes com vida sexual promíscua devem ser tratadas.

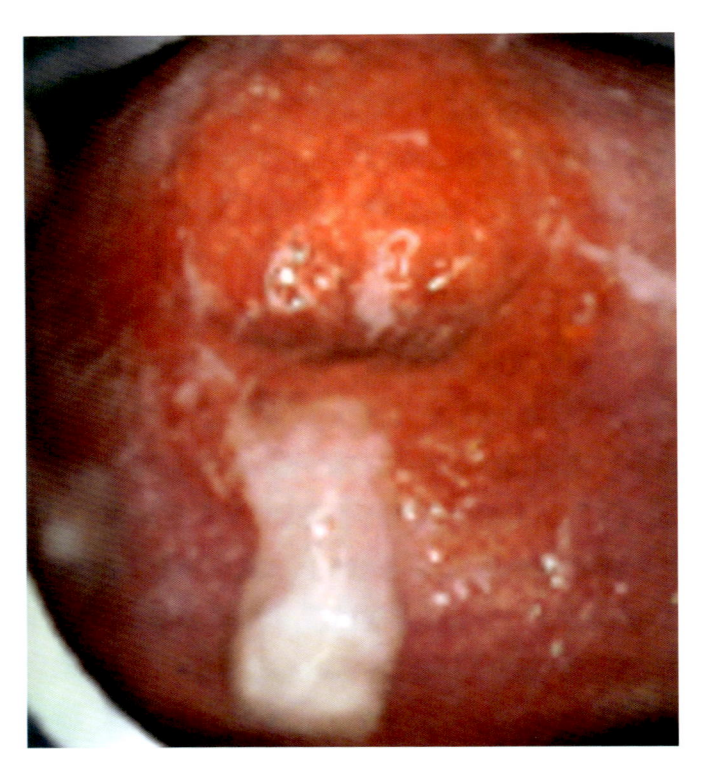

Figura 12.4 Colposcopia evidenciando ectrópio e cervicite.

O tratamento consiste na destruição do epitélio colunar ectópico, o que pode ser realizado por métodos químicos, físicos ou mecânicos.

O método químico consiste na embrocação do colo com substâncias cáusticas, como o ácido metacresilsulfônico (Albocresil®) e ácido tricloroacético a 70%.

Os métodos físicos usados atualmente incluem a eletrocauterização, a criocauterização, a vaporização com *laser* e a ressecção por meio de cirurgia de alta frequência. O mais usado é a eletrocauterização, que consiste em um sistema no qual a corrente elétrica passa em um eletrodo que, em contato com a mucosa, a carboniza. Consiste na destruição térmica do epitélio glandular, que será substituído por epitélio metaplásico no período de 6 a 8 semanas. Deverá ser realizada ambulatorialmente no período pós-menstrual. Durante o tratamento podem ser relatadas cólicas abdominais.

A paciente deverá ser orientada quanto à necessidade de abstinência sexual por 20 dias. Pode ocorrer secreção serossanguinolenta nos primeiros dias após o tratamento.

A ressecção com cautério de alta frequência é reservada para as cervicites recidivantes. A eletrocauterização é a mais usada e oferece mais rapidez e custo menor, sendo utilizada em larga escala.

Os métodos mecânicos são fundamentalmente os cirúrgicos com amputação e não constituem rotina para os casos de cervicite. Existem controvérsias quanto ao benefício da abordagem terapêutica das ectopias, não sendo evidentes os benefícios do tratamento e com risco aumentado de contaminação por HPV ou HIV. No entanto, não restam dúvidas de que a paciente que apresenta sangramento pós-coito deva ser encaminhada para colposcopia e abordagem terapêutica.

CISTOS DE NABOTH

Os cistos de Naboth consistem no fechamento completo de uma glândula da mucosa endocervical a partir da completa substituição do epitélio colunar de revestimento superficial, que se mostra até mesmo bem maduro, com formação de ponte por sobre o óstio glandular (as "linguetas" da área acetobranca da colposcopia). Como se pode ver, a glândula já se mostra dilatada com espessamento do muco em seu interior, que agora não tem por onde escoar. Em fase mais adiantada ocorreria clinicamente a típica formação globosa dos cistos de Naboth, os quais são extremamente comuns, sendo considerados normais e resultantes do processo metaplásico. As dimensões variam de alguns milímetros a 3cm de diâmetro. Provocam complicações apenas em algumas mulheres, quando podem aumentar muito o tamanho do colo uterino. Por isso, não precisam de tratamento e normalmente são assintomáticos.

Cervicites específicas
TUBERCULOSE

A tuberculose é extremamente rara, sempre secundária a foco tuberculoso em outra localização, geralmente a partir da massa na região dos anexos uterinos.

À histologia é característica a presença de tubérculos típicos: granulomas com necrose central, circundados por histiócitos e células gigantes multinucleadas de Langerhans com núcleos na periferia do citoplasma.

O quadro colposcópico é variável e não característico, consistindo em ectopia, secreção purulenta, lesão ulcerada ou nódulos. O diagnóstico é exclusivamente histológico, por meio de biópsia profunda. O tratamento segue as normas específicas do realizado para tuberculose.

SÍFILIS

A sífilis cervical é rara. A úlcera sifilítica primária é única, de formato oval, com bordos elevados e duros. As lesões secundárias são queratolíticas, extensas, múltiplas e de difícil retirada. O diagnóstico é estabelecido a partir do achado do treponema na lesão ulcerada.

Leitura complementar

Abu J, Davies Q, Ireland D. Should women with postcoital bleeding be referred for colposcopy? J Obstet Gynaecol 2006 Jan; 26(1):45-7.

Bauer HK. Atlas ilustrado de colposcopia. São Paulo: Manole, 1996.

Benson e Pernoll's. Handbook of obstetrics and gynecology. New York: McGraw Hill: 2011.

Bignell C, Garley J. Azithromycin in the treatment of infection with Neisseria gonorrhoeae. Sex Transmited Infect 2010; 86(6):422-6.

Borges SCV, Mortoza GJ. Doenças sexualmente transmissíveis. In: Manual de ginecologia e obstetrícia sogimig. Belo Horizonte: Coopmed, 2012.

Cartier R. Colposcopia prática. São Paulo: Rocca: 1984.

Choe HS et al. Performance of Anyplex™ II multiplex real-time PCR for the diagnosis of seven sexually transmitted infections: comparison with currently available methods. Int J Infect Dis Dec 2013; 17(12):e1134-40. doi: 10.1016/j.ijid.2013.07.011. Epub 2013 Sep 7.

De Paolo G. Colpospia e patologia do trato genital inferior. Rio de Janeiro: Medsi, 1993.

Jayakumar NK. Cervicitis: how often is it non-specific! J Clin Diagn Res 2015 Mar; 9(3):11-2.

Kumar A, Kumar A. Chronic Cervicitis. J Minim Invasive Gynecol 2017; 21:143-7.

Laranjeira CLS, Lima RSBC, Géo MS. Prolapsos genitais. In: Sogimig Manual de ginecologia e obstetrícia. Belo Horizonte: Coopmed, 2012.

Mortoza Junior G e Borges SCV. Doenças sexualmente transmissíveis. In: Patologia cervical – Da teoria à prática clínica. Mortoza Junior G (ed.) Rio de Janeiro: Medbook, 2006.

Passos MRL. DST 5: doenças sexualmente transmissíveis (Dessetologia). 5. ed., Rio de Janeiro: Cultura Médica, 2005:225-33.

Prendiville W, Ritter J, Tatti S. Colposcopy. Management options. Ed. Saunders, 2003.

Rodrigues MM et al. Frequency of Chlamydia trachomatis, Neisseria gonorrhoeae, Mycoplasma genitalium, Mycoplasma hominis and Ureaplasma species in cervical samples. J Obstet Gynaecol 2011; 31(3):237-41.

Sachan R, Gupta P, Patel ML, Verma A, Maurya M. Cervical tuberculosis masquerading as cancer cervix: a report of three cases. Indian J Tuberc 2013 Jan; 60(1):46-9.

Yang K, Li J, Liu Y et al. Microwave therapy for cervical ectropion. Cochrane Database Syst Rev 2007 Oct; 17(4).

Younis MT, Iram MT, Anwar B, Ewies AA. Women with asymptomatic cervicalpolyps may not need to see a gynecologist or have them removed: an observational retrospective study of 1126 cases. Eur J Obstet Gynecol Reprod Biol 2010 Jun; 150(2):190.

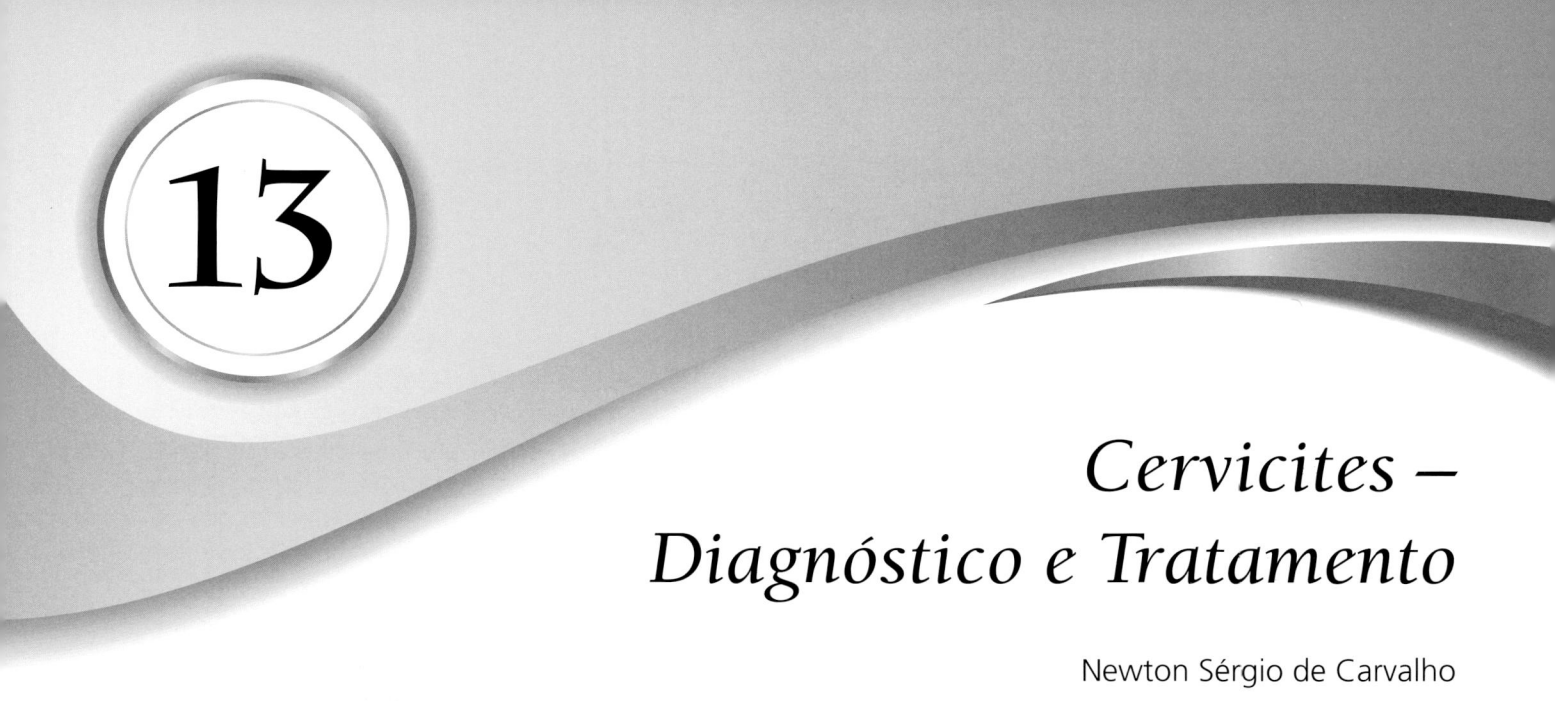

Cervicites –
Diagnóstico e Tratamento

Newton Sérgio de Carvalho

INTRODUÇÃO

Cervicite ou endocervicite consiste na inflamação da mucosa endocervical (epitélio glandular endocervical). A inflamação da região externa da cérvice, conhecida como colpite ou cervicocolpite, refere-se ao mesmo processo que ocorre nas paredes da vagina e se propaga para a área de epitélio escamoso do colo uterino. Portanto, a infecção da cérvice uterina resulta em inflamação que poderá estar associada à vulvovaginite (inflamação da mucosa vulvo-vaginal), tornando necessário um diagnóstico adequado e precoce, pois a ascensão da infecção poderá causar endometrite, salpingite, abscesso tubovariano, peritonite, peri--hepatite, infertilidade e dor pélvica crônica.

Constam como fatores de risco para o desenvolvimento da cervicite: início precoce da atividade sexual, comportamento sexual de risco, história de doenças sexualmente transmitidas, multiplicidade de parceiros sexuais e, sobretudo, história de corrimento associado ao relacionamento sexual com parceiro recente (menos de 3 meses).

ETIOLOGIA

A cervicite é uma patologia muito comum, uma vez que praticamente metade das mulheres poderá desenvolvê-la em alguma fase da vida.

Na etiologia das cervicites estão os agentes infecciosos e não infecciosos. Entre as de origem não infecciosa estão os traumas de coito, radiações, objetos estranhos introduzidos na vagina e os tumores malignos. Reações alérgicas ao látex dos *condons* e às geleias espermaticidas também são citadas como agentes etiológicos. As de etiologia infecciosa são significativamente mais frequentes do que as não infecciosas e são na totalidade dos casos causadas por doenças sexualmente transmitidas, principalmente por *Neisseria gonorrhoeae* e *Chlamydia trachomatis*, além de bactérias aeróbicas e anaeróbicas da própria microbiota vaginal. Outro agente de importância e considerado emergente é o *Mycoplasma genitalium*, que também pode instalar-se na endocérvice, além de outros do grupo dos molicutes, que são o *Mycoplasma hominis* e *Ureaplasma urealiticum*.

Outros agentes também relacionados são o *Trychomonas vaginalis* e o *Herpes simplex*, embora mais associados à cervicolpite.

A *Chlamydia trachomatis* é o agente patogênico mais prevalente entre as doenças bacterianas sexualmente transmissíveis em todo o mundo, segundo a Organização Mundial da Saúde (OMS), com mais de 90 milhões de casos a registrado cada ano. No Brasil, está presente no colo uterino em cerca de 5% a 10% das pacientes jovens. A cervicite é frequentemente assintomática, sendo a *Chlamydia* o agente mais prevalente, e em grande parte cursa sem sintomas.

Embora antibióticos possam ser usados no tratamento da infecção urogenital sintomática, a infecção clamidial permanece assintomática em aproximadamente 50% dos homens infectados e em até 70% ou 80% das mulheres. A infecção genital por *C. trachomatis* é altamente prevalente entre adultos jovens com menos de 25 anos. Várias e importantes sequelas podem resultar dessa infecção, sendo as mais graves a doença inflamatória pélvica (DIP), a gravidez ectópica e a infertilidade.

A *C. trachomatis* é um pequeno microrganismo gram-negativo, intracelular obrigatório, que preferencialmente infecta a célula epitelial escamocolunar. Há quatro espécies causadoras de doenças em humanos (*C. trachomatis, C. pneumoniae, C. psittaci* e *C. pecorum*). As cepas de *C. trachomatis* podem ser classificadas por antissoros ou anticorpos monoclonais em 18 sorotipos. Os sorotipos D-K estão associados às infecções do trato genital masculino e feminino. A resposta inicial das células epiteliais infectadas consiste em infiltração dos neutrófilos, seguidos de linfócitos, macrófagos, células plasmáticas e invasão eosinofílica. Com a produção de citocinas e interferons pelas células epiteliais infectadas inicia-se a reação inflamatória em cascata. A infecção clamidial desencadeia resposta imune celular, assim como humoral, com a produção de anticorpos IgA secretória, IgM circulante e IgG.

A principal manifestação clínica da infecção clamidial em mulheres consiste em cervicite mucopurulenta e, por contiguidade, endometrite e DIP. As infecções genitais por *C. trachomatis* aumentam marcadamente o risco de sequela para o trato reprodutivo feminino, como fator tubário de infertilidade, dor pélvica crônica e gravidez ectópica. Portanto, há uma grande e constante preocupação com a alta prevalência da infecção assintomática em adultos jovens.

Embora a incidência de *N. gonorrhoeae* tenha sido reduzida consideravelmente nos últimos 20 anos, os adolescentes e os adultos jovens continuam apresentando as maiores taxas de infecção, com risco de transmissão de 20% a 50% por contato sexual. A infecção por *N. gonorrhoeae* continua sendo a segunda doença bacteriana sexualmente transmitida mais comum notificada nos EUA, perdendo apenas para a *C. trachomatis*. Entretanto, inúmeros estudos têm mostrado o *Mycoplasma genitalium* como a segunda causa (e em alguns estudos até mesmo como a primeira). Na gestação, está associada a vários efeitos adversos, incluindo corioamnionite, rotura prematura das membranas, trabalho de parto prematuro e infecções puerperais.

Entre as complicações da infecção gonocócica no recém-nascido em decorrência da transmissão perinatal estão graves conjuntivites que ocasionam cegueira se não tratadas adequadamente, meningites, sepse, endocardites e artrites. Tanto no homem como na mulher, a infecção gonocócica parece aumentar a suscetibilidade de transmissão do vírus da imunodeficiência humana (HIV).

O Colégio Americano de Obstetrícia e Ginecologia (ACOG) recomenda o rastreio das mulheres sexualmente ativas, gestantes ou não, com alto risco para infecção gonocócica, incluindo as adolescentes.

O diagnóstico laboratorial da infecção por gonococo depende da identificação da *N. gonorrhoeae* no local da infecção. O gonococo é um diplococo gram-negativo aeróbico intracelular com afinidade por epitélio glandular, infectando as mucosas, penetrando entre as células, indo localizar-se no espaço subepitelial e podendo causar microabscessos na submucosa e descarga purulenta. A incidência de coinfecção por *N. gonorrheae* e *C. trachomatis* é de aproximadamente 15% a 20%.

A infecção pelo *M. genitalium* tem aumentado de prevalência e, à semelhança da *Chlamydia*, tem o potencial de causar DIP e infertilidade. A etiologia da cervicite persistente inclui como agente potencial o *M. genitalium,* o qual deve ser considerado em caso de persistência dos sintomas após o uso de azitromicina e doxiciclina, nos quais seja improvável a reexposição ou infecção do parceiro ou a não aderência ao tratamento. O *M. genitalium* pode ser encontrado na vagina, na cérvice e no endométrio, e, como as infecções por *Chlamydia* e gonococo, as por *M. genitalium* em mulheres são geralmente assintomáticas. O *M. genitalium* pode ser detectado em 10% a 30% das mulheres com cervicite. O diagnóstico deve ser estabelecido por meio de testes de biologia molecular, devendo ser suspeitado em casos de cervicite persistente ou recorrente.

REAÇÃO TECIDUAL DIANTE DOS PROCESSOS INFLAMATÓRIOS

As respostas inflamatórias dos epitélios cervicais e vaginais aos agentes químicos, físicos, traumáticos e biológicos são semelhantes, pois geralmente são difusas e caracterizadas por edema das mucosas, vasodilatação e congestão vascular da submucosa e infiltrado inflamatório, podendo apresentar-se com descamação ou hipertrofia epitelial de acordo com o agente etiológico.

A reação do epitélio pavimentoso (escamoso) do colo uterino aos agentes agressores apresenta quadro conhecido como colpite (cervicocolpite – Figura 13.1). Trata-se de uma reação inflamatória superficial que cursa com descamação epitelial superficial, congestão e vasodilatação da submucosa e infiltrado inflamatório linfoplasmocitário.

Em certos casos, o epitélio escamoso cervicovaginal pode reagir em resposta a um agente infeccioso não com diminuição da espessura do epitélio com descamação, mas com hiperplasia epitelial. Essa hiperplasia pode ser localizada ou multifocal, recebendo a denominação de papiloma ou condiloma, como no caso da infecção pelo papilomavírus humano (HPV).

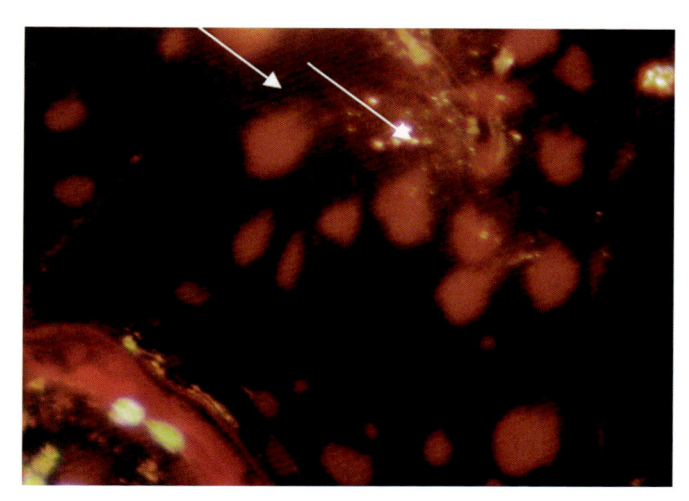

Figura 13.1 Reação inflamatória do epitélio escamoso (descamação) evidenciada após a aplicação do Lugol em caso de cervicocolpite por *Trichomonas*.

Por sua vez, como o epitélio colunar endocervical (monoestratificado) reage à agressão com a diminuição ou a interrupção da atividade secretória celular, haverá a diminuição da proteção do colo. Em decorrência do processo inflamatório, as células se descamam e o epitélio se apresenta com perda tecidual ou erosão ou ulceração.

No tecido conjuntivo subjacente ocorrem edema, congestão e vasodilatação ao redor das glândulas e infiltrado inflamatório linfoplasmocitário, histiocitário, conferindo ao muco cervical o aspecto mucopurulento e ao colo uterino o aspecto friável, sangrante ao manuseio.

SINTOMATOLOGIA

O primeiro sintoma da cervicite é o corrimento vaginal, cuja característica dependerá do agente etiológico, ficando mais evidente logo após o período menstrual. Deve ser ressaltado que, nesse caso, o corrimento poderá ocorrer em razão da inflamação do próprio epitélio endocervical, como no caso da infecção pelo gonococo ou pela alteração do meio vaginal propiciada pela infecção endocervical, como no caso da *Chlamydia*. Outros sintomas podem ocorrer de maneira isolada ou em associação, entre os quais: sangramento cervical (sobretudo durante a coleta do exame de Papanicolau), prurido, irritação em órgãos genitais externos, dispareunia, disúria, dor lombar e pélvica baixa (hipogástrio), algumas vezes somente durante o coito. Caso a infecção ascenda ao trato genital superior, poderão ocorrer febre, náuseas e vômitos, além de dor pélvica.

Nas cervicites graves poderão estar presentes corrimento purulento com odor fétido, intenso desconforto genital e dor pélvica.

Por não ser possível o diagnóstico etiológico específico por ocasião da consulta e com o objetivo de realizar o tratamento adequado das cervicites e, consequentemente,

Quadro 13.1 Sintomatologia das cervicites

Maioria com sintomas ausentes ou discretos

Quando sintomáticos, podem apresentar:
  Corrimento genital
  Sangramento vaginal
  Prurido ou irritação em órgãos genitais externos
  Dispareunia ou desconforto ao coito
  Disúria ou sintomas inespecíficos ao urinar
  Dor lombar e/ou pélvica baixa que algumas vezes se manifesta
    somente durante o coito

Nas formas graves, ou quando em associação à DIP, podem apresentar (sobretudo no caso da *Neisseria*) corrimento purulento com intenso desconforto genital e dor pélvica

evitar as sequelas que a DIP possa causar, é sugerido tratamento sindrômico ou presuntivo (Quadro 13.1).

DIAGNÓSTICO

O diagnóstico costuma ser estabelecido por meio de testes de rastreio, uma vez que a grande maioria das mulheres infectadas (95%) é assintomática.

O Centers for Disease Control and Prevention (CDC) recomenda o rastreio anual para todas as mulheres sexualmente ativas com menos de 25 anos e para as mulheres de mais idade, sugerindo risco aumentado para doenças sexualmente transmissíveis (DST), novo parceiro sexual, mais de um parceiro, parceiro que tenha outras parceiras ou parceiro que apresente uma DST.

Os testes de amplificação de ácidos nucleicos (NAAT) utilizados para rastreamento são recomendados pelo CDC, pela International Union against Sexually Transmitted Infections e pela OMS (IUSTI/WHO).

O *swab* vaginal é o método de coleta indicado e, no caso de realização de exame especular, é recomendada a coleta de material endocervical. Os autotestes de *swab* vaginal testados pela metodologia NAAT têm índice de detecção similar aos clinicamente obtidos pelo *swab* cervical e maiores do que os da cultura em mulheres (nível de evidência 1).

A cultura e o antibiograma devem ser realizados em caso de suspeita de resistência aos antibióticos utilizados. A coloração de Gram apresenta baixa sensibilidade em pacientes assintomáticas, não sendo recomendada pelo CDC ou pela IUSTI.

O diagnóstico da cervicite mucopurulenta é eminentemente clínico, caracterizado pela friabilidade da cérvice com sangramento fácil à manipulação do colo uterino, presença de corrimento mucopurulento e aumento de polimorfonucleares nas secreções endocervicais.

Os testes específicos para *N. gonorrhoeae* como causa de cervicite incluem a cultura, padrão-ouro para o diagnóstico, e os NAAT.

Para o diagnóstico laboratorial da infecção por *Neisseria*, entre as metodologias mais utilizadas se sobressaem as

Quadro 13.2 Diagnóstico laboratorial da *N. gonorrhoeae*

Isolamento através da cultura: meio seletivo de Thayer Martin Local da coleta; *swab* uretral e/ou endocervical Sensibilidade: 80% a 90% nas infecções endocervicais
Bacterioscopia com esfregaço pela coloração de Gram Local da coleta: uretral e/ou endocervical Sensibilidade: 50% a 60% nas infecções endocervicais com 82% a 97% de especificidade

mostradas no Quadro 13.2, cabendo ressaltar que, na bacterioscopia, a presença de infiltrado inflamatório com mais de 10 leucócitos por campo no esfregaço endocervical é consistente com cervicite. Do mesmo modo, a presença de infiltrado inflamatório acentuado, evidenciado no exame de Papanicolau, sugere a presença de cervicite.

Outros exames podem ser realizados para detectar o antígeno ou o genoma do gonococo nos exsudatos, como microscopia direta fluorescente para anticorpos monoclonais, imunoensaio para anticorpos policlonais, reação em cadeia da polimerase (PCR) e reação em cadeia da ligase (LCR).

O diagnóstico citológico da *Chlamydia* se baseia na demonstração de corpúsculos de inclusão intracitoplasmáticos, sendo de difícil interpretação e de baixas sensibilidade e especificidade. A *C. trachomatis* cresce bem em uma variedade de culturas de células, como McCoy e HeLa. A presença intracelular da *Chlamydia* pode ser sugerida pela presença de corpúsculos de inclusão intracitoplasmáticos detectados pela coloração de Giemsa ou por corante imunofluorescente com anticorpos monoclonais. A cultura de células apresenta elevadas especificidade (100%) e sensibilidade. Por isso, é considerado o único teste que pode ser utilizado para estabelecer ou não a presença de infecção por *Chlamydia* nos casos de implicação legal de abuso sexual. Entretanto, em virtude de suas dificuldades, tem sido pouco utilizada, ficando reservada para as pesquisas científicas.

Para a detecção de antígenos, os métodos mais utilizados são os de hibridização molecular por captura híbrida e imunofluorescência direta. Nela, quando a reação é positiva, são observados corpos corados com aspecto de maçã-verde. O material deve ser coletado na endocérvice, e o cotonete coletor deve fazer alguma pressão no epitélio glandular para que possam ser removidas as células com consequente aumento da sensibilidade. Esse material removido deve ser depositado em uma lâmina com demarcação específica. No caso da hibridização molecular, o material fica acondicionado no líquido conservante próprio do método. Se coletados e processados adequadamente, apresentam grandes sensibilidade (80% a 98%) e especificidade (95% a 99%).

A detecção de genes por teste de amplificação de DNA é considerada a mais recomendada em função da metodologia para o diagnóstico da *Chlamydia*. Entre eles se inclui a PCR ou a LCR, ainda com custo elevado e com menor utilização em nosso meio. A presença indireta dos anticorpos demonstrada pela sorologia pode ser observada por meio dos testes de fixação do complemento ou microimunofluorescência. Anticorpos anti-*Chlamydia* IgM são incomuns em adultos com infecção do trato genital. A prevalência de anticorpos anti-*Chlamydia* IgG é alta em adultos sexualmente ativos sem infecção ativa, mostrando infecção passada. É estatisticamente significativa a associação entre IgA específica e doença em atividade. A sensibilidade, a especificidade e o valor preditivo da sorologia não são suficientemente altos para que esse meio seja utilizado como rotina para o diagnóstico da doença do trato genital.

TRATAMENTO

Em geral, as mulheres com cervicite mucopurulenta (CMP) são empiricamente tratadas para *N. gonorrhoeae* e *C. trachomatis*, embora essas bactérias sejam encontradas em cerca de metade dos casos. Alguns outros agentes, como *Mycoplasma genitalium*, *Trichomonas vaginalis* e vaginose bacteriana (VB) – também são implicados, mas grande parte permanece com etiologia desconhecida, isto é, negativa para *C. trachomatis*, *N. gonorrhoeae*, *T. vaginalis* e *M. genitalium* pelo teste NAAT. Mesmo após a utilização de testes diagnósticos sensíveis e específicos, ainda é alta a porcentagem de casos em que não se identifica o agente. O tratamento empírico tem consequências sociais e de relacionamento para o casal erroneamente diagnosticado como portador de DST, além do uso desnecessário de antibióticos. Muitos estudos têm demonstrado a associação entre VB e cervicites.

O CDC recomenda o seguinte esquema de tratamento:

- Ceftriaxona 250mg IM em dose única mais azitromicima 1g VO em dose única.
- A IUSTI/WHO recomenda altas doses de ambos os antibióticos em caso de emergências e de bactérias resistentes: ceftriaxona, 500mg IM em dose única, e azitromicina, 2g VO em dose única. Para pacientes com cepas resistentes, gentamicina e azitromicina ou moxifloxacina/azitromicina podem ser recomendadas como alternativas.

Quando o agente etiológico é o *Mycoplasma*, o tratamento consiste em 1g de azitromicina em dose única. Nos casos em que há falha nesse esquema terapêutico ocorre resistência à azitromicina. A maioria das pacientes não será beneficiada com o retratamento em regime estendido com azitromicina (500mg, dose inicial, seguidos de 250mg ao dia durante 4 dias). Nesses casos, quando há resistência do *M. genitalium* à azitromicina, a moxifloxacina (400mg ao dia, durante 7, 10 ou até 14 dias) é o antibiótico indicado, com taxas de cura de 100%.

Para a prevenção de recontaminação é importante não recomeçar a atividade sexual antes do tratamento do parceiro.

Em se tratando de uma DST, o tratamento deve incluir o aconselhamento das pacientes: encaminhar os parceiros para rastreamento e tratamento e abster-se do relacionamento sexual por 7 dias após o início do tratamento, no caso de dose única, ou até completar o esquema de 7 dias.

O teste de cura (TDC) apresenta recomendações variáveis, como retestagem 3 meses após o tratamento, e que seja realizado sobretudo nos casos de infecções resistentes.

O tratamento das demais causas das cervicites, de origem bacteriana (vaginoses bacterianas), por protozoário (*Trichomonas*) ou viral (herpes, HPV), encontra-se detalhado em capítulo específico.

A coinfecção com *C. trachomatis* frequentemente ocorre entre pacientes portadoras de cervicites gonocócicas, justificando plenamente o tratamento combinado.

Os dados coletados na anamnese são quantificados para determinação do escore de risco de cervicite. Se a soma desses dados for ≥ 2, o escore é considerado positivo para cervicite e a paciente é considerada portadora assintomática, devendo ser tratadas concomitantemente a infecção gonocócica e a infecção clamidial (Quadro 13.3). Os Quadros 13.4 e 13.5 apresentam os esquemas terapêuticos para as diversas cervicites.

A gestante portadora de infecção por *N. gonorrhoaea* poderá estar associada a risco maior de amniorrexe prematura, restrição do crescimento intrauterino, perdas fetais e infecções puerperais.

Assim como na infecção por gonococo, a gestante portadora de infecção por *C. trachomatis* poderá estar exposta a risco maior de trabalho de parto prematuro, rotura prematura das membranas e infecções puerperais.

As infecções por *C. trachomatis* durante a gestação poderão ocasionar infecções oculares e pulmonares no recém-nascido. O risco de transmissão é de 20% a 50% para as infecções oculares e de 10% a 20% para as pulmonares.

Portadoras de HIV

Pacientes com cervicite e infectadas com HIV deverão receber o mesmo tratamento das HIV-negativas. O tratamento das cervicites nas mulheres HIV-positivas poderá reduzir a transmissão aos parceiros suscetíveis.

Quadro 13.3 Escore de risco para cervicite

Parceiro sexual com corrimento uretral	2 pontos
Idade < 20 anos	1 ponto
Sem parceiro sexual fixo	1 ponto
Mais de um parceiro sexual nos últimos 3 meses	1 ponto
Novo parceiro sexual nos últimos 3 meses	1 ponto

Quadro 13.4 Esquemas de tratamento sugeridos para cervicites

Infecção gonocócica não complicada de cérvice, uretra e reto
Ceftriaxona 125mg IM em dose única ou Cefixima 400mg VO em dose única ou Ciprofloxacina 500mg VO em dose única ou Ofloxacina 400mg VO em dose única ou Levofloxacina 250mg VO em dose única **Alternativa** Espectinomicina 2g IM Ceftizoxima 500mg IM Cefoxitina 2g IM + probenecide 1g VO
Infecção por *C. trachomatis*
Azitromicina 1g VO em dose única ou Doxiciclina 100mg VO a cada 12h por 7 dias **Alternativa** Eritromicina (estearato) 500mg VO a cada 6h por 7 dias ou Ampicilina 500mg VO a cada 6h por 7 dias ou cefotaxima 500mg IM

Quadro 13.5 Esquemas de tratamento preferenciais e alternativos

Diagnóstico	**Tratamento**	**Tratamento alternativo**
C. trachomatis	Azitromicina 1g VO em dose única ou Doxiciclina 100mg VO a cada 12h por 7 dias	Eritromicina 500mg,VO a cada 6h por 7 dias ou Ampicilina 500mg VO a cada 6h por 7 dias
N. gonorrhoeae	Cefixima 400mg VO em dose única ou Ceftriaxona 125mg IM	Espectinomicina 2g IM ou Ceftizoxima 500mg IM ou Cefotaxima 500mg IM ou Cefoxitina 2g IM + probenecide 1g VO

Gestantes e nutrizes

Convém lembrar que a doxiciclina, a ofloxacina e a levofloxacina estão contraindicadas na mulher grávida e cabe salientar a importância do controle de cura 3 a 4 semanas após o tratamento, pois poderão ocorrer sequelas no neonato em caso de persistência da infecção.

Parceiros

Por se tratar de uma DST, o tratamento deve sempre incluir o parceiro sexual para prevenir reinfecções, sendo preferencialmente administrado em dose única.

MORBIDADE/MORTALIDADE

Os agentes etiológicos mais frequentes das cervicites – *C. trachomatis* e *N. gonorrhoeae* – têm em comum a afinidade por epitélio glandular do trato genital inferior e superior com disseminação via ascendente ou canalicular. Portanto, todas as estruturas do trato genital que contenham epitélio glandular podem ficar comprometidas e apresentar sintomatologias específicas (glândulas acessórias de Bartholin e Skene e uretra).

A morbidade inicialmente se deve à ascensão do agente etiológico à cavidade uterina e às trompas de Falópio, causando endometrite e salpingite, respectivamente, e acarretando infertilidade. A incidência estimada de infertilidade após episódio de DIP é de 15%, sendo de 50% a 80% após dois e três episódios, respectivamente. A incidência de gravidez ectópica é elevada de sete a dez vezes após somente um episódio de salpingite, aumentando consideravelmente a mortalidade materno-fetal.

Em todo o mundo, mais de 400 milhões de pessoas são infectadas por uma DST anualmente, e 80% dessas infecções consistem em tricomoníase, *Chlamydia*, sífilis e gonorreia, acometendo pacientes jovens, que terão seu futuro reprodutivo comprometido caso não sejam diagnosticados e tratados adequadamente. Portanto, o diagnóstico precoce, sobretudo com rastreamento utilizando testes biomoleculares (PCR), uma vez que a maioria das pacientes é assintomática, é a maneira mais indicada de diagnosticar as cervicites. Desse modo, após o diagnóstico, o tratamento adequado torna possível prevenir a ocorrência e as complicações associadas.

Leitura complementar

Bradshaw CS, Chen MY, Fairley CK. Persistence of Mycoplasma genitalium following azithromycin therapy. PLoS One 2008; 3:e3618.

Jernberg E, Moghaddam A, Moi H. Azithromycin and moxifloxacin for microbiological cure of Mycoplasma genitalium infection: an open study. International journal of STD and AIDS 2008; 19:676-9.

Keshavarz H, Duffy SW, Sadeghi-Hassanabadi A et al. Risk factors for and relationship between bacterial vaginosis and cervicitis in a high risk population for cervicitis in Southern Iran. Eur J Epidemiol 2001; 17:89-95. [PubMed]

LeFevre ML. USPSTF: screening for chlamydia and gonorrhea. Ann Intern Med 2014; 161:902-10.

Lusk MJ, Konecny P, Naing ZW et al. Mycoplasma genitalium is associated with cervicitis and HIV infection in an urban Australian STI clinic population. Sex Transm Infect 2011; 87:107-9.

Marrazzo JM, Wisenfield HC, Murray et al. Risk factors mucopurulent cervicitis among women with bacterial vaginosis. J Infect Dis 2006; 193:617-24. [PubMed]

Mayor MT, Roett MA, Uduhiri KA. Diagnosis and management of gonococcal infections. Am Fam Physician 2012; Nov 15; 86(10):931-8 full-text.

Mobley VL, Hobbs MM, Lau K et al. Mycoplasma genitalium infection in women attending a sexually transmitted infection clinic: diagnostic specimen type, coinfections, and predictors. Sex Transm Dis 2012; 39:706.

Papp JR, Schachter J, Gaydos CA et al. Division of STD Prevention, National Center for HIV/AIDS, Viral Hepatitis, STD, and TB Prevention, CDC. Recommendations for the Laboratory-Based Detection of Chlamydia trachomatis and Neisseria gonorrhoeae – 2014. MMWR Recomm Rep 2014 Mar 14; 63(RR-02):1-19 full-text.

Workowski K. In the clinic. Chlamydia and gonorrhea. Ann Intern Med 2013 Feb 5; 158(3):ITC2-1.

Workowski KA, Bolan GA. Sexually transmitted diseases treatment guidelines, 2015. MMWR Recomm Rep 2015 Jun 5; 64(RR-03):1-137 full-text, correction can be found in MMWR Recomm Rep 2015 Aug 28; 64(33):924, commentary can be found in Ann Emerg Med 2015 Nov; 66(5):527.

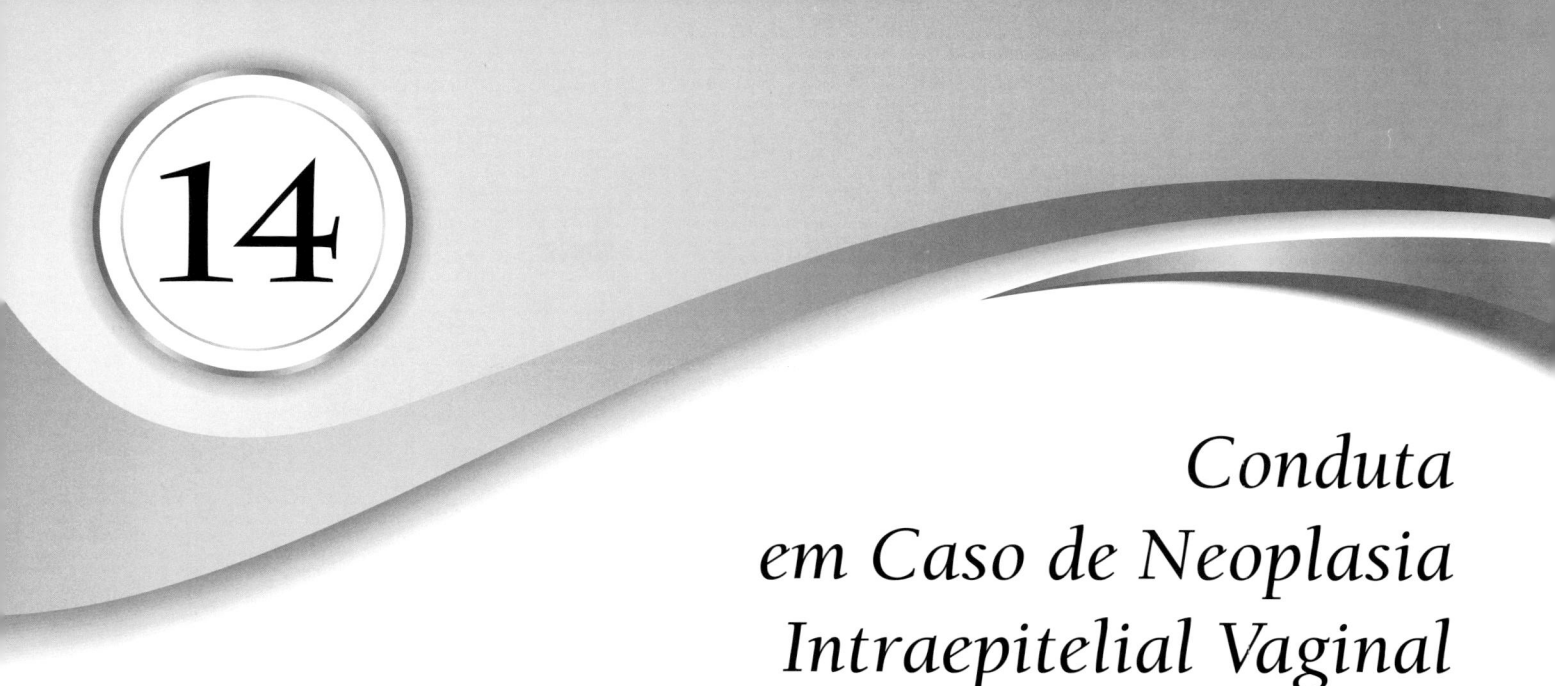

Conduta em Caso de Neoplasia Intraepitelial Vaginal

Maricy Tacla
Mariana Carmezim Beldi
Beatriz Cano Evangelista

INTRODUÇÃO

A expressão *neoplasia intraepitelial vaginal* (NIVA) surgiu na década de 1970 em analogia ao que se conhecia sobre a doença do colo, embora sua primeira descrição tenha sido feita em 1933 por Hummer e cols. Como a neoplasia intraepitelial cervical (NIC), a NIVA, na verdade, nada mais é do que a descrição da alteração da maturação do epitélio em seu terço basal, médio e em sua totalidade. Trata-se de uma doença rara com incidência estimada em 0,5%, uma vez que a vagina é a localização menos acometida por neoplasias no trato genital inferior. A faixa etária prevalente é a de 40 a 49 anos, o que significa que pacientes diagnosticadas com NIVA são em média 10 anos mais velhas do que as mulheres que apresentam NIC. Em função de sua raridade, há muito pouca evidência com qualidade na literatura em relação à história natural da doença, e muito do tratamento aplicado hoje se pautou na experiência com a doença de colo.

Não há dúvidas quanto ao papel do papilomavírus humano (HPV) na NIVA. Smith e cols., em 2009, observaram HPV em 92,6% dos casos de NIVA de alto grau (NIVA 2/3) e em 98,5% das lesões de baixo grau (NIVA 1), sendo os tipos 16 e 18 os mais comuns tanto na lesão de alto como de baixo grau. Em geral, a porção mais acometida pela doença é o terço superior das paredes vaginais (58% a 98%). Sabe-se também que a NIVA se apresenta de maneira multicêntrica e multifocal e, segundo Michelleti e cols., em 56% das vezes está associada a lesão de colo de útero. Alguns fatores são considerados predisponentes, como idade da paciente, radioterapia, história de neoplasia intraepitelial pregressa, infecção pelo HPV, exposição ao dietilestilbestrol e histerectomia por presença de lesões HPV-induzidas, sendo esse último fator historicamente conhecido. Schockaert e cols. avaliaram 94 mulheres submetidas a histerectomia prévia sem margens comprometidas e sem lesões vaginais prévias e encontraram NIVA em 7,4% dos casos. Zelligs e cols. avaliaram 127 pacientes histerectomizadas, também de maneira retrospectiva, e encontraram NIVA em 74% das pacientes em um intervalo de 11 anos. Em geral, pacientes histerectomizadas por doenças HPV-induzidas apresentam incidência maior de NIVA, e essa incidência se apresenta de maneira tardia.

Em relação ao diagnóstico, a NIVA é na maioria das vezes assintomática e evidenciada por meio de citologia alterada, que acaba levando à necessidade de colposcopia com biópsia, confirmando assim a suspeita diagnóstica. Há relatos na literatura de alteração no conteúdo vaginal e dispareunia, os quais são raros. A biologia molecular vem ganhando espaço, embora ainda não esteja aprovada pela Food and Drug Administration (FDA). Khan e cols. relatam que, embora os dados sejam limitados, a sensibilidade do teste de DNA-HPV para NIVA varia entre 82% e 90% para detecção da NIVA, e o valor preditivo positivo para ocorrência de NIVA seria de 15%, enquanto em caso de persistência e progressão esse valor subiria para 85%.

A colposcopia tem participação importante na identificação e localização das lesões. A natureza rugosa da vagina na menacme é um fator dificultador, e o examinador deve observar toda a superfície da vagina, incluindo as quatro paredes. Em mulheres histerectomizadas, atenção especial deve ser dada aos ângulos vaginais, uma vez que as recidivas ocorrem no que é conhecido como "orelha do cachorro". As lesões são acetorreagentes como no colo; no entanto, podem apresentar-se de modo mais sutil e variar desde a presença de epitélio acetobranco tênue, denso, até micropapilar para os clássicos padrões vasculares de pontilhado e mosaico. As alterações vasculares atípicas são achados mais tardios. O teste de Schiller ajuda a evidenciar lesões de difícil observação.

Como salientado previamente, há poucos relatos de qualidade, o que se reflete principalmente no tratamento. Não existem diretrizes ou estudos randomizados com amostragem grande o suficiente. A multifocalidade e a multicentricidade características da NIVA são fatores dificultadores e, acima de tudo, independentemente da modalidade selecionada, há o registro de uma taxa de recidiva em torno de 33%.

Quem tratar? A American Society for Colposcopy and Cervical Pathology (ASCCP) preconiza tratamento apenas nos casos de NIVA 3 ou NIVA 2 com p16 positivo. O tratamento conservador com observação e repetição de coteste em 12 meses é recomendado para pacientes com NIVA 1 e NIVA 2 com p16 negativo.

MODALIDADES TERAPÊUTICAS
Laser

A vaporização com *laser*, a opção terapêutica mais utilizada atualmente, é tão eficaz quanto os outros métodos mais agressivos, como tratamento cirúrgico ou radiação.

O uso do *laser* tem a vantagem de promover o controle preciso da profundidade de destruição no tecido e apresenta acurácia no direcionamento do tratamento à lesão sob visualização direta ao colposcópio com dano mínimo às células adjacentes. Ele deve incidir a uma profundidade de 1,5 a 3mm e abranger toda a extensão da lesão com 3 a 10mm de margem. Além disso, outro benefício é a diminuição do tempo cirúrgico, dos dias de internação pós-operatória e do risco de perda sanguínea em comparação com o método cirúrgico.

O *laser* apresenta taxa de cura satisfatória de 69% a 100%, apesar de a literatura mostrar apenas estudos retrospectivos com pequeno número de pacientes e acompanhamentos curtos. O *laser* apresenta excelente aceitabilidade pela paciente com rápida recuperação pós-tratamento e mínimo impacto psicológico e na função sexual e com complicações infrequentes. As taxas de recorrência variam de 32% a 33% após ablação.

As desvantagens do *laser* envolvem principalmente ausência de material para avaliação histológica, não sendo possível identificar invasão. Assim, esse método estará indicado quando estiver excluída doença invasiva. Por esse motivo, seu uso não está indicado em cúpula vaginal, tendo em vista as dificuldades técnicas e a possibilidade de negligenciar lesões invasivas. Outros dois inconvenientes seriam o custo do equipamento e a necessidade de experiência do operador.

Após tratamento das lesões de alto grau, o acompanhamento por meio de citologia e colposcopia deve ser realizado a cada 6 meses por 2 anos, passando em seguida a ser anual por pelo menos 10 anos, além de ser sugerido o teste de DNA-HPV. O controle deve ser contínuo para identificação histológica de persistência ou recorrência com necessidade de repetição do tratamento com *laser* ou outras abordagens.

Imiquimode tópico

O imiquimode é uma amina heterocíclica da família das imidazoquinolinas, modulador de resposta imune. Trata-se de um agonista do *toll-like receptor* 7 que age ativando a resposta imune local por meio de células dendríticas. Com isso ocorre a ativação da imunidade inata e das células *T-helpers*, que mimetiza a resposta natural à infecção viral com produção de interferon-α, fator de necrose tumoral e interleucinas 1, 6 e 8. Essas citocinas são conhecidas pela estimulação das células *natural killers* com ação citotóxica sobre o HPV. O imiquimode tem sido considerado seguro e efetivo para tratamento tópico de verrugas genitais externas causadas por HPV de baixo risco.

O tratamento com imiquimode para verrugas genitais consiste em sua administração três vezes por semana até a resolução ou com a duração de 16 semanas. Como as lesões no trato genital inferior estão geralmente relacionadas com o HPV, espera-se que o imiquimode estimule o sistema imune para o combate ao vírus na vagina, assim como ocorre na vulva. Desse modo, as pacientes com NIVA também poderiam beneficiar-se com o tratamento por esse método. No entanto, não há consenso na literatura sobre o uso de imiquimode no tratamento de NIVA nem a respeito das doses e da duração do tratamento, em razão do pequeno número de estudos realizados.

A comparação do imiquimode com o *laser* para o tratamento da NIVA no estudo de Tainio e cols. não detectou diferenças significativas nas taxas de regressão da doença. Além disso, outros estudos, apesar de não serem ensaios clínicos randomizados, também mostraram bons resultados do método em questão.

Outro ponto importante no tratamento com imiquimode, apontado pelo estudo de Tainio e cols., diz respeito ao clareamento do HPV estatisticamente significativo quando comparado ao uso do *laser*. Tendo em vista que fatores de risco para a recorrência da NIVA incluem a presença do HPV, esse tratamento pode levar à redução das taxas da recorrência da neoplasia em questão.

Além disso, outro aspecto importante refere-se à alta taxa de aderência ao tratamento e à boa tolerabilidade, apesar de alguns efeitos colaterais.

Assim, apesar de a eficácia do tratamento de NIVA com imiquimode não poder ser estabelecida em razão do pequeno número de pacientes avaliadas pelos estudos até o momento, os resultados sugerem que o método em questão é uma maneira segura, eficaz e não invasiva de tratamento ou terapia neoadjuvante para NIVA de alto grau, visando às intervenções menos agressivas, além de baixas taxas de efeitos colaterais.

Radioterapia

A radioterapia foi uma das modalidades pioneiras no tratamento da NIVA e está associada a morbidade significativa, risco de estenose e encurtamento vaginal, falência ovariana (contraindicando seu uso em pacientes jovens), além de não fornecer material para estudo anatomopatológico e alterar significativamente a anatomia, prejudicando uma possível abordagem cirúrgica. Deve ser reservada para as pacientes nas quais outros métodos ablativos não obtiveram sucesso ou apresentaram limitações técnicas e para as pacientes sem condições cirúrgicas. Há, também, relatos de progressão para invasão após altas doses de braquiterapia.

Vaginectomia

Embora seja um dos métodos mais efetivos para a erradicação da NIVA, a vaginectomia em si também é passível de recorrência. Embora ofereça a possibilidade de estudo anatomopatológico, a vaginectomia total ou parcial cursa com complicações como estenose, fibrose e encurtamento vaginal, o que limita o emprego dessa técnica em larga escala.

A taxa de progressão para câncer invasivo de vagina em pacientes tratadas com cirurgia descrita na literatura varia de 5,3% a 8,3%. No entanto, foram encontrados 28% de carcinomas ocultos em pacientes submetidas à vaginectomia por NIVA 3 em área de cicatriz de histerectomia. Assim, a vaginectomia pode ser considerada um método de eleição para esse tipo de lesão.

CONSIDERAÇÕES FINAIS

Não há consenso quanto ao manejo da NIVA, sendo o tratamento individualizado. Devem ser considerados a idade da paciente, as comorbidades, o local acometido, o número de lesões, o desejo de preservação da função sexual e os tratamentos disponíveis, incluindo radioterapia. Os tratamentos disponíveis incluem cirurgia, braquiterapia, *laser*, aplicação tópica com ácido tricloroacético, 5-fluorouracil e imiquimode. Ademais, a modalidade de tratamento escolhida é influenciada pela experiência do médico e a preferência da paciente.

Os casos de NIVA 1 têm regressão espontânea em 50% dos casos, podendo ser realizada conduta expectante com citologia e colposcopia a cada 6 meses por pelo menos 2 anos. Se a lesão persistir ou agravar, deve ser indicado o tratamento. Por outro lado, a partir do diagnóstico de NIVA 2 e 3 deve ser obrigatoriamente iniciado o tratamento imediato.

No passado, a vaginectomia parcial ou total e a radioterapia eram consideradas as opções de tratamento para NIVA de alto grau. Atualmente, com o diagnóstico de NIVA em mulheres mais jovens, são preferíveis os tratamentos conservadores, quando possível, sendo a vaporização com *laser* a opção mais utilizada.

Leitura complementar

Diakomanolis E, Stefanidis K, Rodolakis A et al. Vaginal intraepithelial neoplasia: report of 102 cases. Eur J Gynaecol Oncol 2002; 23(5):457-9.

Frega et al. Vaginal intraepithelial neoplasia; therapeutical dilemma. Anticancer Research 2013; 33:29-38.

Gurumurthy M, Cruickshank M. Management of vaginal intraepithelial neoplasia. Journal of lower genital tract disease 2012; 16(3):306-12.

Indraccolo U, Del Frate E, Cenci S et al. Vaginal intraepithelial neoplasia and human papillomavirus infection: a report of 75 cases. Minerva Ginecol 2006; 58(2):101-8.

Khan et al. A common clinical dilemma: management of abnormal vaginal cytology and human papillomavirus test results. J Lower Gen Tract Dis 2016; 20:119-25.

KiJenstchke M, Hoffmeister V, Soergel P et al. Clinical presentation, treatment and outcome of vaginal intraepithelial neoplasia. Arch Gynecol Obstet 2016; 293:415-9.

Kim HS, Park NH, Park IA et al. Risk factor for recurrence of vaginal intraepithelial neoplasia in the vaginal vault after laser vaporization. Laser in Surgery and Medicine 2009; 41:196-202.

Micheletti L, Zanotto VMC, Barbero M, Petri M, Nicolaci P, Canni M. Current knowledge about the natural history of intraepithelial neoplasms of the vagina. Minerva Ginecol 1994; 46(4):195-204.

Perrotta M et al. Use of CO2 laser vaporization for the treatment od high grade vaginal intraepithelial neoplasia. Journal of Lower Genital Tract Disease 2013; 17(1):23-7.

Rome RM, England PG. Management of vaginal intraepithelial neoplasia: a series os 132 cases with long-term follow-up. Int J Gynecol Cancer 2000; 10(5):382-90.

Schockhaert S, Poppe W, Arbyn M,Verguts T, Verguts J. Incidence of vaginal intraepithelial neoplasia after hysterectomy for cervical intraepithelial neoplasia: a retrospective study. Am J Obstet Gynecol 2008; 199:113e1-113e5.

Smith JS, Backes DM, Hoots BE, Kurman RJ, Pimenta JM. Human papillomavirus type-distribution in vulvar and vaginal cancers and their associated precursor. Obstet Gynecol 2009; 113(4):917-24.

Tainio K, Jakobsson M, Louvanto K et al. Randomised trial on treatment of vaginal intraepithelial neoplasia – Imiquimod, laser vaporisation and expectant management. Int J Cancer 2016; 139:2353-8.

Wang Y, Kong WM, Wu YM, Wang JD, Zhang WY. Therapeutic effect of laser vaporization for vaginal intraepithelial neoplasia following hysterectomy due to premalignant and malignant lesions. J Obstet Gynaecol Res 2014; 40(6):1740-7.

Zeligs P, Byrd K, Tarney CM et al. A clinicopathologic study of vaginal intraepithelial neoplasia. Obstet Gynecol 2013; 122:1223-30.

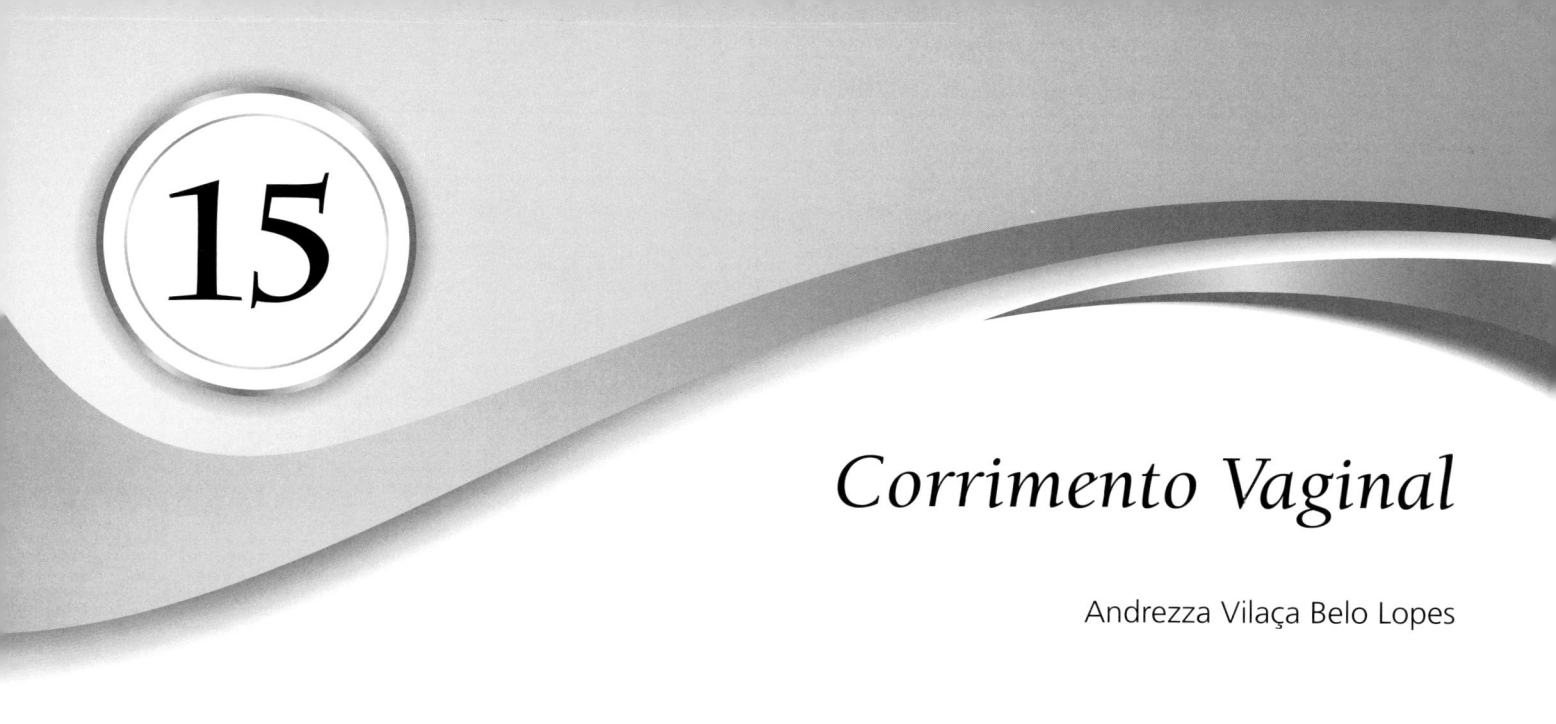

Corrimento Vaginal

Andrezza Vilaça Belo Lopes

INTRODUÇÃO

O fluido vaginal fisiológico apresenta características diferenciadas de acordo com cada fase da vida da mulher. Durante a infância, a ausência dos hormônios sexuais torna a genitália externa praticamente livre de fluidos, e pouquíssima ou quase nenhuma secreção é exteriorizada.

Ao iniciar a puberdade, a produção de estrogênio inicia a proliferação das células da parede vaginal e a atividade de glândulas endometriais, tubárias e vaginais, levando à produção de fluido mucoide que, às vezes, é motivo de consulta ginecológica. Durante a menacme, o fluido vaginal adquire características específicas de acordo com fatores endócrinos (fase do ciclo menstrual), étnicos e ambientais.

A composição do resíduo vaginal normal não é constante, podendo variar segundo a fase do ciclo menstrual, a presença de gestação, o uso de métodos contraceptivos hormonais, a frequência do intercurso sexual, o uso de duchas ou desodorantes íntimos e o uso de antibióticos ou de medicações imunossupressoras, entre outros motivos. Em geral, é constituído por células vaginais e cervicais esfoliadas, alguns leucócitos, líquidos endometriais, secreção de glândulas sebáceas e vestibulares, exsudato da parede vaginal e uma série de microrganismos, sendo cerca de 90% do tipo lactobacilo. Apresenta coloração que varia de branco a incolor, consistência fluida (às vezes flocular), homogê-

neo, geralmente inodoro, com volume que varia entre 3 e 5g ao dia, além de pH ácido (3,5 a 4,5). Normalmente se acumula no fundo de saco posterior. Ao exame a fresco ou pela coloração do Gram, mostra microbiota predominantemente aeróbica (na proporção de 10 aeróbios para 1 anaeróbio), poucos leucócitos e grande quantidade de bactérias comensais e outras produtoras de ácido lático (principalmente lactobacilos).

Apesar de não ser completamente conhecida, sabe-se que essa microbiota tem importante papel na homeostase do meio vaginal, assim como pode ser responsável por várias infecções genitais e pela resposta adequada ou não às terapias medicamentosas. Atualmente, um projeto denominado Microbiome Project tem dado importantes contribuições ao estudo da microbiota vaginal com a descoberta de várias bactérias e seus respectivos papéis na manutenção da saúde ginecológica ou no desenvolvimento de doenças.

Na maior parte das mulheres durante a menacme, a microbiota bacteriana que principalmente compõe o microambiente vaginal é constituída por *Lactobacillus* sp. (*L. acidophilus, L. crispatus, L. inners, L. grasseri, L. jensinii,* entre outros). Em algumas mulheres já se admite que a microbiota bacteriana principal não seja composta por lactobacilos, e sim por outras bactérias também produtoras de ácido lático, como *Atopobium, Megasphaera* e *Leptotrichia.* A produção de ácido lático é essencial para a manutenção de um ecossistema vaginal saudável, uma vez que previne a excessiva proliferação de microrganismos patogênicos.

Uma das dificuldades encontradas atualmente tanto na caracterização mais detalhada da microbiota vaginal como no tratamento de alguns indivíduos reside na formação de um biofilme. Biofilmes são formados por colônias de microrganismos que aderem entre si e recobrem uma superfície sólida. Os biofilmes já foram identificados em mulheres com vaginose e candidíase.

Corrimento vaginal é o nome dado a qualquer descarga vaginal alterada (em aspecto ou volume) e diferente do fluido vaginal fisiológico. Entre as várias causas de corrimento vaginal podem ser destacadas as infecciosas e as decorrentes de alterações hormonais. Em qualquer uma delas ocorre profunda modificação da microbiota vaginal e, com isso, aparecem sinais e sintomas sugestivos ou, às vezes, patognomônicos de determinada causa.

Em geral, o diagnóstico causal da infecção genital é estabelecido a partir da combinação de sintomas relatados, sinais percebidos no exame físico, avaliação do pH do fluido vaginal, microscopia óptica e teste de aminas (hidróxido de potássio – KOH). Quando combinados, esses testes têm sensibilidade e especificidade de 81% e 70%, respectivamente, para vaginose bacteriana, 84% e 85% para candidíase vulvovaginal e 85% e 100% para tricomoníase, quando comparados aos testes considerados o padrão-ouro de avaliação do DNA.

Entre as causas infecciosas é possível destacar, em ordem cronológica, as vulvovaginites inespecíficas, a candidíase vulvovaginal, a tricomoníase, a vaginite aeróbica e a vaginite inflamatória descamativa na mulher adulta. Entre as causas não infecciosas se destacam a vaginose bacteriana, a vaginite atrófica e a vaginose citolítica. Cada uma dessas causas será abordada a seguir.

VULVOVAGINITES INESPECÍFICAS

As vulvovaginites inespecíficas são mais comuns em crianças e adolescentes e na maioria delas não há um agente etiológico (microrganismo) específico, e sim hábitos de higiene inadequados. A falta ou o excesso de higiene íntima e o uso de substâncias químicas na região genital são as principais causas de vulvovaginites nessas faixas etárias.

O hipoestrogenismo da fase pré-puberal aumenta a suscetibilidade da mucosa vaginal às infecções em decorrência de sua fina espessura e seu pH alcalino e também por causa da proximidade com o reto, do tamanho e separação dos lábios vaginais e da ausência de pelos pubianos. A contaminação do períneo por bactérias respiratórias mediante a manipulação com as mãos, a presença de diarreia associada ao comprimento curto do períneo, verminoses (oxiuríase) e a possibilidade de violência sexual ou introdução de corpos estranhos no canal vaginal devem ser sempre investigados.

O ecossistema microbiano em garotas com sinais clínicos de vulvovaginite é complexo e variável, e a presença de microrganismos nem sempre significa que eles são a causa da infecção.

Em crianças sintomáticas, *Streptococcus pyogenes*, *Haemophilus influenzae* e *Staphylococcus aureus* podem ser isolados. Microbiota vaginal de origem fecal pode ser encontrada com mais frequência em meninas com mais de 6 anos de idade (*Proteus mirabilis*, *Enterococcus faecalis*, *Escherichia coli*), reafirmando a importância de orientações adequadas de higienização após a defecação. Oxiuríase e microbiota bacteriana mista podem ser encontradas em crianças de 0 a 9 anos. Já nas meninas maiores, entre 9 e 16 anos de idade, microbiota bacteriana mista, *Candida albicans* e *Ureaplasma* são os achados mais frequentes, nessa ordem. Em adolescentes de 16 a 18 anos as causas mais comuns são oxiuríase, *Chlamydia trachomatis*, *Gardnerella vaginalis*, microbiota mista, *Trichomonas* e *Candida* sp.

Os sinais e sintomas das vulvovaginites inespecíficas mais frequentes são: corrimento vaginal (62% a 90%), hiperemia (82%), dor (74%), ardência (45% a 58%), disúria (19%) e sangramento (5% a 10%).

Entre os diagnósticos diferenciais mais comuns estão infecções do trato geniturinário, líquen escleroso, psoríase, eczema, dermatite de contato, escabiose, refluxo vesicovaginal, ureter ectópico, fístula entérica congênita e doenças sistêmicas (doença de Crohn e outras).

A primeira etapa do tratamento consiste em orientar adequadamente a menina sobre os hábitos adequados de higiene íntima. Em seguida, pode ser necessário o uso de antibióticos tópicos ou sistêmicos em caso de confirmação da presença de patógenos. Em vulvovaginites persistentes, a possibilidade de corpo estranho deve ser aventada e pesquisada. Nas vaginites persistentes não específicas, o tratamento empírico com amoxicilina/clavulanato ou cefalosporina está indicado durante 14 dias. Os demais tratamentos possíveis estão listados no Quadro 15.1.

VAGINOSE BACTERIANA

A vaginose bacteriana (VB) é uma síndrome clínica polimicrobiana que se apresenta como a principal causa de corrimento vaginal após a menacme, estando presente em cerca de 30% dos casos de queixas ginecológicas de corrimento. Além disso, mais de 50% das pacientes portadoras de VB são assintomáticas, e o diagnóstico é estabelecido pelo médico assistente durante uma consulta de rotina. Acomete comumente mulheres em idade fértil, entre 15 e 44 anos.

Quadro 15.1 Tratamento de vulvovaginites específicas e respectivos agentes patogênicos

Antibióticos e antifúngicos	Microrganismos responsáveis
Penicilina V (250mg, três vezes ao dia) – 10 dias	*Streptococcus pyogenes* *Streptococcus pneumoniae*
Amoxicilina (ácido clavulânico, 20 a 40mg/g/dia) – 10 dias	*Staphylococcus aureus* *Streptococcus pyogenes* *Streptococcus pneumoniae*
Sulfametoxazol/trimetoprima (8mg/40mg/kg/dia) – 5 dias	*Shigella*
Azitromicina (10mg/kg/dia) – 3 dias	*Chlamydia trachomatis*
Ceftriaxona (125mg IM) – dose única	*Neisseria gonorrhoeae*
Nistatina tópica ou miconazol	*Candida* sp.
Mebendazol (100mg) – repetido após 15 dias	*Enterobius vermicularis*

Não é considerada uma infecção propriamente dita, mas uma modificação da microbiota bacteriana predominante do microambiente vaginal. Desse modo, há diminuição significativa dos lactobacilos (o que contribui para o aumento do pH vaginal) com consequente proliferação de bactérias anaeróbicas (*Mobiluncus* sp., *Prevotella* sp.) e algumas gram-negativas, como *Gardnerella vaginalis* e *Mycoplasma hominis*, entre outras.

A VB, mesmo que assintomática, tem risco duas vezes maior de causar complicações sérias de saúde, tais como aumento da incidência de doenças sexualmente transmissíveis (DST) – vírus da imunodeficiência humana (HIV), herpes simples, clamídia, gonococo –, endometrite e/ou doença pélvica inflamatória após realização de procedimentos ginecológicos ou tratamento cirúrgico para aborto. Associa-se, também, a parto prematuro, rotura prematura de membranas, corioamnionite, endometrite pós-parto e perdas fetais tardias.

Entre os fatores de risco mais comumente relatados para o desenvolvimento do quadro de VB estão: baixo índice socioeconômico, hábitos inadequados de higiene (realização de ducha vaginal), tabagismo, uso de dispositivo intrauterino, novo ou múltiplos parceiros, não utilização de métodos de barreira, relacionamento homoafetivo feminino e uso frequente de altas doses de espermicida nonoxinol-9.

O diagnóstico da VB pode ser feito mediante a avaliação dos critérios de Amsel (sendo necessária a presença de três dos quatro critérios existentes para firmar o diagnóstico) ou pela avaliação dos critérios de Nugent, como mostrado nos Quadros 15.2 e 15.3.

Estudo observacional prospectivo com a avaliação de 269 mulheres evidenciou que a presença de pH vaginal > 4,5 apresentava sensibilidade diagnóstica de 89% para VB, enquanto que o teste de Whiff apresentou-se como o método mais específico (93%) para detecção de VB.

Quadro 15.2 Critérios de Amsel – a presença de três dos quatro critérios confirma o diagnóstico de vaginose bacteriana

Critérios de Amsel	Características
Corrimento vaginal	Fino, branco-acinzentado, fluido
pH vaginal	> 4,5
Teste do KOH	Positivo (odor de pescado)
Exame a fresco ou coloração pelo Gram	Presença de no mínimo 20 *clue cells* (células epiteliais vaginais com as bordas borradas pela aderência dos cocobacilos)

Quadro 15.3 Critérios de Nugent avaliados pela contagem após coloração pelo Gram da secreção vaginal coletada: escore 0 a 3 (normal), 4 a 6 (indeterminado) e 7 a 10 (confirma vaginose bacteriana)

Escore Nugent	*Lactobacillus* sp.*	*Gardnerella/ Bacteroides**	Bacilos curvos *Mobiluncus**
0	++++	Negativo	Negativo
1	+++	+	+ ou ++
2	++	++	+++ ou ++++
3	+	+++	
4	Negativo	++++	

*Negativo = zero; + = < 1/campo; ++ = 1-4; +++ = 5-30; ++++ = >30.

A cultura para *G. vaginalis* não é recomendada, pois apresenta baixa especificidade. Do mesmo modo, o exame de citologia oncótica não apresenta valor clínico para o diagnóstico de VB, principalmente em mulheres assintomáticas.

Os tratamentos recomendados para VB em mulheres não gestantes, segundo a mais recente determinação do Centers for Disease Control and Prevention (CDC), estão listados no Quadro 15.4.

Quadro 15.4 Principais formulações terapêuticas padronizadas e indicadas para o tratamento de vaginose bacteriana, segundo o CDC (2015)

Medicação	Concentração	Via de administração	Posologia*
Metronidazol	500mg	Oral	A cada 12 horas durante 7 dias
Metronidazol	0,75% (gel)	Vaginal	5g à noite durante 5 noites
Clindamicina	300mg	Oral	A cada 12 horas durante 7 dias
Clindamicina	2% (creme)	Vaginal	5g à noite durante 7 noites
Clindamicina	100mg (óvulo)	Vaginal	A cada 24 horas por 3 dias
Tinidazol	1g	Oral	A cada 24 horas por 5 dias
Tinidazol	2g	Oral	A cada 24 horas por 2 dias

Uma revisão recente da base de dados da Cochrane comparou os resultados de tratamento da VB com clindamicina ou metronidazol e evidenciou que os dois medicamentos são igualmente efetivos, levando a uma taxa de cura de 91% e 92% dos casos, respectivamente, 2 a 3 semanas após do término do tratamento. Outra avaliação foi relativa à via de administração das medicações e mostrou que as vias vaginal e oral são igualmente eficazes para o tratamento da VB. Já a dose única de metronidazol, 2g, apresenta baixa efetividade no tratamento da VB e não deve ser recomendada com essa finalidade.

Entre os efeitos adversos mais comuns do tratamento com os derivados imidazólicos estão incluídos náusea, gosto metálico na boca, cefaleia e alterações gastrointestinais.

Atualmente, nenhum esquema terapêutico de dose única oral para o tratamento de VB é aprovado pelo U.S. Food and Drug Administration (FDA). Entretanto, na Ásia e na Europa, o secnidazol (5-nitroimidazol com meia-vida mais longa do que o metronidazol) tem sido utilizado com sucesso como tratamento na dose única de 2g por via oral. Estudos mostram que, além de menor incidência de efeitos colaterais, esse fármaco também apresenta atividade limitada contra os lactobacilos (assim como o metronidazol), o que contribui para o restabelecimento da microbiota vaginal normal. Um estudo clínico randomizado e controlado comparou a taxa de cura de pacientes com confirmação diagnóstica de VB e mostrou que, quando da utilização de secnidazol no esquema proposto, a taxa de cura foi de 68% para cura clínica e 40% para cura microbiológica. Esses resultados são semelhantes aos já apresentados em outros estudos para o metronidazol por via oral no esquema de 7 dias de tratamento (cura clínica de 58%).

A VB pode estar presente em 20% das pacientes gestantes. Nesses casos, o tratamento deve ser feito sempre com metronidazol (oral ou tópico) ou clindamicina, que são igualmente eficazes e seguros na gestação. Pode-se utilizar também 250mg de metronidazol, três vezes ao dia, com eficácia semelhante.

Segundo o CDC (2015), não há recomendação de tratamento para parceiros ou parceiras assintomáticas, assim como não há necessidade de consulta de retorno para avaliação pós-tratamento.

Recomenda-se o tratamento de todas as pacientes sintomáticas e assintomáticas diagnosticadas com VB que estiverem grávidas. Entretanto, não há indicação de exame de triagem para VB em todas as gestantes assintomáticas, pois os estudos já realizados não confirmaram benefícios dessa prática para diminuição da incidência de parto prematuro. Os tratamentos recomendados durante a gestação consistem em clindamicina (oral ou tópica) por 7 dias e metronidazol oral (500mg duas vezes ao dia ou 250mg três vezes ao dia) ou tópico também por 7 dias. Vários estudos e metanálises falharam em mostrar a associação entre o uso de metronidazol durante a gestação e efeitos teratogênicos ou mutagênicos em recém-nascidos.

Poucos e inconsistentes artigos avaliaram o melhor esquema terapêutico para o tratamento dos casos de VB resistentes ou recorrentes. Recomenda-se o uso de um esquema terapêutico diferente do inicial para as pacientes que apresentarem recorrência. Entretanto, a utilização da mesma terapia é aceitável no caso de persistência ou recorrência de VB após o primeiro episódio.

Como tratamento de manutenção para as mulheres com múltiplos episódios de recorrência, a utilização de metronidazol gel 0,75% intravaginal duas vezes por semana, durante 4 a 6 meses, tem mostrado boa resposta na redução das crises. Entretanto, esse benefício pode não persistir quando o tratamento é descontinuado. Alguns estudos sugerem que o uso oral de imidazólicos (metronidazol ou tinidazol 500mg duas vezes ao dia por 7 dias), seguido de ácido bórico intravaginal (óvulos de 600mg) ao dia por 21 dias, associado ao tratamento supressivo com metronidazol gel 0,75% duas vezes por semana por 4 a 6 meses, tem-se mostrado eficaz como terapia em casos de recorrência. Outro regime terapêutico de supressão aceito para os casos de recorrência consiste na administração oral mensal de metronidazol 2g associado ao fluconazol 150mg, o qual reduz a incidência de VB e promove a colonização vaginal pela microbiota bacteriana normal.

Alguns estudos têm avaliado a eficácia clínica e microbiológica do uso intravaginal de lactobacilos como tratamento da VB e para restaurar a microbiota vaginal normal. Segundo o CDC (2015), ainda não há evidência científica suficiente que confirme os benefícios da prescrição de probióticos como terapia adjuvante para os casos de VB.

CANDIDÍASE VULVOVAGINAL

A candidíase vulvovaginal (CVV) é definida como um conjunto de sinais e sintomas inflamatórios, na genitália feminina, na presença de espécies de *Candida* sp. e na ausência de outros agentes infecciosos. Acomete milhões de mulheres todos os anos e tem sido considerada um importante problema de saúde pública.

A CVV pode ser considerada a segunda principal causa de corrimento vaginal, perdendo apenas para a VB. Estima-se que aproximadamente 10% a 15% das mulheres assintomáticas sejam colonizadas com *Candida*, 70% a 75% apresentarão no mínimo um episódio de candidíase durante a vida, que 50% das mulheres que apresentarem a primoinfecção terão também um segundo episódio e que 5% a 10% desenvolverão vulvovaginite recorrente.

A maior incidência se dá na fase reprodutiva, entre 20 e 40 anos de idade.

Apesar das taxas de mortalidade baixas, sua morbidade é importante causa de dor, desconforto, estresse mental, ansiedade, baixa autoestima, diminuição do desempenho no trabalho e alterações no desempenho afetivo e sexual.

As espécies de *Candida* pertencem à microbiota normal de seres humanos e são capazes de colonizar superfícies mucosas dos tratos geniturinário, respiratório e gastrointestinal, assim como a cavidade oral, as unhas, o couro cabeludo e a pele. Entretanto, caracterizam-se também como oportunistas e podem tornar-se patogênicas, dependendo da variação das condições do hospedeiro. Os microrganismos da espécie *Candida* ganham acesso ao trato genital inferior principalmente pela região perianal.

As espécies de *Candida* mais prevalentes na CVV são, em primeiro lugar, a *C. albicans*, seguida por *C. glabrata* e, em menor proporção, *C. tropicalis*, *C. parapsilosis* e *C. krusei*.

A CVV é classificada como complicada ou não complicada, a qual pode ser definida como menos de quatro episódios por ano, sintomas leves a moderados, causada por *C. albicans* e em mulheres imunocompetentes. Já a candidíase complicada é caracterizada pela presença de sintomas graves causados por *C. albicans*, infecção causada por cândida não *albicans*, candidíase recorrente (mais de quatro episódios por ano) ou infecção em mulheres com fatores de risco (imunossuprimidas, gestantes, diabéticas).

A sintomatologia mais comum da CVV é a presença de prurido e queimação vulvar acompanhada de corrimento vaginal e irritação, levando à dispareunia, e disúria. Eritema e edemas vulvar e vaginal, além de fissuras, são comumente encontrados. O pH vaginal costuma se apresentar normal (3,5 a 4,5), e o teste do KOH se mostra negativo.

O diagnóstico pode ser estabelecido a partir do exame a fresco ou pelo Gram, que mostrará a presença de leucócitos polimorfonucleares, hifas, brotamentos e micélios. A utilização da solução de KOH para destruição do tecido orgânico coletado na lâmina do exame a fresco facilita a visualização dos brotamentos e micélios.

O tratamento da CVV não complicada pode ser realizado com medicação tópica de curta duração (1 a 3 dias), resultando no alívio dos sintomas e em cultura negativa em 80% a 90% das pacientes que cumprem todo o período de tratamento (Quadro 15.5).

O tratamento da CVV complicada pode ser realizado com as mesmas medicações utilizadas na não complicada, diferindo apenas quanto ao tempo necessário. Estende-se o tratamento tópico com os imidazólicos para 7 a 14 dias, enquanto que aquele com fluconazol deve ser realizado no esquema de duas ou três doses com intervalo de 72 horas entre elas. Outro tratamento proposto para candidíase

Quadro 15.5 Esquema de tratamento curto oral e tópico para candidíase vulvovaginal não complicada

Medicamentos intravaginais:
Clotrimazol creme a 1% 5g/dia por 7 a 14 dias
OU
Clotrimazol creme a 2% 5g/dia por 3 dias
OU
Miconazol creme a 2% 5g/dia por 7 dias
OU
Miconazol supositório vaginal 100mg por 7 dias
OU
Tioconazol unguento a 0,5% 5g em dose única
Butoconazol creme a 2% 5g em dose única
OU
Terconazol creme a 0,4% 5g/dia por 7 dias
OU
Terconazol creme a 0,8% 5g/dia por 3 dias
OU
Terconazol supositório vaginal 80mg por 3 dias
Medicamento oral:
Fluconazol comprimido de 150mg em dose única

complicada por cândida não *albicans* consiste na utilização diária de anfotericina B intravaginal, 50mg, durante 2 semanas, com eficácia em 70% dos casos.

Denomina-se candidíase vulvovaginal recorrente (CVVR) a ocorrência de quatro ou mais episódios documentados de candidíase no intervalo de 1 ano. Nesses casos, a sintomatologia pode ser um pouco menos típica com menos relatos de prurido e mais queixas de ardor ou dor em queimação vulvar e/ou vaginal. O principal agente etiológico da CVVR continua sendo a *C. albicans*, porém, há aumento expressivo da presença de cândida não *albicans* (10% a 20% dos casos), o que torna necessária a realização de cultura para a correta identificação do agente etiológico.

Os episódios de CVVR causados por *C. albicans* respondem bem aos esquemas curtos de tratamento com imidazólicos orais ou tópicos. Entretanto, com o objetivo de manter bom controle clínico e micológico, recomenda-se a utilização do esquema de tratamento prolongado (7 a 14 dias de imidazólicos tópicos e três doses de fluconazol: 100, 150 ou 200mg prescritas com intervalos de 72 horas entre elas). A seguir, inicia-se o esquema de tratamento de manutenção por 6 meses, o que pode ser feito com fluconazol 150mg semanais (como primeira escolha) ou com imidazólicos tópicos, no esquema de duas aplicações semanais em dias espaçados. Mesmo assim, 30% a 50% das pacientes apresentarão recorrência da doença após a descontinuidade da terapia de manutenção.

O melhor tratamento para os episódios de candidíase por cândida não *albicans* ainda não está bem estabelecido, sendo possível lançar mão como tratamento de primeira escolha do uso oral ou tópico de imidazólicos (com exceção do fluconazol, que apresenta má resposta terapêutica) em esquema prolongado por 7 a 14 dias. Em caso de recorrência, recomenda-se o uso de óvulos vaginais de ácido bórico (600mg quatro vezes ao dia durante 14 dias). Esse esquema apresenta taxas próximas de 70% de erradicação micológica e cura clínica. Na ausência de resposta adequada ao uso de ácido bórico, pode ser tentada a flucitosina, com efetividade de 90%.

O tratamento do parceiro não está indicado por não se mostrar eficaz na diminuição das taxas de recidiva feminina. Assim, apenas os parceiros sintomáticos (balanopostite) devem ser tratados.

As gestantes devem ser tratadas apenas com medicação imidazólica tópica durante 7 dias.

TRICOMONÍASE

A tricomoníase consiste na DST não virótica mais prevalente na população americana, sendo estimada a prevalência global em torno de 8,1% para as mulheres e 1,0% para a população masculina. Sua prevalência é maior na população negra (13%), comparada com a branca (1,8%), e afeta mais de 11% das mulheres com mais de 40 anos de idade. Sua prevalência é particularmente mais alta em populações que já apresentam alguma DST e em presidiárias.

A sintomatologia mais comum consiste na presença de corrimento vaginal amarelado e purulento, volumoso, bolhoso e malcheiroso, podendo ou não estar associado à irritação vulvar. O pH vaginal se apresenta mais básico, geralmente > 5,0. A presença de colpite macular (também chamada de colo em morango) pode ser vista em cerca de 5% das mulheres ao exame macroscópico e em 50% dos casos durante o exame colposcópico.

As complicações correlacionadas à infecção por tricomoníase incluem infecção de anexos, endométrio e das glândulas vestibulares. Entretanto, cerca de 70% dos homens e 85% das mulheres infectadas apresentam sintomas brandos ou ausentes, podendo permanecer com a infecção não tratada durante meses ou anos.

Entre as complicações relacionadas com a tricomoníase estão o aumento de duas a três vezes no risco de aquisição de HIV, a ocorrência de parto prematuro e outros eventos adversos durante a gestação.

Para confirmação diagnóstica recomenda-se a realização de testes de elevadas sensibilidade e especificidade para detecção do *Trichomonas vaginalis*. O exame a fresco tem sido utilizado há décadas como teste diagnóstico em razão de sua praticidade, baixo custo e necessidade menor de tecnologia. Sua sensibilidade varia de 50% a 70%, dependendo da experiência do examinador. A cultura de *T. vaginalis*, apesar de constituir o padrão-ouro para o diagnóstico com sensibilidade de 75% a 96% e especificidade de 100%, não é utilizada de rotina em virtude de seu custo mais elevado e por demandar mais tempo para a liberação do resultado. Técnicas

com a utilização de sondas de ácido nucleico (NAAT) têm grande sensibilidade, custo moderado e são de rápida execução, mas exigem equipamento especializado e ainda não estão disponíveis para uso comercial no Brasil.

O tratamento de tricomoníase, segundo orientações do CDC, incluem, como regime de primeira escolha, metronidazol 2g em dose única e tinidazol 2g, também em dose única; como regime alternativo de tratamento, metronidazol 500mg duas vezes ao dia durante 7 dias. O metronidazol tópico não deve ser utilizado para tratamento da tricomoníase por causa de sua baixa eficácia terapêutica.

As gestantes podem ser tratadas com metronidazol como as não gestantes (classe B – FDA). Já o tinidazol não é indicado em virtude da ausência de estudos que confirmem sua segurança em gestantes (classe C – FDA). Durante a lactação, qualquer um dos dois medicamentos pode ser usado, mas a amamentação deve ser suspensa por até 24 horas após a última dose de metronidazol administrado ou até 72 horas após a última dose de tinidazol. Recomenda-se o tratamento de todos os parceiros sexuais com o mesmo esquema terapêutico supracitado.

A persistência ou recorrência da infecção pode ser causada por uma reinfecção da paciente ou em razão da resistência do protozoário à medicação. A resistência ao tratamento com metronidazol pode ocorrer em 4% a 10% dos casos de tricomoníase vaginal, enquanto a resistência ao tinidazol ocorre em apenas 1%. Os casos de resistência ao tratamento preconizado como de primeira escolha devem ser novamente tratados, evitando-se o esquema de dose única. Assim, pode ser prescrito metronidazol oral 500mg duas vezes ao dia durante 7 dias. Em caso de falha desse esquema terapêutico, pode-se tentar o tratamento com metronidazol ou tinidazol 2g/dia durante 7 dias.

Em virtude da incidência elevada de reinfecção nos primeiros meses após o tratamento (cerca de 17%), recomenda-se uma nova avaliação da paciente 3 meses após o tratamento.

VAGINOSE CITOLÍTICA

A vaginose citolítica (VC) constitui uma condição não infecciosa caracterizada por aumento da proliferação de lactobacilos, comumente confundida com candidíase vaginal.

Estima-se em torno de 1% a 7% a prevalência dessa entidade, com pico de incidência na idade reprodutiva (25 a 40 anos de idade) e mais comumente em mulheres de raça branca, que apresentam microbiota bacteriana vaginal mais rica em lactobacilos quando comparadas com outras raças.

Algumas mulheres em idade reprodutiva podem apresentar proliferação exagerada de lactobacilos na vagina, e o número excessivo de lactobacilos acarreta aumento da glicólise com consequente produção exagerada de ácido lático, culminando com a diminuição acentuada do pH vaginal. As células da camada intermediária do epitélio vaginal são responsáveis pelo maior acúmulo de glicogênio citoplasmático e, consequentemente, abrigam a maior parte dos lactobacilos em sua superfície e se tornam as mais acometidas pela citólise, levando ao aparecimento de sinais e sintomas que determinam a VC.

A etiologia responsável pelo aumento do número de lactobacilos ainda não está completamente esclarecida. Uma teoria, ainda não comprovada, se refere à influência do hormônio sexual estrogênio, o qual é determinante na deposição de glicogênio nas células epiteliais vaginais. De fato, estudos prévios demonstram que mulheres com níveis séricos elevados de glicogênio (p. ex., diabéticas) são mais propensas a desenvolver VC. Outro fato que corrobora essa teoria é a prevalência de microbiota citolítica na fase pré-menstrual (fase lútea), durante a gravidez e no início da menopausa, períodos em que predominam as células intermediárias no epitélio vaginal.

Em relação ao ácido lático, foram demonstrados dois tipos diferentes no ecossistema vaginal: o ácido lático L (AL-L) e o ácido lático D (AL-D). O AL-L é produzido tanto por células do epitélio vaginal como por bactérias do microambiente vaginal, inclusive pelos lactobacilos. Essa substância tem como função contribuir para a acidez vaginal e também atua como participante no sistema imunitário: ativa subclasses de linfócitos T (Th7), estimula a liberação de citocinas pró-inflamatórias e é um potente inibidor de bactérias associadas à VB. O AL-D, por sua vez, é quase que exclusivamente produzido pelos lactobacilos, entre os quais *L. crispatus*, *L. gasseri* e *L. jensenii*. Sua função ainda não é bem conhecida.

No entanto, sabe-se que a relação AL-L/AL-D pode regular a produção local de um indutor de metaloproteinase da matriz extracelular (EMMPRIN) pelas células epiteliais. Esse é um cofator essencial para o transportador de monocarboxilato-1, o receptor responsável pela regulação dos níveis intracelulares de ácido lático e a prevenção da morte celular mediada pelo ácido. Na VC, os níveis de AL-L estão aumentados sem o aumento proporcional do AL-D, sugerindo, assim, que as responsáveis pelo desequilíbrio não são as espécies de lactobacilos, sendo proposto que a citólise seria decorrente do excesso de AL-L, ocasionando a redução do pH intracelular e a indução de necrose celular.

Os sinais e sintomas da VC referem-se ao quadro irritativo decorrente do pH muito ácido do ambiente vaginal associado à citólise excessiva. Assim, os sintomas comumente referidos são corrimento vaginal excessivo e sem odor, prurido e/ou ardor vulvovaginal, dispareunia e disúria. Esses sintomas podem apresentar um caráter cíclico, sendo mais comuns no período perimenstrual (fase lútea), atingindo um pico antes da menstruação e apresentando alívio durante a menstruação em razão do aumento do pH vaginal.

Entre os sinais visíveis ao exame físico encontram-se algum grau de edema e eritema, principalmente, no vestíbulo vulvar. O teste do cotonete (*Q-tip test*), que avalia a presença de dor vulvar, é comumente negativo. Durante o exame especular, será percebida a presença de corrimento vaginal esbranquiçado, leitoso, grumoso e sem odor. A avaliação do pH e o exame a fresco deverão ser feitos sempre mediante a coleta de material depositado nas paredes laterais da vagina. O pH vaginal será mais ácido, geralmente < 4,2, e o teste das aminas (teste do KOH) será negativo.

Em geral, os sinais e sintomas não são suficientes para firmar o diagnóstico de VC, uma vez que outras doenças que cursam com corrimento vaginal apresentam quadro clínico bastante semelhante (p. ex., CVV), inclusive com pH próximo do apresentado pela VC. Isso explica grande parte dos diagnósticos frequentemente equivocados e a superutilização de antifúngicos para o tratamento da candidíase.

De acordo com Cibley (1986), os critérios para o diagnóstico de VC são:

- Corrimento associado a prurido ou ardor.
- pH vaginal < 4,5.
- Superpopulação de lactobacilos vistos ao exame a fresco ou coloração pelo Gram de fluido vaginal coletado em parede vaginal lateral (microbiota tipo I de Donders).
- Ausência de *Candida*, *Trichomonas* sp., *Gardnerella* sp. e *Mobiluncus* sp.

O método de escolha para o diagnóstico preciso de VC consiste na realização de exame a fresco e em sua avaliação por meio da microscopia óptica de contraste de fase. Essa avaliação visa caracterizar a população de lactobacilos e outras bactérias presentes e considerar o grau de citólise e a presença de leucócitos na amostra. A avaliação da microbiota bacteriana pode ser definida segundo a classificação proposta por Donders e cols. (2002):

- **Microbiota tipo I:** numerosos lactobacilos pleomórficos e sem outro tipo de bactérias.
- **Microbiota tipo II:** mista, subdividida em:
  - Tipo IIa – lactobacilos predominantes.
  - Tipo IIb – redução de lactobacilos com predominância de outras bactérias.
- **Microbiota tipo III:** lactobacilos ausentes e com a presença de outras bactérias.

A citólise é evidenciada pela presença de fragmentos citoplasmáticos e núcleos celulares livres (muitas vezes confundidos com eritrócitos) nos esfregaços. Podem também ser vistos lactobacilos aderidos aos fragmentos celulares, formando as denominadas *false clue cells*. Outra característica marcante do esfregaço é o número reduzido de leucócitos com a ausência de protozoários móveis ou *clue cells*.

O diagnóstico diferencial deve ser feito, principalmente, com a CVV e com a lactobacilose de Doderlëin, em virtude dos sinais e sintomas semelhantes. Ambas podem ser diferenciadas mediante a realização do exame a fresco conforme apresentado no Quadro 15.6.

O principal objetivo do tratamento é o alívio dos sintomas, e para tal é sugerida a restauração do equilíbrio vaginal por meio da redução do número de lactobacilos e do aumento do pH. Cabe sempre lembrar as medidas comportamentais que visam minimizar a agressão ao epitélio, sendo recomendado evitar o uso de tampões vaginais até que a paciente se encontre assintomática por 6 meses, evitar a limpeza exagerada com sabonetes e outros produtos tópicos e, sempre que possível, evitar o uso de roupa íntima ou dar preferência ao uso de tecidos naturais.

Para a correção do pH vaginal recomenda-se o uso de banhos de assento, irrigações vaginais ou óvulos com bicarbonato de sódio do seguinte modo:

- **Banho de assento:** misturar 30 a 60g de bicarbonato de sódio em um litro de água (bacia ou bidê) e realizar, duas a três vezes por semana, dois banhos de assento de 15 minutos ao dia na primeira semana de tratamento e depois uma a duas vezes por semana para prevenir a recorrência sintomática.
- **Ducha vaginal:** misturar 15 a 30g de bicarbonato de sódio em meio litro de água morna e realizar irrigação vaginal duas a três vezes por semana na primeira semana e depois uma a duas vezes por semana para prevenir a recorrência.
- **Óvulos:** inserir um óvulo de 150mg de bicarbonato de sódio duas a três vezes por semana durante 2 semanas com posterior avaliação da sintomatologia clínica.

As pacientes com quadros recorrentes devem ser orientadas a realizar o tratamento 24 a 48 horas antes do início previsível dos sintomas (geralmente ao final da fase lútea do ciclo menstrual).

VAGINITE AERÓBICA

Patologia relativamente recente, definida por Donders e cols. em 2002, a vaginite aeróbica (VA) permanece como doença não classificável, uma vez que não pode ser definida como vaginite específica (em razão do aumento de várias bactérias gram-positivas e gram-negativas) nem como VB, segundo suas características clínicas, imunológicas e microbiológicas.

Sua prevalência na população ainda não está bem estabelecida. Donders e cols. (2002) encontraram prevalência de 7,9% em estudo que envolveu 631 mulheres. Outros autores encontraram prevalências diferentes, como Fan & Xue em 2010 (14,7% em 516 mulheres) e Gondo e cols. (2,9% em 245 gestantes), entre outros.

A etiologia e a patogênese da VA permanecem controversas. Alguns estudos revelam que a VA está relacionada com desequilíbrio da modulação imunológica local, diminuição do estrogênio, colonização vaginal por bactérias entéricas, deficiência de vitamina D e doenças autoimunes, como líquen plano escleroso.

O diagnóstico de VA deverá ser cogitado sempre que houver queixa de corrimento vaginal com sintomas irritativos. Os sintomas geralmente relatados incluem a presença de corrimento vaginal amarelado associado a dispareunia, prurido vulvar e vaginal intermitente e sensação de queimação genital. Os sinais apresentados consistem em corrimento vaginal amarelado, homogêneo e de aspecto purulento, com odor fétido, porém sem odor de pescado e negativo no teste de KOH.

O diagnóstico de certeza deve ser estabelecido segundo os critérios estabelecidos por Donders e cols. (2002), mediante a realização de microscopia de contraste de fase, com magnificação de 400×. O material deve ser coletado da parte superior da parede vaginal lateral. A microscopia de contraste possibilita a avaliação de cinco características pontuadas com 0, 1 ou 2 pontos. Os parâmetros avaliados são:

- Contagem de lactobacilos: I (numerosos lactobacilos pleomórficos e nenhuma outra bactéria), IIa (microbiota mista, porém predominantemente lactobacilar), IIb (microbiota mista, porém com proporção diminuída de

Quadro 15.6 Principais características que diferenciam a vaginose citolítica da candidíase vulvovaginal e da lactobacilose

	Vaginose citolítica	Candidíase vaginal	Lactobacilose
Lactobacilos	Aumentados de tamanho	Normais	Aumentados, segmentados e longos (6× tamanho normal)
Células epiteliais vaginais	Fragmentadas com núcleos desnudos e *false clue cells*	Normais	Normais
Leucócitos	< 10/cga	Aumentados ou normais	< 10/cga
Outras características	Ausentes	Esporos. Blastóporos ou hifas/pseudo-hifas	Ausentes

*cga – campo de grande ampliação.

lactobacilos em decorrência do aumento de outras bactérias) e III (lactobacilos severamente diminuídos ou ausentes e grande aumento de outras bactérias).

- Número de leucócitos por campo ou proporção de leucócitos por células epiteliais.
- Proporção (percentual) de leucócitos tóxicos.
- Tipo de bactéria presente.
- Proporção (percentual) de células epiteliais parabasais.

De acordo com a classificação de Donders e cols. (2002), um escore de 1 ou 2 pontos representa fluido vaginal normal; entre 3 e 4, corresponde a sinais leves de vaginite aeróbica; de 5 a 6, significa vaginite aeróbica moderada, e entre 6 e 10, vaginite aeróbica grave.

O Quadro 15.7 mostra a classificação de cada parâmetro utilizado segundo os valores estabelecidos.

Outros importantes critérios para o diagnóstico de vaginite aeróbica são:

- Característica do corrimento vaginal que se apresenta como um corrimento amarelado com odor.
- Teste das aminas (KOH) negativo.
- pH vaginal aumentado, geralmente > 5.
- Quadro clínico de resposta inflamatória com dispareunia, prurido vulvovaginal, eritema e, às vezes, erosão cervical.

Tempera e cols. (2004) propuseram uma combinação da avaliação dos sinais clínicos com os achados do exame a fresco, incluindo leucorreia amarelada anormal, pH vaginal elevado (> 5), odor fétido, porém com teste de KOH negativo, e presença de numerosos leucócitos com base na avaliação microscópica e na proporção de lactobacilos.

A cultura para bactérias aeróbicas não está indicada para o diagnóstico de VA. Entretanto, quando o exame a fresco é indeterminado e os achados clínicos não estão claros, o crescimento maciço de bactérias aeróbicas pode ajudar a confirmar o diagnóstico de VA. Adicionalmente, a reação em cadeia da polimerase (PCR) ou a cultura para *T. vaginalis* ou *Candida* sp. pode ajudar no caso de infecções mistas ou duvidosas.

O tratamento da VA objetiva a cobertura antibacteriana para *E. coli*, *Enterococcus aerobes*, *S. aureus*, *Corynebacteria* e *S. hemolyticus*. Clindamicina, canamicina e algumas quinolonas sistêmicas ou tópicas têm sido indicadas e têm apresentado resposta favorável. Entre os tratamentos mais utilizados estão a clindamicina tópica em gel a 2% durante 3 a 7 dias e/ou a hidrocortisona tópica a 10% (3 a 5 g/dia).

Alguns estudos realizados em gestantes mostraram que a ocorrência de VA durante a gestação pode ser responsável pelo aumento na incidência de abortamento, parto prematuro, rotura prematura de membranas, infecções fetais e lesões neurológicas fetais. O melhor tratamento para VA durante a gestação ainda não está bem estabelecido. A aplicação de clindamicina vaginal a 2% mostrou reduzir o risco de rotura prematura de membranas e de trabalho de parto pré-termo em gestantes portadoras de microbiota bacteriana anormal.

O uso de probióticos para restaurar a imunidade e o microecossistema vaginal tem sido testado em pacientes com VA. Alguns estudos conduzidos por Donders e cols. e Ozkinay e cols. mostraram resposta favorável à terapia com probióticos compostos de lactobacilos (10^7 *L. acidophilus*) associado a estrogênio tópico (0,03mg de estriol) durante 6 a 12 dias. Entretanto, outros estudos devem ser realizados para elucidar a real eficácia dos probióticos no tratamento de VA.

VAGINITE INFLAMATÓRIA DESCAMATIVA

A vaginite inflamatória descamativa (VID) é uma entidade de etiologia desconhecida que se apresenta com sintomatologia vulvovaginal crônica. Embora rara, alguns estudos apontam uma prevalência de cerca de 4% a 8% nas mulheres com queixas crônicas de vaginites. Apesar de ainda discutível, alguns estudos afirmam que a VID nada mais é do que um estágio avançado da vaginite aeróbica com exacerbação dos sinais e sintomas clínicos e alterações laboratoriais.

Embora possa ocorrer em qualquer idade, parece afetar mais comumente mulheres mais velhas em associação a estados de hipoestrogenismo (peri e pós-menopausa) e quase exclusivamente da raça branca. Apresenta associação a patologias da tireoide, quadros alérgicos, infertilidade e antecedentes de doença inflamatória pélvica.

A etiologia da VID ainda é desconhecida. Entre as hipóteses levantadas podem ser citadas: agentes infecciosos, hipoestrogenismo, alterações imunes, deficiência de vitamina D e, possivelmente, fatores genéticos.

A vaginite inflamatória é comumente sintomática de longa data, com cerca de 90% das pacientes apresentando

Quadro 15.7 Classificação do corrimento vaginal utilizando-se a microscopia de contraste segundo os critérios estabelecidos por Donders e cols. (2002)

AV pontuação	LBG	Nº leucócitos	Leucócitos tóxicos (%)	Microbiota presente	Células parabasais (%)
0	I IIa	≤ 10	Nenhum ou esporádico	Citólise	Nenhuma ou < 1%
1	IIb	> 10 e ≤10/cel epitelial	≤ 50% dos leucócitos	Bacilos curtos	≤ 10%
2	III	> 10 cel epitelial	> 50% dos leucócitos	Cocos ou cadeias	> 10%

Quadro 15.8 Esquema de tratamento vaginal tópico disponível para vaginite inflamatória descamativa (VID)

Clindamicina	Clindamicina 2%, 5g	Inserir por via vaginal uma vez por noite por 3 semanas; considerar continuar a terapia de manutenção duas vezes por semana por 2 meses
	Clindamicina 200mg	Inserir por via vaginal uma vez por noite por 3 semanas; considerar continuar a terapia duas vezes por semana por 2 meses
Corticosteroides	Hidrocortisona 300 a 500mg	Inserir por via vaginal uma vez por noite por 3 semanas; considerar continuar a terapia de manutenção duas vezes por semana por 2 meses
	Acetato de cortisona supositório 25mg	Inserir por via vaginal duas vezes por dia por 3 semanas; considerar continuar a terapia de manutenção três vezes por semana por 2 meses
	Propionato de clobetasona*	Inserir por via vaginal uma vez por noite (duração não detalhada)**
Terapia adicional à clindamicina ou aos corticosteroides	Fluconazol 150mg***	Considerar supressão uma vez por semana
	Estrogênio tópico vaginal****	Segundo instruções do fabricante

*Corticosteroides tópicos ultrapotentes somente em casos refratários. As pacientes em terapia de manutenção com corticosteroides precisam ser submetidas ao teste do ACTH em caso de dúvida quanto à insuficiência renal.
**É razoável por 2 a 3 semanas e em seguida deve-se reduzir gradativamente e passar para um esteroide de potência média.
***Pacientes que estiverem em risco de vir a apresentar uma infecção por fungos.
****Mulheres na menopausa que apresentem potencialmente uma condição combinada de VID e deficiência de estrogênio.

corrimento purulento, amarelado ou esverdeado, abundante, sem odor característico. Associam-se a esse quadro a dispareunia e o desconforto vaginal (ardor e irritação). Outro sintoma menos frequente é a irritação vulvar.

Os sinais inflamatórios vaginais são de fácil percepção, mostrando-se como petéquias, erosões focais ou lineares, equimoses ou como enantema difuso (30% a 70% dos casos). Podem ser observadas lesões anelares, com halo eritematoso envolvendo um centro pálido. Pode haver comprometimento do colo com aspecto de colpite macular. Comumente ocorre o acometimento da região vestibular, que se apresentará fina, eritematosa e edemaciada com erosões lineares ou pontos equimóticos. Apesar de menos comuns, sinéquias e estenose vaginal podem ser encontradas em casos de VID.

O teste de KOH encontra-se negativo, e o pH se revela aumentado (> 4,5).

Para confirmação diagnóstica, além da avaliação macroscópica das características do corrimento vaginal, do pH e do teste do KOH, será importante a realização de exame microscópico a fresco, onde será visto um grande número de células inflamatórias polimorfonucleares (com a proporção leucócitos/células epiteliais > 1). Haverá também aumento das células parabasais (células imaturas em razão da constante descamação do epitélio vaginal). A microbiota vaginal se mostra anormal com diminuição dos lactobacilos e predominantemente cocoide. O exame de Gram de gota também mostrará aumento dos cocos gram-positivos (diplococos e em pequenas cadeias).

O principal diagnóstico diferencial da VID será com a vaginite atrófica grave, que apresenta características microscópicas bastante semelhantes, porém com melhora clínica apenas após o uso de estrogênio tópico. Outras pa-

tologias devem ser lembradas, como líquen plano erosivo, pênfigo vulgar e penfigoide cicatricial.

O tratamento mais frequente consiste em clindamicina tópica a 2% e hidrocortisona a 10% em creme vaginal ou 500mg (supositório), devendo ser mantido por 2 a 6 semanas. Convém reavaliar cada caso após 3 a 4 semanas de tratamento para decidir se este deve ser suspenso (em caso de cura completa) ou mantido por mais 2 semanas (em caso de melhora parcial). Após o término do tratamento, cerca de 30% das pacientes reiniciam as queixas e os sintomas. Vale a pena citar que não há risco de supressão da suprarrenal com o uso tópico de hidrocortisona durante todo o período de tratamento. A formulação oral de clindamicina mostrou-se menos eficaz do que a vaginal. Em substituição ao corticoide tópico, pode ser utilizado o tacrolimus.

O principal efeito adverso associado ao tratamento prolongado com corticoterapia para VID é o aumento da ocorrência de infecção fúngica sintomática. Nesse sentido, é possível associar fluconazol oral semanal para as mulheres sob risco maior.

Embora o estrogênio tópico isolado não ofereça nenhuma resposta terapêutica, seu uso após a administração da medicação antibiótica e anti-inflamatória parece ser útil no sentido de diminuir a probabilidade de recorrência. O Quadro 15.8 apresenta os tratamentos disponíveis na literatura.

Leitura complementar

Achkar JM, Fries BC. Candida infections of the genitourinary tract. Clin Microbiol Rev 2010; 23: 253-73.
Allsworth JE, Peipert JF. Prevalance of bacterial bacterial vaginosis: 2001-2004 National Health and Nutrition Examination Survey data. Obstet. Gynecol 2007; 109(1):114-20.
Amsel R, Totten PA, Spiegel CA, Chen KC, Eschenbach D, Holmes KK. Nonspecific vaginitis. Diagnostic criteria and microbial and epidemiologic associations. Am J Med 1983; 74(1):14-22.

Beghini J, Linhares I, Giraldo P, Ledger W, Witkin S. Differential expression of latic acid isomers, extracellular matrix metalloproteinase inducer, and matrix metalloproteinase-8 in vaginal fluid from women with vaginal disorders. BJOG 2014; 122(12):1580-5.

Bertholf ME, Stafford MJ. Colonization of Candida albicans in vagina, rectum, and, and mouth. J Farm Pract 1983; 16:919-24.

Beyitler I, Kavukcu S. Clinical presentation, diagnosis and treatment of vulvovaginitis in girls: a current approach and review of the literature. World J Ped 2017; Apr 13(2):101-5.

Bohbot JM, Vicaut E, Fagmen D, Brauman M. Treatment of bacterial vaginosis: a multicenter, double-blind, double-dummy, randomized phase III study comparing secnidazole and metronidazole. Infect Dis Obstet Gynecol 2010; publicação online em 15 de setembro de 2010.

Bradford J, Fischer G Desquamative inflammatory vaginitis: differential diagnosis and alternatediagnostic criteria. J Low Gent Tract Dis 2010; 14(4):306-10.

Bunge KE, Beigi RH, Meyn LA et al. The efficacy of retreatment with the same medication for early treatment failure of bacterial vaginosis. Sex Transm Dis 2009; 36:711-3.

Cassone A. Vulvovaginal Candida albicans infections: pathogenesis, immunity and vaccine prospects. BJOG 2014; publicado online 23 de julho de 2014.

Cibley LJ, Cibley LJ Cytolytic vaginosis. Am J Obstet Gynecol 1991; 165(4 Pt2):1245-9.

Dignani M, Solomkin J, Anaissie E. Candida. In: Anaissie E, McGinnis M, Pfaller M (eds.) Clinical mycology. USA: Elsevier, 2009:197-231.

Donders GG, Van Bulck B, Van de Walle P et al. Effect of lyophilized lactobacilli and 0,03mg estriol (Gynoflor R) on vaginitis and vaginosis with disrupted vaginal microflora: a multicenter, randomized, single-blind, active-controlled pilot study. Gynecol Obstet Invest 2010; 70:264-72.

Donders GG, Vereecken A, Bosmans E, Dekeersmaecker A, Salembier G, Spitz B. Definition of a type of abnormal vaginal flora that is distinct from bacterial vaginosis and aerobic vaginitis. BJOG 2002; 109(1):34-43.

Donders GG, Vereecken A, Bosmans E, Spitz B. Vaginal cytokines in normal pregnancy. Am J Obstet Gynecol 2003; 189:1433-8.

Edwards L, Friedrich EJ Desquamative vaginitis: lichen planus in disguise. Obstet Gynecol 1988; 71: 832-836.

Ekinci S, Karnak I, Tanyel FC, Ciftçi AO. Prepubertal vaginal discharge: vaginoscopy to rule out foreign body. The Turkish J of Pediatrics 2016; 58:168-71.

Fan A, Yue Y, Geng N, Zhang H, Wang Y, Xue F. Aerobic vaginitis and mixed infections: comparison of clinical and laboratory findings. Arch Gynecol Obstet 2013; 287(2):329-35.

Galask RP. Vaginal colonization by bacteria and yeast. Am J Obstet Gynecol 1988; 158(4):993-5.

Gonçalves B, Ferreira C, Alves CT, Henriques M, Azeredo J, Silva S. Vulvovaginal candidiasis: epidemiology, microbiology and risk factors. Critical Reviews in Microbiology 2016; 42(6):905-27.

Gondo F, Da SM, Polettini J et al. Vaginal flora alterations and clinical symptoms in low-risk pregnant women. Gynecol Obstet Invest 2011; 71:158-62.

Gutman RE, Peipert JF. Weitzen S, Blume J. Evaluation of clinical methods for diagnosing bacterial vaginosis. Obstet Gynecol 105(3):551-6.

Haar T, Ersboll AS, Karlsen MA et al. Treatment of bacterial vaginosis in pregnancy in order to reduce risk of spontaneous preterm delivery - a clinical recommendation. Acta Obstet Gynecol Scand 2015; 96(8):850-60.

Hainer BL, Gibson MV. Vaginitis: diagnosis and treatment. Am Fam Physician 2011; 83 (7):807-15.

Han C, Wu W, Fan A et al. Diagnostic and therapeutic advancements for aerobic vaginitis. Arch Gynecol Obstet 2014; 291(2):251-7.

Hillier SL, Nyirjesy P, Waldbaum AS et al. Secnidazole treatment of bacterial vaginosis. Obstet Gynecol 2017; 1-8.

Hu Z, Zhou W, Mu L, Kuang L, Su M, Jiang Y. Identification of cytolytic vaginosis versus vulvovaginal candidiasis. J Low Genit Tract Dis 2015; 19(2):152-5.

Jutti MH, Hoffman C. Cytolytic vacinosis: an overlooked cause of cyclic vaginal itching and burning. J Am Acad Nurse Pract 2000; 12(2):55-7.

Kissinger P. Trichomonas vaginalis: a review of epidemiologic, clinical and treatment issues. BMC Infect Dis 2015; 15:307-14.

Koss LG Diagnostic accuracy in cervicovaginal cytology. Arch Pathol Lab Med 1993; 117(12):1240-2.

Lamont RF, Keelan JA, Larsson PG, Jorgensen JS. The treatment of bacterial vaginosis in pregnangy with clindamycin to reduce the risk of infection-related preterm birth: a response to the Danish Society of Obstetrics and Gynaecology guideline group's clinical recommendations. Acta Obstet Gynecol Scand 2017 Feb; 96(2):139-43.

Larsson PG, Fahraeus L, Carlsson B, Jakobsson T, Forsum U. Late miscarriage and preterm birth after treatment with clindamycin: a randomized consent design study according to Zelen. BJOG 2006; 113:629-37.

Leitich H, Bodner-Adler B, Brunbauer M, Kaider A, Egarter C, Husslein P Bacterial vaginosis as a risk factor for preterm delivery: a meta-analysis. Am J Obstet Gynecol 2003; 189(1):139-47.

Lima-Silva J, Tavares S, Vieira-Baptista P, Beires J. Desquamative inflammatory vaginitis. Acta Obstet Ginecol 2016; 10(4):317-25.

Lima-Silva J, Tavares S, Vieira-Baptista P, Beires J. Desquamative inflammatory vaginitis. Acta Obst Ginecol Port 2016; 10(4):317-25.

Linhares IM, Giraldo PC, Baracat ED. Novos conhecimentos sobre a flora bacteriana vaginal. Rev Assoc Med Bras 2010; 56(3):370-4.

Marconi C, Donders GG, Bellen G, Brown DR, Parada CM, Silva MG Sialidase activity in aerobic vaginitis is equal to levels during bacterial vaginosis. Eur J Obstet Gynecol Reprod Biol 2013; 167:205-9.

McClelland RS, Richardson BA, Hassan WM et al. Improvement of vaginal health for Kenyan women at risk for acquisition of human immunodeficiency virus type 1: results of a randomized trial. J Infect Dis 2008; 197:1361-8.

Meites, E Trichomoniasis. The "neglected" sexually transmitted disease. Infect Dis Clin North Am 2013; 27(4):755-64.

Murphy R, Edwards L. Desquamative inflammatory vaginitis: what is it? J Reprod Med 2008; 53(2):124-8.

Nelson DB, Rockwell LC, Prioleau MD, Goetzl L. The role of the bacterial microbiota on reproductive and pregnancy health. Anaerobe 2016; 42:67-73.

Nomelini RS, Carrijo AP, Adad SJ, Nunes AA, Murta EF Relationship between infectious agents of vulvovaginitis and skin color. São Paulo Med J 2010; 128(6):348-53.

Nugent RP, Krohn MA, Hillier SL. Reliability of diagnosing bacterial vaginosis is improved by a standardized method of gram stain interpretation. J Clin Microbiol 1991; 29:297-301.

Oduyebo OO, Anorlu RI, Ogunsola FT. The effects of antimicrobial therapy on bacterial vaginosis in non-pregnant women. Cochrane Database Syst Rev 2009; (3):CD006055.

Ozkinay E, Terek MC, Yayci M, Kaiser R, Grob P, Tuncay G. The effectiveness of live lactobacilli in combination with low dose oestriol (Gynoflor) to restore the vaginal flora after treatment of vaginal infections. BJOG 2005; 112:234-40.

Pappas PG, Kauffman CA, Andes D et al. Clinical practiceguidelines for themanagement of candidiasis: 2009 update by the Infectious Diseases Society of America. Clin Infect Dis 2009; 48:503-35.

Peacocke M, Djurkinak E, Tsou HC, Thys-Jacobs S. Desquamative inflammatory vaginitis as a manifestation of vitamin D deficiency associated with Crohn disease: case reports and review of the literature. Cutis 2010; 86:39-46.

Razzak MS, Al-Charrakh AH, Al-Greitty BH. Relationship between lactobacilli and opportunistic bacterial pathogens associated with vagiitis. N. Am J Med Sci 2011; 3: 185-92.

Schwebke JR, Hobbs MM, Taylor SN et al. Molecular testing for Trichomonas vaginalis in women: results from a prospective U.S. clinical trial. J Clin Microbiol 2011; 49(12):4106-11.

Schwebke JR, Marrazzo J, Beelen AP, Sobel JD. A phase 3, multicenter, randomized, double-blind, vehle-controlled study evaluating the safety and efficacy of metronidazole vaginal gel 1,3% in the treatment of bacterial vaginosis. Sex Transm Dis 2015; 42:376-81.

Schwebke JR, Morgan Jr, FG, Koltun W, Nyirjesy P. A phase-3, double-blind, placebo-controlled study of the effectiveness and safety of single oral doses of secnidazole 2g for the treatment of women with bacterial vaginosis. Am. J. Obstet. Gynecol 2017 In Proof 12 sep 2017.

Seña AC, Bachmann LH, Hobbs MM. Persistent and recurrent Trichomonas vaginalis infections: epidemiology, treatment and management considerations. Expert Rev Anti Infect Ther 2014; 1-13.

Soares R, Vieira-Baptista P, Tavares S. Cytolytic vaginosis: and underdiagnosed pathology that mimics vulvovaginal candidiasis. Acta Obstet Ginecol Port 2017; 11(2):106-12.

Sobel JD, Faro S, Force RW et al. Vulvovaginal candidiasis: epidemiologic, diagnostic, and therapeutic considerations. Am J Obstet Gynecol 1998; 178:203-11.

Sobel JD, Reichman O, Misra D et al. Prognosis and treatment of desquamative inflammatory vaginitis. Obstet. Gynecol 2011; 117(4):850-5.

Sobel JD. Desquamative inflammatory vaginitis: a new subgroup of purulent vaginitis responsive to topical 2% clindamycin therapy. Am J Obstet Gynecol 1994; 171:1215-20.

Sobel JD. Genital candidiasis. Medicine 2005; 33: 62-5.

Sobel JD. Vulvovaginal candidosis. Lancet 2007; 369:1961-71.

Sommacal LF, Russo E, Dall'Agno ML, Hillmann B. Vaginose citolítica. Jornal da SOGISC, 2009 Dez:6.

Tansarli GS, Kostaras EK, Athanasiou MF. Prevalence and treatment of aerobic vaginitis among non-pregnant women: evaluation of te evidence for an underestimated clinical entity. Eur J Clin Microbiol Infect Dis 2013; publicado online em 27 de fevereiro de 2013.

Tempera L, Fiedrich EJ. Desquamative vaginitis: lichen planus in disguise. Obstet Gynecol 1988; 71:832-6.

Verstraelen H, Swidsinski A. The biofilm in bacterial vaginosis: implications for epidemiology, diagnosis and treatment. Curr Opin Infect Dis 2013; 26:86-9.

Von Gruenigen VE, Coleman RL, Li AJ, Heard MC, Miller DS, Hemsell DL. Bacteriology and treatment of malodorous lower reproductive

Wang Z, Fu L, Xiong Z et al. Diagnosis and microecological characteristics of aerobic vaginitis in outpatients based on preformed enzymes. Taiw J Obstet Gynecol 2016; 55:40-4.

Wilson MC, Meredith D, Fox JE, Manoharan C, Davies AJ, Halestrap AP. Basigin (CD147) is the target for organomercurial inhibition of monocarboxylate transporter isoforms 1 and 4: the ancillary protein for the insensitive MCT2 is EMBIGIN (gp70). J Biol Chem 2005; 280(29): 27213-21.

Witkin SS, Alvi S, Bongiovanni AM, Linhares IM, Ledger WJ. Latic acid stimulates interleukin-23 production by peripheral blood mononuclear cells exposed to bacterial lipopolysaccharide. FEMS Immunol. Med. Microbiol 2011; 61(2):153-8.

Witkin SS, Mendes-Soares H, Linhares IM, Jayaram A, Ledger WJ, Forney LJ. Influence of vaginal bacteria and D- and L-latic acid isomers on vaginal extracellular matrix metalloproteinase inducer: implications for protection against upper genital tract infections. MBio 2013; 4(4). DOI: 10.1128/mBio.00460-13.

Wolner-Hanssen P, Krieger JN, Stevens CE et al. Clinical manifestations of vaginal trichomoniasis. JAMA 1989; 261(4):571-6.

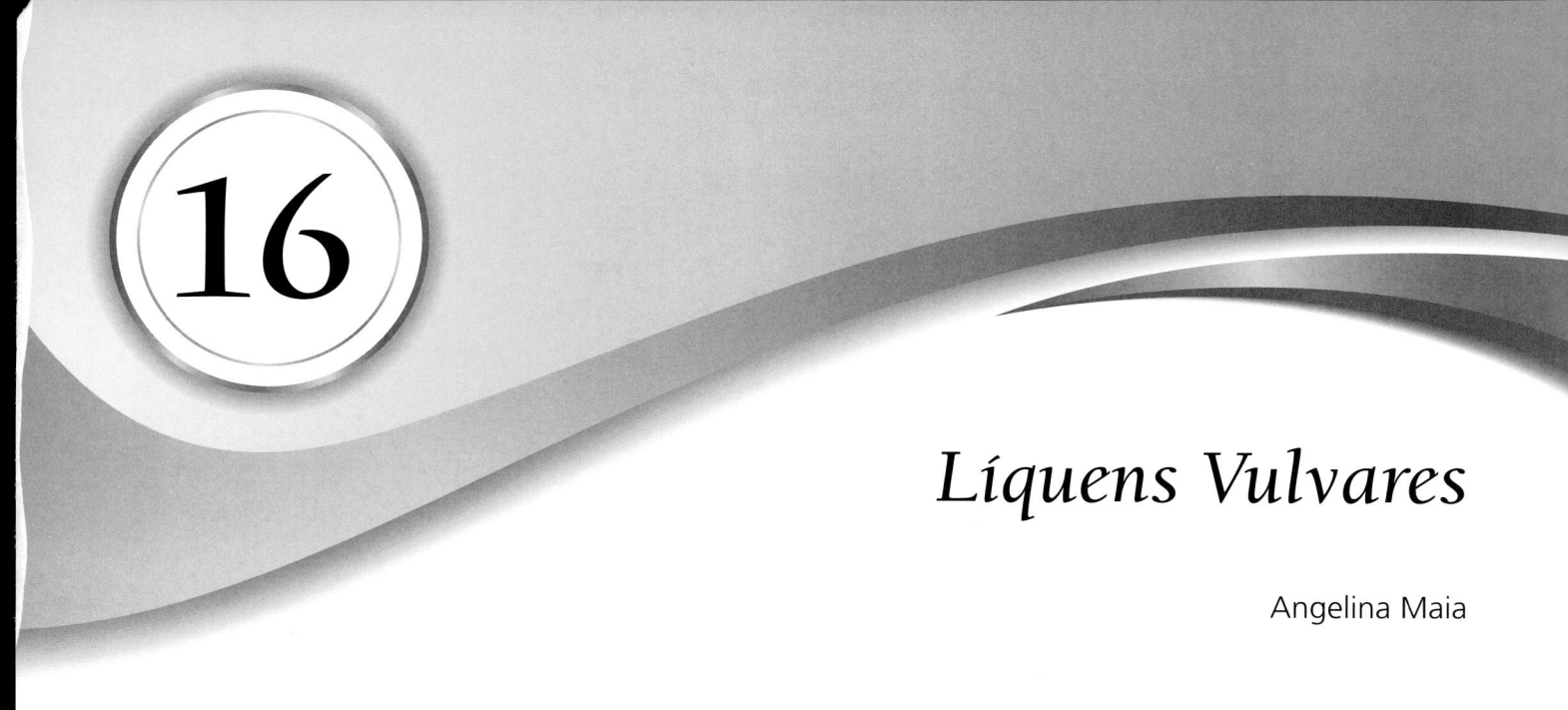

16

Líquens Vulvares

Angelina Maia

INTRODUÇÃO

Os líquens vulvares – escleroso, simples crônico e plano – são importantes pelo sofrimento que causam nas mulheres. O líquen escleroso está associado a 80% dos casos de câncer da vulva, o qual pode ser prevenido se o ginecologista souber diagnosticar, tratar e proceder ao seguimento correto dessa doença.

LÍQUEN ESCLEROSO VULVAR

O líquen escleroso vulvar (LEV), uma das doenças mais frequentes em clínicas de doenças vulvares, representa a principal via carcinogênica na vulva. Trata-se de uma doença inflamatória crônica de etiologia desconhecida com provável origem autoimune e genética. Mais de 60% das mulheres com LEV apresentam uma ou mais desordens autoimunes, particularmente vitiligo, alopecia, doença da tireoide e, em menor proporção, anemia perniciosa, diabetes e penfigoide cicatricial. O líquen plano também pode coexistir com o LEV.

O LEV é mais frequente na região anogenital, mas pode surgir em outras localizações do corpo. Não acomete a vagina, como pode acontecer no líquen plano, razão pela qual é importante um exame especular para ajudar no diagnóstico diferencial. Pode aparecer em qualquer idade, sendo mais comum na pós-menopausa e, em seguida, na pré-puberdade.

Sinais

A mancha hipocrômica simétrica é um sinal sempre presente, podendo acometer a vulva e as regiões perineal e perianal. O LEV pode apresentar os seguintes sinais:

- Fusão do prepúcio do clitóris.
- Hipotrofia ou atrofia dos pequenos lábios.
- Pele fina, apergaminhada e ressecada.
- Possíveis escoriações, fissuras, petéquias e equimoses.
- Com frequência, áreas de hiperqueratose, provavelmente em decorrência do traumatismo provocado pela coçadura.
- Raramente, estenose do introito vaginal (Figura 16.1).

Sintomas

- Prurido (71%).
- Ardor (33%).
- Dispareunia (24%).
- Irritação local e fissuras.
- Assintomático em 12% dos casos.

Diagnóstico

O diagnóstico do LEV é clínico, com confirmação por meio de exame histopatológico, se necessário. O diagnóstico histopatológico do LEV apresenta características específicas, sendo imprescindível realizar biópsia de todas as

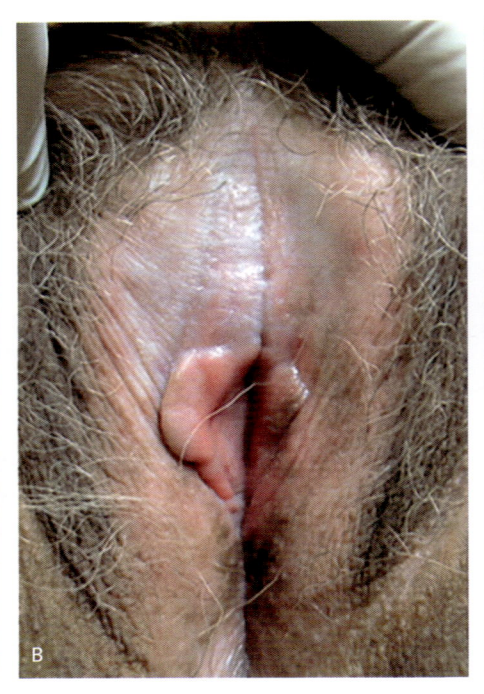
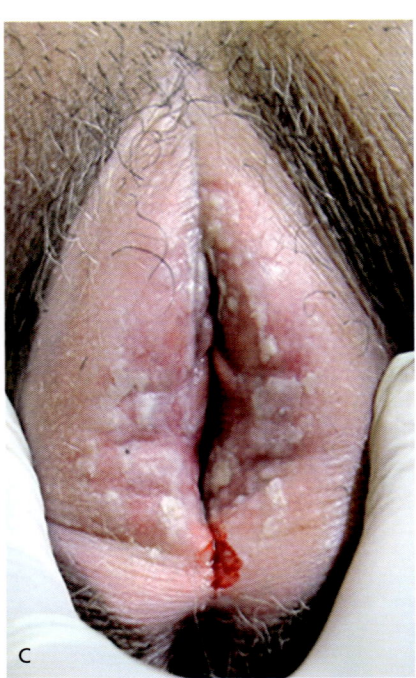

Figura 16.1 Líquen escleroso vulvar. **A** Mancha hipocrômica simétrica com pele atrófica apergaminhada, acometendo vulva, períneo e região perianal. **B** Fusão do capuz do clitóris e hipotrofia dos pequenos lábios. **C** Eritema e placas de hiperqueratose com atrofia de pequenos lábios e fissura em fúrcula.

áreas com suspeita de atipia. Na infância, apresenta a mesma clínica da mulher adulta, e a biópsia só será necessária em caso de dúvida no diagnóstico.

Tratamento

Não há cura para o LEV, mas o tratamento oferece bom controle da doença. Desde 1992 a orientação do serviço de Doenças da Vulva do Hospital das Clínicas da UFPE apresenta excelente resposta terapêutica:

- **Corticoide tópico superpotente – propionato de clobetasol (0,05%) em pomada:** passar na área acometida uma vez ao dia, ao deitar, uma pequena porção da pomada (correspondendo à dimensão de um caroço de feijão por vez):
  - Primeiro mês: diariamente ao deitar.
  - Segundo mês: noites alternadas. Raramente, será necessário durante mais 1 ou 2 meses, duas vezes por semana, para controlar o prurido ou espessamento.
- A paciente deve obedecer ao esquema citado e saber que o uso indevido, prolongado ou em grande quantidade de corticoide tópico pode induzir atrofia, telangiectasia e estrias e favorecer as infecções.
- Estudos de Margesson (1999) sugerem que a distorção da anatomia vulvar pode ser prevenida quando o tratamento se iniciar precocemente no curso da doença (dentro de 2 anos do diagnóstico). Recomenda-se o tratamento de todas as mulheres com LEV, incluindo

as assintomáticas, na tentativa de prevenir a progressão da doença. Entretanto, é incerta a efetividade da terapia medicamentosa em prevenir mudanças anatômicas e carcinoma escamoso.

- Para evitar frustrações em relação ao tratamento com propionato de clobetasol, a paciente deve estar ciente de que o tratamento visa abolir o prurido e eliminar os espessamentos (hiperqueratoses) com excelente resposta. No entanto, não há recuperação da anatomia vulvar e a hipocromia, na maioria das vezes, não desaparece.
- Mais recentemente, os imunomoduladores tópicos tacrolimus e primecrolimus têm sido recomendados como agentes poupadores de corticoides, mas ainda não há experiência suficiente com essa opção terapêutica.
- Recomenda-se a higiene com sabões leves (pH neutro) e, em seguida, a aplicação de hidratante (vaselina sólida ou dexpantenol, também conhecido como pró-vitamina B5), na área da hipocromia, diminuindo os episódios de recidiva dos sintomas.
- Em caso de recidiva do prurido ou da hiperqueratose, o que às vezes pode acontecer 2 a 3 anos após o tratamento inicial, reinicia-se o esquema com o propionato de clobetasol a 0,05%.
- Convém biopsiar lesões suspeitas como medida de atenção para prevenção do câncer de vulva.
- A paciente deve ser mantida com controle anual, mesmo que esteja assintomática. Como a neoplasia intraepitelial

vulvar (NIV) no líquen escleroso tende a ser de difícil diagnóstico clínico, deve-se realizar uma vulvoscopia anual durante a revisão clínica, o que poderá ajudar na prevenção do câncer de vulva.

- Cabe lembrar que a maioria das pacientes com LEV se encontra na peri e pós-menopausa e grande parte das queixas de ardor, dispareunia, atrofia epidérmica e hipotrofia dos pequenos lábios está relacionada com a deficiência estrogênica e não com o LEV. Assim, essas queixas devem ser bem avaliadas e prescrito estriol creme vaginal intravaginal, uma ou duas vezes na semana, ao deitar. Quando não for possível o uso do estriol, poderá ser usado o promestrieno (intravaginal), geralmente por mais vezes na semana.
- O líquen escleroso na infância apresenta as mesmas características clínicas encontradas na mulher adulta e seu tratamento também é o mesmo (apenas com a recomendação de porções menores do mesmo corticoide).
- As pacientes precisam saber que o LEV não é transmitido pelo contato sexual.

A principal via carcinogênica da vulva é aquela associada ao LEV. Apesar do baixo potencial oncogênico (4% a 6%), 80% dos cânceres vulvares estão associados ao LEV. Com frequência, NIV ou câncer invasor é encontrado por trás de focos de hiperqueratose (Figura 16.2). O risco de carcinoma escamoso parece não ter relação com o fato de o LEV ter sido tratado nem com o tempo em que a doença está presen-

te. O seguimento da paciente vai prevenir o câncer da vulva, além de proporcionar bom conforto vulvar.

LÍQUEN SIMPLES CRÔNICO

O líquen simples crônico (LSC) já foi denominado hiperplasia escamosa e distrofia vulvar hiperplásica. Os dermatologistas usam o termo neurodermite constantemente.

Trata-se do espessamento da pele (liquenificação) previamente normal, sem distúrbios cutâneos subjacentes. A doença decorre do ato de coçar, muitas vezes inconscientemente. Pode ser comparado a alguns tiques, como estalar os dedos. Quando o ato de coçar é consciente, é comum a paciente falar de sua queixa, transmitir um "prazer em coçar" e referir-se, muitas vezes, ao prurido como uma "coceira gostosa".

Sinais

- Lesões que demonstram espessamento da pele com aspecto esbranquiçado (hiperqueratose), acinzentado ou eritematoso (do rosado ao vermelho).
- Acentuação dos sulcos naturais da pele.
- Escoriações (erosões pela coçadura).
- A lesão pode ser localizada e unilateral, assim como bilateral e múltipla.
- Não há mudanças da morfologia vulvar como as observadas no LEV (Figura 16.3).

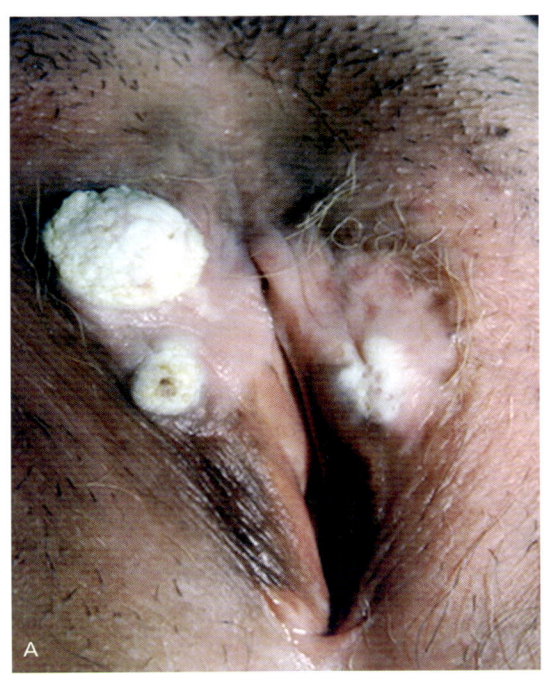 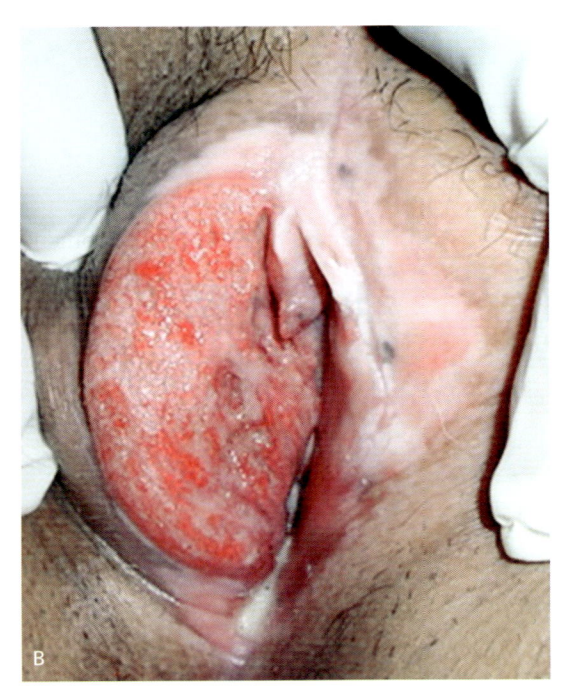

Figura 16.2 Líquen escleroso vulvar + câncer. **A** Mancha hipocrômica simétrica, fusão do prepúcio do clitóris e hipotrofia dos pequenos lábios compatíveis com LEV. Presença de três áreas de hiperqueratose: por trás da maior havia um carcinoma escamoso. **B** Mancha hipocrômica simétrica, fusão do prepúcio do clitóris e hipotrofia dos pequenos lábios compatíveis com LEV. Placa eritematosa correspondendo ao carcinoma escamoso.

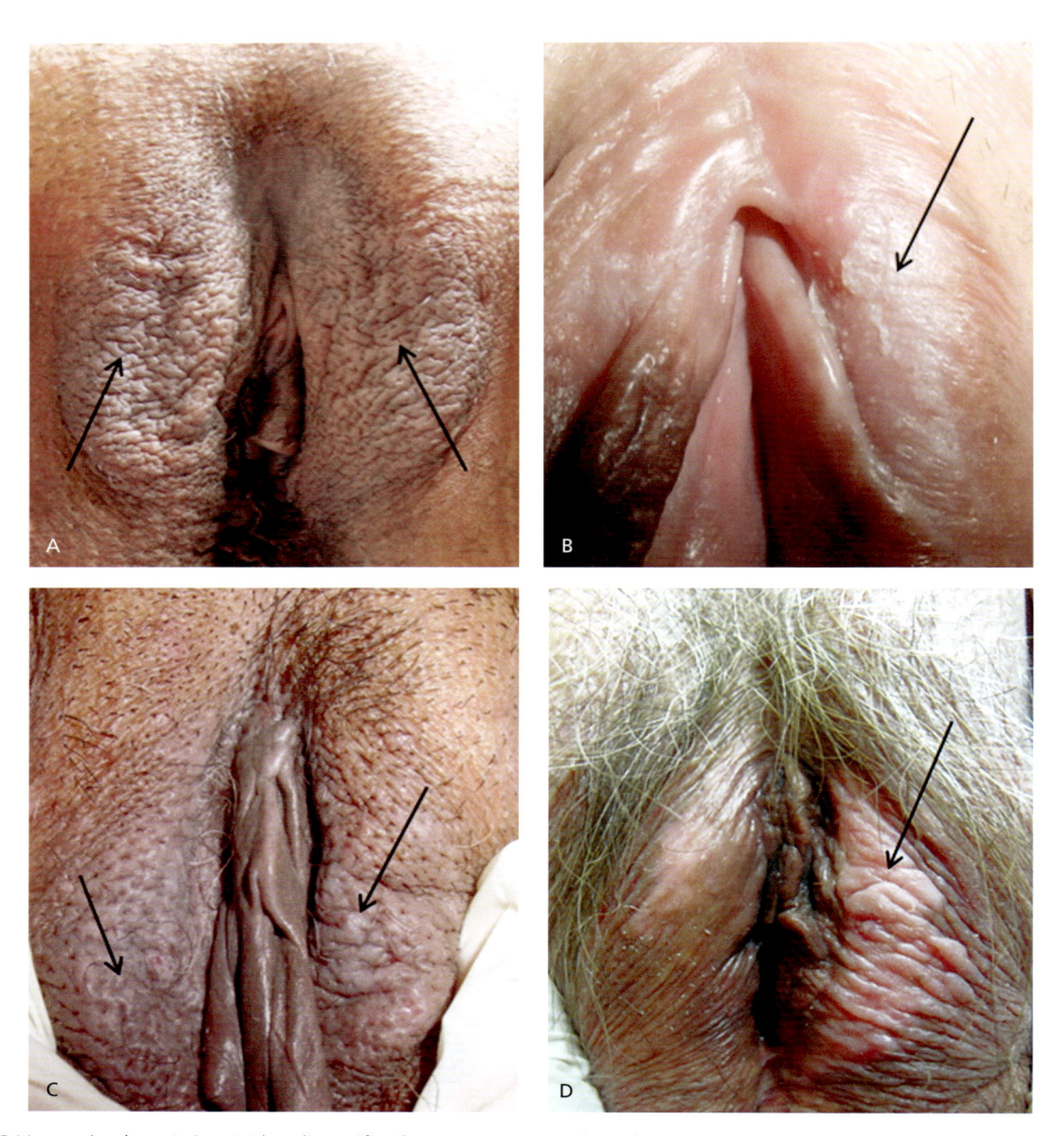

Figura 16.3 Líquen simples crônico. **A** Placa liquenificada com acentuação dos sulcos naturais da pele. **B** Aspecto esbranquiçado decorrente da hiperqueratose. **C** Lesão escura (acinzentada) e evidente espessamento da pele. **D** Placa eritematosa liquenificada assimétrica. Morfologia vulvar normal em todos os casos.

Sintomas

Prurido de leve a intenso.

Diagnóstico

O diagnóstico é clínico e em caso de dúvida pode ser feita uma biópsia. O diagnóstico histopatológico não apresenta características específicas, apenas alterações que sugerem espessamento da pele. Trata-se de um diagnóstico de compatibilidade.

Tratamento

Administra-se corticoide tópico, preferencialmente em pomada, de potência leve alta, dependendo do espessamento epitelial. A duração do tratamento também é variável:

- Em geral, utiliza-se um corticoide de potência média: betametasona a 0,1%, duas vezes ao dia, durante 20 a 40 dias.
- Nos casos mais severos, usa-se um corticoide ultrapotente: propionato de clobetasol a 0,05%, em pomada, uma aplicação à noite durante 20 a 40 dias.
- Após esse primeiro tratamento com corticoide tópico de média ou alta potência, que vai reduzir o espessamento epitelial, é aconselhável dar continuidade a um segundo tratamento, utilizando um corticoide de baixa potência para garantir a ausência do prurido e consolidar o ato de "não coçar", evitando, assim, recidivas: acetato de hidrocortisona a 1%, pomada, duas vezes ao dia por 15 a 30 dias.

- Ao prescrever corticoide, deve ser lembrada a importância de estabelecer o início e o fim do tratamento. Convém deixar claro que o uso excessivo desse medicamento pode resultar em diversos efeitos colaterais indesejados (baixa da imunidade, favorecendo as infecções secundárias, atrofia dérmica, equimoses, estrias etc.).
- Usar sabonetes leves, com pH neutro, e em seguida aplicar emolientes (vaselina sólida ou dexpantenol, também conhecido como pró-vitamina B5) na região da lesão. O uso de hidratante por alguns meses, após o tratamento com o corticoide, ajuda a evitar recidivas.
- Controle do desejo de coçar. Quando o ato de coçar é inconsciente, é imprescindível educar a paciente para detectar essa ação inconsciente e bloqueá-la de modo consciente.
- Com grande frequência, a doença acomete mulheres com um componente de estresse e ansiedade. Nesses casos, recomenda-se um trabalho psicoterapêutico, evitando recidivas.

LÍQUEN PLANO VULVOVAGINAL

O líquen plano (LP) é uma doença inflamatória que pode afetar pele, mucosa, unhas e couro cabeludo. Sua etiologia é desconhecida, parecendo ter origem autoimune, e com frequência está associada a outras dessas doenças. Trata-se de um diagnóstico relativamente frequente na clínica odontológica e dermatológica. Na ginecológica, raramente é dignosticada. Micheletti (2001), por meio de estudos com biópsias de vulva, sugeriu a possibilidade de essa doença não ser conhecida e, consequentemente, ser sub-diagnosticada pelos ginecologistas. Assim, recomendou considerar a variante de LP da genitália feminina diante de mulheres com problemas vulvares e vaginais. Um adequado conhecimento da forma extragenital vai ajudar o ginecologista a chegar ao diagnóstico genital.

Há três tipos de LP: o papuloescamoso, o hipertrófico e o erosivo. O erosivo é o mais comum. Comprometimento vaginal pode ocorrer na ausência de qualquer envolvimento vulvar. Em 1982, Monique Pelisse descreveu a síndrome vulvovaginal-gengival. Embora essas três áreas sejam afetadas, as lesões podem não estar presentes ao mesmo tempo.

Um risco ligeiramente aumentado de malignidade vulvar em mulheres com LP tem sido postulado, mas não foi confirmado em estudos de grandes séries.

Clínica genital

- O LP é caracterizado por comprometimento da arquitetura vulvar com atrofia dos pequenos lábios e fusão do capuz do clitóris, à semelhança do que ocorre no líquen escleroso, e estreitamento do introito, podendo estar presente o prurido.
- Lesões eritematosas, muitas vezes erosivas e dolorosas, marcadamente no vestíbulo, podendo ser visto padrão reticular leucoplásico conhecido por estrias de Wickham nas margens.
- Vagina com epitélio friável, facilmente sangrando ao se colocar o espéculo, ou no coito, determinando erosões. Se frequentes, as erosões determinam secreção serossanguinolenta, infecções secundárias e aderências nas paredes vaginais com dificuldade para o coito e o exame ginecológico. Muitas vezes, não é possível visualizar o colo do útero em decorrência das aderências. Os principais sintomas são ardor vulvar ou dor espontânea ao menor contato, dispareunia, leucorreia, sensação de que a profundidade da vagina está diminuindo e impossibilidade de ter relação sexual. É indispensável um exame especular. Cabe lembrar que no líquen escleroso não há comprometimento vaginal.
- Vale salientar também que muitas colposcopias insatisfatórias (por sangramento, infecção e não visualização do colo uterino) podem ser um LP com comprometimento vaginal. A falta de diagnóstico e o tratamento consequentemente inadequado vão manter as mesmas condições nos exames subsequentes, os quais, aliados ao exame de caráter doloroso, podem afastar essas mulheres dos exames ginecológicos e, sobretudo, de um diagnóstico (Figura 16.4).

Clínica extragenital

- A lesão elementar característica é uma pápula aplanada, poligonal, eritematoviolácea, brilhante, com estrias esbranquiçadas na superfície e que podem ser pruriginosas.
- Perda de cabelo.
- Gengivite.
- Estrias de Wickham na mucosa oral com distribuição rendilhada.
- Estrias longitudinais nas unhas (Figura 16.5).

Diagnóstico

O diagnóstico é clínico com confirmação histopatológica. A biópsia não deve ser feita nas áreas erosivas. Muitas vezes, o diagnóstico é negativo em razao da difícil escolha dos locais adequados. O diagnóstico histopatológico apresenta alterações específicas para que seja estabelecido o LP.

Tratamento vaginal

Em geral, está indicado corticoide tópico de média ou baixa potência na vagina, muitas vezes associado a antibióticos e antifúngicos em razão das frequentes infecções secundárias às erosões e ao uso do corticoide. Anderson e

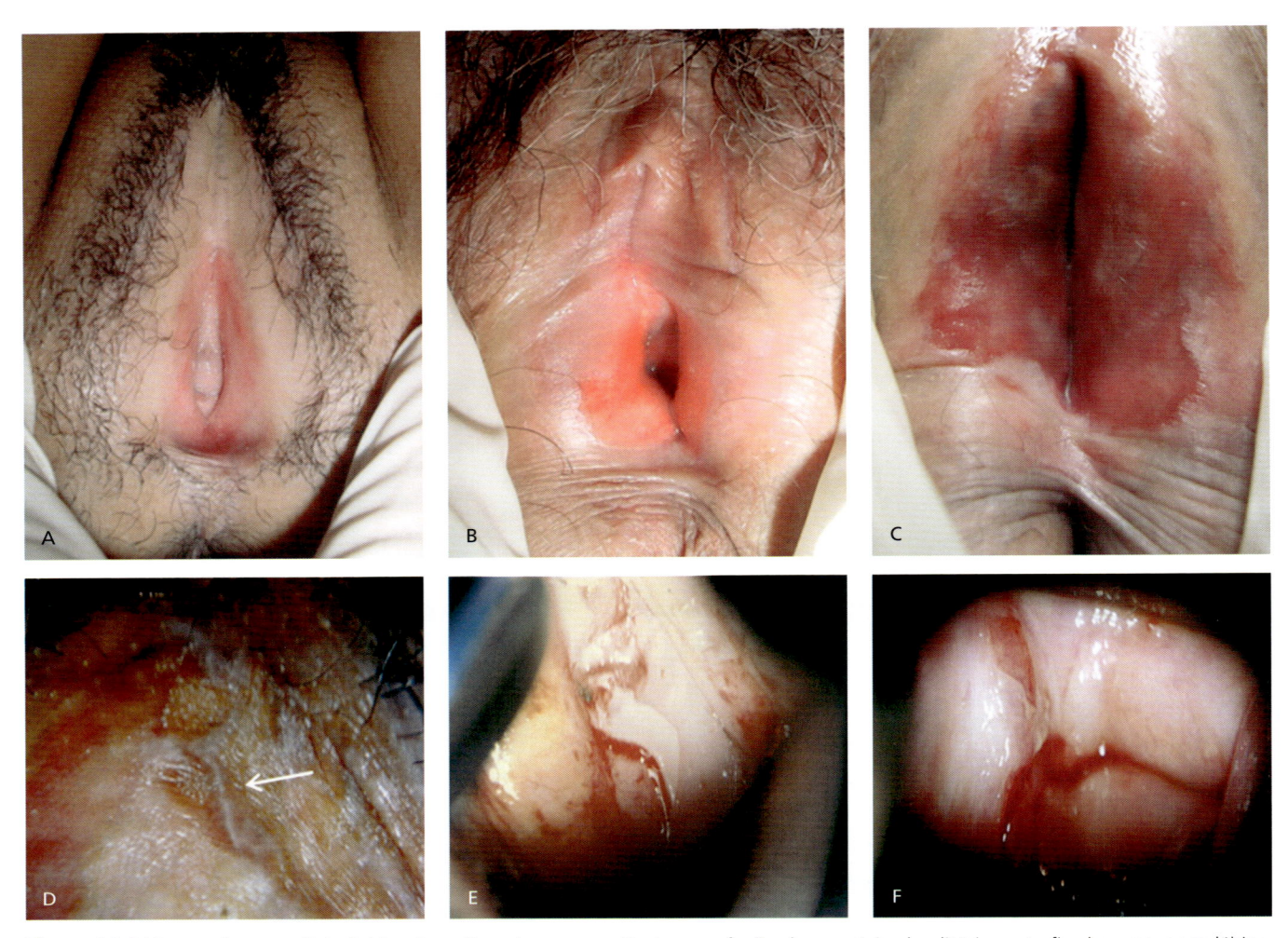

Figura 16.4 Líquen plano genital. **A** Mancha eritematosa no vestíbulo com fusão do prepúcio do clitóris e atrofia dos pequenos lábios. **B** e **C** Placa eritematosa erosiva com fusão do prepúcio do clitóris e atrofia dos pequenos lábios. **D** Vulva (região supraclitoridiana), padrão reticular leucoplásico. **E** Erosão vaginal: epitélio friável facilmente sangrando ao colocar o espéculo. **F** Erosão e aderência da mucosa vaginal, embutindo o colo do útero.

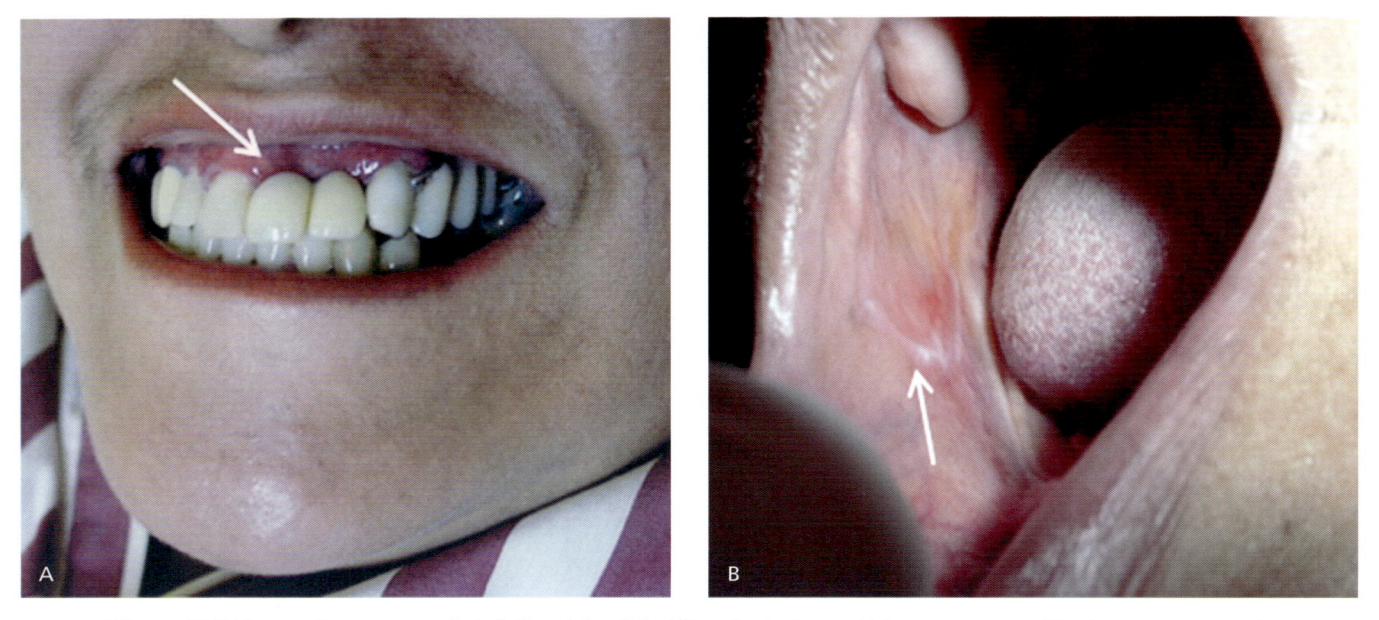

Figura 16.5 Líquen plano extragenital. **A** Gengivite. **B** Padrão reticular leucoplásico: aspecto rendilhado na mucosa oral.

cols. (2002) relataram melhora clínica em 80% dos casos com o seguinte esquema:

- Supositório de hidrocortisona, de 50 a 100mg (na dependência da severidade), via vaginal, ao deitar, por 14 dias; em seguida, por mais 14 dias em noites alternadas. Havendo resposta, reduzir a frequência de administração para duas vezes na semana e encontrar gradualmente a menor dose que controle os sintomas.
- A pele vulvar pode apresentar irritação e queimor com o uso dos supositórios à base de hidrocortisona. Por isso, recomenda-se cobrir a região que margeia o introito vaginal com óxido de zinco. Também pode ser usado tampão na entrada da vagina para evitar vazamento.
- Com frequência, esse tratamento vaginal será repetido e a vigilância será necessária no sentido de evitar aderências em consequência das erosões.
- Caso não haja atividade sexual, ou se houver sinéquias vaginais, recomenda-se o uso de moldes e de exercícios com dilatadores vaginais (acrescido de creme à base de corticoide) para profilaxia de aderência vaginal. A aplicação de lidocaína tópica ao redor do orifício vaginal 15 minutos antes dos exercícios ajuda a diminuir o desconforto.

Tratamento vulvar

Caso existam sintomas na vulva, deve ser feito esquema com o propionato de clobetasol semelhante ao usado no LEV.

Tratamento das lesões extragenitais

A conduta terapêutica será mais bem orientada pelo dermatologista e/ou odontólogo.

Outras opções terapêuticas

Corticoide sistêmico (40 a 60mg/dia) costuma aliviar as queixas rapidamente, mas ocorrem recidivas após sua retirada. Metotrexato (15 a 25mg/semana), ciclosporina (100 a 300mg/dia), hidroxicloroquina (400mg/dia) e acitretina (25 a 30mg/dia) são consideradas outras opções terapêuticas.

CONSIDERAÇÕES FINAIS

O LEV apresenta uma mancha hipocrômica (esbranquiçada) simétrica na vulva e/ou períneo e perianal. Com frequência, acontecem mudanças na arquitetura vulvar e prurido crônico. Não acomete a vagina e responde bem ao tratamento com pomada de propionato de clobetasol. Após o tratamento com o corticoide, convém manter a hidratação sempre após a higiene com sabonetes leves. Há necessidade de revisões anuais, mesmo se assintomático(a), por ser a principal via carcinogênica na vulva. Como essa doença costuma surgir na pós-menopausa, é importante lembrar que a dis-

pareunia pode estar relacionada com o hipoestrogenismo e não com o LEV, devendo ser lembrada a prescrição de estriol vaginal nesses casos.

O LSC é uma doença comportamental, uma vez que na maioria das vezes é decorrente do ato inconsciente de coçar uma pele que estava normal. Quando consciente, é referido como uma "coceira gostosa". Apresenta-se como espessamento da pele de diversos aspectos e cores e não altera a anatomia vulvar. Acontece geralmente em mulheres ansiosas e também é tratado com corticoide tópico de potência moderada ou superpotente, o qual promove uma excelente cura, mas tende a haver recidiva quando a paciente não é educada a controlar o ato de coçar e a trabalhar sua ansiedade.

O LP é uma doença de difícil diagnóstico pelo ginecologista. Sua apresentação genital mais frequente e grave é a forma erosiva, que pode revelar mudanças no formato da vulva semelhantes às provocadas pelo LEV. O diferencial é uma mancha eritematosa no vestíbulo, frequentemente erosiva, que determina grande sofrimento (ardor e dor ao toque). O tratamento vulvar é semelhante ao do LEV. Em caso de comprometimento vaginal, haverá erosões, infecções secundárias e possíveis aderências vaginais. Em geral, está indicado o uso prolongado de corticoide tópico de média ou baixa potência na vagina em associação a antibióticos e antifúngicos. Para evitar aderências vaginais, muitas vezes serão necessários moldes e exercícios vaginais. O controle da doença é difícil e com frequência a paciente abandona o tratamento por ser doloroso, acarretando também o afastamento dos exames ginecológicos e do coito.

Leitura complementar

Anderson M. Kutzner S. Kaufman RH. Treatment of vulvovaginal lichen planus with vaginal hydrocortisone suppositories. Obstet Gynecol 2002:100-359.

Ayhan A et al. Vulvar dystrophies: an evaluuation. Aust N Z J ObstetGynaecol 1989 Aug; 29(3 Pt 1):250-2.

Calandra D, di Paola G, Leverone NG R, Balina LM. Alteraciones distróficas y displásicas. In: Enfermedades de la Vulva. Buenos Aires, Argentina: Editorial Médica Panamericana, 1979: 93-112.

Farrel AM et al. An infective etiology for vulval lichen sclerosus re-addressed. Clin Exp Dermatol 1999 nov; 24(6):479-83.

Fischer G, Spurrett B, Fischer A. The chronically symptomatic vulva: aetiology and management. Br J Obstet Gynaecol 1995; 102(10): 773-9.

Funaro D. Dermatologic therapy. Lichen sclerosus: a rewiew and pratical approach. Canada: 2004; 17:28-37.

Günthert AR, Faber M, Knappe G, Hellriegel S, Emons G. Early onset vulvar LS in premenopausal women and oral cantraceptives. Eur J Obstet Gynecol Reprod Biol 2008; 137(1):56-60.

Haines & Taylor. Pathology of the vulva and associated astructures. Obstetrical and Gynaecological Pathology. Nova York-USA Churchill Livingstone: 1995.

Lynch PJ. ISSVD Terminology & Classification for Vulvar Disease.XVI ISSVD World Congress and Postgraduate Course. Porto-Portugal, 2001:7.

Mann MS, Kaufman RH. Erosive lichen planus of the vulva. Clin Obstet Gynecol 199; 34:605.

Margesson LJ. Pruritus & Lichen Simplex Cronicus.XVI ISSVD World Congress and Postgraduate Course. Sintra-Portugal, 2001:21-3.

Margesson LJ. Lichen esclerosus: treatment and prognosis. Post-graduate course, International Society for Study of Vulvovaginal Disease, Santa Fé, NM, October, 1999.

Martel A et al. Vulvoscopiaenel diagnóstico de lapatología vulvar. Rev Obstet Ginecol Venezuela 1999; 59(1):29-34.

Miranda JA, Val ICC, Abrahão SC. Os três líquens: escleroso, plano e plano erosivo. FEMINA março/abril 2014; 42(2).

Moyal-Barracco M et al. Treatment of vulval lichen sclerosus: what the experts do. XVI ISSVD World Congress and Postgraduate Course. Sintra-Portugal 2001:24.

Neill S. Lichen sclerosus. XVI ISSVD World Congress and Postgraduate Course. Sintra-Portugal, 2001:36-37.

Neill SM, Lewis FM, Tatnall FM et al. British Association of Dermatolodists' guidelines for the manement of lichen sclerosus 2010. Br J Dermatol 2010; 163:672.

Pelisse M et al. Lichen sclerosus in children: a restrospective study of 95 cases. XVI ISSVD World Congress and Postgraduate Course. Sintra-Portugal, 2001:22.

Powell JJ, Wojnarowska F. Lichen esclerosus. Lancet 1999; 353:1777.

Renaud-Vilmer C et al. Vulvar lichen sclerosus of long term topical application of a potent steroid on the disease's course. XVII ISSVD World Congress and Postgraduate Course. Salvador-Brasil, 2003:31.

Ridley MA. Lichen sclerosus. Dermatol Clin 1992; 10(2):309-23.

Vivier AD. Atlas de dermatologia clínica, 2. ed., Manole Ltda, 2000.

Wilkinson JE, Stone IS. Atlas de doenças da vulva. Rio de Janeiro-RJ: Revinter Ltda, 1997.

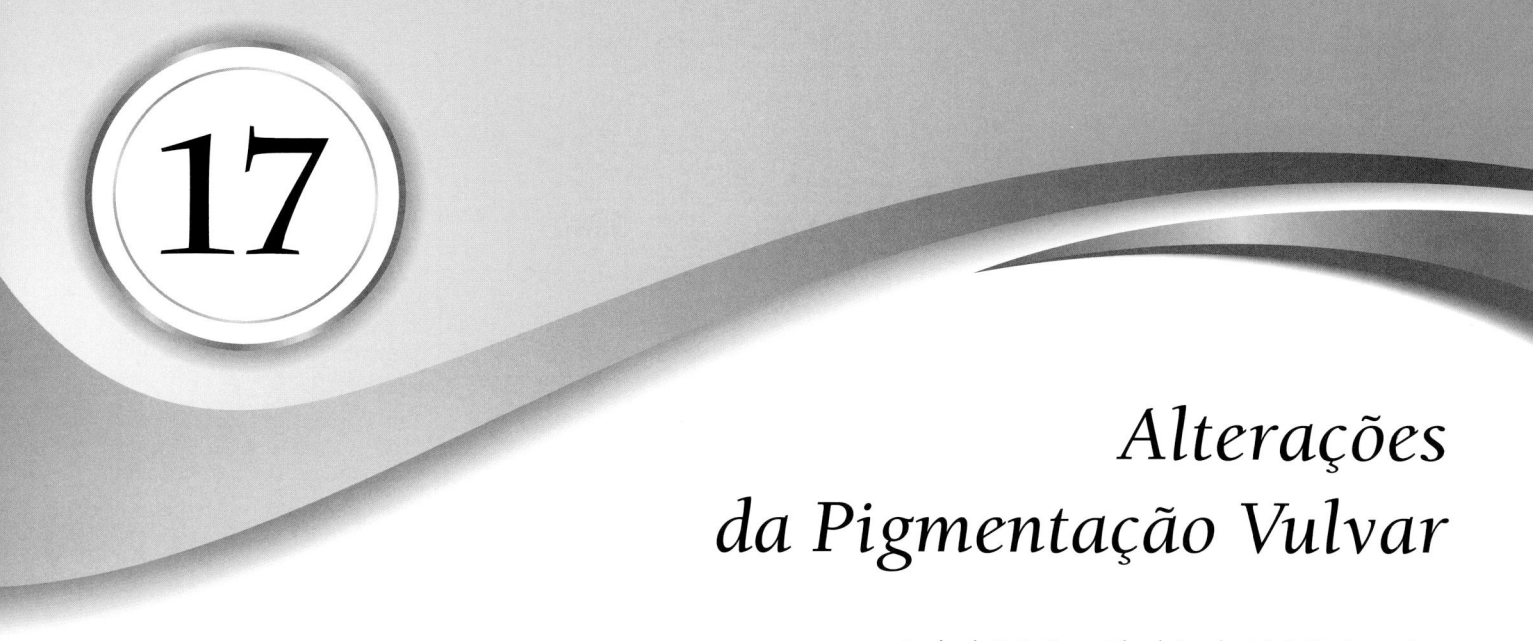

Alterações da Pigmentação Vulvar

Isabel Cristina Chulvis do Val Guimarães
Renata do Val Guimarães

INTRODUÇÃO

Para muitos clínicos o diagnóstico das doenças vulvares representa um enigma. Com a finalidade de facilitar essa abordagem, a Sociedade Internacional para o Estudo das Doenças da Vulva (ISSVD) sugeriu classificar as lesões vulvares em grupos com apresentações clínicas semelhantes de acordo com o aspecto e com a cor.

Neste capítulo serão abordadas as discromias representadas pelos distúrbios de hipopigmentação e de hiperpigmentação da pele vulvar. A pigmentação da pele depende dos melanossomas contendo melanina produzida pelos melanócitos. A variação na pigmentação se deve à variação da capacidade de síntese dos melanócitos e ao tamanho e à distribuição dos melanosomas.

As máculas ou manchas se caracterizam por uma área delimitada de coloração distinta da pele ao redor sem apresentar relevo ou espessamento perceptíveis. As máculas têm diâmetro < 1,5cm, enquanto as manchas são maiores. De acordo com a concentração de melanina armazenada pelos melanócitos, as máculas/manchas serão classificadas como hipercrômicas, quando contêm excesso de melanina, ou acrômicas ou hipocrômicas, quando a melanina está ausente ou é escassa, respectivamente.

DISTÚRBIOS DE HIPOPIGMENTAÇÃO

Os distúrbios de hipopigmentação, também denominados hipocromia, hipomelanose ou leucodermia, são caracteri-

zados pela diminuição do número de melanócitos (hipocromia melanocitopênica) ou da quantidade de melanina produzida (hipocromia melanopênica) e podem ser congênitos ou adquiridos.

Distúrbios congênitos
ALBINISMO

O albinismo é um distúrbio genético autossômico recessivo no qual a quantidade de melanócitos é normal, porém se observa ausência total ou parcial da produção de melanina (hipocromia melanopênica). Caracteriza-se por pele bem branca, frágil, fotossensível, suscetível ao desenvolvimento de câncer de pele.

Distúrbios adquiridos
VITILIGO

O vitiligo é uma doença adquirida causada por destruição autoimune dos melanócitos (hipocromia melanocitopênica). Afeta 1% da população mundial e apresenta a mesma proporção entre homens e mulheres. Em geral, tem início antes dos 20 anos de idade, sendo raro após os 50 anos. Em cerca de 30% dos casos existe antecedente familiar. O vitiligo pode ser sistêmico (mais comum) ou localizado. Cerca de 10% a 15% dos indivíduos com vitiligo apresentam doenças autoimunes sistêmicas, principalmente doenças da tireoide, anemia perniciosa, doença de Addison, lúpus eritematoso sistêmico, alopecia *areata* e líquen escleroso (Figuras 17.1 e 17.2).

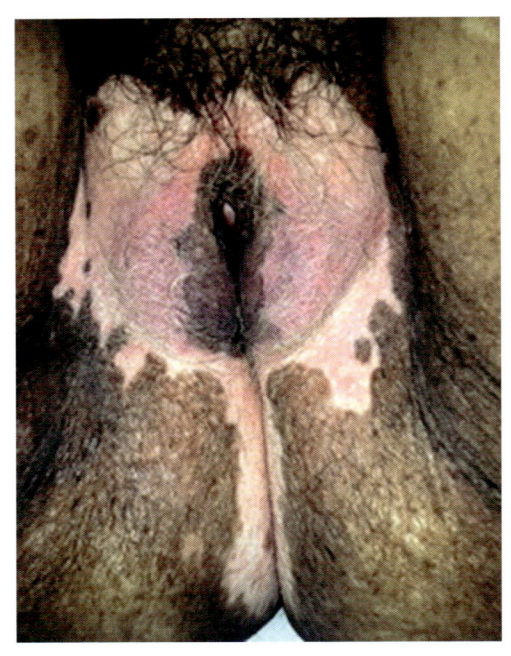

Figura 17.1 Vitiligo. Presença de despigmentação simétrica da pele genital. Não há alteração da anatomia vulvar.

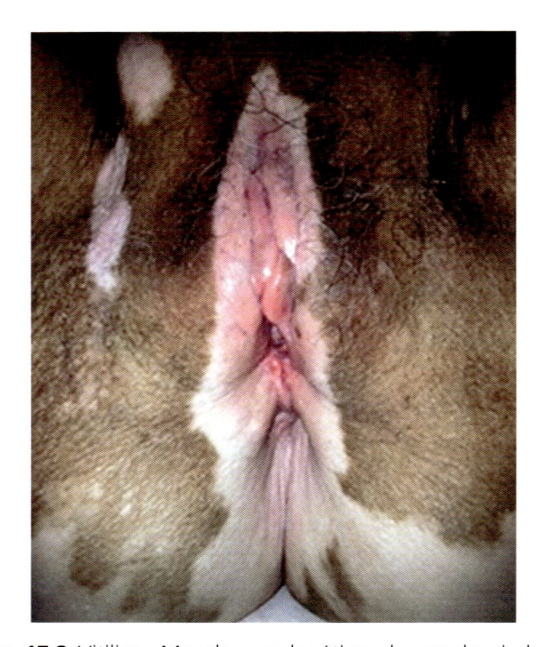

Figura 17.2 Vitiligo. Mancha amelanótica, da cor de giz branco, sem alteração na textura da pele, com bordas hiperpigmentadas e convexas.

A lesão típica consiste em uma mácula ou mancha amelanótica, da cor do leite ou do giz branco, sem alteração na textura da pele, com bordas hiperpigmentadas e convexas. Os pelos nas áreas envolvidas geralmente são despigmentados, assim permanecendo mesmo após a melhora clínica da pele, mas podem apresentar-se pigmentados em alguns casos. Existe predileção pelas áreas do corpo normalmente hiperpigmentadas, incluindo face, dobras, complexo areolopapilar e genitália externa.

O vitiligo pode exibir o fenômeno de Köbner, que consiste na alteração da pele em decorrência de trauma ou inflamação. A remissão espontânea pode ocorrer principalmente em crianças, sendo rara nos adultos.

O diagnóstico é clínico e não apresenta sintomas.

Os principais diagnósticos diferenciais são com hipopigmentação pós-inflamatória e líquen escleroso, o qual se apresenta como mancha branco-nacarada semelhante à do vitiligo, porém a textura é rugosa e liquenificada, o que auxilia o diagnóstico diferencial. Entretanto, não é rara a coexistência dessas duas entidades clínicas, o que irá dificultar o diagnóstico, impondo a necessidade de biópsia.

O tratamento tópico consiste no uso de corticoides tópicos potentes, como propionato de clobetasol, psoralênicos e imunomoduladores, como tacrolimus e pimecrolimus. O tratamento sistêmico é feito com corticoides orais e psoralênicos associados à exposição solar.

HIPOPIGMENTAÇÃO PÓS-INFLAMATÓRIA

A hipopigmentação pós-inflamatória é um distúrbio cutâneo muito comum decorrente da resolução de doenças cutâneas inflamatórias, como líquen simples crônico, líquen plano, dermatites atópicas, das fraldas e seborreicas, psoríase e líquen escleroso, entre outras. Caracteriza-se por diminuição na pigmentação da pele sem modificação na textura, sendo rara a ausência de cor (Figura 17.3).

Não há tratamento específico. A cor normal da pele poderá retornar com o tempo. Se a doença de base que causou a hipopigmentação ainda estiver presente, esta deverá ser tratada para prevenir o processo de despigmentação futura.

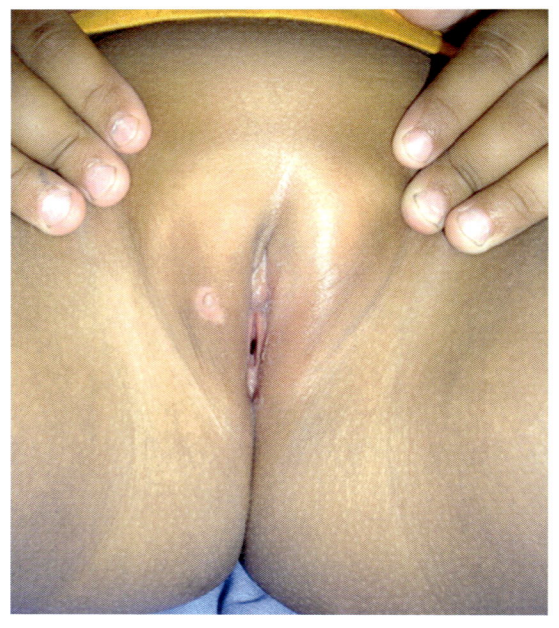

Figura 17.3 Hipopigmentação da pele após uso de ácido tricloroacético para cauterização química de condiloma em uma adolescente. Não há modificação na textura da pele.

LÍQUEN ESCLEROSO

Doença inflamatória e crônica da pele, de etiologia incerta, o líquen escleroso acomete tanto crianças como adultos, sendo mais frequente em mulheres idosas. A doença tem um fator familiar, genético e autoimune. O principal sintoma é o prurido vulvar de intensidade variável.

Clinicamente, observa-se uma mancha branca, brilhante, de aspecto quebradiço, acometendo a face interna dos grandes lábios e podendo estender-se até a região perianal, formando uma imagem semelhante ao número 8. As alterações do relevo vulvar incluem apagamento dos lábios menores, encarceramento do clitóris e formação de aderências labiais ou de introito vaginal (Figuras 17.4 e 17.5).

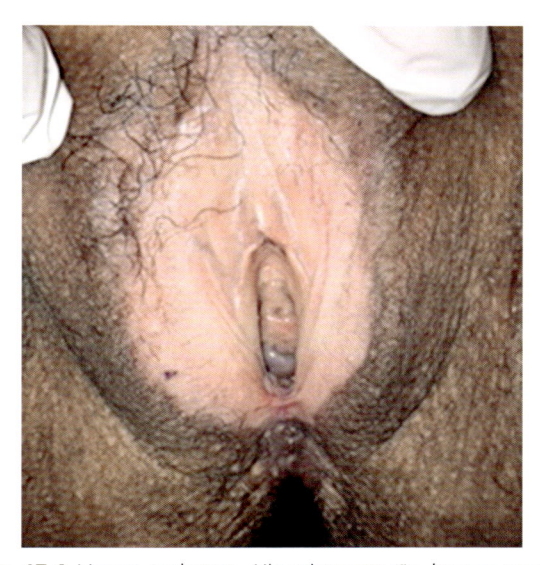

Figura 17.4 Líquen escleroso. Hipopigmentação branco-nacarada, brilhosa em face interna dos lábios maiores e absorção dos lábios menores. Com o tempo a atrofia se torna importante.

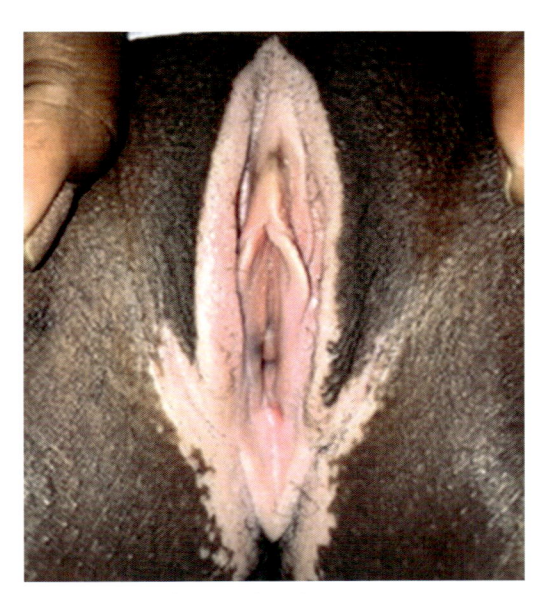

Figura 17.5 Líquen escleroso. Hipopigmentação extensa acometendo região perineal e perianal, adquirindo o formato de 8. Nota-se absorção parcial dos lábios menores.

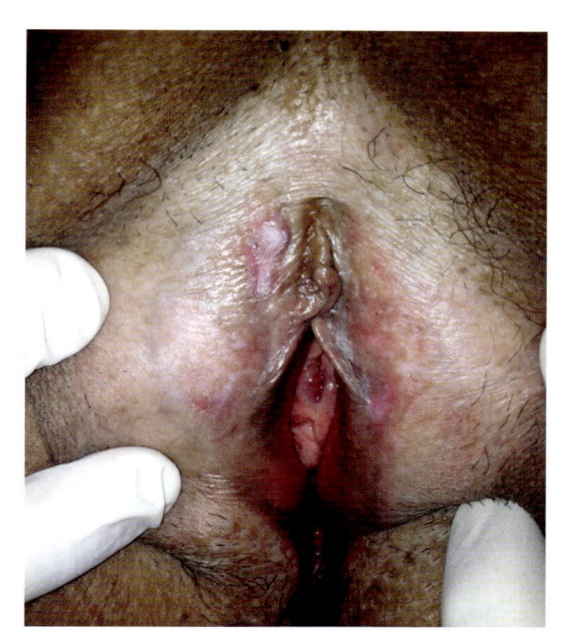

Figura 17.6 Hipopigmentação em face interna dos lábios maiores e absorção dos lábios menores. Há modificação na textura da pele (liquenificação). Presença de hiperqueratose (espessamento) observada no terço superior da face interna do grande lábio direito. Além do líquen escleroso, a biópsia revelou carcinoma escamoso bem diferenciado.

O tratamento de escolha consiste no uso de corticoides tópicos potentes. Os anti-inflamatórios não esteroides (moduladores do sistema imune), como o tacrolimus e o pimecrolimus, podem ser utilizados pelas mulheres que cursam com atrofia importante da pele vulvar.

A cirurgia está reservada para a correção das sequelas inflamatórias da doença ou em caso de associação a neoplasia intraepitelial diferenciada ou câncer.

Em razão do risco de transformação maligna, mesmo em pacientes tratadas, essas pacientes devem ser seguidas por toda a vida (Figura 17.6).

DISTÚRBIOS DE HIPERPIGMENTAÇÃO

Também denominados hipercromia, hipermelanose ou hiperpigmentação, os distúrbios de hiperpigmentação são caracterizados pelo aumento do número de melanócitos (hipercromia melanocitótica) ou da quantidade de melanina produzida (hipercromia melanótica), podendo ser congênitos ou adquiridos.

Distúrbios congênitos
HIPERPIGMENTAÇÃO FISIOLÓGICA

A hiperpigmentação fisiológica está presente principalmente nos lábios maiores, nas bordas dos lábios menores e na fúrcula vaginal, sendo simétrica, de coloração mais escura do que o restante da pele e assintomática (Figura 17.7).

A pigmentação aumentada da área genital se deve à presença de número maior de melanócitos do que no restante

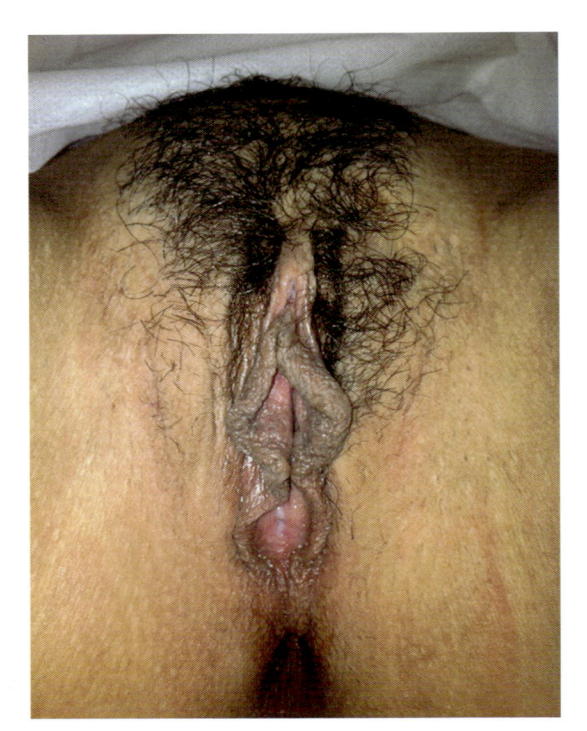

Figura 17.7 Hiperpigmentação fisiológica. Pigmentação fisiológica presente principalmente nas bordas dos lábios menores e na fúrcula vaginal. Simétrica, de coloração mais escura do que o restante da pele.

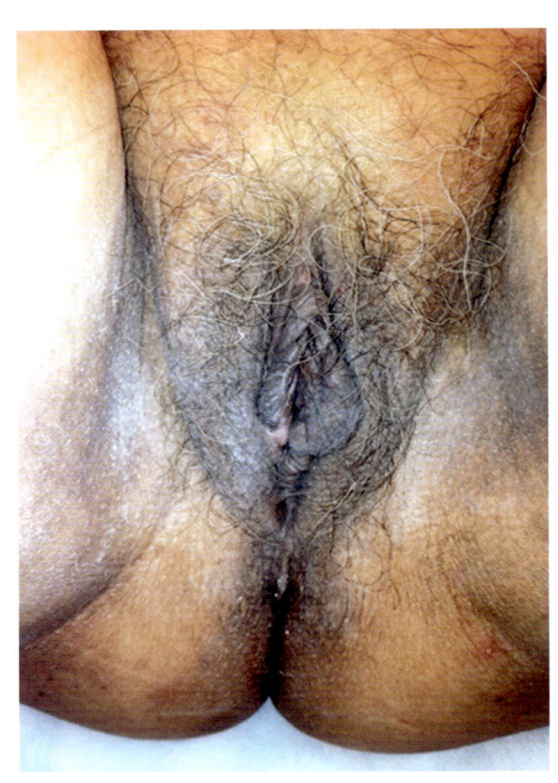

Figura 17.8 Acantose nigricante. Mancha marrom-clara/escura em pregas inguinais até os grandes lábios e a região perianal.

da pele, podendo tornar-se mais escura diante de ação hormonal, principalmente na gravidez. O diagnóstico é clínico e não exige tratamento.

LENTIGO SIMPLES

O lentigo simples se inicia geralmente na infância, é assintomático e não tem relação com a fotoexposição. Clinicamente, caracteriza-se por mácula pigmentada benigna, na pele ou nas mucosas e, quando múltiplos ou generalizados, pode ser um fenômeno isolado ou marcador de doença de base. A histologia revela hiperpigmentação da camada basal com discreta proliferação melanocítica. Apesar de não exigir tratamento, a biópsia está indicada para afastar lentigo maligno, nevo displásico, melanoma etc.

Distúrbios adquiridos
ACANTOSE NIGRICANTE

Os relatos de acantose nigricante vêm aumentando nos últimos anos em decorrência da epidemia de obesidade, principalmente em crianças. Outras causas incluem endocrinopatias e uso de prednisona. Clinicamente, apresenta-se como mancha marrom-clara ou escura em volta do pescoço, nas axilas e nas pregas inguinais até os grandes lábios e na região perianal, com cristas lineares elevadas que correm paralelamente umas às outras. A superfície é aveludada ou ligeiramente áspera (Figura 17.8). Apesar de

assintomática, a aparência é de pele suja, sendo motivo de queixa por parte das mulheres. O diagnóstico é clínico. Não há tratamento dermatológico, mas pode haver melhora da lesão com a perda de peso ou o tratamento da doença de base. O principal diagnóstico diferencial é com a hiperpigmentação pós-inflamatória que ocorre após a resolução do líquen simples crônico.

HIPERCROMIA PÓS-INFLAMATÓRIA

A hipercromia pós-inflamatória representa um excesso adquirido de pigmento melânico após inflamação cutânea aguda ou crônica (líquen escleroso, psoríase) ou trauma, como, por exemplo, o decorrente da aplicação de ácido tricloroacético, queimadura, fricção ou cirurgia.

A inflamação afeta os melanócitos de duas maneiras. Quando o acometimento dos melanócitos é muito severo, eles descontinuam a produção de melanina, resultando em hipopigmentação. No entanto, quando o dano aos melanóticos é mais brando, eles reagem produzindo mais melanina com consequente hiperpigmentação da pele. A hiperpigmentação pós-inflamatória sempre se desenvolve no local onde ocorreu a inflamação prévia.

Clinicamente, apresenta-se como máculas ou manchas, variando do marrom-claro ao escuro, quando o acometimento é epidérmico, e azuladas ou acinzentadas, quando dérmico (Figura 17.9).

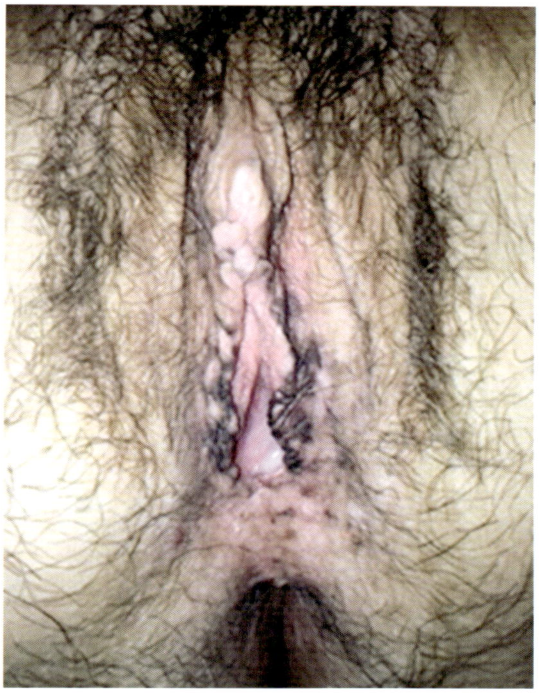

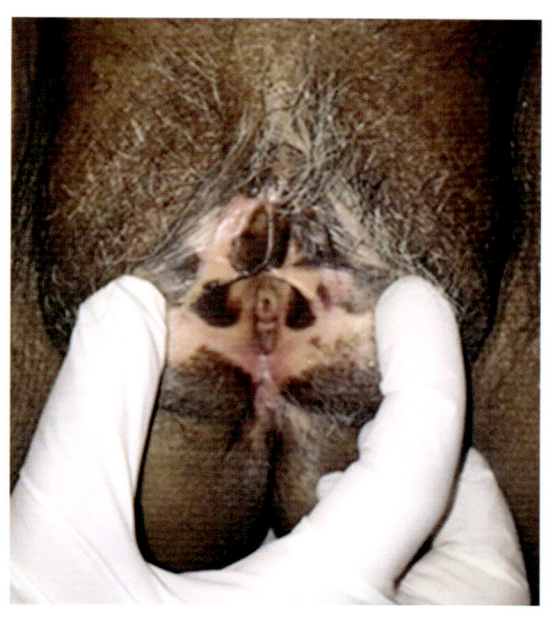

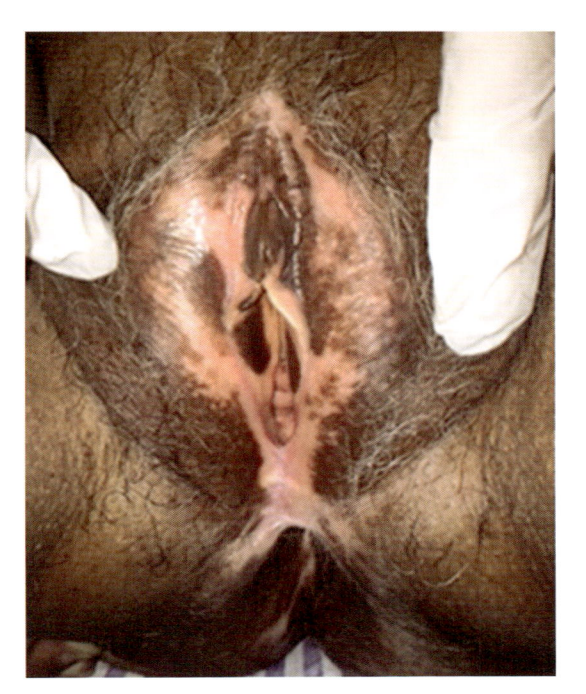

Figura 17.9 Hipercromia pós-inflamatória. Manchas formando placas de coloração marrom-escura após cirurgia para redução dos lábios menores.

O líquen escleroso e o líquen plano geralmente causam pigmentação marrom mais escura do que outras desordens inflamatórias, em razão do comprometimento que ocorre principalmente na camada basal do epitélio (Figuras 17.10 a 17.12).

Figura 17.11 Hipercromia pós-inflamatória durante tratamento de líquen escleroso. A pigmentação é muito escura em virtude do comprometimento principalmente na camada basal do epitélio.

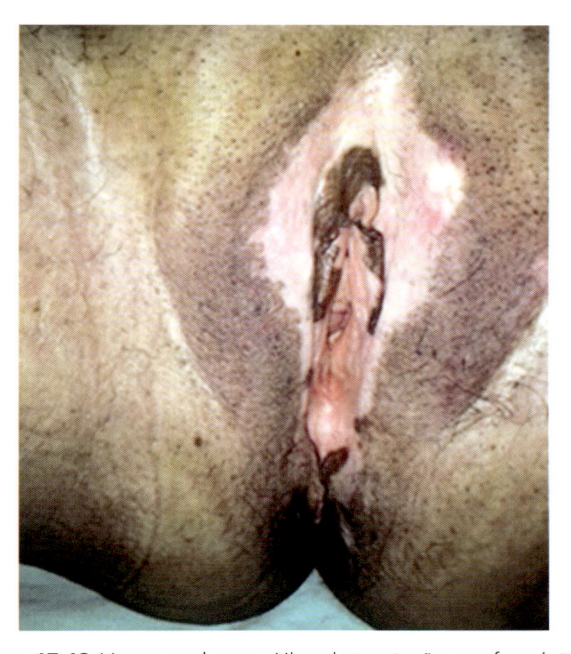

Figura 17.12 Líquen escleroso. Hipopigmentação em face interna dos lábios maiores e absorção parcial dos lábios menores. Chama atenção a hiperpigmentação marcante em prepúcio do clitóris no restante dos lábios menores.

O diagnóstico é clínico, e a biópsia está indicada quando as máculas ou manchas apresentam pigmentação que varia de densidade ou apresentam matizes cinza ou negras.

Apesar de não necessitar de tratamento, algumas mulheres se sentem incomodadas com essas manchas na pele. O uso da hidroquinona ou outras substâncias clareadoras pode ser útil, mas esse tratamento deverá ser realizado por dermatologistas.

Figura 17.10 Hipercromia pós-inflamatória por excesso adquirido de pigmento melânico após resolução parcial de um caso de líquen escleroso em tratamento com dermocorticoide.

MELANOSE GENITAL

As expressões *melanose genital* e *lentiginose genital* são utilizadas por vários profissionais para caracterizar a mesma entidade; entretanto, o termo *lentiginose* só deve ser usado caso a histologia seja compatível com lentigo. Como nem sempre esse padrão histológico é observado, deve-se preferir a denominação *melanose genital*.

As lesões pigmentadas são comuns na genitália, com prevalência de 10% a 15% das mulheres. Dessas lesões, cerca de 35% a 50% são nevo melanocítico e o restante é tratado como melanose vulvar.

Essas lesões se caracterizam por máculas ou placas de coloração marrom, azul ou geralmente preta. Essa pigmentação ocorre tanto na pele queratinizada como em mucosas, sendo esta a localização mais frequente. A face interna dos lábios menores é a área mais acometida, seguida dos lábios maiores. Raramente são vistas na vagina e no períneo, podendo ser únicas, mas na maioria das vezes são multifocais, podendo variar de 5mm até mais de 25mm. São assimétricas com variação na densidade da pigmentação, e as bordas podem ser borradas ou bem delimitadas (Figura 17.13).

Como sua causa é desconhecida, não há relato de alguma doença de base, mas em uma minoria dos casos pode surgir em áreas de líquen escleroso. Nessas situações, as placas escuras estão dispostas em áreas brancas e com alterações da arquitetura vulvar típicas do líquen escleroso.

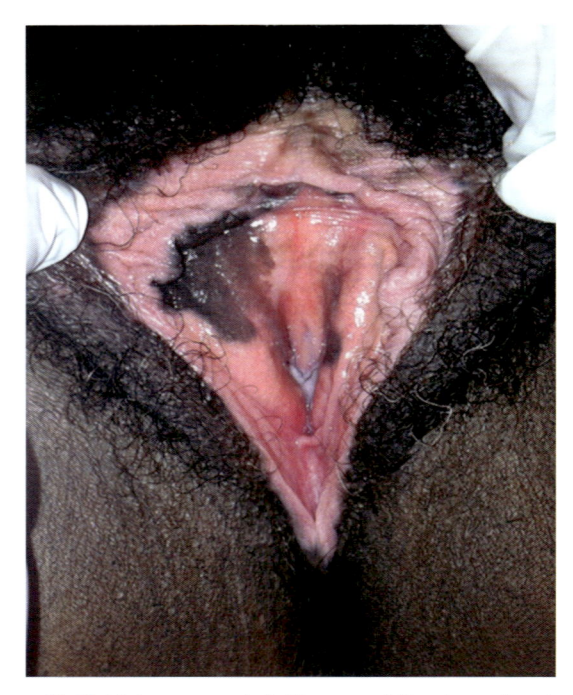

Figura 17.13 Melanose genital. Placas multifocais na face interna dos lábios menores (mucosa) medindo cerca de 20mm, assimétricas, com variação na densidade da pigmentação e predomínio da cor preta. As bordas são delimitadas na placa maior e se apresentam borradas nas menores.

A maioria dos casos ocorre após os 40 anos de idade. Quando presente em mulheres jovens, deve ser procurada lesão semelhante na mucosa oral. Nos casos positivos, deve ser considerada a possibilidade das síndromes de Peutz-Jehgers e Laugier-Hunziger, entre outras.

O diagnóstico pode ser clínico se houver a segurança de que a lesão existe há muito tempo sem apresentar mudança no tamanho, na cor ou na textura. Caso contrário, a biópsia se impõe para descartar a possibilidade de hiperpigmentação pós-inflamatória, lesão de alto grau de vulva (NIV tipo usual), nevo displásico, lentigo maligno ou melanoma.

Uma vez confirmado histologicamente o diagnóstico de melanose genital, não há necessidade de tratamento. Entretanto, como o número de mulheres com seguimento documentado é pequeno e não há certeza quanto à história natural dessas lesões, sugere-se seguimento por tempo prolongado, e, em caso de mudança no aspecto da lesão, será necessária uma nova biópsia.

NEVO MELANOCÍTICO (NEVO PIGMENTADO)

O nevo genital pode ser dividido didaticamente em nevo comum, displásico e atípico.

Nevo comum (nevo benigno melanocítico)

O nevo comum representa cerca de 90% dos nevos genitais e se apresenta como mácula (nevo juncional) ou pápula (nevo composto e intradérmico) simétrica, < 10mm de diâmetro, com bordas bem delimitadas e coloração marrom uniforme. Pode localizar-se em mucosas ou em áreas da pele com pelos e apresentar-se desde o nascimento ou ser adquirido ao longo da vida. Não necessita de biópsia.

Quando o nevo se apresenta como pápula, impõe-se o diagnóstico diferencial com a lesão de alto grau de vulva (NIV tipo usual).

Nevo displásico

O nevo displásico representa 5% dos nevos genitais e se caracteriza por mácula ou pápula medindo entre 6 e 20mm, bordas mal delimitadas, de cor heterogênea, assimétrica. Geralmente de cor marrom ou preta, em alguns casos pode apresentar áreas vermelhas, brancas ou azuis.

Esse tipo de nevo exige biópsia, que poderá ser excisional, se pequeno, ou incisional, caso a lesão seja grande.

Nevo atípico melanocítico ou de Clark

O nevo atípico já foi confundido com melanoma. Pode ocorrer na vulva e na linha mamária, principalmente nas axilas e nas mamas, sendo mais comum em adolescentes e mulheres jovens. Semelhante ao nevo comum, é maior em tamanho, medindo entre 6 e 15mm. A superfície pode ter aspecto polipoide (aspecto mamilar). A maioria se localiza nos lábios maiores e menores, mas também pode estar presente no púbis, no clitóris ou no períneo. Se o nevo não for suspeito e apresentar características semelhantes ao nevo comum, é aceitável a conduta expectante. Caso contrário, a biópsia se impõe.

MELANOMA MALIGNO

O melanoma maligno representa 5% das neoplasias malignas da vulva e 2% a 3% dos melanomas observados em mulheres, sendo mais comum em mulheres brancas e mais velhas, com média de idade de 68 anos.

A história familiar de melanoma está presente em 15% a 30% dos melanomas vulvares. Em cerca de 20% a 60% dos casos, as mulheres acometidas por melanoma vulvar apresentam nevo atípico em outras partes do corpo.

O melanoma anogenital difere do melanoma cutâneo em vários aspectos. Embora a incidência de melanoma maligno na pele não genital esteja aumentando, não existem evidências que sugiram sua expressão para a pele vulvar. Não está relacionado com dano ao DNA decorrente da exposição aos raios ultravioleta e é menos frequentemente associado a lesões névicas precursoras. Na maioria dos casos ocorre em mucosas ou pele glabra, não parecendo haver muita relação com a raça, o que o diferencia do melanoma cutâneo não genital, que predomina na raça branca.

Os melanomas lentiginoso mucoso e nodular são mais observados em vulva, em comparação com o melanoma extensivo superficial, que é mais comum em outras áreas do corpo. Ao contrário do melanoma cutâneo, cerca de 20% dos melanomas de vulva são multifocais e 25% são amelanóticos. A maioria dos melanomas é assintomática, mas em alguns casos pode haver a presença de prurido, lesão palpável ou sangramento.

Clinicamente, os melanomas podem assemelhar-se ao nevo atípico, podendo ser representados por pápula, placa, nódulo ou pólipo. Diante de uma lesão hiperpigmentada de pele, são utilizadas didaticamente as letras ABCDE para orientar a respeito daquela de maior suspeição de melanoma maligno:

- Assimetria.
- Borda irregular com reentrâncias e saliências.
- Coloração heterogênea.
- Diâmetro > 6mm.
- Elevação da lesão.

Os sinais de suspeição incluem tamanho da lesão, assimetria, bordas mal delimitadas, pigmentação negra, manchas com pigmentos escuros em contraste com um fundo mais claro e variação de cores, que incluem vermelho e branco com matiz azul, sendo comum a presença de ulceração. Acomete principalmente os grandes e pequenos lábios, seguidos do clitóris e da região periclitoridiana. Em cerca de 50% dos casos a mulher apresenta doença localizada sem evidência de metástase a distância (Figura 17.14).

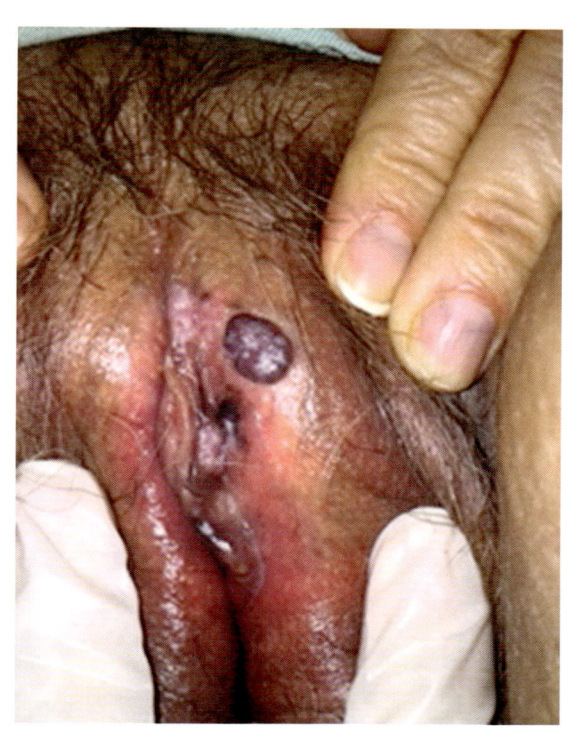

Figura 17.14 Melanoma maligno. A lesão maior é papulosa, assemelhando-se a nódulo com variação de cores, incluindo marrom e branco com matiz azul. A lesão menor é formada por placa negra e irregular, acometendo os grandes e pequenos lábios e a região periclitoridiana.

Para o diagnóstico é preferida a realização de biópsia excisional, na tentativa de remover toda a lesão, incluindo profundidade adequada para determinar o índice de Breslow. No entanto, nos casos de lesões maiores, a biópsia incisional é a mais apropriada.

O índice de Breslow, o fator mais importante para a classificação, conduta, risco de recidiva e prognóstico do melanoma, é medido pelo patologista a partir da área mais espessa do melanoma, entre a camada granulosa e o ponto mais profundo do tumor, em milímetros:

- Tis = melanoma *in situ*.
- T1 = ≤1mm.
- T2 = 1,01 a 2mm.
- T3 = 2,01 a 4mm.
- T4 = >4mm.

A classificação de Clark tem menor valor prognóstico do que o índice de Breslow. O tratamento do melanoma maligno de vulva é o mesmo a ser empregado nas lesões localizadas em outras partes do corpo. A excisão ampla local é o tratamento de escolha, e a biópsia de linfonodo sentinela pode ser útil em tumores com mais de 1mm de profundidade.

Estudo com análise multivariada indicou que idade avançada, tamanho do tumor, ulceração, estágios avançados e linfonodos comprometidos são fatores desfavoráveis no prognóstico do melanoma vulvar. Esse prognóstico para as mulheres com doença localizada pode ser maior do que 70% a 75%.

Leitura complementar

Bolognia JL, Schaffer JV, Duncan KO, Ko CJ. Distúrbios da hiperpigmentação. In: Dermatologia essencial. Rio de Janeiro: Elsevier, 2015: 496-514.

Bolognia JL, Schaffer JV, Duncan KO, Ko CJ. Neoplasias melanocíticas Benignas. In: Dermatologia essencial. Rio de Janeiro: Elsevier, 2015: 892-908.

Bornstein J, Sideri M, Tatti S, Walker P, Prendiville W, Haefner H. J Lower Gen Tract Dis 2012; 16(3):290-5.

Leibowitch M, Staughton R, Neil S, Barton S, Marwood R. Lesões Pigmentadas. In: Um atlas das doenças da vulva. Rio de Janeiro: Editora Manole, 1998:165-71.

Lynch PJ. Pigmented disorders. In: Edwards L, Lynch P (eds.) Genital dermatology atlas. Philadelphia: Lippincott Williams & Wilkins, 2011: 228-44.

Neill SM. White lesions. In: Edwards L, Lynch P (eds.) Genital dermatology atlas. Philadelphia: Lippincott Williams & Wilkins, 2011:178-96.

Sugiyama VE, Chan JK, Shin JY. Vulvar melanoma. A multivariable analysis of 644 patientes. Obstet Gynecol 2007; 110:296-301.

Val I, Almeida G. An overview of lichen sclerosus. Clin Obstet Gynecol 2005; 48(4):808-17.

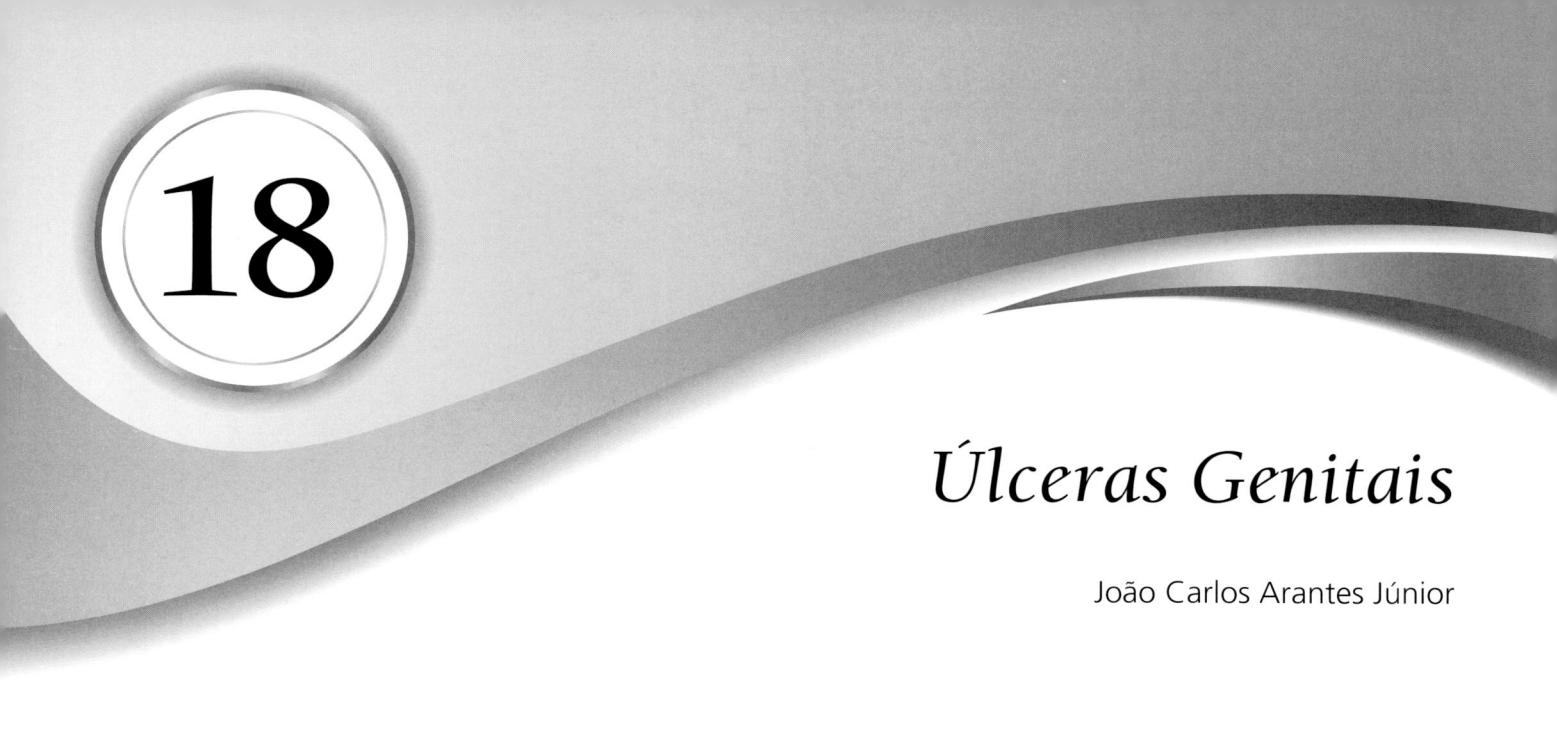

18

Úlceras Genitais

João Carlos Arantes Júnior

INTRODUÇÃO

As úlceras genitais nas mulheres são um importante foco da atenção nos programas de saúde pública. Podem passar despercebidas, mas são invariavelmente sintomáticas com dor e/ou considerável desconforto vulvovaginal. A apresentação varia de acordo com a etiologia, o tempo de evolução, a idade e a imunidade do hospedeiro. Por definição, entende-se como úlcera a solução de continuidade do tecido tegumentar com perda tissular importante e acometimento de epiderme, derme e hipoderme, além da exposição do córion subjacente. Ocorre a partir da necrose causada por sofrimento celular a partir de intenso processo inflamatório e consequente isquemia localizada.

Úlceras genitais relacionadas com as doenças sexualmente transmissíveis (DST)

- Herpes simples.
- Sífilis.
- Linfogranuloma venéreo.
- Cancroide (cancro mole).
- Donovanose (granuloma inguinal).

Outras patologias podem cursar com úlceras genitais, como vírus Epstein-Barr, *Candida*, micobactéria e parasitas diversos.

Úlceras genitais não infecciosas

- Doença de Behçet.
- Doença de Chron.
- Úlceras de Lipschuetz.
- Úlceras amoniacais.
- Outras: pseudo-Behçet, aftose bipolar e complexa, retocolite ulcerativa, síndrome de Reiter (uretrite, artrite e uveíte), líquen plano, eritema multiforme, pênfigo paraneoplásico, pênfigo vulgar, penfigoide cicatricial benigno, dermatose bolhosa por IgA linear, doença de Paget e úlceras traumáticas (térmicas, mecânicas ou químicas).

As úlceras de transmissão sexual, além do risco de passarem "despercebidas", podem também desaparecer sem deixar marcas. Mais de 60% das pacientes chegam aos serviços referenciados com tratamento inadequado ou não compatível com o diagnóstico final. Em contrapartida, as taxas de cura podem passar de 99% quando utilizada a terapêutica correta. Acometem mulheres preferencialmente entre 20 e 40 anos de idade, podendo determinar impacto importante na autoimagem e na função sexual. A etiologia deve ser bem investigada para orientação do tratamento. A infecção herpética é a causa mais frequente, correspondendo a mais de 50% dos casos, seguida pela autoimune. Estas se cercam de especial importância em razão da estreita correlação com as DST, que acometem mais de 10 milhões de brasileiros todos os anos, e por estarem implicadas na transmissão do vírus da imunodeficiência humana (HIV). Ainda sob essa égide, não se deve negligenciar a pesquisa das DST mais comuns que cursam ou não com úlceras, como hepatite B e sífilis.

Há fortes evidências de que as úlceras genitais relacionadas com as DST (herpes, sífilis, cancroide, linfogranuloma venéreo e donovanose) aumentam sobremaneira o risco de infecção pelo HIV. Nos países em desenvolvimento, as úlceras sifilíticas podem superar em frequência as úlceras herpéticas.

O Ministério da Saúde e a Organização Mundial da Saúde (OMS) preconizam o tratamento sindrômico das úlceras genitais como estratégia para o combate às DST, pressupondo que a maioria delas tenha causa infecciosa e seja sensível à terapêutica disponível (Figura 18.1). Em regiões com boa estrutura laboratorial, mesmo considerando o tratamento sindrômico, não se deve prescindir da busca da etiologia.

ÚLCERAS GENITAIS INFECCIOSAS
Herpes simples

O herpes simples caracteriza um dos mais frequentes tipos de úlcera genital. A manifestação inicial ocorre como pápula ou vesícula, pouco sintomática, que frequentemente evolui para rotura e formação de úlcera. A primoinfecção, quando sintomática, pode apresentar-se como lesões vesiculobolhosas extensas e erosões dolorosas, febre e prostração. Nessa

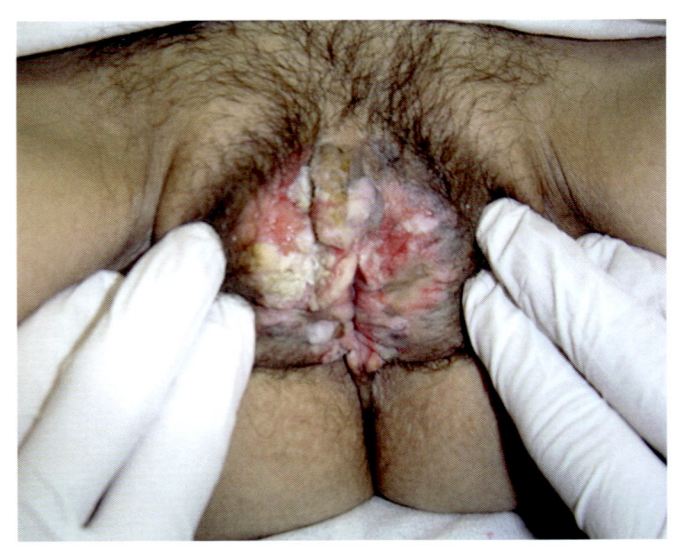

Figura 18.2 Úlceras acometendo pequenos e grandes lábios em paciente imunossuprimida. Diagnóstico hispatológico: carcinoma epidermoide.

fase, torna-se bastante dolorosa, principalmente ao contato com roupas íntimas, nas relações sexuais ou durante a micção, ensejando o diagnóstico diferencial com cistites/uretrites em função da pseudodisúria. Em imunossuprimidos, a manifestação inicial já pode ser vista como úlcera (Figura 18.2).

Agente etiológico e etiopatogenia

O herpesvírus tipo 2 (HSV-2) é o mais frequente, embora as úlceras também possam ser causadas pelo tipo 1. Acreditava-se que este último seria exclusivo da mucosa oral, enquanto o tipo 2 acometeria a genital. A contaminação pode ocorrer por contato direto, por meio da inoculação do vírus pelas secreções contaminadas ou mesmo por autoinoculação. O período de incubação da infecção varia de 3 a 7 dias até o surgimento dos primeiros sinais.

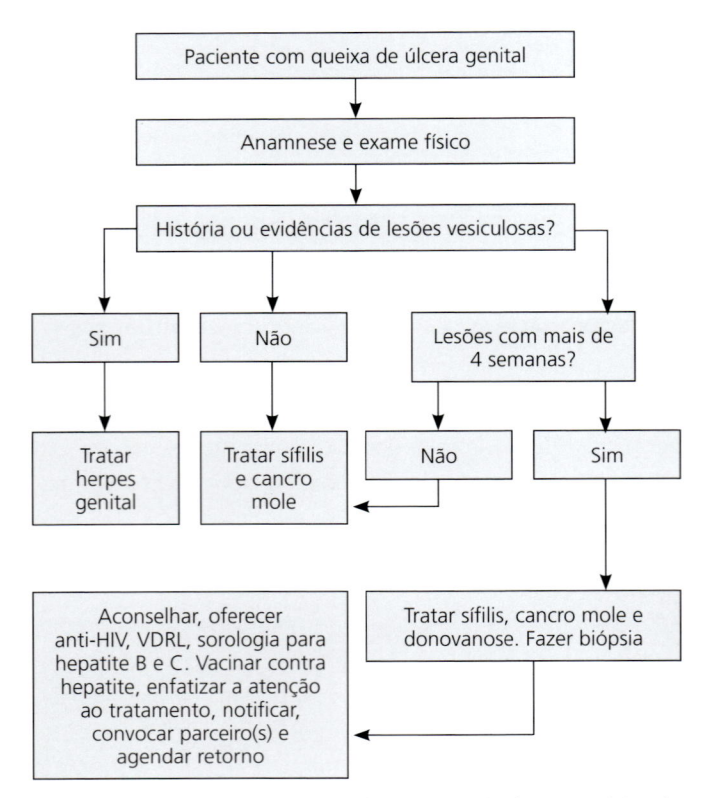

Figura 18.1 Fluxograma para as úlceras genitais. (Fonte: Ministério da Saúde, 2005.)

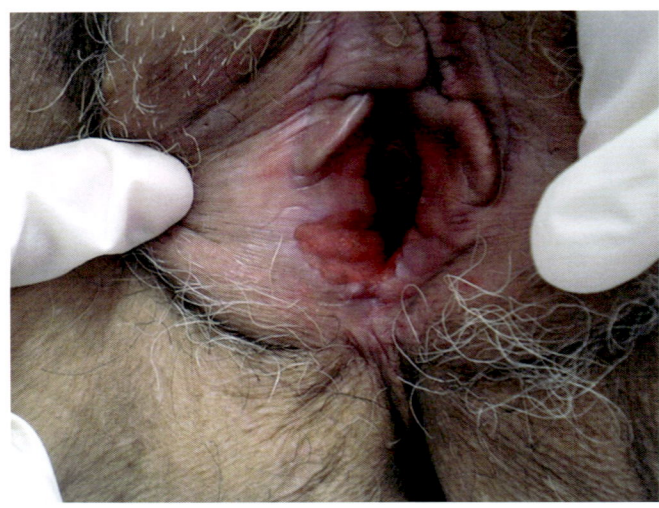

Figura 18.3 Lesão ulcerada no introito vaginal: única, borda bem delimitada, base firme e sem exsudato.

Diagnóstico

CLÍNICO

O diagnóstico clínico se caracteriza pelo aparecimento de diversas vesículas em vulva, períneo, vagina, região periuretral e, menos frequentemente, na cérvice uterina, as quais progridem para úlceras rasas (Figuras 18.4 a 18.6). Os sintomas sistêmicos, como febre, são menos comuns.

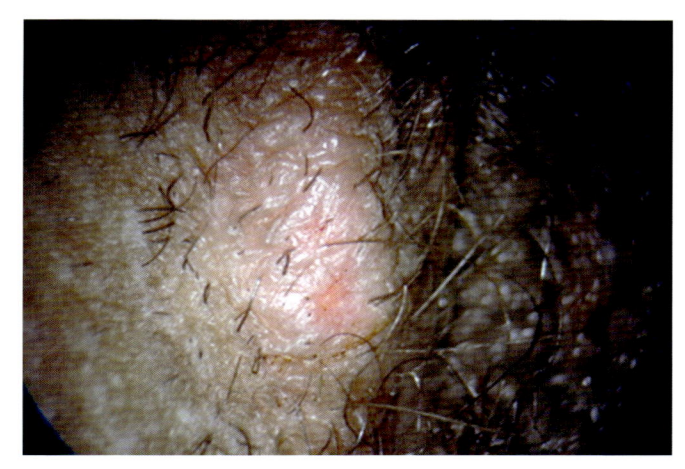

Figura 18.4 Lesão herpética em grande lábio. Na parte superior observam-se as formações vesiculosas e logo abaixo úlcera sem sinais de infecção secundária.

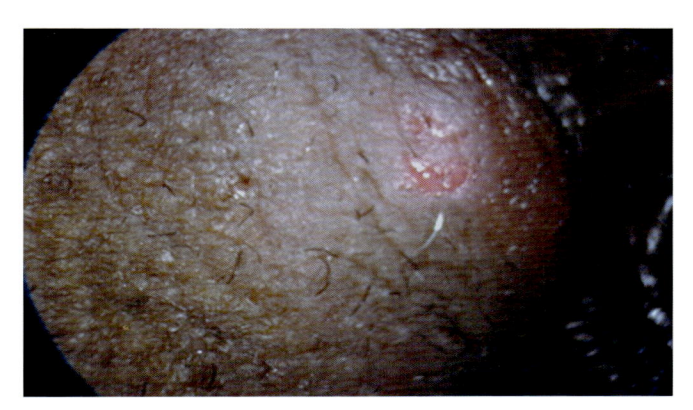

Figura 18.5 Lesão herpética em grande lábio. Fase de rotura da vesícula e formação da úlcera.

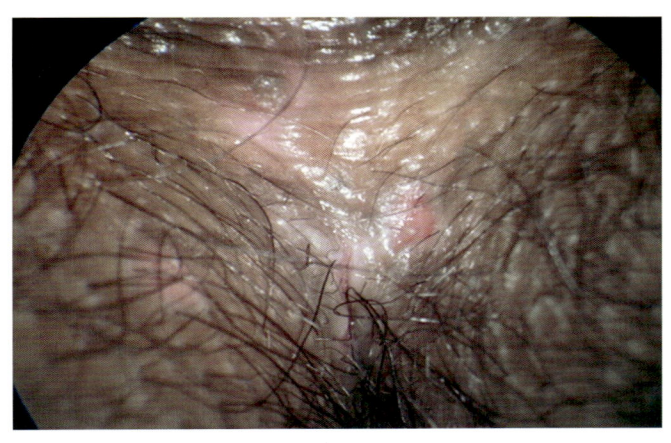

Figura 18.6 Úlcera herpética.

A evolução para crosta, em geral, ocorre após 4 a 6 semanas com redução dos sintomas álgicos e desaparecimento das lesões, sendo infrequente o acometimento linfonodal. Uma característica marcante da infecção é a recorrência, geralmente menos sintomática e de menor duração. Os episódios se tornam recorrentes por meio de pequenas vesículas agrupadas que, ao se romperem, produzem erosões que cicatrizam em 10 dias.

Alguns fatores podem precipitar a eclosão da doença, como febre, estresse e trauma, menstruação, imunossupressão e infecções, sendo relatados alguns sintomas prodrômicos, como dor e parestesia.

As pacientes imunossuprimidas costumam apresentar quadro clínico mais pronunciado ou atípico.

LABORATORIAL

A cultura de células para semeadura do HSV é o método mais específico, principalmente nas fases iniciais da infecção. A reação em cadeia da polimerase (PCR) é bastante sensível e possibilita a identificação direta do vírus. A diferenciação entre HSV 1 e 2 pode ser obtida por testes sorológicos com o objetivo de avaliar o risco de recorrência (o tipo 2 recorre com mais frequência).

Alguns aspectos percebidos à colpocitologia oncótica podem acenar para a hipótese de infecção herpética, como a multinucleação. O citodiagnóstico de Tzanck pode ser utilizado. A técnica de *imprint* é comumente realizada (Figura 18.7).

A histopatologia, como na maioria das úlceras genitais, não apresenta especificidade que torne possível selar o diagnóstico.

DIAGNÓSTICO DIFERENCIAL

Além das úlceras causadas por agentes responsáveis pelas DST, devem ser consideradas as doenças de Behçet e de Chron.

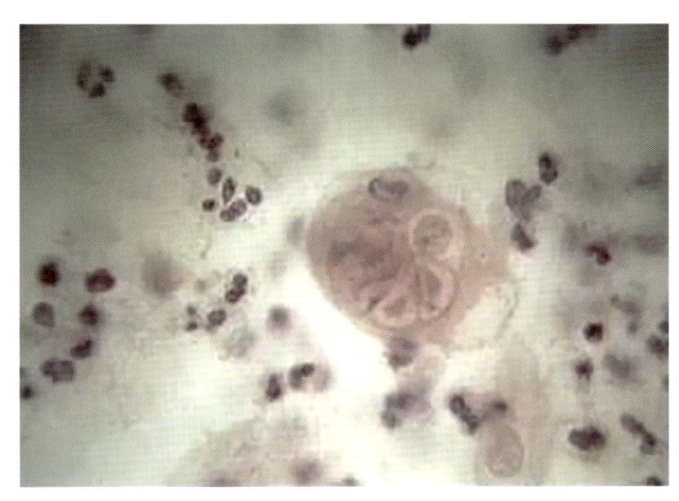

Figura 18.7 Células multinucleadas típicas de infecção por herpes simples.

Tratamento

O tratamento sistêmico da infecção causada pelo herpes simples, mesmo visando à melhora dos sinais e sintomas vigentes, objetiva reduzir a excreção viral e consequentemente a transmissibilidade, além de suprimir a recorrência. Ainda assim, o efeito das principais medicações (aciclovir, valaciclovir e famciclovir) é parcial tanto no que tange à frequência como à gravidade da recorrência. O início precoce da terapêutica na primoinfecção (fase de vesícula), por vezes utilizando a via sistêmica, é importante em termos de eficácia.

POSOLOGIAS

- Aciclovir, 200mg, cinco vezes ao dia por 7 dias, ou 400mg, a cada 8 horas por 7 dias.
- Valaciclovir, 1g VO a cada 12 horas por 7 dias.
- Famciclovir, 250mg VO a cada 8 horas por 7 dias.
- Casos complicados com encefalite, pneumonite e hepatite invariavelmente necessitam de aciclovir parenteral. Portadoras do HIV utilizam as mesmas drogas.

Sífilis

A sífilis, doença infectocontagiosa causada pelo *Treponema pallidum*, é transmitida pelo ato sexual e se apresenta precocemente de maneira sistêmica, atingindo a circulação já nas primeiras horas do contágio. O parasita penetra na região genital e, logo a seguir, chega às vias linfática e sanguínea. O recrudescimento dos casos de sífilis no Brasil nos últimos anos preocupa as autoridades e os profissionais das áreas médicas.

SÍFILIS PRIMÁRIA

Em 9 a 90 dias ocorre a lesão primária (protossifiloma ou cancro duro), que pode ter a duração de 4 a 6 semanas, além da linfadenopatia regional. Os linfonodos são móveis, firmes e pouco dolorosos. O cancro duro encerra uma úlcera única (*uncus durum*) com até 2cm de diâmetro, indolor, de base firme, fundo limpo (não supurativo) e com as bordas demarcadas e sobressaltadas. Involui espontaneamente (com ou sem tratamento) em 1 a 2 meses sem deixar cicatriz (Figura 18.8).

Diagnóstico

- Microscopia de campo escuro, Tribondeau e Fontana (pouco utilizados) para pesquisa direta do *T. pallidum*.
- Testes sorológicos – 7 a 14 dias após surgimento da úlcera:
  – Teste não treponêmico: VDRL (titulação).
  – Teste específico para *Treponema*: FTA-ABS.
  – TP= PA, TP-HA, Western-blot.
- Biópsia: células plasmáticas numerosas e impregnadas pelo corante de prata.

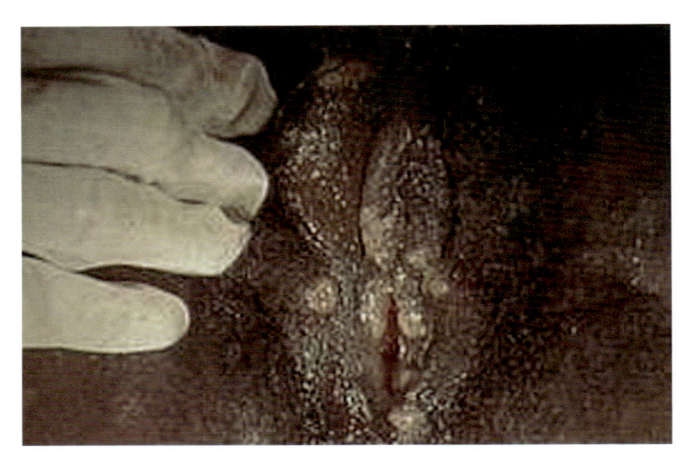

Figura 18.8 Lesões sifilíticas vulvares: múltiplas e de bordas elevadas.

Tratamento

- **Primeira escolha:** penicilina G benzatina 2.400.000UI IM em dose única (1.200.000UI em cada nádega).
- **Segunda escolha:** doxiciclina, 100mg VO a cada 12 horas por 14 dias.
- **Terceira escolha:** estearato de eritromicina, 500mg VO a cada 6 horas por 15 dias.

Linfogranuloma venéreo

Conhecido como *Bulbo tropica* ou quarta doença venérea, o linfogranuloma venéreo é transmitido sexualmente pela *Chlamydia trachomatis* (sorotipos L1, L2 e L3), causando lesão inicial papulosa ou ulcerada e podendo involuir espontaneamente. O patógeno apresenta ciclo de vida bifásico: o corpúsculo elementar, extracelular, que é a forma infecciosa e inativa, e o corpúsculo reticular, a forma ativa e localizada no citoplasma da célula do hospedeiro.

QUADRO CLÍNICO

O quadro clínico se manifesta como uma pápula que evolui para pústula e, posteriormente, para úlcera, de maneira superficial e indolor, com as bordas podendo ter aspecto variável e, em geral, concomitantemente à linfadenopatia inguinofemoral, que se fistuliza em pontos múltiplos (bubão – Figura 18.9). Hipertrofia e edema vulvares também são muito comuns. Pode cursar com febre, cefaleia e prostração antes mesmo do acometimento linfonodal, além de se manifestar em outras topografias, como o reto, ocasionando proctite. A linfadenopatia inguinal ocorre em 1 a 3 semanas após a lesão inicial, manifestando-se de modo diferente em homens e mulheres em função de variações nas vias de drenagem linfática pélvica.

- **Homens:** adenopatia inguinal dolorosa com fusão de vários linfonodos, formando uma massa volumosa (bubão),

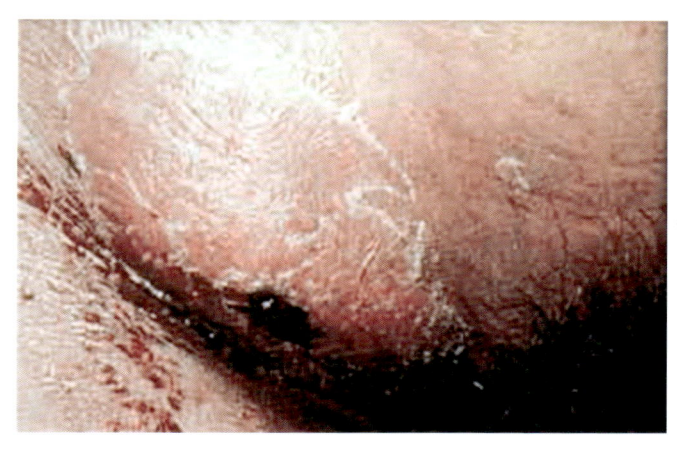

Figura 18.9 Bubão (linfadenopatia) na região inguinal.

que podem evoluir para necrose e múltiplas fístulas com aspecto de "bico de regador".

- **Mulheres:** a infecção se assesta nos linfonodos ilíacos profundos e pararretais, ocasionando dor pélvica, proctite e estiomene (elefantíase com fístulas e úlceras).

DIAGNÓSTICO

O diagnóstico do linfogranuloma tardio é geralmente tardio.

EXAMES COMPLEMENTARES

- PCR e captura híbrida (mais utilizados).
- Ensaio imunoenzimático (ELISA).
- Reação de fixação de complemento.
- Imunofluorescência direta e antígenos monoclonais para *C. trachomatis*.
- Histopatologia: não específica.
- Bacterioscopia: células por inclusão de *Chlamydia* (Figura 18.10).

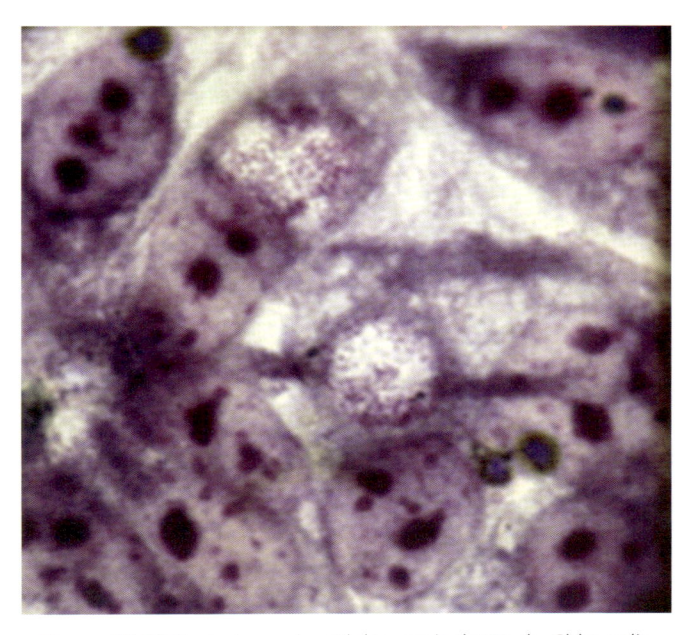

Figura 18.10 Bacterioscopia: células por inclusão de *Chlamydia*.

TRATAMENTO DO LINFOGRANULOMA (Ministério da Saúde)

- Doxiciclina 100mg duas vezes ao dia (21 dias).
- Eritromicina 500mg quatro vezes ao dia (21 dias).
- Azitromicina 1g uma vez por semana (3 semanas).
- Sulfametoxazol/trimetroprina 800/160mg duas vezes ao dia (14 dias).
- Tianfenicol 500mg três vezes ao dia (14 dias).
- Aspirações dos bubões.
- Correção cirúrgica das sequelas.

Cancroide (cancro mole)

Doença transmitida por bastonete gram-negativo chamado *Haemophilus ducrey*, apresenta período de incubação de 3 a 7 dias. Inicialmente se manifesta como pápula, pústula ou vesícula, que evolui para ulceração. São lesões múltiplas e autoinoculadas, dolorosas, de fundo purulento, borda irregular e base amolecida (*uncus mole*) e escavada (Figura 18.11).

Cerca de 50% das pacientes apresentam adenopatia unilateral, dolorosa, supurativa e que pode drenar por orifício único. Sua frequência é maior no sexo masculino (cerca de 20 a 30 casos em homens para cada mulher).

DIAGNÓSTICO COMPLEMENTAR

Os exames laboratoriais têm baixa eficiência e são pouco utilizados. Entre as alternativas estariam: exames bacterioscópicos (Giemsa e Gram para pesquisa do *H. ducrey*), cultura (ágar-chocolate e Muller-Hinton) e histopatologia.

TRATAMENTO

- Azitromicina, 1g VO em dose única.
- Ciprofloxacino, 500mg VO a cada 12 horas.
- Doxiciclina, 100mg VO duas vezes ao dia por 3 semanas. Se o linfonodo apresentar área de flutuação, pode ser considerada drenagem.
- Outras opções: ceftriaxona (250mg IM em dose única), tetraciclina, eritromicina e tianfenicol.

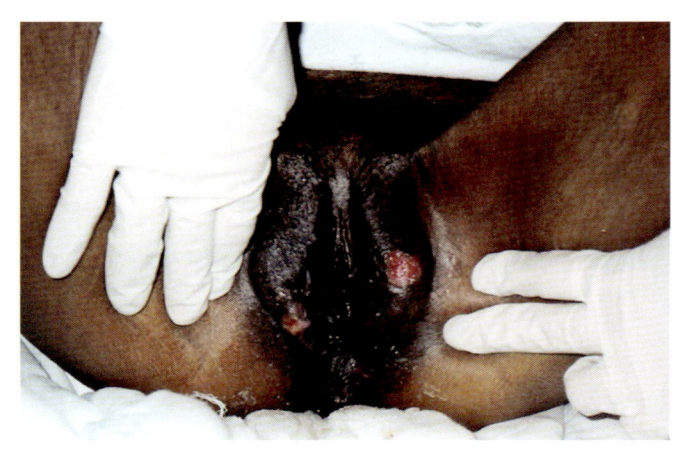

Figura 18.11 Aspecto ulcerativo das lesões por donovanose.

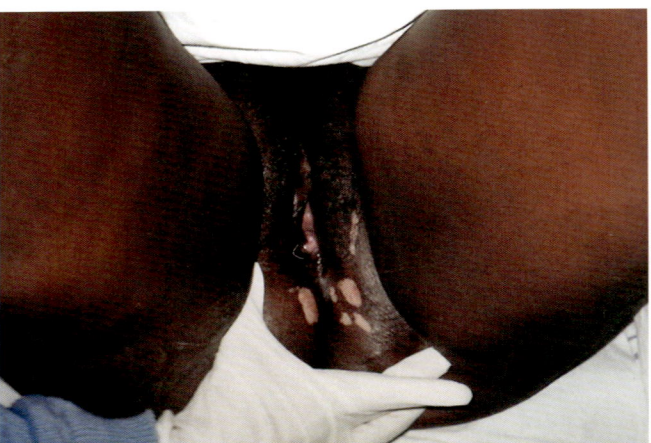

Figura 18.12 Aspecto das lesões por donovanose após tratamento com doxiciclina.

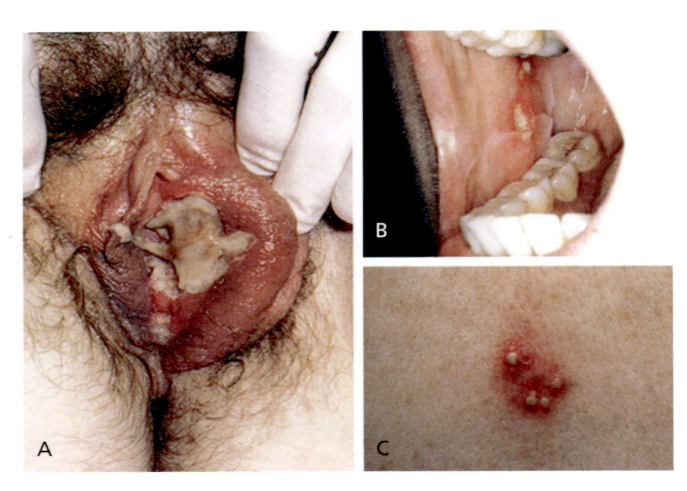

Figura 18.13 Doença de Behçet: manifestações em vulva (**A**), cavidade oral (**B**) e cutânea (**C**). (Imagens gentilmente cedidas pela Dra. Isabel Chuvis du Vall – UFF.)

Donovanose

Também chamada de granuloma inguinal, granuloma venéreo ou granuloma tropical, a transmissão da donovanose é invariavelmente sexual, principalmente na forma anal. O agente etiológico é o *Calymmatobacterium granulomatis*, bacilo gram-negativo saprófita do intestino. O período de incubação varia de 3 a 90 dias. Inicialmente se apresenta como pápula, pústula ou nódulo que evolui rapidamente para úlcera com vegetação (única ou múltipla). Apresenta evolução crônica, pouco contagiosa, com lesões ulcerovegetantes (única ou múltipla), de borda elevada e irregular, base plana e sero-hemorrágica e autoinoculáveis na região anogenital (Figura 18.12).

DIAGNÓSTICO

- Exame direto pela demonstração do *C. granulomatis* na lesão.
- Histiócitos corados pelo Giemsa podem apresentar os bacilos em seu interior.

TRATAMENTO

- Doxiciclina, 100mg a cada 12 horas; tetraciclina, 2g/dia; tianfenicol, 500mg a cada 12 horas; ciprofloxacino, 750mg a cada 12 horas; e eritromicina 500mg a cada 6 horas.

ÚLCERAS GENITAIS NÃO INFECCIOSAS
Doença de Behçet

Além do ginecologista, outros especialistas podem estar envolvidos na condução dessa enfermidade, como o dermatologista, o oftalmologista e o reumatologista.

Essa doença, que envolve a tríade úlceras genitais, úlceras orais (Figuras 18.13 e 18.14) e processo inflamatório da mucosa ocular (uveíte), ocorre a partir de vasculite primária de etiologia indeterminada.

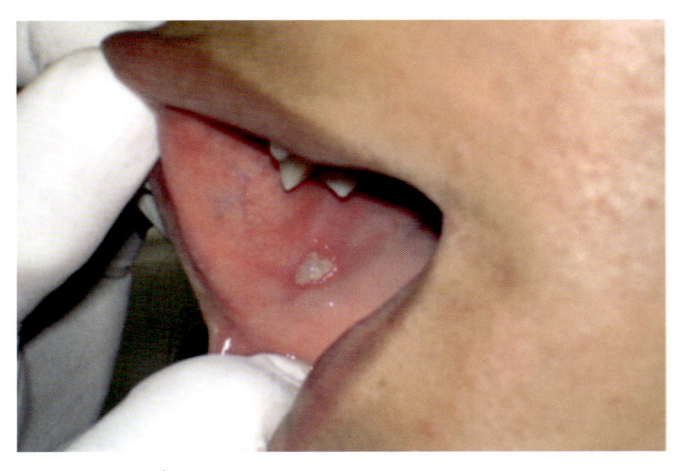

Figura 18.14 Úlcera em cavidade oral: doença de Behçet (Imagem gentilmente cedida pela Dra. Isabel Chuvis du Vall – UFF.)

As manifestações cutâneas incluem lesões papulopustulosas, eritemas reativos e alterações vasculares (critérios diagnósticos do International Study Group of Behçet Diseases) (Figura 18.13). Em geral, a evolução é favorável. As úlceras são múltiplas e dolorosas, podendo evoluir para gangrena, e têm caráter recidivante.

TRATAMENTO
Corticoide tópico

- Prednisona 0,5 a 1mg/kg (redução gradual até a regressão da doença), dapsona, talidomida, azatioprina, ciclosporina, colchicina, metotrexato e, mais recentemente, infliximabe.

Doença de Chron da Vulva

A doença de Chron da vulva envolve processo inflamatório gastrointestinal. O diagnóstico é confirmado por laudo histopatológico comprovando o processo granulomatoso. Mais de 30% dos casos de acometimento genital podem ocorrer antes dos 20 anos de idade, confundindo o diagnóstico, uma vez que esse quadro supostamente está pouco presente nessa faixa etária. Além do acometimento intestinal (principal) e vulvar, a doença pode envolver outros órgãos pélvicos, como vagina, períneo, septo retovaginal e ânus, cursando com fístulas e abscesso (Figuras 18.15 e 18.16). Os sintomas genitais podem preceder os intestinais. O parto vaginal com episiotomia parece aumentar a possibilidade de doença vulvar em pacientes portadoras de doença de Chron intestinal.

A doença de Chron pode envolver os órgãos ginecológicos (raramente há conexão entre os tratos intestinal e genital) pelos seguintes mecanismos:

- Extensão direta da doença intestinal.
- Envolvimento transmural e fistulização, provocando edema, abscesso e ulceração.

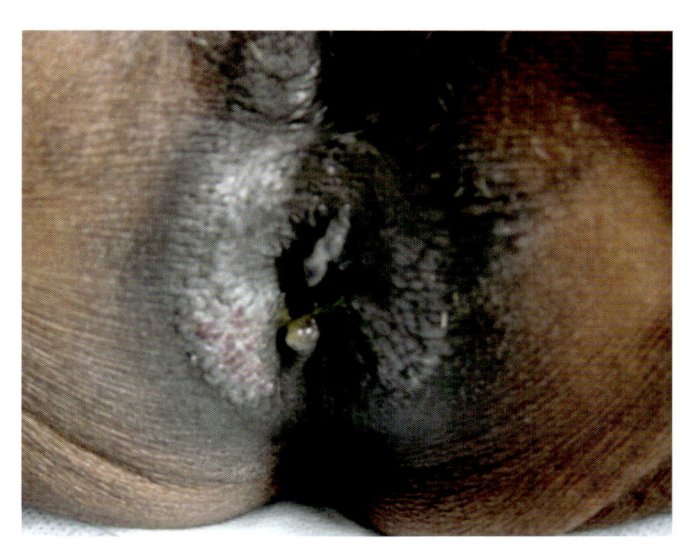

Figura 18.15 Manifestação vulvar da doença de Chron. (Imagem gentilmente cedida pela Dra. Isabel Chuvis du Vall – UFF.)

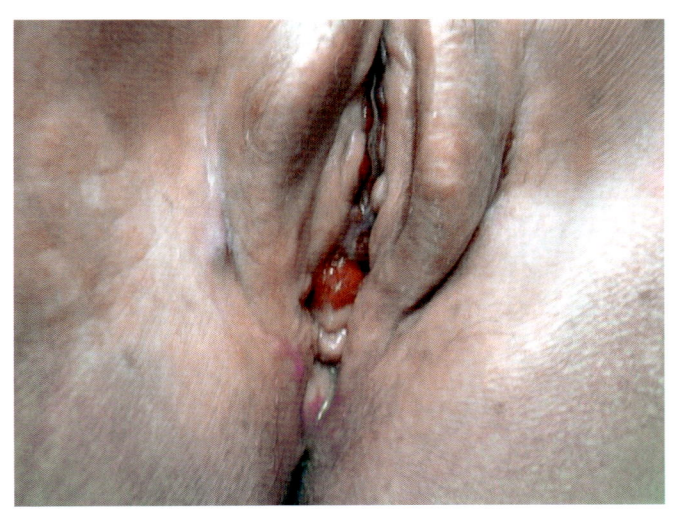

Figura 18.16 Manifestação vulvar da doença de Chron. (Imagem gentilmente cedida pela Dra. Isabel Chuvis du Vall – UFF.)

- Granuloma ou abscesso envolvendo períneo, vulva e vagina.
- Metástase.
- Efeitos crônicos da doença.
- Efeito colateral da má absorção e baixa nutrição.
- Aspectos psicológicos.

A apresentação clínica não é característica: lesão frequentemente unilateral, hipertrófica, com área amolecida, eritema e drenagem por fístulas, podendo haver nódulos ou pústulas com tecido necrótico central.

Em geral, o diagnóstico histológico é mandatório para afastar o carcinoma de células escamosas. O abscesso ou o cisto de glândula de Bartholin também pode apresentar aspectos clínicos semelhantes. Tuberculose genital, actinomicose, linfogranuloma venéreo, herpes genital ou mesmo metástases são outros diagnósticos diferenciais.

TRATAMENTO (GERAL)

- Corticoide sistêmico, metotrexato, metronidazol e imunobiológicos (infliximabe/mercaptopurina).

TRATAMENTO DA ÚLCERA GENITAL

- Corticoide tópico e metronidazol.

Pioderma gangrenoso

Dermatose neutrofílica de aspecto destrutivo com evolução crônica e recidivante, o pioderma gangrenoso é observado após diversos eventos imunológicos e se apresenta inicialmente como nódulo, pústula ou vesícula, que rapidamente evolui para úlcera com aspecto irregular, bordas elevadas e descoladas e halo eritematovioláceo. O fundo é granuloso, avermelhado e com secreção seropurulenta e tecido fibrinoso, associando-se frequentemente a outras doenças, como, por exemplo, colite ulcerativa, artrite e leucemia.

TRATAMENTO

- Corticoide sistêmico, sulfassalazina, sulfonas, clofazimina, azatioprina e ciclosporina. Como na doença de Behçet, exige avaliação com dermatologista e reumatologista.

Eritema fixo pigmentar

Trata-se de uma farmacodermia que ocorre geralmente em consequência da utilização de alguma(s) droga(s), tendendo a regredir após sua suspensão e podendo recidivar se houver novo contato.

QUADRO CLÍNICO

Lesão bolhosa em mucosa que se rompe facilmente com formação de úlcera recoberta por crosta.

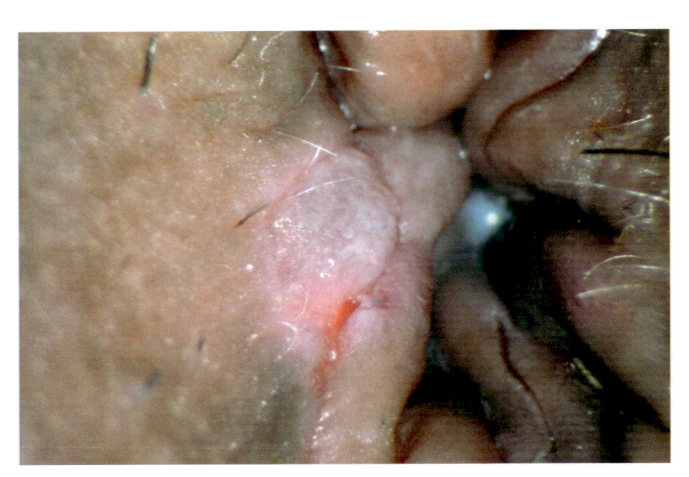

Figura 18.17 Lesões ulcerosas vulvoanais causadas pelo contato constante com urina e atrito com roupa íntima.

TRATAMENTO

- Identificar a droga causadora e suspendê-la.
- Tratamento sintomático se necessário (analgésico).

Úlcera amoniacal

Consiste na ação ácida da urina sobre a pele/mucosa em pacientes com incontinência urinária, por exemplo (Figura 18.17).

CONDUTA

- Higiene com sabonetes neutros e alcalinos. Na medida do possível, manter ventilação local e a pele livre da ação ácida com cremes de barreira (óxido de zinco) e tratamento da incontinência urinária. Para o tratamento das úlceras são usados nistatina e metronidazol tópicos.

Úlcera de Lipschuetz
ASPECTOS CLÍNICOS

A úlcera de Lipschuetz (Figura 18.18) consiste em úlceras genitais profundas e dolorosas de aparecimento agudo em adolescentes, autolimitadas e em geral sem histórico de transmissão sexual. A etiologia é desconhecida, embora alguns autores a relacionem com o vírus Epstein-Barr. São dolorosas e podem ter repercussões sistêmicas semelhantes a uma infecção viral, como artralgia, astenia e febre, em geral > 39°C, podendo haver acometimento linfonodal.

Pode apresentar-se de duas formas:

- **Gangrenosa (mais frequente):** úlceras de aparecimento muito rápido com fundo branco-acinzentado que desaparecem e deixam alguma cicatriz. Associam-se a acometimento sistêmico.
- **Miliar:** úlceras fibrinosas, superficiais e purulentas, halo eritematoso e menores do que as gangrenosas. Pouca ou nenhuma sintomatologia sistêmica, com remissão rápida (entre 1 e 4 semanas), sem sequelas ou recidiva.

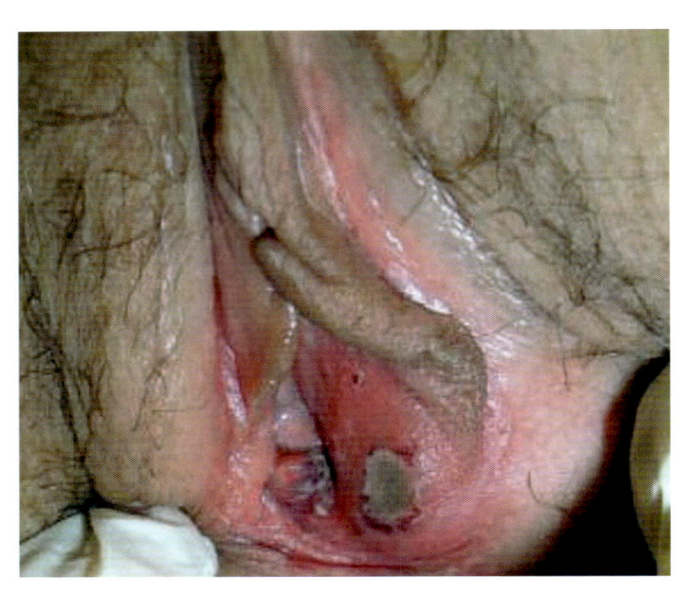

Figura 18.18 Importante edema de pequenos lábios com múltiplas úlceras, disposição "em espelho" cobertas por material fibrinoide. (Imagem getilmente cedida pelo Dr. José Maria Martín – Hospital de Clínicas de Valência-Espanha.)

DIAGNÓSTICO

Em geral, o diagnóstico é de exclusão.

LEUCOCITOSE

- Predomínio de polimorfonucleares.
- Sem outras alterações de análises clínicas.
- Devem ser solicitadas sorologias para HIV, lues e citomegalovírus. Estudos em cultura são negativos.

TRATAMENTO

A cura, na maioria dos casos, é espontânea, sem sequelas e com baixo índice de recidiva. Entretanto, pode exigir antibioticoterapia de amplo espectro, principalmente na forma gangrenosa, como amoxicilina-clavulanato.

OUTRAS DOENÇAS QUE CURSAM COM ÚLCERA GENITAL

- Carcinoma de células escamosas.
- Penfigoide vulvar.
- Úlcera vulvar idiopática: possivelmente associada a processos traumáticos ou sem agente causal conhecido, a úlcera vulvar idiopática costuma ser única e sofrer remissão espontânea. Sua evolução depende de haver ou não infecção secundária.
- Outras: aftose bipolar complexa (aftose, úlceras aftoides, úlceras orais recorrentes e estomatite aftosa recorrente) e aftose idiopática recidivante.

Leitura complementar

Brasil. Ministério da Saúde. Secretaria de Vigilância em Saúde. Programa Nacional de DST e Aids. Manual de Bolso das Doenças Sexualmente Transmissíveis/Ministério da Saúde, Secretaria de Vigilância em Saúde, Programa Nacional de DST e Aids. Brasília: Ministério da Saúde, 2005.

Chikatoshi K et al. Infliximab on treatment of severe genital ulcers associated of Behçet disease. Journal of the American Academy of Dermatology 2010; 62(1):162-4.

Costa JB et al. Úlceras genitais causadas por infecções sexualmente transmissíveis. Actualização do Diagnóstico e Terapêuticas e a sua Importância na Pandemia do VIH. Acta Med Port 2006; 19:335-42.

Davis-Kankanamge CN et al. Crohn's disease and gynecologic manifestations in young women. J Pediatr Adolesc Gynecol 2016 Dec; 29(6):582-4.

Delgado-García, S. et al. Acute genital ulcers: case reports. Brit J of Med 28 January, 2014.

Derancourt C et al. Genital ulcers. Ann Dermatol Venereol 2016 Nov; 143(11):762-4.

Donaldson LB. Crohn's disease: "its gynecologic aspect". Am J Obstet Gynecol 1978 May 15; 131(2):196-202.

Feller E.R et al. Gynecologic aspects of Crohn's disease. Am Fam Physician 2001 Nov 15; 64(10):1725-8.

Gomes CMM. Úlceras genitais em mulheres: características clínicas, microbiológicas e anatomopatológicas. Dissertação de Mestrado da Faculdade de Ciências Médicas da Universidade Estadual de Campinas, 2006.

Huppert JS. Lipscultz ulcers: evaluation and management of acute ulcers in woman. Dermatologic Therapy Sept 2010; 23(5):533-40.

Latif A. Úlceras genitais. J Bras Doenças Sex Transm 1991; 3(1):17-20.

Lehman JS et al. Reactive nonsexually related acute genital ulcers. Review of cases evaluated at Mayo Clinic. Journal of the American Academy of Dermatology 2010; 63(1):44-51.

Martín JM et al., Úlceras vulvares agudas de Lipschütz Ulcus vulvae acutum (Lipschütz ulcer). Actas Dermosifiliogr 2004; 95(4):224-6.

Penello AM et al. Herpes genital: revisão. DST. J Bras Doenças Sex Transm 2010; 22(2):64-72.

Reymundo MG et al. Lipschütz ulcer: a little known cause of acute genital ulcer An Pediatr 2010; 72:443-4.

Rodrigues M et al. Genital erosive lichen planus: a review of the literature. Acta Obstet Ginecol Port 2010; 4(3):137-46.

Roett M et al. Diagnosis and management of genital ulcers. American Family Physician 1 February 2012; 85(3):254-62.

Rosen, T, Brown TJ. Genital ulcers: Evaluation and treatment. Dermatologic Clinics 1998; 16(4):673-85.

Sachetto Z. Doença de Behçet: dados demográficos e manifestações clínicas em 87 pacientes acompanhadas no ambulatório de vasculite do Hospital das Clínicas da cidade de Campinas. Campinas SP-2011.

Tyring ST et al. Oral Famciclovir for the suppression of recurrent genital Herpes: The combined data from two randomized. Controlled trials. J Cutan Med Surg 2003: 449-54.

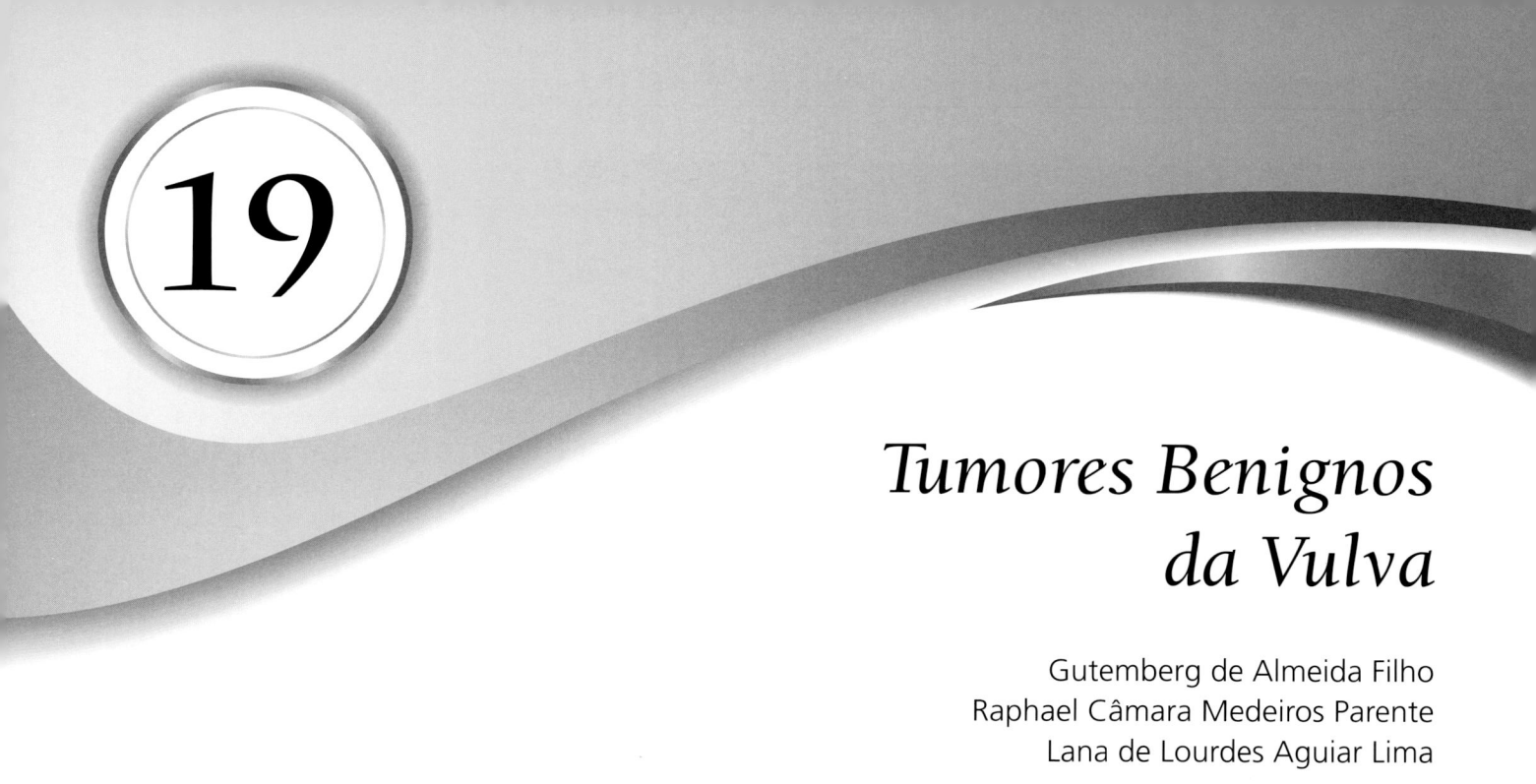

19

Tumores Benignos da Vulva

Gutemberg de Almeida Filho
Raphael Câmara Medeiros Parente
Lana de Lourdes Aguiar Lima

INTRODUÇÃO

Vulva é o termo utilizado para designar a parte externa dos órgãos genitais femininos. De estrutura complexa, a vulva apresenta pelos, dobras cutâneas, glândulas e diferentes tipos de tecidos. Sua aparência varia de acordo com o período de vida da mulher. Portanto, é fundamental que o ginecologista mantenha amplo domínio acerca do que seja a vulva "normal" para depois se aventurar a descrever, diagnosticar e tratar as alterações vulvares.

A vulva é sede de vários tipos de tumores benignos, os quais podem ser divididos, didaticamente, em císticos e sólidos.

TUMORES VULVARES CÍSTICOS
Cisto da glândula de Bartholin

As glândulas de Bartholin são glândulas pareadas e seus ductos se exteriorizam nas posições de 4 e 8 horas no nível da mucosa do vestíbulo vulvar. A obstrução e a dilatação do ducto glandular dão origem ao cisto uni ou multilocular.

DIAGNÓSTICO

O diagnóstico é clínico. Os cistos menores tendem a ser assintomáticos e os maiores podem causar dor e pressão, crescer medialmente e obstruir parcialmente o introito vaginal ou podem dissecar anteriormente em direção ao grande lábio. Ao exame físico, nota-se massa flutuante e tensa que distorce a anatomia vulvar (Figura 19.1).

HISTOPATOLOGIA

As glândulas de Bartholin são cobertas por epitélio cuboide, secretor de substância líquida, mucoide, transparente, livre de bactéria e acelular. Esse líquido auxilia a lubrificação vaginal e facilita o ato da penetração. Quando há obstrução do ducto, o muco se acumula, ocasionando a distensão da glândula, que pode passar de 5cm de diâmetro. Os cistos são revestidos por epitélio achatado e transicional ou escamoso. O estroma é geralmente normal.

TRATAMENTO

Os cistos menores e assintomáticos podem ser apenas observados. Os maiores e sintomáticos podem ser submetidos à marsupialização, que consiste em incisão de 2cm na mucosa, abertura do cisto e, posteriormente, sutura da cápsula à mucosa do vestíbulo com pontos interrompidos de fio absorvível. Os cistos recidivantes devem ser excisados (bartolinectomia), procedimento mais associado a complicações como hemorragia, hematoma e infecção.

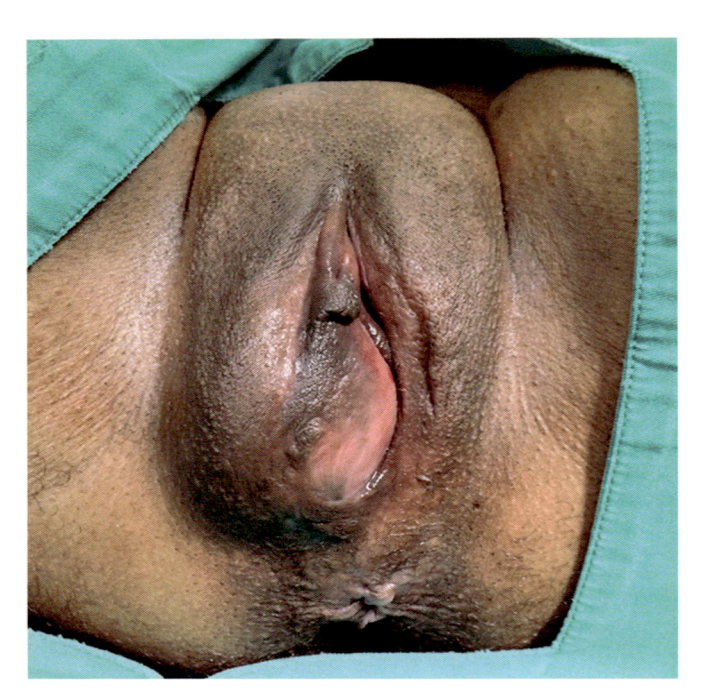

Figura 19.1 Cisto de glândula de Bartholin.

Cistos de inclusão epidérmica

Os cistos de inclusão epidérmica, chamados erroneamente de cistos sebáceos, podem ocorrer em qualquer idade, sendo decorrentes da obstrução dos ductos dos folículos pilossebáceos por queratina. Afetam, principalmente, os grandes lábios e tendem a crescer.

DIAGNÓSTICO

A maioria desses cistos é assintomática, mas as pacientes podem queixar-se de um ou mais nódulos na vulva. Ao exame da vulva, têm a aparência característica de nódulo móvel, indolor, que pode ser único ou múltiplo, e drenar substância queratinosa malcheirosa ou, eventualmente, infectar-se e causar dor (Figura 19.2).

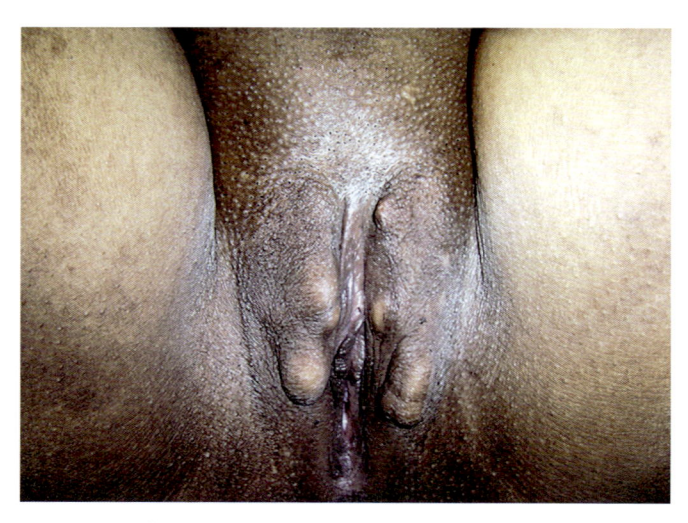

Figura 19.2 Cistos de inclusão epidérmica.

HISTOPATOLOGIA

São revestidos por epitélio escamoso estratificado, o estroma é normal, e os cistos podem apresentar conteúdo queratinoso semelhante a queijo.

TRATAMENTO

Os cistos pequenos e assintomáticos podem ser apenas observados, enquanto os maiores e sintomáticos devem ser excisados cirurgicamente. Já os infectados só devem ser excisados após um curso de antibiótico. A drenagem simples deve ser evitada, pois a recidiva é frequente.

Cisto da glândula de Skene

As glândulas de Skene ou parauretrais são bilaterais e adjacentes à uretra. Secretam substância líquida, transparente e mucoide importante para a lubrificação do introito vulvar. Quando há obstrução de seus ductos, dilatam-se e forma-se um cisto localizado no vestíbulo vulvar.

DIAGNÓSTICO

O diagnóstico é de cistos pequenos, moles e indolores, localizados em posição lateral ou inferior à uretra. São quase sempre uma descoberta ocasional no exame de rotina. Os cistos pequenos são assintomáticos e os maiores podem interferir na direção do jato urinário. O diagnóstico diferencial deve ser feito com o divertículo de uretra, o qual tem relação direta com o lúmen da uretra, não está associado a desvio e espalhamento do jato urinário e, eventualmente, pode infectar-se.

HISTOPATOLOGIA

Os cistos de Skene são revestidos por epitélio escamoso não queratinizado e epitélio de transição.

TRATAMENTO

Os cistos pequenos e assintomáticos podem ser apenas observados, e os cistos grandes ou sintomáticos devem ser excisados. O risco desse procedimento incluem a lesão da uretra e a formação de uma fístula de uretra distal.

Cistos mucosos vestibulares

Os cistos mucosos vestibulares são simples com conteúdo mucoso, localizados no vestíbulo vulvar e com grande variação de volume (Figura 19.3).

DIAGNÓSTICO

O diagnóstico é clínico. São cistos derivados das glândulas vestibulares menores em razão da atresia congênita ou da obstrução secundária do ducto. São tipicamente assintomáticos e descobertos durante o exame de rotina. Os cistos maiores e anteriores podem interferir no jato urinário. São comumente únicos, sésseis, esféricos ou ovoides, uni ou multiloculares, indolores e com consistência elástica ou amolecida.

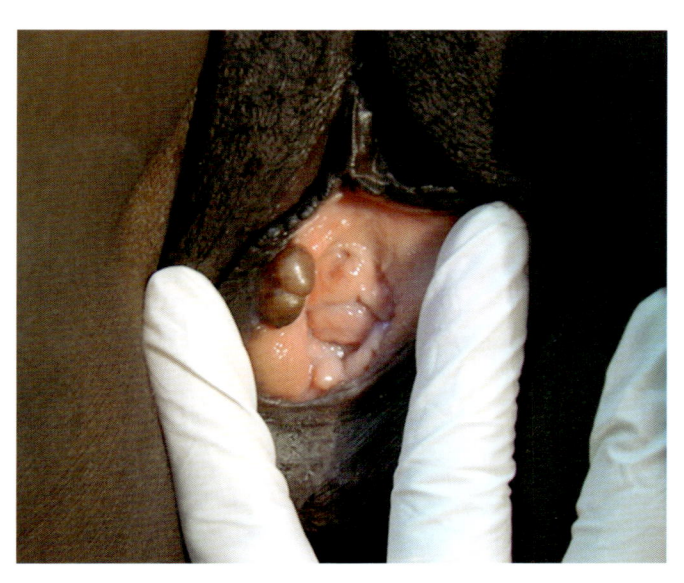

Figura 19.3 Cisto mucoso vestibular.

HISTOPATOLOGIA

Os cistos, que são revestidos por epitélio colunar mucossecretor e por vezes acompanhados de metaplasia escamosa, exibem um conteúdo claro, gelatinoso e mucoide.

TRATAMENTO

Os cistos pequenos e assintomáticos podem ser apenas observados, ao passo que os cistos maiores ou sintomáticos devem ser excisados.

Cisto do canal de Nuck

O cisto do canal de Nuck é um cisto do saco peritoneal localizado na região inguinal ou na parte superior dos grandes lábios. É análogo à hidrocele. Um terço desses cistos está associado a hérnias inguinais em razão das suas formações embrionárias relacionadas.

DIAGNÓSTICO

Comumente móveis, elásticos e indolores, os cistos podem mudar de volume em razão do movimento de fluido peritoneal pelo canal inguinal. O diagnóstico diferencial é difícil por se confundir com hérnia inguinal, linfadenopatia, lipoma e leiomioma. Conquanto o diagnóstico seja estabelecido a partir do exame físico, pode ser necessária a realização de ultrassonografia ou ressonância magnética.

HISTOPATOLOGIA

O cisto é revestido por uma camada de células mesoteliais achatadas e enfileiradas e apresenta conteúdo fluido e claro.

TRATAMENTO

Os cistos menores e assintomáticos podem ser apenas observados, ao passo que os sintomáticos ou volumosos devem

ser excisados, sob anestesia, no bloco operatório, sendo necessário cuidado para não lesionar as estruturas anatômicas importantes do canal inguinal.

TUMORES BENIGNOS SÓLIDOS
Angioqueratoma

Os angioqueratomas são lesões papulosas benignas, contendo vasos sanguíneos dilatados recobertos por epitélio escamoso e grau variado de hiperqueratose.

DIAGNÓSTICO

Considerado uma variante do hemangioma, o angioqueratoma não tem etiologia conhecida. Trata-se de lesões vasculares isoladas ou agrupadas, uni ou bilaterais, com 2 a 5mm de diâmetro, cuja coloração pode variar de vermelha brilhante a violácea ou negra (Figura 19.4). As lesões não são vistas antes da puberdade e acometem mulheres com menos de 50 anos de idade.

Na maioria das vezes, o angioqueratoma é encontrado fortuitamente durante exame ginecológico de rotina. Localiza-se nos grandes lábios e, muito raramente, no clitóris. As lesões são assintomáticas e raramente pruriginosas, podendo eventualmente ulcerar-se, dando origem a sangramento de pequena monta.

HISTOPATOLOGIA

As lesões se caracterizam por vasos sanguíneos dilatados na derme e recobertos por epitélio escamoso com graus variados de hiperqueratose, acantose e papilomatose.

TRATAMENTO

As lesões assintomáticas podem ser apenas acompanhadas, devendo a biópsia ser realizada previamente quando for

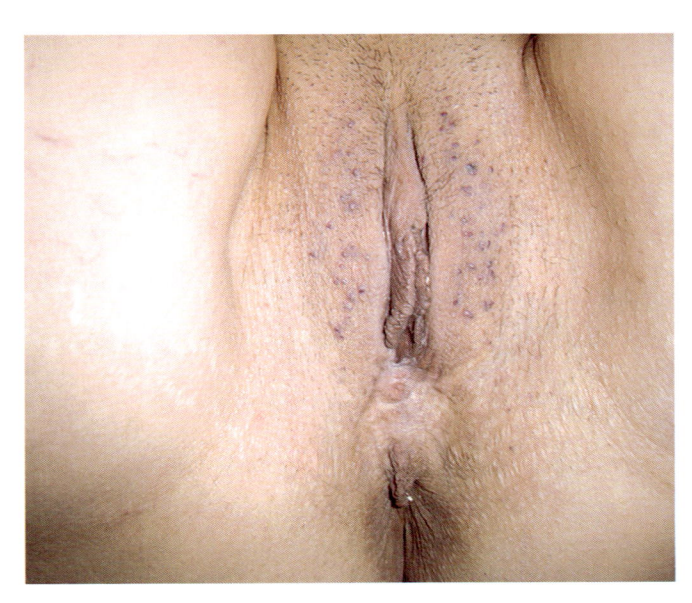

Figura 19.4 Angioqueratomas.

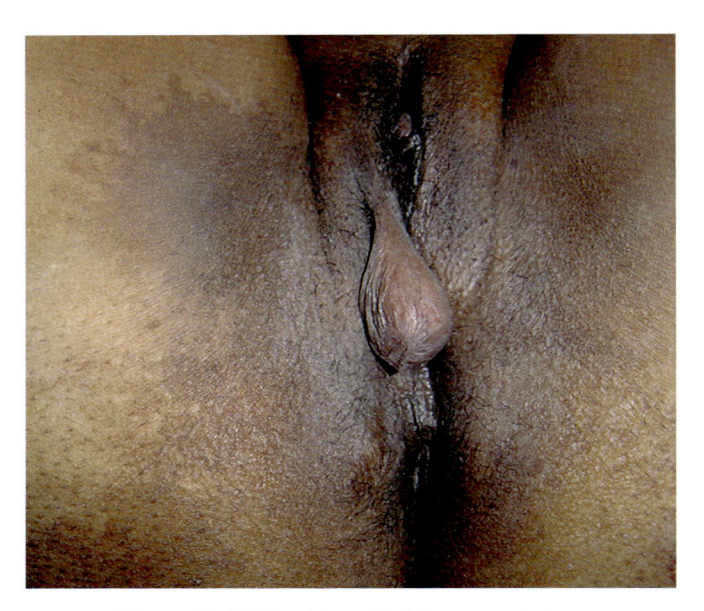

Figura 19.5 Pólipo fibroepitelial ou acrocórdon.

indicado o tratamento cirúrgico. Lesões únicas e pequenas podem ser tratadas ambulatorialmente e as múltiplas e grandes devem ser tratadas, sob anestesia regional, no bloco cirúrgico. As lesões sintomáticas podem ser excisadas, eletrocoaguladas ou sofrer ablação por *laser*. As lesões tratadas tendem a recidivar.

Pólipos fibroepiteliais

Os pólipos fibroepiteliais são tumores da pele vulvar, polipoides, sólidos, sésseis ou pediculados e de tamanho variado (Figura 19.5).

DIAGNÓSTICO

Também chamados de acrocórdon ou fibroma mole, os tumores pequenos são geralmente assintomáticos e descobertos durante exame de rotina, enquanto os maiores são indolores e se apresentam como pólipos macios, podendo produzir desconforto com o uso de roupas íntimas ou durante a caminhada. O diagnóstico definitivo depende de confirmação histológica.

HISTOPATOLOGIA

O pólipo é recoberto por epitélio escamoso, queratinizado, podendo apresentar acantose, papilomatose e hiperqueratose. O estroma é fibrovascular, rico em colágeno e composto por vasos proeminentes de paredes finas e que correm paralelos a um bem definido pedículo.

TRATAMENTO

Os tumores pequenos e assintomáticos podem ser apenas observados. Os maiores ou que causam desconforto devem ser excisados ambulatorialmente após anestesia local de seu pedículo.

Hidradenoma papilífero

O hidradenoma papilífero é um tumor benigno derivado das glandulas apócrinas (Figura 19.6).

DIAGNÓSTICO

Ao diagnóstico, caracteriza-se como tumor que acomete mais frequentemente as mulheres brancas. Apresenta-se como pequeno nódulo de 1cm, móvel, indolor e localizado no ou próximo ao sulco interlabial. Pode ulcerar, produzir dor e secretar fluido claro ou sanguíneo. O diagnóstico necessita de confirmação histológica.

HISTOPATOLOGIA

O tumor é bem circunscrito, não é infiltrativo, tem pseudocápsula, e a junção dérmica é bem demarcada. Compõe-se de células epiteliais apócrinas sustentadas por células mioepiteliais subjacentes a um epitélio colunar secretor.

TRATAMENTO

A conduta terapêutica padrão consiste na excisão, a qual, ao mesmo tempo, confirma a hipótese diagnóstica. Todavia, os tumores muito pequenos e assintomáticos podem ser apenas observados.

Hemangioma

Trata-se de uma malformação vascular localizada no interior da derme ou no tecido celular subcutâneo.

DIAGNÓSTICO

Os hemangiomas surgem logo após o nascimento, crescem rapidamente de tamanho e depois podem evoluir, permanecer estáveis ou regredir. Podem ser também *capilares* ou *cavernosos*. Os *capilares* são malformações vasculares superficiais, planas e de coloração avermelhada. Os *cavernosos* se

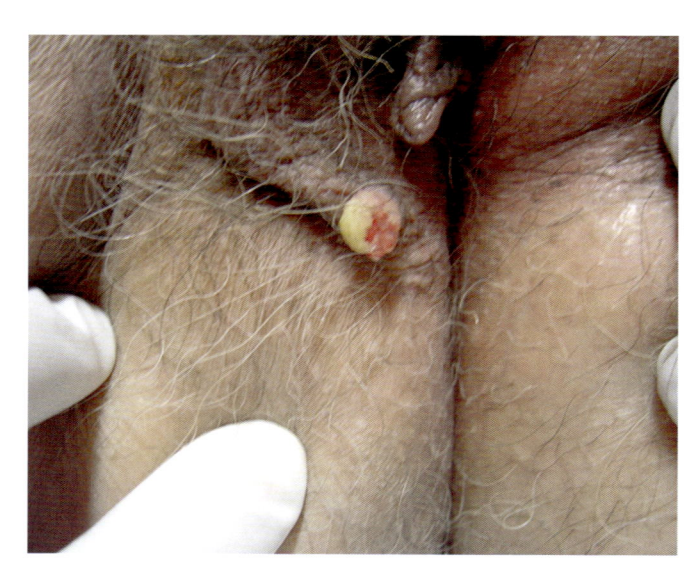

Figura 19.6 Hidradenoma papilar ou papilífero.

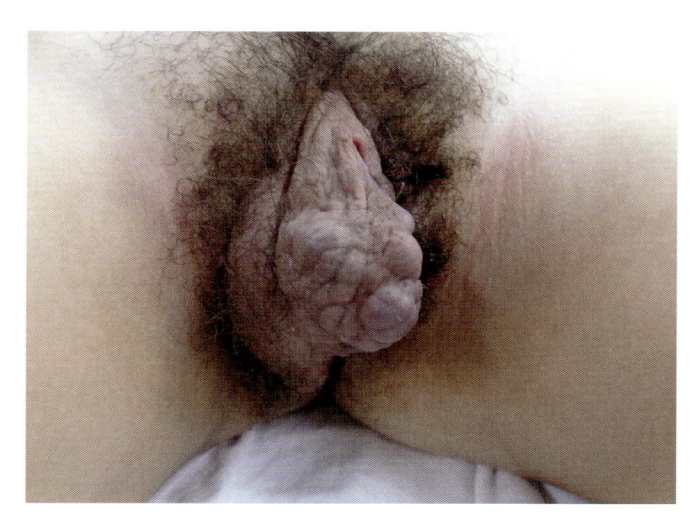

Figura 19.7 Hemangioma cavernoso.

caracterizam por dilatações vasculares profundas com aspecto varicoso que, além da vulva, podem acometer a face interna da coxa e estender-se para as paredes vaginais ou o interior da pelve. São verdadeiros tumores vasculares localizados unilateralmente no grande lábio e geralmente assintomáticos, porém esteticamente pouco aceitáveis (Figura 19.7).

A definição da extensão da profundidade do hemangioma com vistas à intervenção cirúrgica deve ser estabelecida por meio da ressonância magnética.

HISTOPATOLOGIA

Os hemangiomas são caracterizados por proliferação endotelial de vasos dérmicos, dilatados e repletos de sangue.

TRATAMENTO

O hemangioma capilar pode ser conduzido de maneira expectante. Pequenos hemagiomas cavernosos na infância devem ser apenas observados em virtude da possibilidade de regressão. Pequenos hemangiomas, esteticamente bizarros e sem extensão pélvica profunda, podem ser ressecados cirurgicamente. Os hemangiomas sintomáticos, com erosão ou ulceração, e sangrantes podem ser tratados com *laser*. A ressecção cirúrgica, quando indicada, deve ser precedida pela embolização cuidadosa dos vasos nutridores do tumor, o que facilita a intervenção. Não é recomendada a intervenção cirúrgica nos hemangiomas cavernosos com extensão pélvica profunda.

Lipoma

O lipoma é um tumor benigno circunscrito à vulva e composto por células adiposas com fina cápsula de tecido fibroso.

DIAGNÓSTICO

Geralmente assintomáticos, os lipomas podem constituir--se em um achado fortuito durante um exame ginecológico de rotina. A queixa principal é de aumento do volume do grande lábio. Caracteriza-se como uma massa tumoral macia, circunscrita, redonda ou lobulada, de volume variável e localizada nos grandes lábios.

HISTOPATOLOGIA

O tumor é constituído por células adiposas (adipócitos) entremeadas por componente de tecido fibrovascular. Quando o tecido fibroso é dominante, é chamado de fibrolipoma ou, quando predomina tecido vascular, angiolipoma.

TRATAMENTO

Os pequenos lipomas e os lipomas assintomáticos podem ser apenas observados. Todavia, podem ser excisados, sob anestesia local, em ambulatório. Os grandes lipomas devem ser excisados, sob anestesia regional, no bloco cirúrgico.

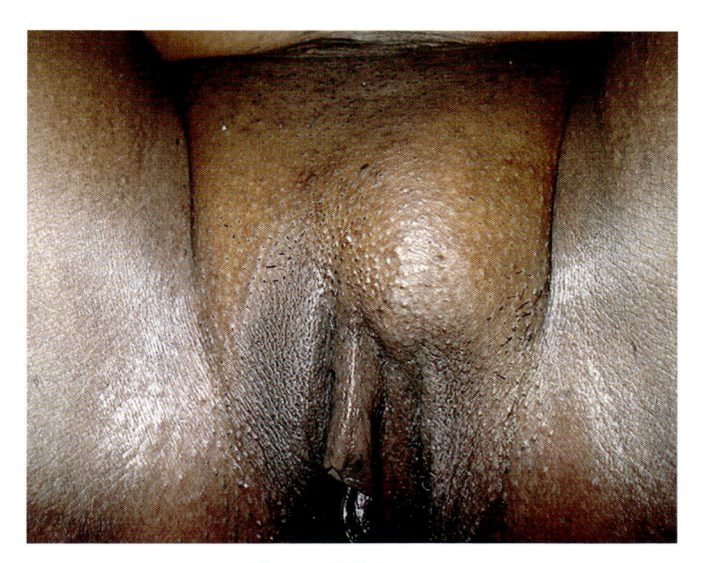

Figura 19.8 Lipoma.

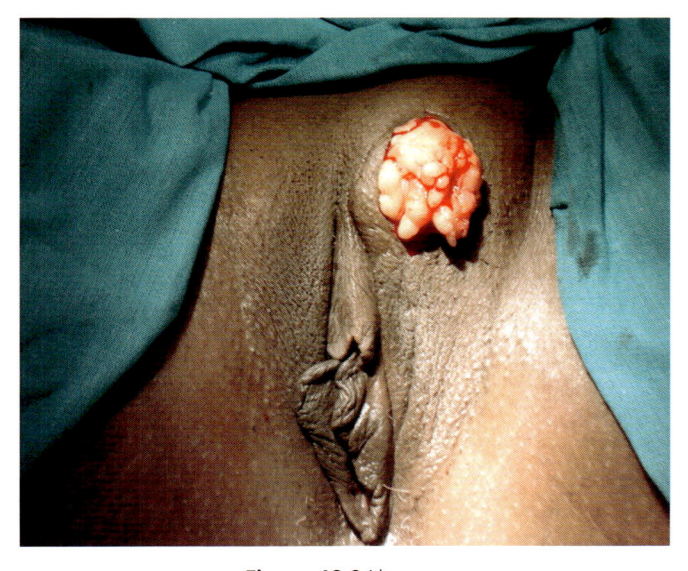

Figura 19.9 Lipoma.

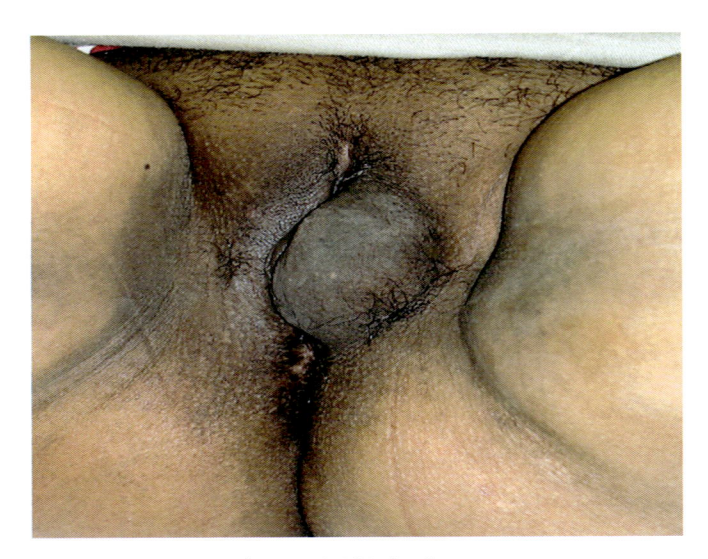

Figura 19.10 Leiomioma.

Leiomioma

O leiomioma é um tumor benigno originado do músculo liso dos vasos sanguíneos, do tecido erétil e do músculo eretor dos pelos vulvares.

DIAGNÓSTICO

O leiomioma é relativamente raro na região vulvar. A paciente tem como queixa principal a presença de massa indolor na vulva. Apresenta-se como massa endurecida como seu similar uterino, circunscrita, móvel, indolor e que abaula o lábio maior.

HISTOPATOLOGIA

O aspecto é o mesmo dos tumores similares localizados no útero. O tumor é composto por fibras musculares lisas, fusiformes, dispostas em feixes entrelaçados. As células têm tamanho e formato uniformes e núcleo central com raras figuras de mitose.

TRATAMENTO

O tratamento recomendado consiste na excisão cirúrgica completa.

Tumor de células granulares

Consiste em tumor sólido, benigno, originado das células de Schwann.

DIAGNÓSTICO

O tumor se apresenta como um nódulo endurecido, indolor, localizado no lábio maior ou no monte de Vênus, porém acomete com mais frequência a língua. Pode acontecer a concomitância de lesão vulvar e lingual. Tem predileção por mulheres negras e apresenta variante maligna que dá metástases.

HISTOPATOLOGIA

O tumor consiste em um grupamento de células epitelioides grandes, dentro da derme superficial, com citoplasma granular grosseiro e núcleo uniforme, separadas por um estroma hialinizado. Foi relatada uma variante maligna. Esses tumores devem ser diferenciados do carcinoma escamoso e do carcinoma metastático.

TRATAMENTO

A conduta recomendada consiste em excisão cirúrgica ampla local sob anestesia. As margens cirúrgicas devem estar livres. A recidiva local é comum.

Granuloma piogênico

O granuloma piogênico consiste em uma pápula benigna, de origem vascular, que surge a partir de um trauma e pode aumentar de volume rapidamente.

DIAGNÓSTICO

O diagnóstico é firmado diante de uma pápula pequena, rósea, originada na região de trauma prévio, geralmente na face ou nos membros, embora a maioria das pacientes não refira essa queixa. A lesão pode crescer, levando à formação de um tumor exofítico, vermelho-escarlate, que se ulcera e pode sangrar facilmente ao contato. É frequente em crianças e também pode aparecer na mucosa oral de grávidas (*granuloma gravidarum*).

O diagnóstico diferencial deve ser feito com molusco contagioso, angioqueratoma e nevo.

HISTOPATOLOGIA

O granuloma piogênico se caracteriza como um tumor com ulceração do epitélio e com edema, inflamação e vascularização exacerbada na derme superficial com o aspecto de tecido de granulação.

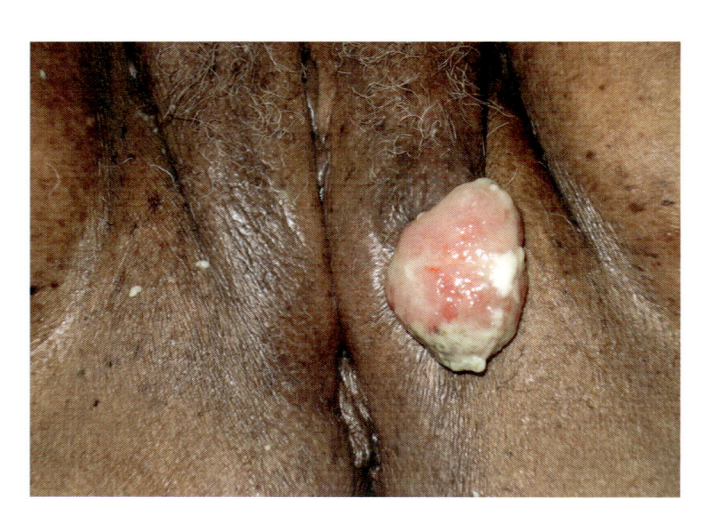

Figura 19.11 Granuloma piogênico.

TRATAMENTO

Recomenda-se a excisão cirúrgica completa da lesão. As lesões não retiradas completamente são o motivo das recidivas.

Endometriose

A endometriose consiste na implantação de glândulas e estroma endometriais fora da cavidade uterina.

DIAGNÓSTICO

A endometriose é caracterizada por ocorrência incomum na vulva e é quase sempre decorrente de implante secundário em cicatriz de episiotomia. A paciente se queixa de dispareunia e de dor cíclica no local da incisão cirúrgica. Apresenta-se como pequeno nódulo endurecido, superficial, circunscrito, doloroso e de coloração azulada. A lesão que ocorre após cesariana ou histerectomia tende a ser mais profunda, alcançando a fáscia muscular.

HISTOPATOLOGIA

O tumor é composto por glândulas, estromas endometriais e macrófagos repletos de hemossiderina.

TRATAMENTO

Os endometriomas mais extensos e profundos, e até mesmo os pequenos, devem ser excisados cirurgicamente, sob anestesia regional, no bloco cirúrgico.

Linfangioma

Os linfangiomas são tumores benignos resultantes da dilatação dos vasos linfáticos localizados na derme superficial.

DIAGNÓSTICO

Existem dois tipos de linfangioma: o *circunscrito* e o *cavernoso*. O *circunscrito* pode ocorrer espontaneamente, mas geralmente acontece após tratamento cirúrgico ou radioterapia do câncer do colo uterino. Raro na infância, é decorrente de malformação dos linfáticos da derme. Caracteriza-se por um grupamento de pequenas vesículas e pápulas, mas pode assumir a aparência verrucosa. Ocorre transudação de linfa. O *cavernoso* surge na infância e se caracteriza por massa macia localizada nos lábios vulvares, adquirindo grande volume e também podendo transudar linfa.

HISTOPATOLOGIA

São observadas dilatações dos canais linfáticos da derme superficial contendo linfa, a qual é eosinofílica e acelular. Essas dilatações se comunicam com focos linfáticos mais profundos.

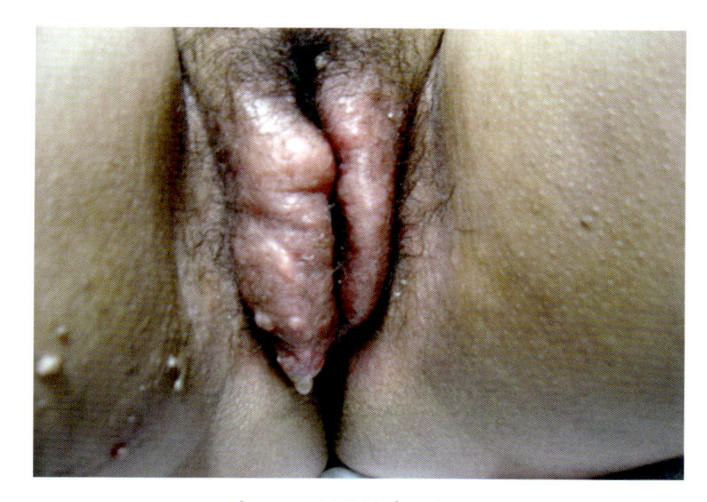

Figura 19.12 Linfangioma.

TRATAMENTO

O linfangioma circunscrito pode ser apenas observado, quando os sintomas não são significativos, ou pode ser tratado por excisão cirúrgica ampla e superficial ou por *laser* de CO_2. O linfangioma cavernoso pode ser tratado por meio de excisão cirúrgica e, eventualmente, por *laser* de CO_2. Quando a remoção da lesão é incompleta, pode ocorrer recidiva.

Siringoma

O siringoma é um tumor benigno originado do epitélio do ducto das glândulas sudoríparas.

DIAGNÓSTICO

Os siringomas se caracterizam como múltiplos e pequenos nódulos papulares, bilaterais, localizados simetricamente nos lábios maiores. São assintomáticos, mas esteticamente incômodos, podendo coexistir lesões semelhantes em outra parte do corpo.

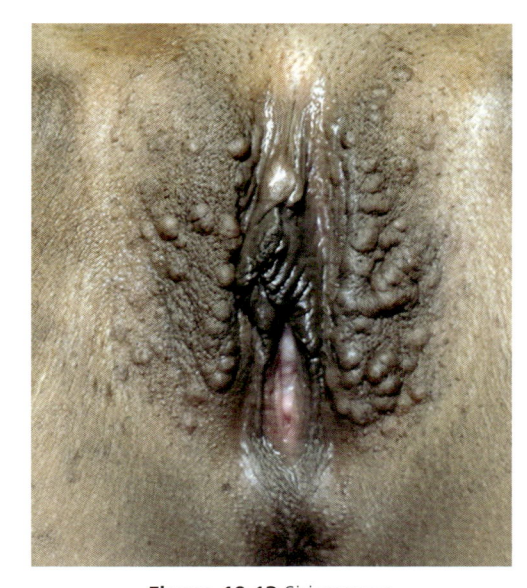

Figura 19.13 Siringomas.

HISTOPATOLOGIA

Os siringomas são caracterizados por ductos revestidos por epitélio, formando pequenos cistos arredondados com um conteúdo eosinofílico circundado por estroma fibroso. É característico o prolongamento epitelial em vírgula a partir dos ductos.

TRATAMENTO

A conduta recomendada é a expectante. Por motivos estéticos, é possível a excisão cirúrgica.

Dermatofibroma

O dermatofibroma é um tumor sólido, benigno e composto por fibroblastos.

DIAGNÓSTICO

Tumor raro, assintomático e de crescimento lento, o dermatofibroma se apresenta como pápula aplanada ou com discreto relevo, < 1cm de diâmetro, avermelhada ou marrom. O diagnóstico diferencial deve ser feito com nevo, melanoma e dermatofibrossarcoma protuberante.

HISTOPATOLOGIA

O tumor é bem circunscrito. O epitélio mostra acantose e alguma pigmentação. Localiza-se na derme e contém histiócitos, mas é composto por grupamentos de fibroblastos fusiformes entremeados de feixes de colágeno.

TRATAMENTO

A conduta recomendada consiste em excisão cirúrgica completa.

Leitura complementar

Althausen AM, Kowalski DP, Ludwig ME, Curry SL, Greene JF. Granular cell tumors: a new clinically important histologic finding. Gynecol Oncol 2000; 77:310-3.

Anderson CC, Brodie TA, Mackey JE, Kopecky KK. Hydrocele of the Nuck: ultrsound appearance. Ann Surg 1995; 61:959-61.

Arikan DC, Kiran G, Sayar H, Kostu B, Coskun A, Kiran H. Vulvar pyogenic granuloma in a postmenopausal woman: case report and review of the literature. Case Reports in Medicine 2011:1-3.

Basaran M, Kosif R, Bayar U. Characteristics of external genitalia in pre- and postmenopausal women. Climacteric 2008; 11:416-21.

Brown JV, Stenchever MA. Cavernous lynphangioma of the vulva. Obstet Gynecol 1989; 73:877-9.

Cheng DL, Heller DS, Oh C. Endometriosis of the perineum: report of two new cases and a review of the literature. Eur J Obstet Gynecol Reprod Biol 1991; 42:81-4.

Cohen PR, Young AW, Tovell HM. Angiokeratoma of the vulva: diagnosis and review of the literature. Obstet Gynecol Survey 1989; 44:339-46.

Fogagnolo L, Cintra M. Angioceratoma da vulva. An Bras Dermatol 2011; 86(2):333-5.

Gupta S, Radotra BD, Kumar B. Multiple, genital lobular capillary haemangioma (pyogenic granuloma) in a young woman: a diagnostic puzzle. Sex Trans Infect 2000; 76:51-2.

Heller DS, Wallach RC. Vulvar disease. A clinicopathological approach. New York, NY: Informa Healthcare, 2007.

Heller DS. Benign tumors and tumor-like lesions of the vulva. Clin Obstet Gynecol 2015; 58(3):526-35.

Hood AF, Lamadue J. Benign vulvar tumors. Dermatol Clin 1992; 10:371-85.

Larrabee R, Kylander DJ. Benign vulvar disorders. Identifying features, practical management of nonneoplastic conditions and tumors. Postgrad Med 2001; 109:151-4.

Maldonado V. Benign vulvar tumors. Best Practice & Research Clin Obstet Gynaecol 2014; 28:1088-97.

Miranda JJ, Shahabi S, Salih S, Bahtyiar OM. Vulvar syringoma, report of a case and review of the literature. Yale J Biol Med 2002; 75:207-10.

Odoi AT, Owusu-Bempah A, Dassa ET, Darkey DE, Qayson SE. Vulvar lipoma. Is it so rare? Ghana Med J 2011; 45(3):125-7.

Powell J. Update on hemangiomas and vascular malformations. Curr Opin Pediatr 1999; 11:457-63.

Ramos PC, Kapp DS, Longacre TA, Teng NNH. Malignant granular cell tumor of the vulva in a 17 year-old: case report and review of the literature. Int J Gynecol Cancer 2000; 10:429-34.

Sacher B. The normal vulva, vulvar examination and evaluation tools. Clin Obstet Gynecol 2015; 58(3):442-52.

Schwab RA, McCollough ML. Acquired vulvar lymphangiomas: a sequela of radiation therapy. Cutis 2001; 67:239-40.

Vilavella M, Bassas-Vila J, Pérez-Ocha JF. Siringomas localizados en la vulva: una causa de prurito vulvar persistente. Piel (Barc). 2012; 27(6):311-3.

Villarán MJC, Vázquez LFV, Cardenal MS. Tumor de células granulares de la vulva. Prog Obstet Ginecol 2015; 58(3):141-3.

Vlastos AT, Malpica A, Follen M. Lymphangioma circumscriptum of the vulva: a review of the literature. Obstet Gynecol 2003; 101:946-54.

Wechter M, Wu J, Marzano D. Management of Bartholin duct cysts and abscesses: a systematic review. Obstet Gynecol Surv 2009; 64(6):395-404.

Wilkinson EJ, Stone IK. Atlas de doenças da vulva. 2. ed. Rio de Janeiro, RJ. Revinter, 2011.

Young AW, Herman EW, Tovell HMM. Syringoma of the vulva: incidence, diagnosis and cause of pruritus. Obstet Gynecol 1980; 55:515-8.

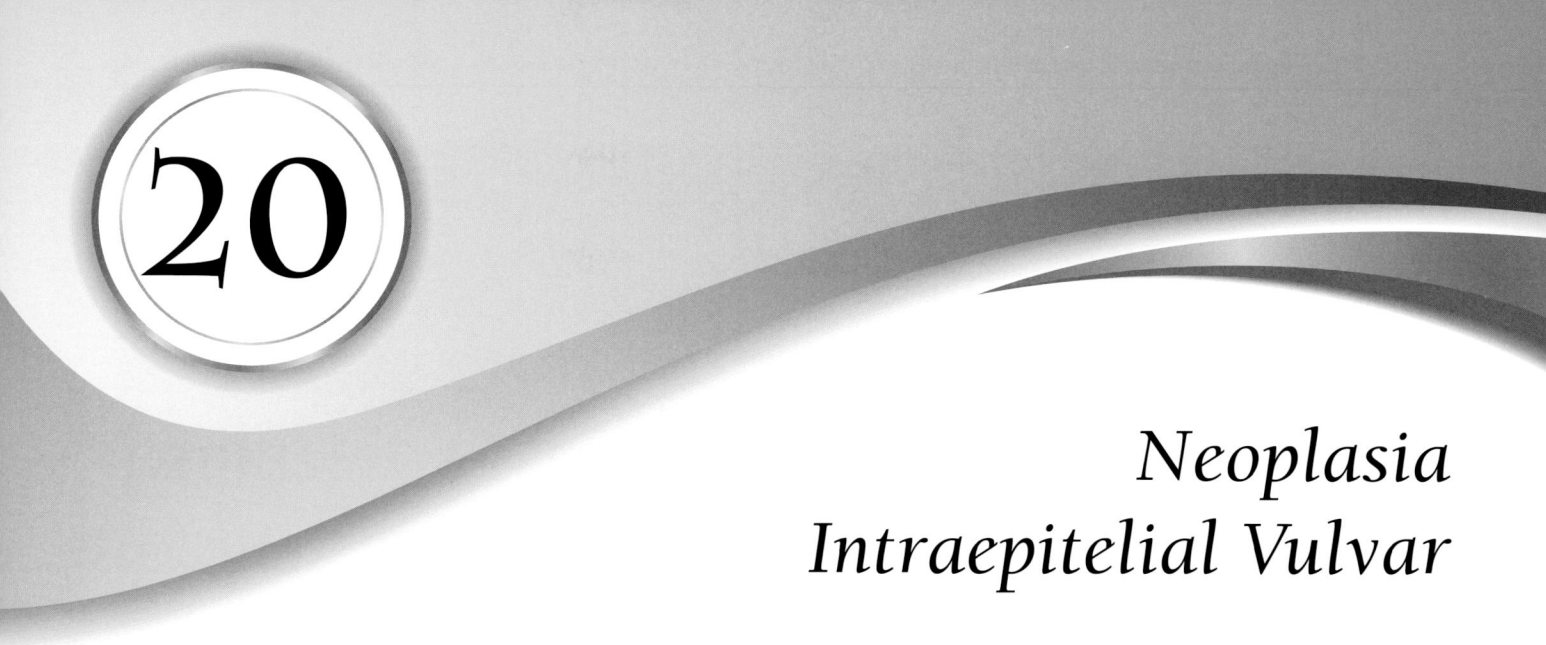

Neoplasia Intraepitelial Vulvar

Iracema Maria Ribeiro da Fonseca
Suelen Peixoto Marinho

INTRODUÇÃO

A neoplasia intraepitelial vulvar (NIV) é uma condição pré--maligna da vulva e se refere às lesões escamosas originadas no epitélio de revestimento, as quais representam a grande maioria dos casos, não incluindo a doença de Paget e o melanoma, e têm-se tornado cada vez mais comuns, principalmente entre mulheres jovens em torno dos 40 anos de idade.

EMBRIOLOGIA E ANATOMIA DA VULVA

A vulva é formada pelo monte de Vênus, os lábios maiores e menores, o vestíbulo da vagina, o hímen, as glândulas vestibulares maiores (Bartholin), o clitóris, os bulbos do vestíbulo e o orifício uretral externo, sendo coberta por pele que sofre mudanças em razão da ação hormonal. A epiderme da vulva e seus apêndices (pelos, glândulas sebáceas e sudoríparas) são derivados de ectoderma, enquanto a derme é derivada do mesoderma.

O monte de Vênus, as faces laterais dos lábios maiores e a área perianal estão cobertos com pele pilosa. O folículo piloso, o pelo, as glândulas sebáceas, o músculo eretor do pelo e as glândulas apócrinas formam a unidade pilossebácea.

As faces internas dos lábios maiores, os lábios menores, o freio e o prepúcio do clitóris estão cobertos por pele glabra, que é rica em glândulas sebáceas que se abrem diretamente na pele. Por não estarem associadas a folículos pilosos, essas glândulas frequentemente formam elevações minúsculas, visíveis na superfície da pele, as chamadas glândulas de Fordyce.

A epiderme é um epitélio escamoso estratificado histologicamente descrito em quatro camadas: uma camada basal que repousa sobre a lâmina basal, a de células espinhosas, a granular e uma córnea ou estrato córneo. A epiderme dos lábios maiores, dos lábios menores e do freio do clitóris contém as camadas granulares e córneas relativamente imperceptíveis. O epitélio na face interna dos lábios menores ainda é queratinizado, mas em direção à parte inferior se funde com o vestíbulo, que está coberto por epitélio escamoso estratificado não queratinizado. A linha de Hart marca essa transição do epitélio queratinizado para não queratinizado e pode ser vista a olho nu em algumas mulheres.

Três tipos de células invadem a epiderme em desenvolvimento durante os primeiros 6 meses de vida intrauterina: os melanócitos, as células de Langerhans e as células de Merkel. Os melanócitos são células originadas na crista neural especializadas na produção de melanina. Da camada basal da epiderme, o melanócito se comunica com 36 a 40 queratinócitos, e os hormônios influenciam profundamente a atividade dos melanócitos humanos. As células de Langerhans, presentes em todas as camadas da epiderme, têm papel importante no sistema imune e estão entre as células apresentadoras de antígeno mais potentes do corpo humano. A função das células de Langerhans envolve a ativação de linfócitos T que circulam livremente pela pele. As células de Merkel são encontradas isoladas ao longo da epiderme ou formando grupos na camada basal, e o papel preciso dessas células ainda é obscuro.

A derme é dividida em papilar e reticular. A papilar se projeta para cima, as chamadas papilas dérmicas, sendo composta de fibras de colágeno que correm perpendicularmente à superfície, junto às fibras reticulares e elásticas. Esse arranjo de fibras sustenta canais linfáticos, vasculares e terminações nervosas. A derme reticular está localizada abaixo da derme papilar, sendo composta de fibras de colágeno espessas localizadas em paralelo à superfície. Os plexos vasculares e linfáticos que drenam a derme papilar estão localizados na derme reticular, que também contém fibras nervosas associadas às terminações nervosas papilares.

Terminologia

Anteriormente, a NIV era classificada em três graus (leve, moderado e acentuado), seguindo o modelo de classificação da neoplasia intraepitelial cervical (NIC). Em 2004, a International Society for the Study of Vulvovaginal Disease (ISSVD) adotou nova classificação, que substituiu a anterior por uma com grau único, em que somente a doença de alto grau foi classificada como NIV. Nessa classificação, a NIV é subdividida em NIV do tipo usual (incluindo tipos verrucoso, basaloide e misto) e NIV diferenciada. A do tipo usual é comumente associada a tipos oncogênicos de papilomavírus humano (HPV) e outros fatores de risco para infecção persistente pelo vírus, como tabagismo e imunodeficiência. Por outro lado, a NIV diferenciada não se associa ao vírus e é mais frequentemente observada junto a alterações dermatológicas da vulva, como líquen escleroso (LE).

Em 2015, a ISSVD adotou e publicou uma classificação para NIV com base na revisão dessas classificações anteriores e na proposta da Organização Mundial da Saúde (OMS) sobre a nomenclatura LAST – *Lower Anogenital Tract Squamous Terminology* (Projeto LAST). O objetivo do projeto foi a unificação da nomenclatura das lesões escamosas associadas à infecção por HPV em todo o trato anogenital. A ISSVD, após algumas ressalvas, recomenda o uso das expressões *lesão escamosa intraepitelial de baixo grau (LSIL vulvar)*, para o diagnóstico histopatológico das lesões benignas associadas à infecção por HPV, que são as lesões planas com coilócitos (antiga NIV 1), e *lesão escamosa intraepitelial de alto grau da vulva (HSIL vulvar)*, para as lesões pré-malignas (antiga NIV III). Com base nessa terminologia, a NIV do tipo usual é agora classificada como HSIL vulvar e deve estar acompanhada da expressão *NIV usual* (HSIL-NIV do tipo usual), enquanto a NIV diferenciada permanece com o mesmo nome (Quadro 20.1).

Quadro 20.1 Terminologia das lesões escamosas da vulva – SIL (ISSVD, 2015)

LSIL de vulva (LSIL – condiloma plano ou efeito da infecção por HPV)
HSIL de vulva (HSIL-NIV do tipo usual)
NIV diferenciada

SIL: lesão intraepitelial escamosa; LSIL: lesão intraepitelial escamosa de baixo grau; HPV: papilomavírus humano; HSIL: lesão intraepitelial escamosa alto grau; NIV: neoplasia intraepitelial vulvar.

Histopatologia

A classificação histopatológica das lesões vulvares se baseia nas características clínicas e patológicas das lesões:

- **Lesões de baixo grau (LSIL):** as LSIL vulvares são manifestações benignas relacionadas com infecção pelo HPV, frequentemente autolimitadas, e não devem ser consideradas lesões potencialmente neoplásicas, o que é muito enfatizado pela classificação da ISSVD, que utiliza o termo lesão no lugar de neoplasia para designar essas alterações de baixo grau.

- **Lesões de alto grau (HSIL):** a antiga NIV usual pode ser subdividida, com base nas características morfológicas e histológicas, em forma pura ou uma mistura de basaloide e verrucosa, ambas classificadas como HSIL. O subtipo basaloide tem epitélio espesso e relativamente plano e superfície lisa. Histologicamente, consiste em células parabasais atípicas com numerosas figuras de mitose e acentuada hipercromasia nuclear. O subtipo verrucoso (condilomatoso) é caracterizado por superfície ondulada ou espiculada, responsável pela aparência condilomatosa. Histologicamente, apresenta acentuada proliferação celular, numerosas figuras de mitose e maturação anormal, mas pode conservar alguma maturação (não em todas as células) (Figura 20.1).

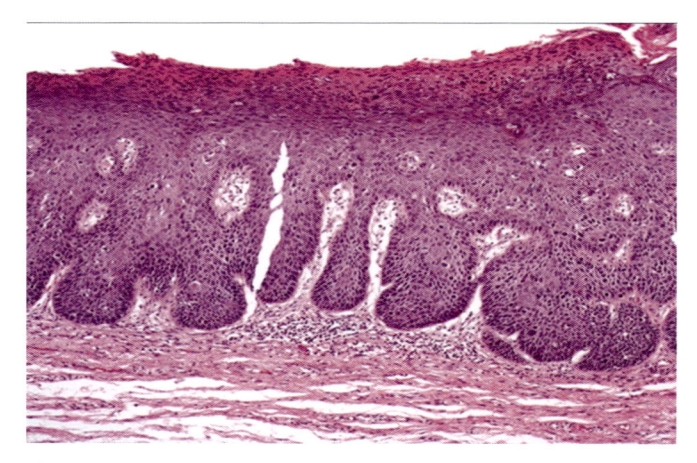

Figura 20.1 HSIL-NIV do tipo usual – Vulva com atipias em toda a espessura do epitélio de revestimento (HE, 100×); no detalhe, coilócitos (células de citoplasma claro evidente e núcleos de tamanho e formato irregular) (HE, 400×). (Cortesia do Serviço de Anatomia Patológica do Instituto Mário Penna – Belo Horizonte-MG.)

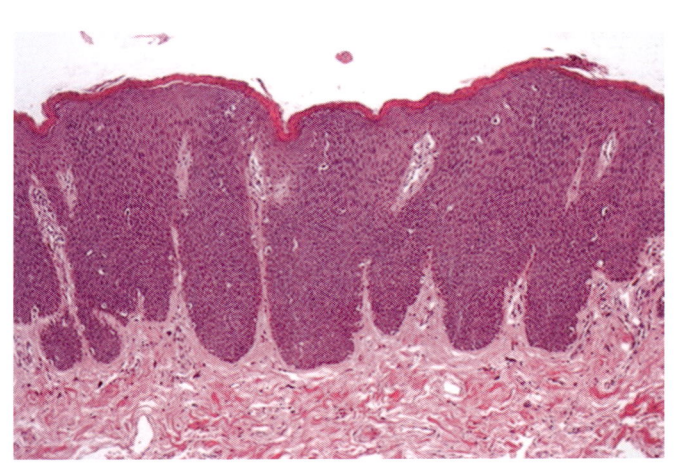

Figura 20.2 NIV diferenciada – Vulva com atipias predominantemente das células da camada basal do epitélio de revestimento, acantose, paraqueratose, alongamento irregular e anastomose das cristas da rede (*rete ridges* ou *rete pegs*), infiltrado inflamatório no córion superficial (HE, 100×). (Cortesia do Serviço de Anatomia Patológica do Instituto Mário Penna – Belo Horizonte-MG.)

- **NIV diferenciada:** comumente associado ao carcinoma de células escamosas da vulva ou em pacientes com história de câncer vulvar, o tipo diferenciado se refere às lesões cujo epitélio é espessado e paraqueratótico com as células anormais confinadas à porção basal e parabasal com pouca ou nenhuma atipia acima dessas camadas. As células basais usualmente demonstram positividade para p53 e se estendem até as camadas mais superficiais da epiderme. A NIV diferenciada é precursora do câncer de vulva não relacionada com a infecção por HPV (Figura 20.2).

Incidência

Nos últimos anos, a incidência de doença intraepitelial vulvar vem aumentando mais do que a de câncer invasivo da vulva. Várias hipóteses tentam explicar esse fenômeno, como o aumento do conhecimento e do cuidado médico na avaliação das doenças da vulva, da prevalência do tabagismo entre as mulheres e da prevalência do HPV. O pico da incidência de NIV ocorre por volta dos 46 anos de idade, seguida por um declínio, enquanto a incidência de câncer invasor continua a aumentar e nunca se estabiliza, alcançando 13 por 100.000 mulheres na idade de 80 anos. A prevalência de infecção por HPV nos casos de NIV e câncer vulvar diminui com a idade.

Patogênese e oncogênese

O epitélio anogenital que reveste o colo uterino, a vagina, a vulva, o ânus e os 3cm distais da mucosa retal compartilham a mesma origem embriológica, sendo suscetíveis aos mesmos agentes exógenos, como, por exemplo, a infecção pelo HPV.

O desenvolvimento de HSIL-NIV do tipo usual é dependente da infecção por HPV de alto risco oncogênico, como os subtipos 16, 18 e 31, e é considerada lesão pré-maligna, sendo menos encontrada em associação ao carcinoma de células escamosas da vulva, mas ainda assim é considerada lesão precursora do câncer vulvar dos tipos verrucoso e basaloide.

O condiloma acuminado vulvar costuma ser associado aos HPV de baixo risco oncogênico, como os subtipos 6 e 11.

A patogênese da NIV diferenciada é menos entendida do que a da LSIL e da HSIL. O diagnóstico de uma lesão isolada de NIV diferenciada é desafiador, raro e parece estar associado a uma progressão rápida para câncer invasivo.

Em geral, a NIV diferenciada é diagnosticada em mulheres mais velhas portadoras de dermatoses, como líquen escleroso, e 80% dos casos estão associados a carcinomas de células escamosas.

Portanto, atualmente são aceitos dois caminhos independentes para a carcinogênese vulvar: o primeiro relacionado com a infecção pelo HPV e com os fatores de persistência da infecção, podendo até incluir outras neoplasias sincrônicas associadas a outros sítios do trato genital inferior (colo, vagina, ânus), enquanto o segundo está relacionado com inflamação crônica ou processo autoimune.

A incidência absoluta de câncer vulvar é baixa em mulheres com líquen escleroso, mas 50% a 70% dos carcinomas de células escamosas da vulva ocorrem em um substrato de líquen escleroso. A relação entre líquen plano e câncer vulvar não é tão bem estabelecida como a associação entre líquen escleroso e câncer. Não há biomarcadores confiáveis conhecidos para a identificação das pacientes de alto risco.

Apresentação clínica

A doença é assintomática em mais de 50% dos casos e, nos casos sintomáticos, o prurido é a queixa principal. Sintomas menos comuns incluem dor, ardor ou disúria, podendo esta última ocorrer em caso de lesão periuretral ou quando a urina entra em contato com a lesão em outro sítio durante a micção. As lesões de HSIL-NIV do tipo usual são multifocais (múltiplos focos da lesão no mesmo órgão) e multicêntricas (foco da doença envolvendo mais de um órgão), são encontradas em mulheres jovens e têm forte histórico de associação a tabagismo e imunossupressão (Figura 20.3).

A NIV diferenciada se apresenta na maior parte das vezes como lesões únicas em mulheres mais velhas portadoras de dermatoses, como o líquen escleroso. As lesões são notadas pela paciente ou detectadas de modo incidental durante o exame ginecológico, e a presença de massa ou sangramento sugere fortemente doença invasora (Figuras 20.4 e 20.5).

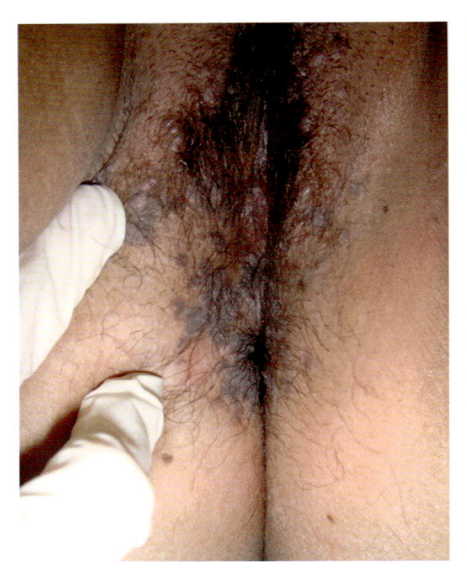
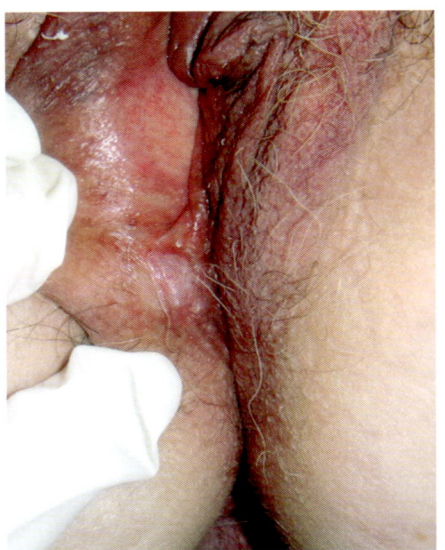
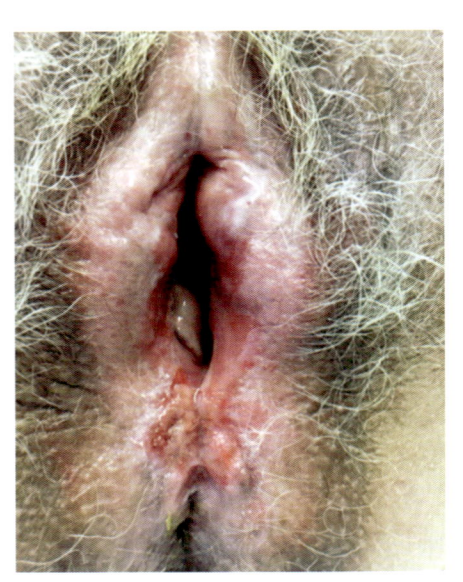

Figura 20.3 HSIL-NIV do tipo usual – Lesões multifocais e multicêntricas, escuras e elevadas.

Figura 20.4 NIV diferenciada – Lesão branca, única, bem delimitada, superfície lisa, ligeiramente elevada.

Figura 20.5 Paciente de 89 anos de idade portadora de líquen escleroso associado a lesão única com bordas irregulares e elevadas compatível com CCE de vulva.

Diagnóstico

A história clínica deve incluir questões sobre sintomas e fatores de risco associados à NIV. A maioria dos casos está associada à infecção por HPV e a fatores de risco, como contato sexual, história de verrugas genitais ou outras neoplasias do trato genital inferior, mais comumente a NIC. Também devem ser investigados tabagismo e condições associadas à imunossupressão. As mulheres devem ser questionadas quanto a quadros de prurido crônico ou diagnóstico de dermatoses e processos autoimunes.

A técnica diagnóstica mais produtiva é o cuidadoso exame da vulva com boa luz durante o exame pélvico de rotina, incluindo a inspeção e a palpação da vulva e da virilha à procura de lesões com alteração da cor e presença de massa ou ulcerações. Deve ser seguida pela biópsia das lesões suspeitas.

A aparência passa por lesões visíveis, elevadas e ulceradas até lesões planas. A cor pode variar do branco ao cinza ou do vermelho ao marrom e preto. Essas lesões podem ser únicas ou múltiplas e envolver vários sítios.

As opiniões sobre a necessidade de biópsia em todas as lesões são controversas, mas acredita-se que deva ser realizada principalmente nas mulheres na pós-menopausa com lesões genitais verrucosas e nas mulheres de todas as idades com condiloma cuja terapia tópica tenha falhado. Além disso, está indicada para as lesões visíveis cujo diagnóstico definitivo não pode ser estabelecido a partir dos aspectos clínicos, possíveis áreas de malignidade, lesões que não estão respondendo à terapia usual, lesões com padrão vascular atípico ou lesões estáveis que rapidamente mudam de cor, características das bordas ou tamanho.

A colposcopia ou outra forma de magnificação da vulva pode ser utilizada para determinar a extensão da doença nos quadros em que as lesões não são visíveis ou claramente demarcadas, nas mulheres com prurido vulvar focal persistente ou dor sem nenhuma lesão clinicamente aparente e em mulheres que permanecem sintomáticas após tratamento apropriado para vulvovaginites presumidas. O exame deve ser realizado após aplicação de ácido acético a 5% por 3 a 5 minutos. Cabe lembrar que lesões queratinizadas exigem mais tempo de exposição ao ácido, e a biópsia deve ser realizada nas lesões claramente demarcadas. A vulva, o períneo e a região perianal devem ser examinados completamente à procura de lesões multifocais. Em geral, lesões multifocais são mais comuns em pacientes na pré-menopausa, enquanto as pacientes na pós-menopausa têm doença unifocal.

As primeiras lesões de NIV aparecem clinicamente como áreas pálidas que variam em densidade, sendo as formas mais graves vistas como pápulas ou máculas que podem ser coalescentes, únicas ou múltiplas. Lesões na superfície cutânea da vulva aparecem como placas liquenificadas ou hiperqueratóticas traduzidas como epitélio branco. Em contraste, lesões na mucosa são usualmente maculares, róseas ou vermelhas. As lesões são pigmentadas em 10% a 15% das pacientes, e a cor varia de marrom-claro a marrom-escuro, destacando-se facilmente a olho nu. Infelizmente, algumas lesões escuras, como um nevo ou melanoma inicial, podem não ser diferenciadas clinicamente. Se uma lesão muda de cor, tamanho e formato, deve ser removida para confirmação diagnóstica.

Tratamento

Os objetivos do tratamento da NIV são prevenir o desenvolvimento do câncer e melhorar os sintomas, preservando a anatomia e a função da vulva. O carcinoma de células escamosas invasivo está presente em 10% a 22% das mulheres com diagnóstico inicial de NIV. A excisão cirúrgica é a principal forma de tratamento, pois proporciona material para análise histológica, mas o tratamento farmacológico ou ablativo são opções para algumas pacientes. A terapia de escolha depende da extensão da doença, da localização das lesões, dos sintomas e do desejo da paciente. Portanto, a escolha entre excisão cirúrgica e outros tratamentos depende do risco de desenvolvimento do câncer invasor com base na histologia (HSIL-NIV diferenciada) e nos fatores de risco (NIV ou carcinoma vulvar prévios, imunossupressão, tabagismo, idade ≥ 45 anos, presença de líquen escleroso). Para o tratamento das lesões de alto grau da vulva – HSIL-NIV do tipo usual – a excisão, a ablação e o tratamento tópico são comparáveis em termos de eficácia. Para a NIV diferenciada é recomendada a excisão cirúrgica em razão do alto risco de desenvolvimento do câncer invasor.

Tratamento cirúrgico

As opções de tratamento cirúrgico para NIV incluem ampla excisão local, vulvectomia *skinning* e vulvectomia simples. A excisão cirúrgica tem sido o principal tratamento para os casos de NIV, embora o uso de imunomoduladores tenha se destacado recentemente. Uma importante vantagem da cirurgia é o estudo histológico completo da peça cirúrgica com avaliação das margens e identificação de lesões com invasão precoce.

A ampla excisão local, seguida por sutura da pele, promove um resultado cosmético satisfatório e é o procedimento mais realizado para o tratamento da NIV. Devem ser obtidos 5 a 10mm de margem livre de doença, mas a extensão deve ser avaliada para evitar danos em clitóris, uretra, ânus ou outra estrutura nobre. A remoção da epiderme promove suficiente profundidade para o tratamento da NIV; no entanto, a remoção de pequena quantidade da derme garante a ausência de doença invasiva inicial. Margens cirúrgicas positivas são fatores de risco comuns para recorrência da doença. Se há lesão residual grosseiramente visível, ela deve ser ressecada, mas se a margem é positiva microscopicamente, sem lesão residual visível, a paciente pode ser seguida de perto com exame clínico e colposcópico. Novo tratamento está indicado se outra lesão visível aparecer.

A vulvectomia *skinning*, indicada para lesões multicêntricas ou multifocais grandes e confluentes, vistas principalmente em mulheres imunocomprometidas, é a técnica de escolha para as pacientes nas quais o tratamento inicial tópico, ablativo ou pequenas excisões falharam em controlar a doença. Exige a remoção da pele vulvar ao longo de um plano relativamente avascular, abaixo da epiderme, preservando o tecido subcutâneo. O fechamento primário pode ser realizado por aproximação das bordas da incisão ou utilizando enxertos de pele.

A vulvectomia simples consiste na remoção de toda a vulva juntamente com o tecido perineal, quando indicado, e costuma incluir tecido subcutâneo, podendo ser usada para lesões extensas e multifocais com suspeita de doença invasiva.

Terapia ablativa

A terapia ablativa consiste em uma alternativa à excisão cirúrgica principalmente nas pacientes com HSIL-NIV do tipo usual com lesões multifocais e extensas onde a doença invasiva foi excluída por meio do exame de colposcopia e biópsias dirigidas antes do procedimento. A vaporização com *laser* é a mais indicada, podendo ser usada para lesões únicas, múltiplas ou confluentes, embora o risco de recorrência seja mais alto do que com a excisão cirúrgica. Deve ser respeitada a margem de 5 a 10mm da lesão tratada. O tratamento da HSIL-NIV usual, diferentemente das verrugas genitais, exige a destruição de toda a espessura do epitélio. Em áreas com pelos, deve-se fazer a ablação de todos os folículos pilosos, os quais podem abrigar HSIL. A destruição de 1mm é adequada para o tratamento das lesões em pele sem pelos e 2,5 a 3mm caso estejam envolvidos apêndices da pele. A ablação superficial oferece vantagens cosméticas em relação à vulvectomia *skinning*, mas a cauterização profunda para destruir os anexos da pele pode ocasionar a formação de cicatrizes hipertróficas e diminuir essa vantagem cosmética. Consequentemente, a HSIL vulvar extensa, incluindo áreas com pelos, pode ser tratada preferencialmente com excisão cirúrgica. A dor é a principal complicação da terapia com *laser*.

A ablação com cirurgia de alta frequência pode ser realizada, mas com o risco e a desvantagem de não haver como mensurar a profundidade de destruição do epitélio.

Tratamento farmacológico tópico

O tratamento conservador utilizando terapia tópica destinada a preservar a anatomia vulvar tem sido tentado principalmente em mulheres jovens. O exame colposcópico cuidadoso com biópsias para excluir doença invasiva é mandatório antes do início do tratamento com alguma droga:

- **Imiquimode:** o creme de imiquimode a 5% é um modificador da resposta imune com propriedades antivirais e antitumorais. Estimula a produção local de citocinas e provoca uma resposta imune celular-resposta imune antígeno-específica. Inicialmente, mostrou-se efetivo e seguro no tratamento das verrugas genitais associadas ao HPV e foi posteriormente avaliado para o tratamento da HSIL--NIV do tipo usual. É aplicado topicamente em lesões individuais e não inteiramente na vulva. Um tratamento típico inclui 16 semanas, e a frequência da aplicação varia de uma a três vezes por semana, quando tolerado. Os efeitos colaterais incluem eritema, erosão e edema, sendo do frequentemente necessária a redução da dose em número considerável de pacientes. Para diminuição da incidência de inflamação local, alguns especialistas sugerem o escalonamento no regime de aplicação, começando com a frequência de uma vez por semana por 2 semanas, seguida por duas vezes por semana por 2 semanas e, então, se bem tolerado, três vezes por semana. Um benefício importante é evitar a deformidade cirúrgica, sendo a redução no tamanho e no número das lesões outra indicação da terapia, particularmente se a doença é multifocal com consequente ressecção cirúrgica das lesões residuais. A experiência em pacientes imunocomprometidas ainda é limitada, e a efetividade da ação local dos imunomoduladores pode estar diminuída.

- **5-fluorouracil:** a aplicação do creme contendo 5-fluorouracil (5-FU) provoca descamação química da lesão com nível relatado de resposta de 75%. A desvantagem é que esse tratamento é pouco tolerado, pois frequentemente causa ardor, dor, inflamação, edema ou úlceras dolorosas.
- **Cidofovir:** agente antiviral com atividade anti-HPV, também relatado para o tratamento de NIV em pequenos estudos. Trata-se de um gel de aplicação tópica que parece ter eficácia similar ao imiquimode no tratamento das lesões HSIL-NIV tipo usual.

POPULAÇÕES ESPECIAIS

Grávidas

Os dados sobre NIV e gravidez são muito limitados, mas aproximadamente 15% dos carcinomas de vulva ocorrem em mulheres com menos de 40 anos de idade. Portanto, uma lesão vulvar vista durante a gravidez deve ser biopsiada como em mulheres não grávidas. A excisão local e a terapia ablativa também devem seguir os princípios das pacientes não grávidas e realizadas principalmente naquelas pacientes que estão longe do parto. Pode ser adotada a conduta expectante até depois do parto, principalmente em mulheres no terceiro trimestre de gestação que tiveram câncer invasivo excluído por meio de biópsias e exame histológico. Pequenos estudos sugerem a possibilidade de regressão espontânea particularmente em mulheres assintomáticas, mais jovens (com menos de 30 anos), e que apresentam lesões pigmentadas multifocais. A terapia medicamentosa não costuma ser recomendada. O imiquimode é classificado na categoria C, devendo ser usado durante a gravidez apenas se o potencial benefício for maior do que o risco potencial para o feto. O 5-fluorouracil é classificado na categoria D e não deve ser usado para tratamento da NIV durante a gravidez.

Mulheres infectadas pelo HIV

Mulheres com infecção pelo HIV têm risco aumentado para o desenvolvimento de neoplasias relacionadas com o HPV em todo o trato genital inferior. A infecção pelo HPV é a etiologia primária para NIV, e a incidência e a gravidade da doença parecem correlacionar-se com a piora da imunossupressão. O HPV e o HIV interagem de várias maneiras e contribuem para o aparecimento da NIV. Compartilham a mesma rota de transmissão e, portanto, as populações vulneráveis coincidem. A infecção pelo HIV altera a imunidade local do trato genital inferior em razão da diminuição das células de Langerhans no tecido vulvar e da consequente imunossupressão, resultando em exacerbação da infecção pelo HPV e aumento do incidência e da gravidade da NIV (Figura 20.6).

A excisão cirúrgica conservadora e a destruição das lesões são os tratamentos principais para as mulheres com NIV infectadas pelo HIV. A terapia tópica medicamentosa está indicada para as pacientes nas quais a excisão cirúrgica com margens negativas provocaria grande mutilação na vulva (clitóris, região parauretral, região perianal) e há poucos

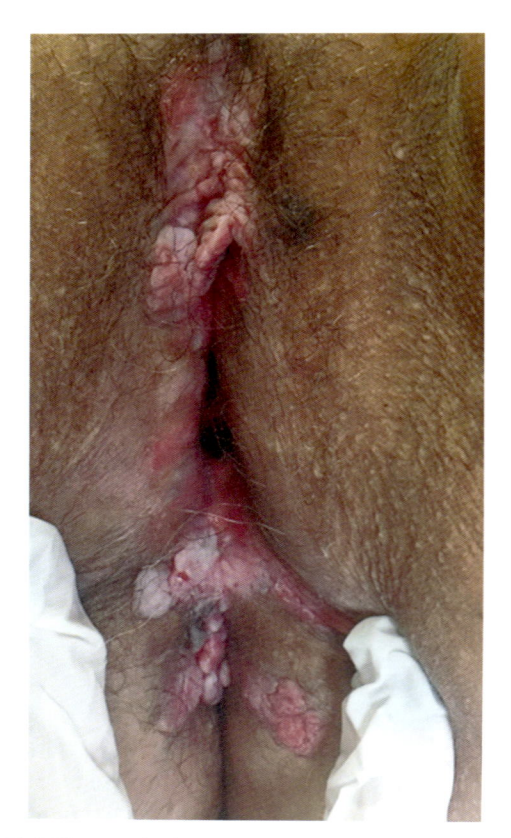

Figura 20.6 HSIL-NIV do tipo usual. Paciente jovem portadora de HIV.

dados sobre a eficácia dessas terapias (5-fluorouracil, imiquimode, interferon-alfa, retinoides). Quando as terapias tópicas falham em tratar essas lesões, a excisão cirúrgica está indicada. Entretanto, apesar das terapias realizadas, essas mulheres apresentam níveis mais altos de persistência e recorrência das lesões do que a população em geral.

RECORRÊNCIA

A NIV não tratada pode persistir, progredir ou desaparecer. A NIV diferenciada tem risco maior de evoluir para carcinoma de células escamosas (CCE) do que a HSIL-NIV do tipo usual com menor tempo de progressão para a NIV diferenciada. Um terço das mulheres desenvolve recorrência da NIV independentemente do tratamento empregado. Os fatores de risco para recorrência incluem imunossupressão, doença multifocal ou multicêntrica, lesões grandes ou com margens positivas no espécime excisado e tabagismo. É mandatório o tempo prolongado de vigilância de todo o trato genital após o tratamento, sendo sugerido o acompanhamento a cada 6 meses nos primeiros 5 anos após o tratamento e em seguida anualmente.

Prevenção

A imunização com a vacina HPV quadrivalente ou nonavalente, efetiva contra os genótipos 6, 11, 16 e 18 e 6, 11, 16, 18, 31, 33, 45, 52 e 58, respectivamente, tem-se mostrado importante para diminuir o risco de HSIL-NIV do tipo usual, devendo ser recomendada para meninas e mulheres nas idades indicadas. O tabagismo é fortemente associado à HSIL-NIV do tipo usual, e sua interrupção deve ser encorajada. A NIV diferenciada pode estar associada a dermatoses de vulva, e o tratamento dessas doenças, especialmente do líquen escleroso, reduz o risco de câncer.

CONSIDERAÇÕES FINAIS

As lesões vulvares frequentemente se desenvolvem em mulheres jovens que permanecem assintomáticas. Portanto, todas as mulheres devem ser estimuladas a realizar o autoexame dos genitais externos para identificar lesões iniciais. Mulheres na pós-menopausa precisam ser orientadas sobre a importância do exame vulvar anual mesmo que o rastreamento para as lesões do colo uterino já tenha sido interrompido. Essas medidas dão margem a terapias menos radicais e com mais chance de sucesso. O diagnóstico precoce depende do exame cuidadoso da vulva sob iluminação adequada e a intervalos regulares. Uma vez identificadas lesões suspeitas, a biópsia deve ser prontamente realizada para confirmação histológica, lembrando sempre que a lesão pode ser multifocal e que outros sítios devem ser examinados. A escolha do tratamento vai depender do risco de câncer, da extensão da doença, da localização das lesões e do desejo da paciente.

Leitura complementar

Bornstein J, Bogliatto F, Haefner HK, et al. The 2015 International Society for the Study of Vulvovaginal Disease (ISSVD) Terminology of vulvar squamous intraepithelial lesions. J Low Genit Tract Dis 2016; 20:11.

Darragh TM, Colgan TJ, Thomas Cox J et al. Members of the LAST Project Work Groups. The Lower Anogenital Squamous Terminology Standardization project for HPV-associated lesions: background and consensus recommendations from the College of American Pathologists and the American Society for Colposcopy and Cervical Pathology. Int J Gynecol Pathol 2013; 32:76-115.

Dedes KJ, Beneder C, Samartzis N et al. Outcome of treated anogenital intraepithelial neoplasia among human immunodeficiency virus-infected women. J Reprod Med 2008; 53:947.

Di Saia PJ, Creasman WT. Clinical gynecologic oncology. 8. ed. Elsevier.

Holschneider CH. Vulvar intraepithelial neoplasia. UpToDate 2017. Disponível em: <http://www.uptodate.com/online>. Acesso em 17 de março de 2017.

Management of vulvar intraepithelial neoplasia. Committee Opinion No. 675. American College of Obstetricians and Gynecologists. Obstet Gynecol 2016; 128:e178-82.

Reyes MC, Cooper K. An update on vulvar intraepithelial neoplasia: terminology and a practica approach to diagnosis. J Clin Pathol 2014; 67:290.

Ridley CM, Neil SM. A vulva. 2. ed. Rio de Janeiro: Revinter.

Van de Nieuwenhof HP, Bulten J, Hollema H et al. Differentiated vulvar intraepithelial neoplasia is often found in lesions, previously diagnosed as lichen sclerosus, which have progressed to vulvar squamous cell carcinoma. Mod Pathol 2011; 24:297.

Van Seters M, Van Beurden M, de Craen AJ. Is the assumed natural history of vulvar intraepithelial neoplasia III based on enough evidence? A systematic review of 3322 published patients. Gynecol Oncol 2005; 97:645.

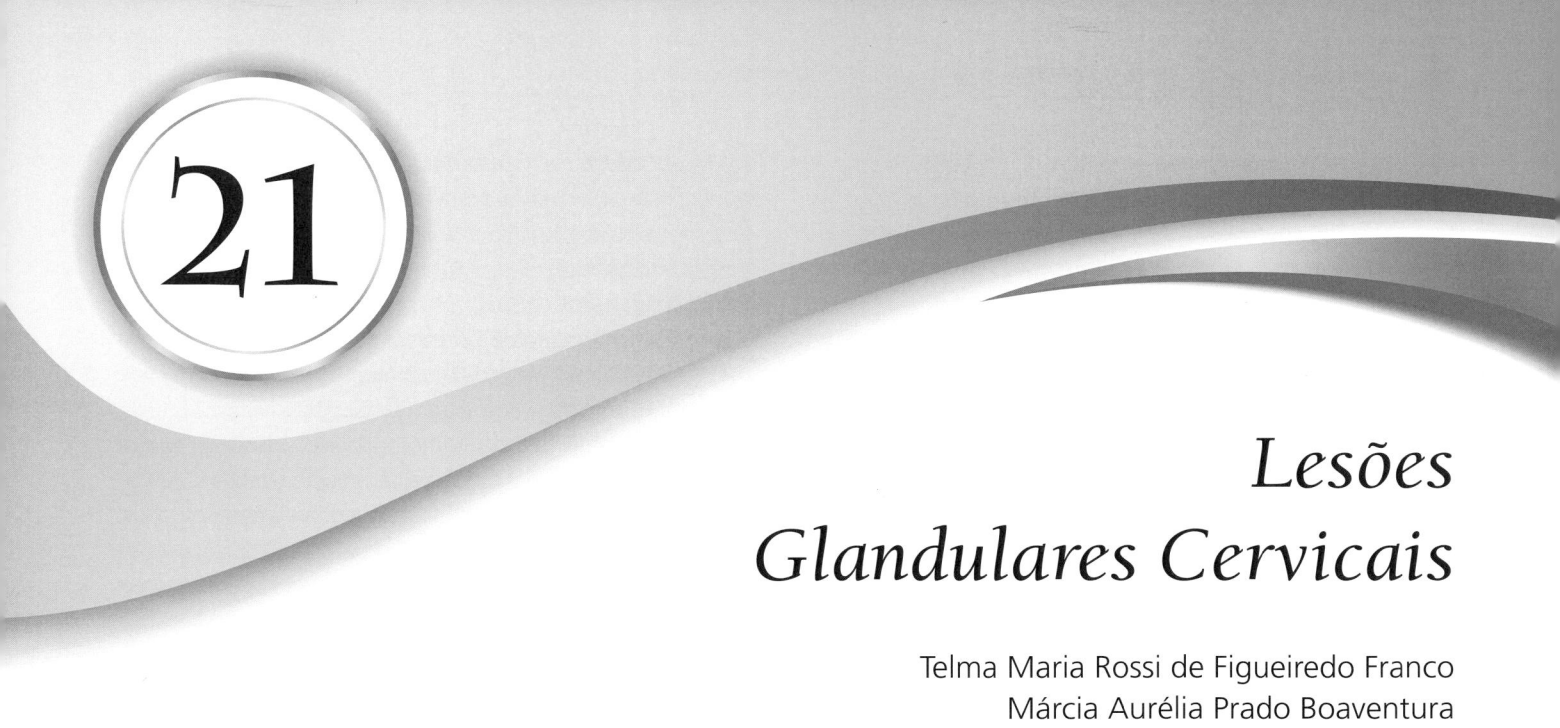

Lesões Glandulares Cervicais

Telma Maria Rossi de Figueiredo Franco
Márcia Aurélia Prado Boaventura

ATIPIAS EM CÉLULAS GLANDULARES

As atipias glandulares cervicais (AGC) são achados citológicos raros, mas de significado representativo por apresentarem elevada probabilidade de anormalidades histológicas significativas, podendo estar associadas a lesões malignas e pré-malignas em cerca de 30% dos casos.

As lesões cervicais glandulares têm sido identificadas citológica e histologicamente em número crescente. Em 1979, Chrisopherson estimou a taxa de um adenocarcinoma *in situ* (AIS) para 239 carcinomas de células escamosas (CCE) *in situ* do colo. Desde então, a incidência desse adenocarcinoma vem aumentando em relação à de CEE.

O aumento crescente das atipias glandulares se deve, provavelmente, à maior observância e ao treinamento dos citologistas, ao aperfeiçoamento na coleta do material, bem como ao aumento real dos casos de lesões glandulares.

Incidência

As lesões cervicais glandulares são raras e encontradas em aproximadamente 0,1% a 2,1% das citologias, enquanto as atipias escamosas são dez vezes mais frequentes.

Em estudo que envolveu 75.000 citologias cervicais, o achado de AGC foi mais frequente em mulheres com idades variando entre 40 e 69 anos, em contraste com as atipias de células escamosas, mais comuns em mulheres entre 15 e 29 anos de idade.

No Brasil, a incidência de ACG foi de 0,13% entre todos os exames satisfatórios realizados e de 4,3% quando considerados apenas os resultados alterados.

Na Bélgica, as células glandulares atípicas de significado indeterminado (AGC) são diagnosticadas em 0,1% das citologias. Em outras publicações, esses valores oscilam entre 0,08% e 0,81%.

O risco de neoplasia é maior quando a AGC é favorável à neoplasia ou AIS e em associação à neoplasia intraepitelial cervical de grau 2 ou maior (NIC 2+) e é pequeno em pacientes com menos de 35 anos de idade, mas a investigação intensiva é necessária em todas as idades.

Idade

A idade pode ser um fator de risco associado a lesões histológicas tanto glandulares como escamosas, as quais parecem ser mais frequentes em pacientes com mais de 35 anos.

A idade parece também predizer o tipo de lesão encontrada. As anormalidades glandulares do tipo endometrial são mais comuns em pacientes mais velhas, enquanto as lesões cervicais, principalmente as escamosas, são mais frequentemente encontradas em jovens. Por exemplo, em um estudo, mulheres com mais de 50 anos apresentaram risco de 8% de neoplasia de corpo uterino, enquanto naquelas na pré-menopausa o risco foi de 1%.

Em outro estudo, envolvendo 3.054.328 mulheres de 23 a 59 anos de idade (média de 45 anos), na Suécia, foram encontrados 14.625 casos de AGC.

As AGC encontradas no rastreamento cervical estão associadas a risco alto e persistente de câncer nos 15 anos seguintes, particularmente quando relacionadas com adenocarcinoma cervical e em mulheres de 30 a 39 anos de idade.

O risco de malignidade aumenta com a idade e parece ser maior a partir dos 50 anos, ao passo que é mais frequente o achado de lesões escamosas e pré-malignas nas pacientes mais jovens.

Terminologia

A terminologia usada para a citologia cervical foi desenvolvida em Bethesda em 1988 e revisada em 2001 (Quadro 21.1):

- **AGC:** endocervical, endometrial ou sem outras especificações (SOE) – a antiga atipia glandular de significado indeterminado (AGUS).
- **Atipia glandular favorecendo neoplasia:** endocervical, endometrial ou SOE, sugestiva, mas não suficiente para interpretar como adenocarcinoma.
- **Adenocarcinoma *in situ* (AIS).**
- **Adenocarcinoma.**

Na presença de células glandulares na citologia, deve ser avaliada a presença dessas lesões ou de neoplasia.

Em algumas situações pode ser necessária a coleta de amostra cervical para o exame citopatológico na mesma consulta em que se pretende realizar a colposcopia, havendo dúvida quanto ao momento adequado para a obtenção desse material, o qual, se coletado antes, poderia prejudicar a colposcopia ou, caso depois, esta poderia ser prejudicada pelo uso dos reagentes.

Quando necessária a coleta de amostra citológica, esta deve ser priorizada e é melhor que anteceda a colposcopia (grau de recomendação B). Os profissionais devem realizar a colposcopia em seguida ou em outra oportunidade. Quando a coleta não tiver sido antecipada, a aplicação do

Quadro 21.1 Terminologia usada para classificação das atipias em células glandulares

Células glandulares atípicas
Endocervicais
Endometriais
Sem outras especificações (SOE)
Células glandulares atípicas favorecendo neoplasia
Endocervicais
Endometriais
Sem outras especificações (SOE)
Adenocarcinoma *in situ* (AIS)
Adenocarcinoma

ácido acético não contraindica a nova coleta citológica, o que deve ser informado no pedido do exame.

Diagnóstico

CITOLOGIA

A citologia é o exame de rotina para detecção de câncer e lesões pré-malignas cervicais. O exame foi elaborado por Papanicolau, em 1941, e posteriormente foram surgindo modificações, como a citologia em base líquida. A coleta para citologia deve incluir material da ectocérvice e do canal endocervical.

Para a coleta de um bom material do canal endocervical deve ser usada a espátula de Ayre associada à escova cervical, o que aumenta de 44% para 79% o número de esfregaços cervicais contendo células endocervicais, em comparação com o uso da espátula isoladamente. As cerdas da escova devem ser introduzidas totalmente no canal e realizada a rotação de 180 graus.

DIFICULDADES NO DIAGNÓSTICO DAS LESÕES GLANDULARES

O diagnóstico das lesões glandulares é relativamente mais difícil do que das escamosas. Estas costumam ser total ou parcialmente visualizadas à colposcopia, o que não acontece com as lesões glandulares, geralmente localizadas no canal cervical, o que dificulta ou impede sua visualização.

Essas lesões podem ser pequenas e localizadas no alto do canal cervical. Podem ser encontradas apenas poucas células endocervicais, ou estas podem não ser identificadas pelo exame. A citologia oncótica apresenta sensibilidade menor para o diagnóstico das lesões glandulares.

Pode ser difícil para o patologista diferenciar as células escamosas de alto grau das células glandulares, endometriais, endocervicais reativas e da metaplasia tubária ou endometriose cervical.

COLPOSCOPIA

As lesões intraepiteliais cervicais escamosas são na maioria das vezes colposcopicamente visíveis em toda a sua extensão, mas não se pode dizer o mesmo em relação às lesões glandulares cervicais, que podem estar localizadas parcial ou totalmente no canal cervical, o que dificulta a colposcopia.

O diagnóstico das lesões glandulares durante a colposcopia se torna mais difícil porque, além da dificuldade de acesso em virtude da ausência de achados colposcópicos patognomônicos, existe a possibilidade de as lesões serem multifocais e localizadas dentro das criptas.

Os achados anormais também podem estar presentes na zona de transformação (ZT) à semelhança do observado na doença escamosa.

A ZT tem sido reconhecida como a região preferencial para as lesões pré-invasivas do colo uterino. Dessa maneira, é de suma importância a visualização completa da junção escamocelular (JEC). Caso a JEC não seja totalmente visualizada, pode-se lançar mão de recursos como uso de espéculo cervical, cervicoscopia ou maior abertura do espéculo vaginal. Na pós-menopausa, a JEC e a ZT tendem a mover-se em direção ao interior do canal cervical. Recomenda-se o uso de estrogenoterapia oral ou vaginal em pacientes com citologia alterada e JEC não visível (sucesso de 82%).

A curetagem do canal endocervical deverá ser realizada se a colposcopia não apresentar alterações.

HISTOLOGIA

A presença de células glandulares atípicas na citologia cervical é incomum, podendo estar associada a condições benignas, pré-malignas e malignas. Entre as lesões benignas podem ser encontrados pólipos cervicais e endometriais, metaplasia tubária, adenose vaginal, quadros inflamatórios, efeitos radiógenos, gestação, uso prolongado de progestogênios, artefatos da própria escovação, uso de dispositivo intrauterino (DIU), endometriose cervical e alterações reativas (conização, cauterizações ou biópsias). Entre as lesões pré-malignas e malignas estariam incluídas as lesões intraepiteliais glandulares e escamosas, adenocarcinoma de colo e endométrio, além de neoplasias extrauterinas (tubárias, ovarianas e intestinais).

Pode não ser encontrada alteração histológica em pacientes com citologia revelando AGC, mas esta também pode estar associada à NIC ou ao câncer. Portanto, deve ser investigada. A associação de AGC a lesões malignas e pré-malignas é de 15% a 56% em todas as AGC, favorecendo a neoplasia.

Em estudo envolvendo 22.662 citologias foram encontrados 68 casos de AGC, nove de AGC favorecendo neoplasia e sete de coexistência de atipias escamosas associadas a atipias glandulares.

O Quadro 21.2 apresenta outros dados referentes à AGC.

Em revisão de 2011, mulheres com citologia revelando AGC apresentaram os seguintes resultados no exame histopatológico:

- Carcinoma escamoso invasivo em 1,43% a 4,4% dos casos.
- Adenocarcinoma cervical em 1,4% a 18% dos casos.
- Adenocarcinoma endometrial em 0,2% a 29% dos casos.

Quadro 21.2 Achados histológicos significativos em citologias revelando AGC.

NIC (%)	4,6 a 35,2
Displasia glandular/AIS (%)	1,1 a 15,7
Hiperplasia glandular (%)	1,2 a 3,7
Neoplasia (%)	0,8 a 35,5

- Lesões benignas em 20% a 80% dos casos. Esse estudo mostra a necessidade de exame histológico em todas as pacientes com atipias glandulares.

Entre as alterações histolológicas encontradas na presença de atipias glandulares, 12% a 46% apresentam origem glandular, embora alguns estudos citem a neoplasia intraepitelial escamosa como a forma mais comum, encontrada em 9% a 54% dos casos. A NIC é, portanto, a forma mais comum de neoplasia em mulheres com AGC.

Lesões glandulares e escamosas geralmente estão associadas. Metade das mulheres com biópsia confirmada de AIS apresenta anormalidades escamosas coexistindo com a glandular. O risco de coexistência de lesões intraepiteliais com AIS é maior nas mulheres na pré-menopausa do que naquelas na pós-menopausa.

Conforme mencionado, as ACG são consideradas lesões de alto risco porque estão associadas à NIC 2/3 ou câncer em 15% a 56% dos casos, sendo as NIC mais comuns em pacientes com menos de 40 anos e as neoplasias invasivas mais frequentes em pacientes mais velhas.

HPV

Os tipos de HPV mais comumente encontrados em pacientes com AGC e AIS são o 16 e o 18.

Embora o adenocarcinoma cervical esteja associado ao HPV e possa ser detectado com o teste para o DNA do HPV, o mesmo não acontece com o câncer de endométrio. O teste negativo para HPV pode ser utilizado para identificar mulheres com risco maior para doença endometrial do que cervical. O risco de câncer endometrial é pequeno em mulheres jovens e sem fatores de risco para câncer endometrial, porém é muito maior em mulheres mais velhas e mais jovens com fatores de risco, como sangramento vaginal.

Conduta
AVALIAÇÃO INICIAL

A presença de AGC é um marcador significativo de doença pré-maligna ou maligna do colo, endométrio e, menos frequentemente, de outros orgãos pélvicos. Essas pacientes devem ter todos os sítios avaliados, e a abordagem deve ser individualizada para cada subcategoria de AGC.

Todas as categorias de AGC

As pacientes com diagnóstico citológico de AGC devem ser encaminhadas para colposcopia (grau de recomendação A). Durante a colposcopia deve ser realizada nova coleta de material para citologia com especial atenção para o canal cervical. Também pode ser solicitada revisão da lâmina anterior (grau de recomendação A) (Figura 21.1). A repetição da citologia é inaceitável em pacientes sem investigação prévia (grau de recomendação DII).

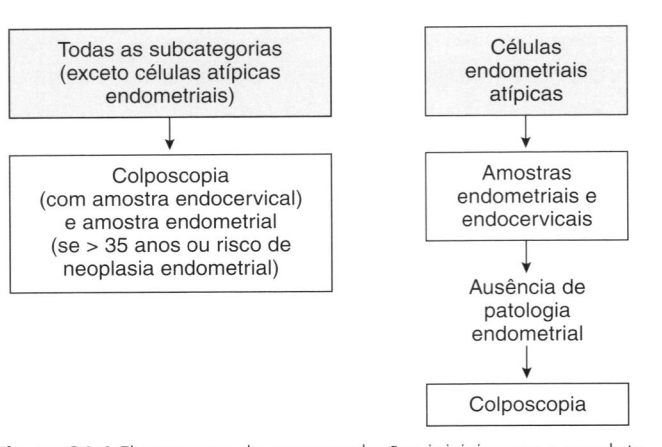

Figura 21.1 Fluxograma de recomendações iniciais para a conduta em mulheres com diagnóstico citológico de AGC.

Todas as lesões colposcópicas encontradas devem ser biopsiadas. Se o resultado da biópsia revelar alteração escamosa, deve-se tentar excluir lesão glandular associada. Caso o exame histopatológico do material dessa biópsia seja compatível com AIS ou câncer, a lesão deve ser tratada conforme protocolo específico.

As lesões visualizadas à colposcopia devem ser biopsiadas, devendo ser realizada uma amostragem do canal endocervical por meio do esfregaço cervical ou da curetagem do canal cervical caso não sejam visualizadas alterações colposcópicas. Não existe consenso quanto à melhor abordagem do canal a ser realizada. Enquanto alguns estudos estimulam a realização da curetagem endocervical, outros relatam melhores resultados com o uso do esfregaço endocervical.

Nas pacientes com citologia revelando AGC e idade ≥ 35 anos, ou nas mais jovens com fatores de risco para neoplasia endometrial, deve ser coletada amostra de endométrio.

AGC endometrial

As mulheres que apresentam células endometriais na citologia revelando AGC ou AGC que favoreça neoplasia devem ser avaliadas por meio da ultrassonografia.

Aquelas pacientes com células atípicas endometriais com mais de 35 anos e mulheres jovens apresentando sangramento endometrial atípico, obesidade e/ou anovulação crônica devem submeter-se à avaliação ultrassonográfica e à coleta de amostra endometrial e endocervical.

Células endometriais atípicas devem ser sempre consideradas anormais, independentemente da idade ou do *status* menstrual. Schnatz e cols. recomendam que inicialmente seja feito o exame do endométrio na presença de células endometriais atípicas.

Avaliação inicial negativa ou com presença de lesão de baixo grau

Naqueles casos em que não for encontrada lesão ou a lesão encontrada for de baixo grau, a avaliação vai depender da

subcategoria da AGC. Se não for encontrada NIC 2+, AIS ou câncer, a paciente pode ser acompanhada com:

- citologias semestrais por 2 anos e, se persistir negativa, citologia anual;
- coteste (associação da citologia com o teste DNA-HPV) com 12 e 24 meses e, se ambos permanecerem negativos, repetir em 3 anos. Se qualquer coteste estiver alterado, a paciente deverá ser encaminhada para colposcopia (BII);
- se houver persistência de citologia positiva para AGC, mas sem o achado de lesões colposcópicas e com avaliação endometrial negativa, devem ser realizadas conização e vaginoscopia em pacientes que foram usuárias de dietilestilbestrol (Figura 21.2).

Avaliação negativa em pacientes com AGC favorecendo neoplasia, AIS e adenocarcinoma

O procedimento excisional deve ser realizado por meio da conização, com o cuidado de fornecer material cujas margens possam ser avaliadas (grau de recomendação BII). Pode ser coletada amostra do coto do canal cervical após o procedimento excisional por meio de curetagem (grau de recomendação BII). Se o resultado for negativo, realiza-se curetagem endometrial. Se persistir negativo, procede-se à avaliação de câncer em outros órgãos pélvicos, como ovários, trompas e intestinos.

Se após o fim das investigações no colo, no corpo uterino e nos órgãos adjacentes houver persistência de AGC na citologia, sem evidência de doença, as pacientes devem ser acompanhadas a cada semestre com citologia e colposcopia até a exclusão de doença pré-invasiva ou invasiva.

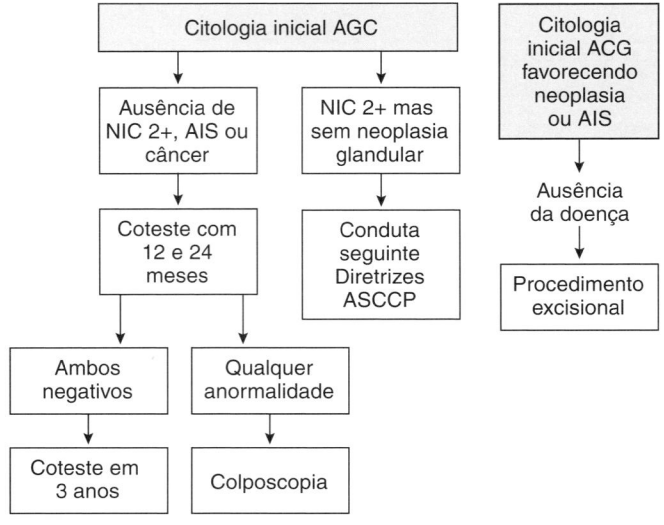

Figura 21.2 Fluxograma de recomendações subsequentes para a conduta em mulheres com diagnóstico citológico de AGC.

A investigação de doença extrauterina também estará indicada nos casos em que persistir o diagnóstico de AGC e se, ao final da investigação, não ter sido possível concluir o diagnóstico de doença uterina (canal endocervical e cavidade endometrial) independentemente da idade da mulher.

O rastreio com o coteste não é recomendado, mas pode ser utilizado para o acompanhamento das pacientes com o mesmo objetivo da citologia isolada, a qual pode ser empregada no seguimento, semestralmente, nos 2 primeiros anos, como mencionado. Já o coteste pode ser empregado anualmente no mesmo período.

A quase totalidade das NIC 3 e das atipias glandulares se situa até o segundo centímetro do canal e, em 99% dos casos, essas lesões se localizam no primeiro centímetro do canal. Com essas informações, recomenda-se a retirada de 2 a 2,5cm de canal, caracterizando a excisão do tipo 3.

Para o tratamento das lesões glandulares atípicas está indicada a excisão do tipo 3. Deve ser preferida uma técnica que produza um espécime íntegro com margens preservadas e adequadas para avaliação histopatológica (grau de recomendação A). Pode ser realizado por meio de cone clássico, excisão a *laser*, cirurgia de alta frequência (CAF) com agulha ou CAF com alça grande.

As recomendações de condutas diferentes em casos de AGC possivelmente não neoplásicas e naquelas em que não se pode excluir lesão intraepitelial de alto grau parecem não se justifica até o momento, considerando que não há evidência da efetividade de alguma conduta inicial específica.

Situações especiais

As mulheres com até 24 anos de idade, aquelas na pós-menopausa e as imunossuprimidas devem ser investigadas como as demais.

Nas gestantes, a conduta é a mesma empregada para as não grávidas (grau de recomendação BII), exceto pelo estudo endometrial. A curetagem endocervical e a biópsia endometrial são inaceitáveis em gestantes (grau de recomendação D).

ADENOCARCINOMA *IN SITU* (AIS)

O AIS do colo é a lesão glandular pré-maligna precursora do adenocarcinoma cervical. O intervalo usual entre a detecção clínica do AIS e a lesão maligna inicial parece estar em torno de 5 anos, o que possibilita ampla oportunidade de diagnóstico e intervenção, prevenindo a ocorrência da doença invasiva.

Incidência

A incidência de AIS e adenocarcinoma tem aumentado nas últimas décadas, principalmente em mulheres jovens, contribuindo para isso a melhora da eficácia do rastreio e o aumento da exposição aos fatores promotores da neoplasia glandular, como o uso de contraceptivos e a exposição ao HPV, principalmente aos HPV 16 e 18.

A forte associação entre o HPV 18 e o adenocarcinoma pode ser secundária à preferência desse tipo de HPV pelo canal cervical. Entre 1976 e 1995, a incidência de AIS passou de 0,21 para 1,25 por 100.000 mulheres.

O AIS e o adenocarcinoma são menos comuns do que o CCE e seus precursores, na proporção de 25% por 70% (a incidência do adenocarcinoma corresponde a aproximadamente um quarto da incidência do CCE).

Idade

A média de idade encontrada em mulheres com AIS de colo uterino foi de 36,9 anos em uma grande metanálise.

Histopatologia

As lesões se originam usualmente na ZT e se dirigem para dentro do canal cervical. Aproximadamente 10% a 15% das pacientes apresentam lesões multifocais, podendo ser separadas por epitélio normal de até 2mm que revela aspecto de lesões salteadas. Podem ser encontradas na parte alta do canal endocervical e englobar as fendas do epitélio.

O AIS puro pode apresentar risco maior de recidiva do que o adenocarcinoma associado à NIC 2/3.

As lesões com mais de 8mm e margem endocervical comprometida apresentam risco maior de doença persistente ou recidivante.

Sintomatologia

As pacientes portadoras de AIS do colo, na maioria absoluta das vezes, são assintomáticas e raramente podem apresentar sangramento vaginal espontâneo ou pós-coito.

Diagnóstico

O diagnóstico é histológico e realizado por meio de biópsia do colo, curetagem do canal cervical ou conização. A biópsia deve ser realizada sob visão colposcópica. Caso não se encontre lesão suspeita à colposcopia, deve-se realizar curetagem endocervical ou conização.

COLPOSCOPIA

A colposcopia raramente é satisfatória porque as lesões podem estar dentro do canal cervical. As alterações colposcópicas, quando encontradas, são inespecíficas e sutis, sugerindo ectopia.

Foram descritas três aparências colposcópicas da doença glandular:

- Expressão papilar se assemelhando à ZT imatura.

- Área vermelha e branca malhada, plana e se assemelhando também à ZT imatura.
- Uma ou mais lesões densamente acetobrancas isoladas e elevadas, sobrejacentes ao epitélio glandular.

CONIZAÇÃO

Em todas as pacientes com diagnóstico firmado de AIS por meio de biópsia colposcopicamente dirigida ou curetagem cervical visando avaliar a extensão da doença devem ser excluídas doença invasiva e a coexistência de lesão escamosa por meio da conização.

Também está indicada a conização quando a citologia revela AGC favorável à neoplasia, AIS ou adenocarcinoma, a colposcopia não apresenta alterações e a curetagem de canal é negativa.

O tratamento de escolha para o AIS consiste em conização seguida de histerectomia; no entanto, em pacientes com desejo de engravidar, a conduta conservadora pode ser uma alternativa aceitável, embora persistam dúvidas quanto à sua segurança. Em revisão de literatura, a atitude conservadora foi associada à recidiva em 5% a 10% dos casos e à doença invasiva em 2%. Os resultados da conização clássica, do *laser* e da CAF podem ser aceitáveis, mas o cone clássico é o método excisional preferido. A CAF é aceitável quando a lesão é visualizada na colposcopia e removida integralmente com uma passagem da alça e se as margens são adequadas.

As condições para o tratamento conservador do AIS do colo uterino são mostradas no Quadro 21.3.

Quando se compara a conização realizada com bisturi com a cirurgia de alta frequência para o AIS, as margens podem estar livres em 72% com cone clássico e 47% com a CAF. Como as lesões podem ser multifocais, alguns estudos preconizam a realização de cone clássico para que as margens possam ser mais bem avaliadas.

No AIS, a margem não comprometida não significa necessariamente ausência de lesão residual no colo, sendo indicada a histerectomia para pacientes com a prole constituída. Se houver comprometimento das margens cirúrgicas no cone e desejo de manter a fertilidade, está indicada nova conização ou amputação cônica (Quadro 21.4 a 21.6).

Quadro 21.3 Condições para o tratamento conservador do AIS do colo uterino.

Conização com margens negativas
Cone com altura de pelo menos 25mm
Curetagem endocervical negativa após realização do cone
Concordância da paciente
Controle rigoroso

Quadro 21.4 Comparação entre CAF e cone clássico no AIS com relação ao comprometimento das margens

	CAF	Cone clássico
Número de pacientes	607	952
Margens comprometidas	266 (44%)	274 (29%)

Quadro 21.5 Comparação entre CAF e cone clássico no AIS em relação à doença residual associada a margens comprometidas

	CAF	Cone clássico
Número de pacientes	61	94
Evento	17 (28%)	36 (38%)

Qaudro 21.6 Comparação entre CAF e cone clássico no AIS em relação à recidiva

	CAF	Cone clássico
Número de pacientes	142	177
Recidiva	10 (7%)	10 (5,6%)

A CAF e a conização clássica apresentaram o mesmo resultado após tratamento de AIS, com a mesma taxa de margens negativas, diagnóstico de carcinoma invasivo e recidiva de AIS ou câncer invasivo.

A curetagem endocervical após a conização para o AIS do colo uterino pode fornecer melhores informações sobre o risco de doença residual, embora os dados sejam conflitantes. Quando tanto as margens do cone como a curetagem após a conização forem negativas, o risco de doença residual é de 14%, e a paciente pode ser tratada conservadoramente. Quando a curetagem após a conização ou as margens do cone estão comprometidas, o risco de doença residual aumenta consideravelmente, e o risco de a paciente apresentar câncer é de 12% a 17%, devendo ser submetida a nova excisão.

Algumas pacientes com diagnóstico de AIS na biópsia não apresentarão lesão residual na peça de conização, mas, mesmo assim, essas pacientes deverão ser acompanhadas rotineiramente.

A exérese do colo para o tratamento do AIS pode estar associada a aumento significativo das complicações obstétricas, como rotura prematura de membrana, trabalho de parto prematuro e recém-nascido com baixo peso.

A taxa de recidiva para o AIS foi de 2,6%, em metanálise, quando as margens eram negativas, e 19,4%, quando as margens eram comprometidas. O adenocarcinoma invasor foi associado a margens livres em 0,1% e a margens comprometidas em 5,2% dos casos.

O comprimento do cone deve ser ≥ 25mm, e a distância entre a borda do cone e a borda da lesão deve ser > 10mm (Figuras 21.3 e 21.4).

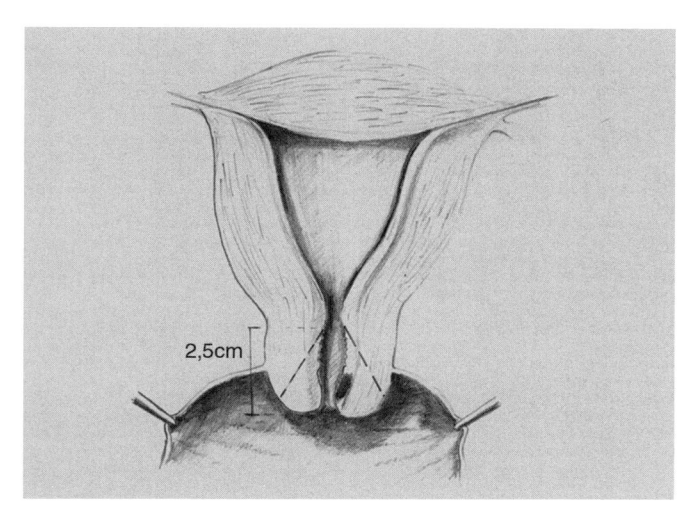

Figura 21.3 Altura do cone.

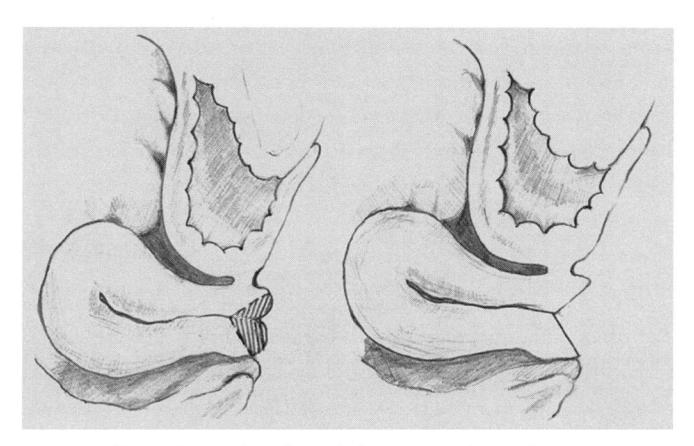

Figura 21.4 Visão lateral do útero após conização.

VANTAGENS DA CAF

A facilidade na aquisição de habilidade por parte do cirurgião é maior na CAF do que na conização clássica ou por *laser*.

A CAF pode ser benéfica também porque, ao contrário do cone clássico, não exige anestesia geral e pode estar relacionada com redução da morbidade.

A persistência da lesão após o tratamento não foi inferior aos resultados obtidos com a conização clássica, e a CAF pode ser recomendada como método apropriado para o tratamento do AIS em pacientes selecionadas.

Para o tratamento conservador do AIS, tanto a conização clássica como a CAF são seguras e efetivas. Os resultados oncológicos são comparáveis e, quanto aos resultados obstétricos, a CAF apresenta menos complicações do que o cone clássico. A CAF pode ser a opção preferida para as pacientes que desejam a preservação da fertilidade (Figura 21.5).

CUIDADOS PARA A CONIZAÇÃO

- Medir o canal cervical.
- Aplicar solução de Schiller.

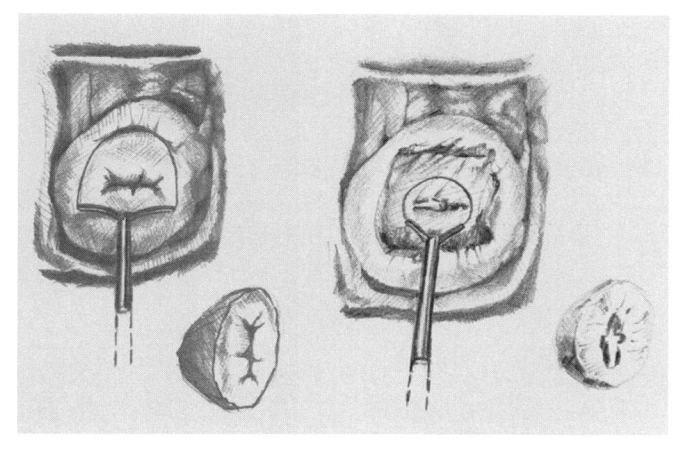

Figura 21.5 Cirurgia de alta frequência (CAF).

- Usar lâmina 11 para incisão.
- Iniciar incisão nas posições de 3 ou 9 horas, incisando inicialmente o lábio posterior.
- Incluir toda a ZT com margem de 2 a 3mm.
- Exérese da peça em monobloco.
- Marcar a peça na posição de 12 horas para orientação do patologista.
- Cauterização.
- Aplicação de solução de Monsel.
- Tamponamento vaginal, se necessário.

VARIAÇÕES DA TÉCNICA DE CONE CLÁSSICO

- Ponto hemostático nas posições de 3 e 9 horas.
- Ponto hemostático ao redor de todo o colo, em caso de colos hipertróficos.
- Exposição do colo com os pontos hemostáticos.
- Outra opção é não fazer pontos hemostáticos no início do procedimento e proceder à infiltração com adrenalina.
- Cauterização após exérese da peça.
- Rafia com pontos ao redor do colo se houver persistência do sangramento (Figura 21.6).

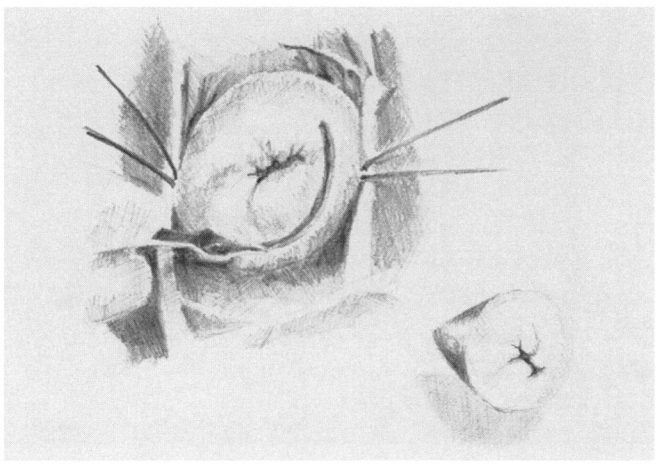

Figura 21.6 Conização clássica.

Há risco significativo de lesão persistente ou recidiva em mulheres submetidas a tratamento conservador de AIS mesmo com margens histológicas negativas. Por esse motivo está indicada a histerectomia nas pacientes com prole constituída.

A conização a *laser* apresenta os mesmos efeitos térmicos da CAF, mas o tamanho da peça é semelhante ao utilizado no cone clássico. Seu uso é limitado porque exige treinamento específico e equipamento de alto custo.

HISTERECTOMIA

Pelo fato de o AIS apresentar distribuição multifocal e ser encontrado nas porções mais altas do canal cervical e dentro das fendas endocervicais, mesmo as pacientes com margens negativas no cone e curetagem endocervical negativa podem não ter a lesão totalmente excisada, sendo a histerectomia o tratamento preconizado para o AIS em mulheres com prole constituída.

A histerectomia pode ser extrafascial, e os ovários podem ser preservados.

Se a paciente apresentar margem comprometida na conização, sugere-se a repetição do procedimento antes da histerectomia para excluir doença invasiva. A histerectomia deverá ser realizada 6 semanas após a conização para resolução do processo inflamatório.

Seguimento

As pacientes submetidas a tratamento de AIS do colo uterino por conização necessitam de controle regular e cuidadoso em face do risco de recidiva e de câncer invasor.

A colposcopia após conização pode ser insatisfatória em razão da dificuldade de visualização da ZT. As pacientes que foram submetidas à conização devem submeter-se à histerectomia após definição da prole.

O controle após o tratamento por AIS pode ser realizado por meio da pesquisa de HPV de alto risco associada à citologia. A associação dos métodos se mostrou mais vantajosa do que a citologia isolada em monitorar conservadoramente as pacientes tratadas de AIS do colo porque a citologia tem maior chance de falso-negativo, o que pode retardar o tratamento adequado.

A recidiva após histerectomia por AIS é rara, mas, mesmo assim, é sugerido controle semestral por 1 ano e anual depois, indefinidamente.

Se houver recidiva após a histerectomia, deve-se proceder, preferencialmente, ao tratamento excisional.

Leitura complementar

2012 Updated Consensus Guidelines for the Management of Abnormal Cervical Cancer Screening Tests and Cancer Precursors. J Low Genit Tract Dis 2013; 17(3):367.

Arbyn M, Kyrgiou M, Simoens C et al. Perinatal mortality and other severe adverse pregnancy outcomes associated with treatment of cervical intraepithelial neoplasia: meta-analysis BMJ 2008; 337:a1284.

Brasil. Ministério da Saúde. Departamenteo de Informática do SUS. SISCOLO/SISMAMA – Sistema de Informação do câncer do colo do útero e Sistema de Informação do câncer de mama [internet]. Disponível em: http://datasus.saude.gov.br/sistemas-e-aplicativos/epidemiologicos/siscolo-sismama. Acesso em: 15 de setembro de 2017.

Bullphelps SL, Garner EI, Walsh CS, Gehrig PA, Miller DS, Schorge JO. Fertility-sparing surgery in 101 women with adenocarcinoma in situ of the cervix. Gynecol Oncol 2007; 107(2):316-9.

Campaner AB, Galvão MALG, Santos RE, Aoki T. Células glandulares atípicas em esfregaços cervicovaginais: significância e aspectos atuais. J Bras Patol Med Lab 2007; 43(1):37-73.

Carmen MG, Schorge JO. Cervical adenocarcinoma in situ. UpTodate. 2017.

Cervical cancer screening tests: Techniques for cervical cytology and human papillomavirus testing. UpToDate 2017.

Christopherson WM. The subclinical stages of carcinoma of the uterine cervix and possible precursor lesions. Int J Radiat Oncol Biol Phy 1979; 5(7):1021-6.

Codde E, Munro A, Stewart C et al. Risk of persistent or recurrent cervical neoplasia in patients with 'pure' adenocarcinoma-in-situ (AIS) or mixed AIS and high-grade cervical squamous neoplasia (cervical intra-epithelial neoplasia grades 2 and 3 (CIN 2/3): a population-based study. BJOG 2017.

Codde E, Munro A, Stewart C et al. Risk of persistent or recurrent cervical neoplasia in patients with 'pure' adenocarcinoma-in-situ (AIS) or mixed AIS and high-grade cervical squamous neoplasia (cervical intra-epithelial neoplasia grades 2 and 3 (CIN 2/3): a population-based study. BJOG 2017.

Cohen PA, Brand A, Sykes P et al. Excisional treatment in women with cervical adenocarcinoma in situ (AIS): a prospective randomised controlled non-inferiority trial to compare AIS persistence/recurrence after loop electrosurgical excision procedure with cold knife cone biopsy: protocol for a pilot study. BMJ Open 2017; 7(8):e017576.

Costa S, Negri G, Sideri M et al. Human papillomavirus (HPV) test and PAP smear as predictors of outcome in conservatively treated adenocarcinoma in situ (AIS) of the uterine cervix. Gynecol Oncol 2007; 106(1):170-6.

Costa S, Negri G, Sideri M et al. Human papillomavirus (HPV) test and PAP smear as predictors of outcome in conservatively treated adenocarcinoma in situ (AIS) of the uterine cervix. Gynecol Oncol 2007; 106(1):170-6.

Costales AB, Milbourne AM, Rhodes HE et al. Risk of residual disease and invasive carcinoma in women treated for adenocarcinoma in situ of the cervix. Gynecol Oncol 2013; 129(3):513-6.

Demay RM. The pap test: exfoliative gynecologic cytology. Chicago. ASCP Press, 2005.

Di Saia PJ. Preinvasive disease of the cervix. In: Creasman W, Mannell R, McMeekin S, Mutch D (eds.) Clinical gynecologic oncology. Philadelphia: Elsevier, 2012:1-30.

Diretrizes Brasileiras para o Rastreamento do Câncer do Colo do Útero. 2. ed. Rio de Janeiro: INCA, 2016.

Doornewaard H, van der Graaf Y. Contribution of the cytobrush to determining cellular composition of cervical smears. J Clin Pathol 1990; 43(5):393-6.

Franco TMRF, Boaventura MAP, Bicalho DS. Preservação da fertilidade no tratamento do câncer de colo uterino. In: Marinho RM (ed.) Preservação da fertilidade: uma nova fronteira em medicina e oncologia. Rio de Janeiro: MedBook, 2015:205-16

Goodman A, Huh WK. Cervical cytology: evaluation of atypical and malignant glandular cells. UpToDate 2017.

Graesslin O, Dedecker F, Collinet P et al. Prise en charge de l'adénocarcinome in situ du col utérin. Gynécol Obstét Fertil 2006; 34(12):1178-84.

Jiang Y, Chen C, Li L. Comparison of cold-knife conization versus loop electrosurgical excision for cervical adenocarcinoma in situ (acis): a systematic review and meta-analysis. PLos One 2017; 12(1):e0170587.

Jiang Y, Chen C, Li L. Comparison of cold-knife conization versus Loop electrosurgical excision for cervical adenocarcinoma in situ (ACIS): A systematic review and meta-analysis. PLOS ONE 2017; 12(1): e0170587.

Koliopoulos G, Arbyn M, Martin-Hirsch P, Kyrgiou M, Prendiville W, Paraskevaidis E. Cytology versus HPV testing for cervical cancer screening in the general population. Cochrane Database of Systematic Reviews 2010.

Kong TW, Son JH, Chang SJ, Paek J, Lee Y, Ryu HS. Value of endocervical margin and high-risk human papillomavirus status after conization for high-grade cervical intraepithelial neoplasia, adenocarcinoma in situ, and microinvasive carcinoma of the uterine cervix. Gynecol Oncol 2014; 135(3):468-73.

Latif NA, Neubauer NL, Helenowski IB, Lurain JR. Management of adenocarcinoma in situ of the uterine cervix. Journal of Lower Genital Tract Disease 2015; 19(2):97-102.

Marchiole P, Tigaud JD, Constantine S et al. Neoadjuvant chemotherapy and vaginal radical trachelectomy for fertility-sparing treatment in women affected by cervical câncer (FIGO stage IB-IIA1). Gynecol Oncol 2011; 122(3):484-90.

Marques JPH, Costa LB, Pinto APS et al. Células glandulares atípicas e câncer de colo uterino: revisão sistemática. Rev Assoc Med Bras 2011; 57(2):234-38.

Massad L, Einstein M, Huh W et al. 2012 Updated consensus guidelines for the management of abnormal cervical cancer screening tests and cancer precursors. J Low Genit Tract Dis 2013;17:S1-S27.

Mulhem E, Amin M, Copeland J, Sharma J, Hunter S. Type-specific human papillomavirus DNA detected in atypical glandular cell Pap tests. Acta Cytol 2012; 56(2):155-9.

Munro A, Codde J, Spilsbury K et al. Risk of persistent or recurrent neoplasia in conservatively treated women with cervical adenocarcinoma in situ with negative histological margins. Acta Obstet Gynecol Scand 2017; 96(4):432-7.

Nyirjesy I. Conization of cervix treatment & management. Medscape 2015; 22.

Omnes S, Morice P, Camatte S et al [Modalities and limits of conservative treatment of adenocarcinoma in situ of the uterine cervix: analysis of nine cases and review of the literature]. Gynecol Obstet Fertil 2003 Nov; 31(11):912-9.

Östör A, Duncan A, Quinn M, Rome R. Adenocarcinoma in situ of the uterine cervix: an experience with 100 cases. Gynecol Oncol 2000; 79(2):207-10.

Oz M, Cetinkaya N, Korkmaz E, Seckin K, Meydanli M, Gungor T. Optimal cone size to predict positive surgical margins after cold knife conization (CKC) and the risk factors for residual disease. J Turk Ger Gynecol Assoc 2016; 17(3):159-62.

Reynolds EA, Tierney K, Keeney GL et al. Analysis of outcomes of microinvasive adenocarcinoma of the uterine cervix by treatment type. Obstet Gynecol. 2010; 116(5):1150-57.

Salani R, Puri I, Bristow RE. Adenocarcinoma in situ of the uterine cervix: a metaanalysis of 1278 patients evaluating the predictive value of conization margin status. Am J Obstet Gynecol 2009; 200(2):182.e1-182.e5.

Scheiden R, Wagener C, Knolle U, Dippel W, Capesius C. Atypical glandular cells in conventional cervical smears: Incidence and follow-up. BMC Cancer 2004; 4(1).

Sharpless KE, Schnatz PF, Mandavilli S, Greene JF, Sorosky JI. Dysplasia associated with atypical glandular cells on cervical cytology. Obstet Gynecol 2005; 105(3):494-500.

Simonella LM, Lewis H, Smith M, Neal HN, Bromhead C, Canfell K. Type-specific oncogenic human papillomavirus infection in high grade cervical disease in New Zealand. BMC Infect Dis 2013; 13(1):114.

Solomon D, Davey D, Kurman R et al. The 2001 Bethesda System: terminology for reporting results of cervical cytology. JAMA 2002; 287(16):2114-9.

Tierney K, Lin P, Amezcua C, Matsuo K, Ye W, Felix J et al. Cervical conization of adenocarcinoma in situ: a predicting model of residual disease. A J Obst Gynecol 2014; 210(4):366.e1-366.e5.

Van Hanegem N, Barroilhet LM, Nucci MR, Bernstein M, Feldman S. Fertility-sparing treatment in younger women with adenocarcinoma in situ of the cervix. Gynecol Oncol 2012; 124(1):72-7.

Veljovich DS, Stoler MH, Andersen WA, Covell JL, Rice LW. Atypical glandular cells of undetermined significance: A five-year retrospective histopathologic study. Am J Obstet Gynecol 1998; 179(2):382-90.

Wang J, Andrae B, Sundström K et al. Risk of invasive cervical cancer after atypical glandular cells in cervical screening: nationwide cohort study. BMJ 2016; 352:i276.

Wright VC. Colposcopia do adenocarcinoma in situ e do adenocarcinoma da cérvice uterina. In Mayeaux EJ, Cox TJ (eds.) Tratado & atlas colposcopia moderna. Rio de Janeiro: Dilivros, 2014:333-53,

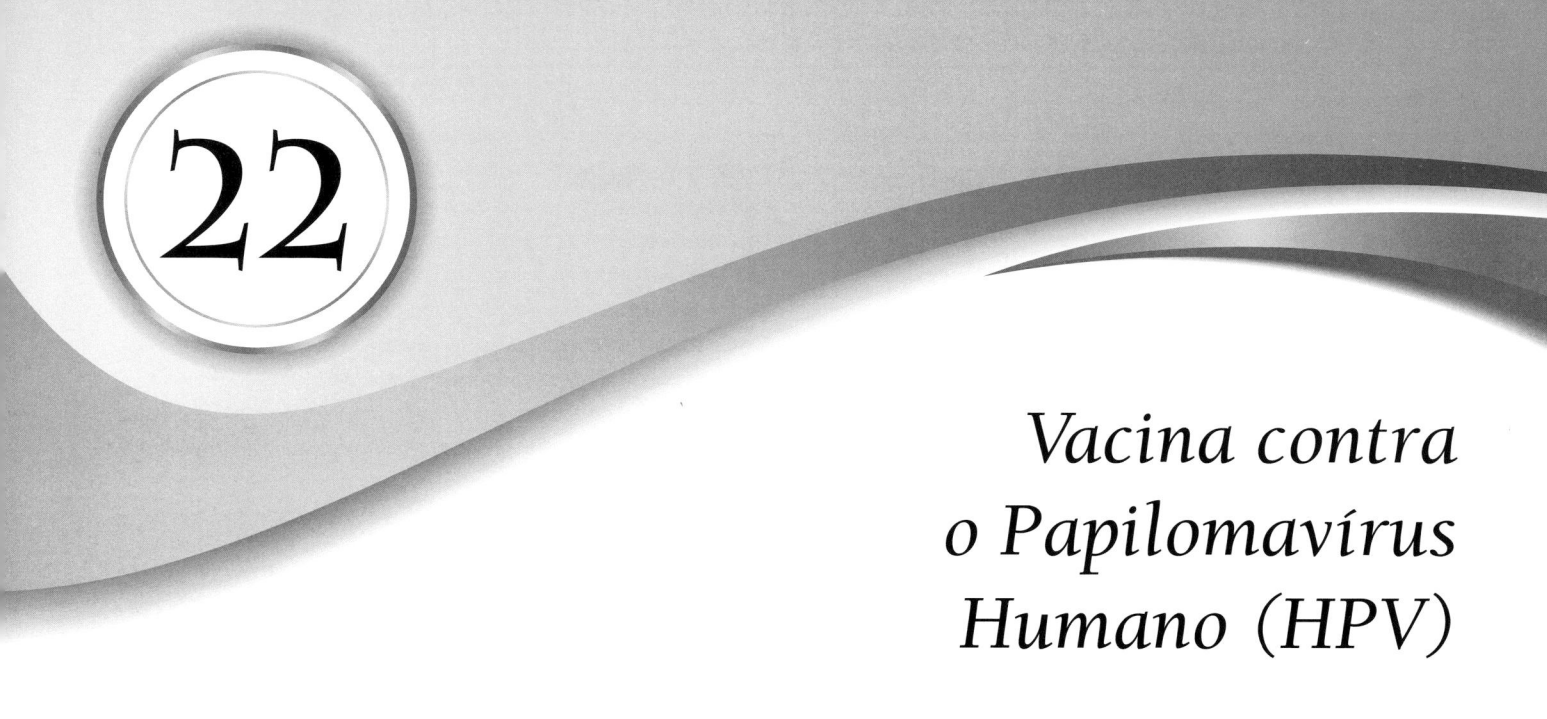

22

Vacina contra o Papilomavírus Humano (HPV)

Nilma Antas Neves
Renata Lopes Britto

INTRODUÇÃO

O papilomavírus humano (HPV) é um vírus da família Papillomaviridae, responsável pela infecção sexualmente transmissível mais comum no mundo, podendo ser transmitido por via sexual e ser causa de doença anogenital e de orofaringe em homens e mulheres. Os mais de 100 tipos de HPV relatados podem ser subdivididos em categorias cutâneas ou mucosas com base em seu tropismo pelos diferentes tecidos. Infecção persistente causada por HPV de alto risco oncogênico pode levar ao câncer do colo do útero, vulva e vagina, além do câncer no ânus, pênis, cavidade oral, laringe, faringe, nariz, esôfago e árvore traqueobrônquica em homens e mulheres.

Estima-se que 75% a 80% dos adultos sexualmente ativos irão adquirir a infecção por HPV antes dos 50 anos de idade. A maioria dos homens e mulheres se torna infectada com HPV pela primeira vez entre os 15 e os 25 anos. A maior parte das pessoas infectadas com HPV não apresenta sintomas e nunca desenvolve quaisquer problemas causados pelo HPV.

No entanto, em 10% a 20% das mulheres, a infecção por HPV persiste. Nessa situação, é grande a chance de desenvolvimento de lesões pré-neoplásicas e, em seguida, câncer cervical. No entanto, costumam ser necessários em média 20 a 25 anos para que uma nova infecção pelo HPV cause câncer cervical. Assim, testes regulares são importantes na detecção de anormalidades cervicais precoces antes de o câncer se desenvolver. Entre os diversos tipos de HPV identificados, mais de 40 são conhecidos por infectar o colo do útero e cerca de 15, por causar câncer cervical. Pesquisadores classificaram os tipos HPV como de alto ou baixo risco para câncer do colo do útero. Os genótipos HPV de alto risco, 16 e 18, são responsáveis por aproximadamente 70% de todos os cânceres do colo do útero em todo o mundo, ao passo que outros 20% são causados pelos tipos 31, 33, 45, 52 e 58. Os HPV 16 e 18 também causam quase 90% dos cânceres anais e uma proporção significativa dos cânceres orofaríngeo, vulvar e vaginal, além do câncer peniano. Os HPV 6 e 11 provocam cerca de 90% das verrugas anogenitais.

VACINAS DISPONÍVEIS

As três diferentes vacinas disponíveis contra o HPV oferecem proteção contra dois, quatro e nove tipos de vírus. A vacina quadrivalente (Gardasil®) protege contra os tipos 6, 11, 16 e 18; a vacina nonavalente (Gardasil 9®) visa aos mesmos tipos que a vacina quadrivalente, bem como aos tipos 31, 33, 45, 52 e 58, e a vacina bivalente (Cervarix®) age contra os tipos 16 e 18. No Brasil, encontram-se disponíveis atualmente apenas as vacinas bivalente e quadrivalente, havendo a perspectiva para breve da disponibilização também da vacina nonavalente. Essas são vacinas profiláticas, concebidas para evitar a infecção por HPV inicial e as subsequentes lesões associadas à ação viral. Vacinas terapêuticas, projetadas para induzir a regressão de lesões associadas ao HPV, ainda estão em desenvolvimento e não se encontram clinicamente disponíveis.

RAZÕES PARA O USO DA VACINA

Em mulheres, a vacinação contra o HPV oferece benefício direto, protegendo contra cânceres que possam resultar da infecção por HPV persistente. Esse efeito preventivo é mais evidente e mais bem estudado nos casos de câncer do colo do útero, uma das neoplasias mais frequentes entre as mulheres em todo o mundo. Os HPV dos tipos 16 e 18, alvos de todas as três vacinas existentes, causam aproximadamente 70% de todas as neoplasias do colo do útero, e os HPV dos tipos 31, 33, 45, 52 e 58, protegidos pela vacina nonavalente, são responsáveis por mais de 19% das neoplasias cervicais. Os HPV dos tipos 16 e 18 também causam quase 90% dos cânceres anais e uma parte substancial dos cânceres orofaríngeos, vulvares e vaginais. As vacinas quadrivalente e nonavalente também protegem contra as verrugas anogenitais (90% das quais são causadas pelos HPV 6 e 11). Apesar de benignas, essas lesões estão associadas à morbidade física e psicológica, além de elevada taxa de insucesso do tratamento. Os efeitos adversos da vacina contra o HPV são geralmente limitados a reações locais leves.

Vários estudos prospectivos mostraram os potenciais benefícios da vacina contra o HPV, que parece ter excelente custo-benefício quando usada na faixa etária recomendada. Estudos sugerem que a vacinação de toda a população de meninas de 12 anos dos EUA impediria mais de 200.000 casos de infecção por HPV, 100.000 exames de citologia cervical anormal e 3.300 casos de câncer do colo do útero. Além disso, os estudos que mostraram elevada adesão à vacinação entre as meninas evidenciaram a ocorrência de "imunidade de rebanho" entre os meninos de idade semelhante, demonstrado pela proteção contra verrugas genitais, que é um marcador de eficácia da vacina.

No Brasil, o câncer de colo de útero é a segunda neoplasia mais prevalente em mulheres, perdendo apenas para o câncer de mama. Para o ano de 2016, o Instituto Nacional de Câncer (INCA) estimou a ocorrência de 16.340 casos novos de câncer de colo do útero com 5.430 mortes, sendo observadas importantes variações regionais na incidência. Sem considerar os tumores não melanomas de pele, o câncer de colo do útero é o mais incidente na região Norte do Brasil na população feminina.

Em homens, a vacina contra o HPV protege contra câncer de ânus (90% dos casos causados pelos tipos 16 e 18) e parte substancial das neoplasias orofaríngeas e penianas. A vacinação com nonavalente ou quadrivalente também protege contra as verrugas anogenitais (90% das quais são causadas por HPV 6 e 11). De maneira geral, o número de neoplasias associadas ao HPV em homens é menor do que nas mulheres; entretanto, o benefício geral da vacinação dos meninos supera seus riscos potenciais, além de apresentar os benefícios adicionais da imunidade de rebanho. Em vários países do mundo, as taxas de imunização em meninas costumam ser baixas, particularmente quando as vacinas não são obrigatórias, como no Brasil e nos EUA, e a vacinação masculina é útil para melhorar o custo-benefício diante desse cenário.

ADMINISTRAÇÃO DA VACINA
Indicações e faixa etária

Segundo o Advisory Committee on Immunization Practices (ACIP), a vacina é recomendada de rotina para todas as meninas e meninos:

- **Meninas:** a vacina contra o HPV é recomendada na idade de 11 a 12 anos, mas pode ser administrada após os 9 anos, com *catch up* recomendado para mulheres com idades entre 13 e 26 anos que não tenham sido previamente vacinadas ou que não tenham concluído a série de vacina.
- **Meninos:** a vacina contra o HPV é recomendada entre os 11 e 12 anos de idade, mas pode ser administrada após os 9 anos, com *catch up* recomendado para homens entre os 13 e os 21 anos que não tenham sido previamente vacinados ou que não tenham concluído a série de vacina.

Entre os homens de 22 a 26 anos recomenda-se *catch up* para aqueles que fazem sexo com homens ou imunodeprimidos (incluindo portadores de HIV). Caso contrário, é recomendado o "uso permissivo" da vacina contra o HPV, ou seja, a vacina é recomendada, mas não considerada prioritária para ser incluída no calendário de vacinação de rotina.

O principal motivo para a não indicação de *catch up* de rotina para indivíduos maiores de 26 anos de idade é o aumento da probabilidade de exposição prévia ao HPV, o que reduz o potencial benefício individual e, portanto, a relação custo-benefício da vacina. No entanto, para alguns indivíduos nessa faixa etária, como aqueles sem nenhuma experiência sexual prévia ou certa monogamia sexual, o risco de exposição prévia do HPV pode ser muito baixo e os benefícios nesses casos são aceitáveis.

No Brasil, os critérios de vacinação nos programas do governo seguiram as recomendações da Organização Mundial da saúde (OMS), segundo as quais o público-alvo são as meninas com idade entre 9 e 13 anos. Desde o início da vacinação, em 2014, o Ministério da Saúde distribuiu 26,3 milhões de doses da vacina, sendo considerada baixa a adesão do público-alvo inicial. Com isso, em 2017, os meninos foram incluídos entre o público-alvo da vacinação, e o Brasil se tornou o primeiro país da América do Sul e o sétimo do mundo a oferecer a vacina contra o HPV para esses jovens em programas nacionais de imunização. Houve também a ampliação da faixa etária para vacinação, entre meninos de 11 a 15 anos e meninas de 9 a 15 anos, além de jovens, de ambos os sexos, com HIV/AIDS, transplantados e pacientes oncológicos em uso de quimioterapia e radioterapia.

Doses recomendadas

- **Antes dos 15 anos de idade:** duas doses de vacina contra o HPV devem ser dadas em 0 e em 6 a 12 meses. Se a segunda dose foi administrada com intervalo inferior a 5 meses após a primeira dose, deve ser repetida respeitando o intervalo de 12 semanas no mínimo entre a segunda e a terceira dose e de 24 semanas entre a primeira e a terceira dose.
- **Após 15 anos de idade:** três doses de vacina contra o HPV devem ser dadas em 0, 1 (Cervarix®) ou 2 (Gardasil®) e 6 meses. Os intervalos mínimos entre as doses devem ser: primeira e segunda doses, 4 semanas; segunda e terceira doses, 12 semanas; primeira e terceira doses, 24 semanas.
- **Pacientes imunocomprometidos:** três doses de vacina contra HPV devem ser dadas em 0, 1 e 6 meses (Cervarix®) e 0, 1 ou 2 (Gardasil®) e 6 meses, em qualquer idade.

A vacina contra o HPV pode ser administrada com segurança simultaneamente a outras vacinas apropriadas à idade, e essa administração se dá ao mesmo tempo que as outras vacinas, como tétano, *pertussis* acelular, difteria e poliomielite inativada, não parecendo afetar negativamente a resposta imune a nenhuma delas.

Embora os estudos de eficácia clínica inicial tenham avaliado uma programação de três doses, a recomendação para a programação de duas doses pretende melhorar o custo-benefício da vacinação. A recomendação é embasada por dados que sugerem que duas doses de vacina em indivíduos jovens têm semelhança ou maior imunogenicidade em comparação com três doses em mulheres mais velhas. Para a vacina quadrivalente, o esquema de duas doses parece ser tão eficaz quanto o de três doses para prevenção de verrugas genitais; contudo, não existem estudos que avaliem diretamente a eficácia de menos de três doses para a prevenção de neoplasias do colo do útero. Em caso de atraso, independentemente do tempo de interrupção, as doses seguintes devem ser aplicadas sem necessidade de reiniciar o esquema vacinal.

Instruções pré e pós-vacinais

A vacina contra o HPV pode ser administrada sem necessidade de testes sorológicos, DNA-HPV ou teste de gravidez prévio. Também não existe nenhuma evidência de que a dosagem dos anticorpos pós-vacinais seja útil para monitorizar a imunidade ou determinar a proteção contra o vírus. Recomenda-se um período de espera de 15 minutos na posição sentada ou em decúbito dorsal após a vacinação de HPV para redução do risco de síncope.

POPULAÇÕES ESPECIAIS

Apesar da disponibilidade de dados sobre o uso inadvertido da vacina em mulheres grávidas, não existe recomendação nessa situação em virtude da limitação de estudos que comprovem a segurança na gestação. Assim, se uma mulher engravida após iniciar a vacinação, ela pode ser tranquilizada de que os resultados dos estudos disponíveis mostram que não há aumento no risco de complicações na gravidez, e o esquema vacinal deve ser interrompido até o pós-parto, já que não existe contraindicação à vacinação no período de amamentação.

Vacinação em caso de doença preexistente

O diagnóstico de condiloma genital, o exame de captura híbrida positiva para HPV ou a citologia oncótica alterada que comprove ação viral não impedem a vacinação se a paciente estiver na faixa etária do público-alvo, uma vez que a vacina pode oferecer proteção contra outros tipos de HPV. Entretanto, as pacientes devem ser esclarecidas de que a vacina não tem efeitos terapêuticos em doença preexistente e o benefício da vacina entre mulheres que já iniciaram vida sexual é menor do que naquelas que ainda não tiveram a coitarca.

Pacientes imunocomprometidas

Dados sobre a eficácia da vacinação em pacientes imunocomprometidos ainda são escassos; entretanto, estudos sobre a vacina quadrivalente em infectados pelo HIV sugerem que há segurança na vacinação desses indivíduos de maneira rotineira. Pacientes imunodeprimidas, transplantadas ou infectadas pelo HIV com contagem de células CD4 < 200µL são consideradas de alto risco para o desenvolvimento de neoplasias relacionadas com o HPV e devem receber três doses da vacina, em 0, 1 ou 2 e 6 meses, independentemente da idade.

IMUNOGENICIDADE E EFICÁCIA
Imunogenicidade

Os estudos têm relatado taxas de soroconversão de 93% a 100% nas mulheres e 99% a 100% nos homens com as vacinas nonavalente, quadrivalente e bivalente, havendo evidência de títulos mais elevados em indivíduos mais jovens em relação aos mais velhos. Em cada uma das três vacinas, a média de anticorpos pós-vacinais entre as mulheres de 9 a 15 anos de idade era geralmente duas vezes superior às observadas em mulheres com idade entre 16 e 26 anos para todos os tipos de HPV. Embora não tenha sido estabelecido limite mínimo para a proteção, a soroconversão promovida pela vacina mostrou reduzir o risco de infecção por HPV na mesma intensidade que a exposição prévia ao vírus.

Na comparação da imunogenicidade das vacinas quadrivalente e bivalente em mulheres entre 18 e 45 anos de idade, a vacina bivalente induziu a produção 2,3 a 4,8 vezes maior de anticorpos para o HPV 16 e 6,8 a 9,1 vezes maior para o HPV 18 em todas as faixas em comparação com a quadrivalente. No entanto, não se sabe se a indução de maior concentração de anticorpos contra HPV 16 e 18 tem qualquer impacto sobre o grau e a duração da proteção.

Eficácia
DOENÇA CERVICAL, VAGINAL E VULVAR

A vacina contra o HPV se mostrou eficaz na prevenção da doença cervical, incluindo neoplasia intraepitelial cervical (NIC) 2 ou 3 e adenocarcinoma *in situ*, o que tem sido demonstrado pelo declínio na incidência da doença cervical após a vacinação de HPV quadrivalente generalizada. Além disso, as vacinas quadrivalente e nonavalente demonstraram reduzir a incidência de neoplasia intraepitelial vulvar (NIV) e vaginal (NIVA).

Vacina quadrivalente

Ensaios clínicos randomizados e duplo-cegos compararam a vacina quadrivalente de HPV com placebo em mais de 17.000 mulheres com idades variando entre 15 e 26 anos. Depois de 3 anos, a eficácia da vacina quadrivalente para prevenção de lesão de alto grau (NIC 2-3) foi de 97% a 100% entre as pacientes não infectadas por HPV e de 44% na população em geral. A eficácia em prevenir NIV 2-3 e NIVA 2-3 foi praticamente igual (100% entre as populações não infectadas por HPV e 62% na população em geral). Em outro ensaio clínico, a vacina quadrivalente aplicada em três doses em mulheres de 24 a 45 anos demonstrou eficácia de 89% contra infecção persistente ou doença de colo, vulva e vagina.

Vacina nonavalente

Um ensaio clínico randomizado, comparando as vacinas nonavalente e quadrivalente aplicadas em aproximadamente 14.000 mulheres com idade entre 16 e 26 anos, mostrou que a eficácia da vacina nonavalente para prevenção de lesão de alto grau (NIC 2-3) e NIVA 2 ou 3 associadas aos tipos 31, 33, 45, 52 e 58 (não contidos na vacina quadrivalente) foi de 97% entre a população não infectada por HPV. Entre as participantes do estudo, as taxas de doença cervical, vaginal e vulvar de alto grau foram semelhantes para as mulheres que receberam a vacina nonavalente e aquelas que receberam a quadrivalente (14 casos por 1.000 pessoas/ano em ambos os grupos).

Vacina bivalente

Ensaios clínicos randomizados compararam a vacina bivalente com placebo em mulheres entre 15 e 25 anos de idade e mostraram eficácia elevada. Em estudo que incluiu quase 16.000 mulheres, a eficácia na prevenção de lesão de alto grau (NIC 2 ou 3) foi de 93% entre as mulheres não infectadas pelo HPV e de 53% na população em geral.

DOENÇA ANAL

Os resultados dos estudos clínicos têm mostrado eficácia da vacina contra o HPV nos casos de neoplasia intraepitelial anal e câncer anal em homens e mulheres. A proteção da vacina quadrivalente entre os homens sem infecção por HPV chega a 78%; entre as mulheres, essa proteção chega a 84% para infecção anal pelos HPV 16 e 18, o que representa impacto significativo na proteção contra as neoplasias anais, que têm como principal causa, tanto em homens como em mulheres, a infecção viral.

DOENÇA ORAL

Os dados atuais sobre o impacto da vacina contra o HPV na doença oral se limitam aos estudos que demonstram redução de infecção por HPV oral após a vacinação. Em estudo realizado com mais de 7.000 mulheres na Costa Rica, desenhado originalmente para avaliar a eficácia da vacina bivalente contra doença cervical, após 4 anos as mulheres que receberam a vacina bivalente tinham menos HPV oral detectável (1 caso em 2.910 pacientes no grupo caso) em comparação com as do grupo controle, vacinadas com hepatite A (15 casos em 2.924 pacientes no grupo controle), demonstrando eficácia de 93% em prevenir a infecção oral pelo HPV. O impacto na redução da neoplasia de orofaringe ainda não está claro, exigindo mais estudos prospectivos desenhados com essa finalidade.

VERRUGAS ANOGENITAIS

A vacina quadrivalente tem demonstrado eficácia na prevenção das verrugas anogenitais (condiloma acuminado), mais frequentemente causadas pelos HPV 6 e 11. Estima-se que a vacina nonavalente apresente eficácia semelhante, uma vez que também protege contra esses tipos de HPV. A vacina bivalente não tem como alvo esses tipos de HPV, não oferecendo, portanto, proteção contra as verrugas anogenitais.

Os resultados em ensaios clínicos que avaliaram a eficácia da vacina quadrivalente contra as verrugas anorretais mostraram prevenção de 100% entre as mulheres sem infecção prévia por HPV e acima de 70% na população em geral. Entre os homens, esses valores chegam a 90% nos pacientes com infecção por HPV e 66% na população em geral.

DURAÇÃO DA PROTEÇÃO

As vacinas contra o HPV têm demonstrado excelente proteção ao longo do tempo em ensaios clínicos com duração de até 84 meses após a vacinação. Observou-se proteção contínua contra lesão intraepitelial cervical, vulvar e vaginal, e níveis de anticorpos foram relatados até 10 anos após a vacinação; entretanto, ainda não se conhece o nível exato de anticorpos necessários para a proteção contra a infecção. Estudos em andamento poderão fornecer mais informações sobre o comportamento dos anticorpos e a proteção oferecida pelas vacinas ao longo do tempo.

SEGURANÇA DA VACINA

Todas as vacinas disponíveis usam partículas *virus-like*, que imitam o capsídeo viral e não contêm material genético. Ao levar em consideração os crescentes relatos questionando a segurança da vacina contra o HPV, o Comitê Consultivo Global da OMS afirmou que a relação risco-benefício permanece favorável e advertiu a respeito da ausência de fundamentação biológica ou epidemiológica desses relatos.

Desde o início do uso das vacinas contra o HPV, mais de 57 milhões de doses da vacina quadrivalente foram distribuídas nos EUA, havendo mais de 20.000 relatos de eventos adversos após a vacinação, 92% dos quais considerados leves. Entre as reações adversas graves, dor de cabeça, náuseas, vômitos, fadiga, vertigem, síncope e fraqueza generalizada foram as mais frequentemente relatadas, não havendo nenhum registro do aumento do risco de síndrome de Guillain-Barré em comparação com outras vacinas em grupos de idade semelhantes.

Outros eventos também têm sido relacionados com o uso das vacinas, como a ocorrência de tromboembolismo venoso (TEV). Em estudo realizado com 1,6 milhão de mulheres dinamarquesas que receberam vacina quadrivalente contra o HPV, foram relatados mais de 4.000 casos de TEV sem que fosse descrita associação entre o recebimento da vacina e o evento tromboembólico. Em outro estudo, que avaliou eventos adversos após 600.000 doses administradas de vacina quadrivalente, houve aumento do risco de TEV após a vacinação entre as mulheres com idade entre 9 e 17 anos, mas a revisão individual indicou que apenas cinco pacientes não apresentavam fatores de risco conhecidos para TEV, como uso de contraceptivo oral, distúrbios da coagulação, tabagismo, obesidade ou hospitalização prolongada.

Outros eventos adversos, como anafilaxia, foram relatados em número reduzido de casos (0,1 caso por 100.000 doses distribuídas). Relatos de casos esporádicos suscitaram preocupações quanto à possível relação causal entre a vacina contra o HPV e o desenvolvimento de esclerose múltipla, além de outras doenças desmielinizantes. Em estudo realizado com quase 4 milhões de mulheres escandinavas entre 10 e 44 anos que receberam vacina quadrivalente não houve associação às doenças desminielizantes, incluindo esclerose múltipla, neurite óptica, mielite e encefalomielite disseminada aguda.

IMPACTO COMPORTAMENTAL

No Brasil, assim como em outros países onde a vacina contra o HPV foi oferecida pelos governos, houve resistência à vacinação de crianças em virtude da preocupação com a antecipação da iniciação sexual após o uso da vacina. Entretanto, estudos não mostraram aumento no comportamento sexual de risco após a vacinação.

COBERTURA DA VACINAÇÃO

Nos países desenvolvidos em que a vacina contra HPV foi incluída no programa nacional de vacinação, como EUA, Austrália, Reino Unido e Dinamarca, a cobertura vacinal passa de 60%. No Brasil, dados do DATASUS de 2015 mostram que mais de 6 milhões de doses de vacina contra o HPV foram aplicadas em meninas de 9 a 12 anos de idade, com alcance de 54% da primeira dose, 33% da segunda e apenas 0,09% da terceira dose entre o público-alvo.

Os estudos que avaliam as causas da não adesão à vacinação nos EUA mostraram que as cinco principais razões para os pais não levarem suas filhas para vacinar foram: a vacina não era necessária; a vacina não foi recomendada; a preocupação com a segurança da vacina; a falta de conhecimento sobre a vacina ou doença; e a ausência de atividade sexual por parte da filha. No Brasil, não existem dados sobre as principais causas da baixa adesão aos programas de vacinação contra HPV, mas as campanhas educativas voltadas para os pais sobre a importância da vacinação e prevenção das doenças causadas pelo HPV parecem ser uma maneira eficaz de reverter esse quadro.

O aumento da cobertura vacinal pode representar impacto significativo na redução de doenças relacionadas com o HPV e, principalmente, o câncer de colo de útero, neoplasia muito prevalente no Brasil. Especialistas preveem que uma cobertura vacinal de 80% do público-alvo poderá impedir cerca de 53.000 novos casos de câncer de colo de útero nos EUA.

CONSIDERAÇÕES FINAIS

- Três vacinas contra o HPV foram clinicamente desenvolvidas, embora nem todas estejam disponíveis nos locais devidos:
  - Quadrivalente (Gardasil®): HPV tipos 6, 11, 16 e 18.
  - Nonavalente (Gardasil9®): HPV tipos 6, 11, 16, 18, 31, 33, 45, 52 e 58.
  - Bivalente (Cervarix®): HPV tipos 16 e 18.

- A vacinação contra o HPV fornece benefício direto com segurança a homens e mulheres, protegendo contra cânceres que possam resultar de infecção persistente por HPV de alto risco. Os HPV 16 e 18 são responsáveis por aproximadamente 70% das neoplasias do colo do útero em todo o mundo e por quase 90% dos casos de câncer anal, bem como por proporção significativa de câncer orofaríngeo, vulvar e vaginal e câncer peniano. As vacinas quadrivalente e nonavalente também protegem contra verrugas anogenitais, em 90% dos casos causadas pelos tipos 6 e 11.

- A rotina de imunização no Brasil consiste na vacinação das meninas entre os 9 e os 13 anos de idade e dos meninos entre os 11 e os 15 anos.

- A recomendação para menores de 15 anos de idade é de duas doses de vacina com 6 meses de intervalo entre elas. Para indivíduos com mais de 15 anos, a vacina deve ser administrada em três doses no tempo 0 (zero), 1 ou 2 meses e em 6 meses. Pacientes imunocomprometidos também devem receber uma série de três doses.

- Apesar da disponibilidade cada vez maior de dados tranquilizadores sobre o uso inadvertido da vacina em gestantes, não é recomendada a vacinação de mulheres durante a gravidez.

- A eficácia das três vacinas disponíveis é considerada muito elevada, com taxas de soroconversão de 93% a 100% nas mulheres e de 99% a 100% nos homens com títulos mais elevados nos indivíduos mais jovens.

- As vacinas contra o HPV protegem contra o desenvolvimento de neoplasia intraepitelial cervical, vaginal e vulvar. As vacinas quadrivalente e nonavalente protegem também contra verrugas genitais associadas aos HPV 6 e 11.

- Dados demonstram que a vacina é segura e bem tolerada com relatos de reação adversa leve no local da injeção. Outros eventos pós-vacinais, como síncope, têm sido registrados como potencial efeito adverso grave, embora não pareçam ser exclusividade da vacinação contra o HPV.

- Os pacientes devem ser esclarecidos de que a vacina contra HPV não é eficaz para o tratamento de verrugas genitais ou neoplasia intraepitelial presente.

- As pacientes vacinadas contra o HPV não devem deixar de realizar o rastreio do câncer do colo do útero.

Leitura complementar

Arrossi S, Temin S, Garland S et al. Primary prevention of cervical cancer: American Society of Clinical Oncology resource-stratified guideline. March 17, 2017. Disponível em: http://www.asco.org/practice-guidelines/quality-guidelines/guidelines/resource-stratified?et_cid=39041084&et_rid=463563306&linkid=http%3A//www.asco.org/rs-cervical-cancer-primary-prev-guideline#/24681. Acesso em 06 de julho de 2017.

Bednarczyk RA, Davis R, Ault K et al. Sexual activity-related outcomes after human papillomavirus vaccination of 11- to 12-year-olds. Pediatrics 2012; 130:798.

Benard VB, Castle PE, Jenison SA et al. Population-based incidence rates of cervical intraepithelial neoplasia in the human papillomavirus vaccine era. JAMA Oncol 2016.

Beutner KR. Nongenital human papillomavirus infections. Clin Lab Med 2000; 20:423.

Bogaards JA, Wallinga J, Brakenhoff RH et al. Direct benefit of vaccinating boys along with girls against oncogenic human papillomavirus: bayesian evidence synthesis. BMJ 2015; 350:h2016.

Bonnez W, Reichman RC. Papillomaviruses. In: Principles and practice of infectious diseases, 5. ed. Mandell GL, Bennett JE, Dolin R (ed.) Philadelphia: Churchill Livingston, 2000:1630.

Carr J, Gyorfi T. Human papillomavirus. Epidemiology, transmission, and pathogenesis. Clin Lab Med 2000; 20:235.

Castellsague´ X, Munõz N, Pitisuttithum P et al. End-of-study safety, immunogenicity, and efficacy of quadrivalent HPV (types 6, 11, 16, 18) recombinant vaccine in adult women 24-45 years of age. British Journal of Cancer 2011; 105:28-37.

Chesson HW et al. Cost effectiveness models of HPV vaccines. May 9, 2006-2006 National STD Prevention Conference.

Chesson HW, Ekwueme DU, Saraiya M et al. The cost-effectiveness of male HPV vaccination in the United States. Vaccine 2011; 29:8443.

de Villiers EM, Fauquet C, Broker TR et al. Classification of papillomaviruses. Virology 2004; 324:17.

Dobson SR, McNeil S, Dionne M et al. Immunogenicity of 2 doses of HPV vaccine in younger adolescents vs 3 doses in young women: a randomized clinical trial. JAMA 2013; 309:1793.

Doorbar J. Molecular biology of human papillomavirus infection and cervical cancer. Clin Sci (Lond) 2006; 110:525.

Einstein MH, Baron M, Levin MJ et al. Comparison of the immunogenicity and safety of Cervarix and Gardasil human papillomavirus (HPV) cervical cancer vaccines in healthy women aged 18-45 years. Hum Vaccin 2009; 5:705.

Elfström KM, Lazzarato F, Franceschi S et al. Human papillomavirus vaccination of boys and extended catch-up vaccination: effects on the resilience of programs. J Infect Dis 2016; 213:199.

Ferris D, Samakoses R, Block SL et al. Long-term study of a quadrivalent human papillomavirus vaccine. Pediatrics 2014; 134:e657.

Frazer IH, Cox JT, Mayeaux EJ Jr et al. Advances in prevention of cervical cancer and other human papillomavirus-related diseases. Pediatr Infect Dis J 2006; 25:S65.

FUTURE I/II Study Group, Dillner J, Kjaer SK et al. Four year efficacy of prophylactic human papillomavirus quadrivalent vaccine against low grade cervical, vulvar, and vaginal intraepithelial neoplasia and anogenital warts: randomised controlled trial. BMJ 2010; 341:c3493.

FUTURE II Study Group. Quadrivalent vaccine against human papillomavirus to prevent high-grade cervical lesions. N Engl J Med 2007; 356:1915.

Gardasil 9 (Human papillomavirus 9-valent vaccine, recombinant). US FDA approved product information; Whitehouse Station, NJ: Merck & Co, Inc. December 2014.

Garland SM, Hernandez-Avila M, Wheeler CM et al. Females United to Unilaterally Reduce Endo/Ectocervical Disease (FUTURE) I Investigators. Quadrivalent vaccine against human papillomavirus to prevent anogenital diseases. N Engl J Med 2007; 356(19):1928.

Gee J, Naleway A, Shui I et al. Monitoring the safety of quadrivalent human papillomavirus vaccine: findings from the Vaccine Safety Datalink. Vaccine 2011; 29:8279.

Giuliano AR, Palefsky JM, Goldstone S et al. Efficacy of quadrivalent HPV vaccine against HPV infection and disease in males. N Engl J Med 2011; 364:401.

Goldie SJ, Kohli M, Grima D et al. Projected clinical benefits and cost-effectiveness of a human papillomavirus 16/18 vaccine. J Natl Cancer Inst 2004; 96:604.

Herrero R, Quint W, Hildesheim A et al. Reduced prevalence of oral human papillomavirus (HPV) 4 years after bivalent HPV vaccination in a randomized clinical trial in Costa Rica. PLoS One 2013; 8:e68329.

Hildesheim A, Wacholder S, Catteau G et al. Efficacy of the HPV-16/18 vaccine: final according to protocol results from the blinded phase of the randomized Costa Rica HPV-16/18 vaccine trial. Vaccine 2014; 32:5087.

Hughes JP, Garnett GP, Koutsky L. The theoretical population-level impact of a prophylactic human papilloma virus vaccine. Epidemiology 2002; 13:631.

Human Papillomavirus Vaccination Coverage Among Adolescent Girls, 2007-2012, and Postlicensure Vaccine Safety Monitoring, 2006-2013—United States. MMWR Recomm Rep 2013; 62(29):591.

Instituto Nacional de Câncer (INCA). Estimativa 2016: Incidência de Câncer no Brasil. Disponível em: http://www.inca.gov.br/estimativa/2016/. Acesso em 6 de julho de 2017.

Instituto Nacional de Câncer José Alencar Gomes da Silva. Diretrizes brasileiras para o rastreamento do câncer do colo do útero. Coordenação de Prevenção e Vigilância. Divisão de Detecção Precoce e Apoio à Organização de Rede. 2. ed. rev. atual. Rio de Janeiro: INCA, 2016.

International Papillomavirus Society (IPVS). Disponível em: http://ipvsoc.org/. Acesso em 6 de julho de 2017.

Iversen OE, Miranda MJ, Ulied A et al. Immunogenicity of the 9-valent HPV vaccine using 2-dose regimens in girls and boys vs a 3-dose regimen in women. JAMA 2016; 316:2411.

Jena AB, Goldman DP, Seabury SA. Incidence of sexually transmitted infections after human papillomavirus vaccination among adolescent females. JAMA Intern Med 2015; 175:617.

Jeyarajah J, Elam-Evans LD, Stokley S et al. Human papillomavirus vaccination coverage among girls before 13 years: a birth year cohort analysis of the national immunization survey-teen, 2008-2013. Clin Pediatr (Phila) 2016; 55:904.

Joura EA, Giuliano AR, Iversen OE et al. A 9-valent HPV vaccine against infection and intraepithelial neoplasia in women. N Engl J Med 2015; 372:711.

Juckett G, Hartman-Adams H. Human papillomavirus: clinical manifestations and prevention. Am Fam Physician 2010; 82:1209.

Kahn JA, Xu J, Kapogiannis BG et al. Immunogenicity and safety of the human papillomavirus 6, 11, 16, 18 vaccine in HIV-infected young women. Clin Infect Dis 2013; 57:735.

Kim DK, Riley LE, Harriman KH et al. Recommended immunization schedule for adults aged 19 years or older, United States, 2017. Ann Intern Med 2017; 166:209.

Kim JJ, Goldie SJ. Health and economic implications of HPV vaccination in the United States. N Engl J Med 2008; 359:821.

Kim JJ. Targeted human papillomavirus vaccination of men who have sex with men in the USA: a cost-effectiveness modelling analysis. Lancet Infect Dis 2010; 10:845.

Kjaer SK, Sigurdsson K, Iversen OE et al. A pooled analysis of continued prophylactic efficacy of quadrivalent human papillomavirus (types 6/11/16/18) vaccine against high-grade cervical and external genital lesions. Cancer Prev Res (Phila) 2009; 2:868.

Kojic EM, Kang M, Cespedes MS et al. Immunogenicity and safety of the quadrivalent human papillomavirus vaccine in HIV-1-infected women. Clin Infect Dis 2014; 59:127.

Kosalaraksa P, Mehlsen J, Vesikari T et al. An open-label, randomized study of a 9-valent human papillomavirus vaccine given concomitantly with diphtheria, tetanus, pertussis and poliomyelitis vaccines to healthy adolescents 11-15 years of age. Pediatr Infect Dis J 2015; 34:627.

Kreimer AR, González P, Katki HA et al. Efficacy of a bivalent HPV 16/18 vaccine against anal HPV 16/18 infection among young women: a nested analysis within the Costa Rica Vaccine Trial. Lancet Oncol 2011; 12:862.

Kulasingam SL, Myers ER. Potential health and economic impact of adding a human papillomavirus vaccine to screening programs. JAMA 2003; 290:781.

Laprise JF, Markowitz LE, Chesson HW et al. Comparison of 2-dose and 3-dose 9-valent human papillomavirus vaccine schedules in the United States: a cost-effectiveness analysis. J Infect Dis 2016; 214:685.

Lehtinen M, Paavonen J, Wheeler CM et al. Overall efficacy of HPV-16/18 AS04-adjuvanted vaccine against grade 3 or greater cervical intraepithelial neoplasia: 4-year end-of-study analysis of the randomised, double-blind PATRICIA trial. Lancet Oncol 2012; 13:89.

Levin MJ, Moscicki AB, Song LY et al. Safety and immunogenicity of a quadrivalent human papillomavirus (types 6, 11, 16, and 18) vaccine in HIV-infected children 7 to 12 years old. J Acquir Immune Defic Syndr 2010; 55:197.

Lin SW, Ghosh A, Porras C et al. HPV16 seropositivity and subsequent HPV16 infection risk in a naturally infected population: comparison of serological assays. PLoS One 2013; 8:e53067.

Markowitz LE, Dunne EF, Saraiya M et al. Human papillomavirus vaccination: recommendations of the Advisory Committee on Immunization Practices (ACIP). MMWR Recomm Rep 2014; 63:1.

Ministério da Saúde. Secretaria de Ciência, Tecnologia e Insumos Estratégicos. Departamento de Gestão e Incorporação de Tecnologias em Saúde. Vacina contra HPV na prevenção de câncer do colo do útero. Relatório de Recomendação da Comissão Nacional de Incorporação de Tecnologias no SUS (CONITEC). Julho de 2013.

Narducci A, Einarson A, Bozzo P. Human papillomavirus vaccine and pregnancy. Can Fam Physician 2012 Mar; 58(3):268-9.

National HPV vaccination program register. Coverage Data. Austrália. Disponível em: http://www.hpvregister.org.au/research/coverage-data. Acesso em 17 de julho de 2017.

Naud PS, Roteli-Martins CM, De Carvalho NS et al. Sustained efficacy, immunogenicity, and safety of the HPV-16/18 AS04-adjuvanted vaccine: final analysis of a long-term follow-up study up to 9.4 years post-vaccination. Hum Vaccin Immunother 2014; 10:2147.

Ogilvie G, Sauvageau C, Dionne M et al. Immunogenicity of 2 vs 3 doses of the quadrivalent human papillomavirus vaccine in girls aged 9 to 13 years after 60 months. JAMA 2017; 317:1687.

Paavonen J, Naud P, Salmerón J et al. Efficacy of human papillomavirus (HPV)-16/18 AS04-adjuvanted vaccine against cervical infection and precancer caused by oncogenic HPV types (PATRICIA): final analysis of a double-blind, randomised study in young women. Lancet 2009; 374:301.

Programa Nacional de Imunizações. Coberturas vacinais – HPV Quadrivalente – Sexo feminino de 9 a 12 anos por idade e dose. Total Brasil. Disponível em: http://pni.datasus.gov.br/consulta_hpv_15_C24.php. Acesso em 17 de julho de 2017.

Safaeian M, Porras C, Schiffman M et al. Epidemiological study of anti-HPV16/18 seropositivity and subsequent risk of HPV16 and -18 infections. J Natl Cancer Inst 2010; 102:1653.

Sanders GD, Taira AV. Cost-effectiveness of a potential vaccine for human papillomavirus. Emerg Infect Dis 2003; 9:37.

Sankaranarayanan R, Prabhu PR, Pawlita M et al. Immunogenicity and HPV infection after one, two, and three doses of quadrivalent HPV vaccine in girls in India: a multicentre prospective cohort study. Lancet Oncol 2016; 17:67.

Saslow D, Andrews KS, Manassaram-Baptiste D et al. Human papillomavirus vaccination guideline update: American Cancer Society guideline endorsement. CA Cancer J Clin 2016; 66:375.

Scheller NM, Pasternak B, Svanström H, Hviid A. Quadrivalent human papillomavirus vaccine and the risk of venous thromboembolism. JAMA 2014; 312:187.

Scheller NM, Svanström H, Pasternak B et al. Quadrivalent HPV vaccination and risk of multiple sclerosis and other demyelinating diseases of the central nervous system. JAMA 2015; 313:54.

Schilling A, Parra MM, Gutierrez M et al. Coadministration of a 9-valent human papillomavirus vaccine with meningococcal and Tdap vaccines. Pediatrics 2015; 136:e563.

Skinner SR, Szarewski A, Romanowski B et al. Efficacy, safety, and immunogenicity of the human papillomavirus 16/18 AS04-adjuvanted vaccine in women older than 25 years: 4-year interim follow-up of the phase 3, double-blind, randomised controlled VIVIANE study. Lancet 2014; 384:2213.

Slade BA, Leidel L, Vellozzi C et al. Postlicensure safety surveillance for quadrivalent human papillomavirus recombinant vaccine. JAMA 2009; 302:750.

Smith LM, Kaufman JS, Strumpf EC, Lévesque LE. Effect of human papillomavirus (HPV) vaccination on clinical indicators of sexual behaviour among adolescent girls: the Ontario Grade 8 HPV Vaccine Cohort Study. CMAJ 2015; 187:E74.

Toh ZQ, Russell FM, Reyburn R et al. Sustained antibody responses 6 years following 1, 2, or 3 doses of quadrivalent human papillomavirus (HPV) vaccine in adolescent Fijian girls, and subsequent responses to a single dose of bivalent HPV vaccine: a prospective cohort study. Clin Infect Dis 2017; 64:852.

Trimble CL, Morrow MP, Kraynyak KA et al. Safety, efficacy, and immunogenicity of VGX-3100, a therapeutic synthetic DNA vaccine targeting human papillomavirus 16 and 18 E6 and E7 proteins for cervical intraepithelial neoplasia 2/3: a randomised, double-blind, placebo-controlled phase 2b trial. Lancet 2015; 386:2078.

Vaccine uptake guidance and the latest coverage data. Public Health England. Disponível em: https://www.gov.uk/government/collections/vaccine-uptake. Acesso em 17 de julho de 2017.

Von Krogh G, Lacey CJ, Gross G et al. European course on HPV associated pathology: guidelines for primary care physicians for the diagnosis and management of anogenital warts. Sex Transm Infect 2000; 76:162.

Westra TA, Rozenbaum MH, Rogoza RM et al. Until which age should women be vaccinated against HPV infection? Recommendation based on cost-effectiveness analyses. J Infect Dis 2011; 204:377.

Wheeler CM, Skinner SR, Del Rosario-Raymundo MR et al. Efficacy, safety, and immunogenicity of the human papillomavirus 16/18 AS04-adjuvanted vaccine in women older than 25 years: 7-year follow-up of the phase 3, double-blind, randomised controlled VIVIANE study. Lancet Infect Dis 2016; 16:1154.

Widgren K, Simonsen J, Valentiner-Branth P, Mølbak K. Uptake of the human papillomavirus-vaccination within the free-of-charge childhood vaccination programme in Denmark. Vaccine 2011; 29:9663.

Workowski KA, Bolan GA, Centers for Disease Control and Prevention. Sexually transmitted diseases treatment guidelines, 2015. MMWR Recomm Rep 2015; 64:1.

World Health Organization. Global Advisory Committee on Vaccine Safety statement on the continued safety of HPV vaccination. March 12, 2014. Disponível em: http://www.who.int/vaccine_safety/committee/topics/hpv/GACVS_Statement_HPV_12_Mar_2014.pdf. Acesso em 14 de julho de 2017.

World Health Organization. Weekly epidemiological record; Human papillomavirus vaccines: WHO position paper, October 2014. Disponível em: http://who.int/wer/2014/wer8943.pdf. Accesso em 6 de julho de 2017.

23

Prevenção do Câncer do Colo Uterino – Modelos de Rastreamento

Victor Hugo de Melo

INTRODUÇÃO

O câncer do colo do útero é importante causa de morte nos países em desenvolvimento, sendo o carcinoma de células escamosas (CCE) o tipo mais frequente. A despeito da tendência global de declínio de sua ocorrência, há grandes diferenças entre os países, e mesmo em várias regiões de um mesmo país ainda é possível observar o aumento de sua frequência.

A Organização Mundial da Saúde (OMS) estima que mais de 250.000 mulheres em todo o mundo morram a cada ano em decorrência desse tipo de câncer ou de suas complicações e que 85% desses óbitos ocorram em países de média e baixa renda *per capita*. Com base nessa estimativa, a OMS recomenda que os países invistam mais no diagnóstico precoce, por meio do rastreamento cervical, e na prevenção, com a aplicação da vacina contra o papilomavírus humano (HPV).

Para o Brasil são estimados 16.370 casos novos de câncer do colo do útero para cada ano do biênio 2018-2019, com risco estimado de 15,43 casos a cada 100.000 mulheres, ocupando a terceira posição. Sem considerar os tumores de pele não melanoma, o câncer do colo do útero é o mais incidente na Região Norte (25,62/100.000). Nas regiões Nordeste (20,47/100.000) e Centro-Oeste (18,32/100.000), ocupa a segunda posição, enquanto nas regiões Sul (14,07/100.000) e Sudeste (9,97/100.000) ocupa a quarta.

NEOPLASIA INTRAEPITELIAL CERVICAL E HPV

A técnica elaborada em 1920 por Papanicolau para o estudo das células vaginais e cervicais esfoliadas tinha por objetivo a observação da presença de células malignas para desse modo diagnosticar a presença do câncer do colo uterino. A partir de sua primeira publicação sobre o método, em 1941, foi criada uma classificação dos achados citopatológicos detectados no exame. À época não se vislumbrava a possibilidade de existirem lesões precursoras do câncer escamoso, mas tão somente a presença ou a ausência de malignidade. Seguiram-se várias classificações citopatológicas decorrentes da observação da presença de lesões pré-malignas, o que possibilitou a constatação de que algumas lesões regrediam, enquanto outras se mantinham e poderiam progredir para o câncer.

Sabe-se que o câncer cervical escamoso se desenvolve a partir de lesões precursoras – neoplasias intraepiteliais cervicais (NIC) – e tem como principais fatores de risco: a infecção persistente pelo vírus HPV oncogênico, principalmente os tipos 16 e 18, presentes em 70% dos casos; a idade precoce de início da atividade sexual; o maior número de parceiros sexuais; o uso de contraceptivos hormonais; a elevada paridade; o tabagismo; a coinfecção pelo vírus da imunodeficiência humana (HIV) ou outras doenças sexualmente transmissíveis; e a imunossupressão. Entretanto, com base nos inúmeros protocolos de pesquisa desenvolvidos nas duas últimas décadas, envolvendo a testagem dos tipos oncogênicos de DNA-HPV, tornou-se cada vez mais evidente a necessidade de sua presença para o desenvolvimento do câncer cervical escamoso. Assim, tornou-se bastante claro que esses outros fatores refletiam apenas a probabilidade de maior ou menor exposição aos tipos oncogênicos do HPV.

Por sua vez, está bem estabelecido que a infecção persistente pelo HPV de alto risco, se não tratada, é a principal causa do câncer cervical, e que é necessária a integração do DNA-HPV ao genoma da célula hospedeira para o desenvolvimento de NIC e do câncer. Contudo, grande parte das infecções causadas pelo HPV é transitória e se torna indetectável em até 2 anos. Somente as mulheres que apresentam infecção persistente pelo HPV de alto risco têm mais chances de desenvolver as lesões precursoras do câncer cervical, além do câncer propriamente dito.

Assim, a NIC representa infecção ativa pelo vírus HPV. A NIC 1 indica lesão de baixo grau com taxas altas de regressão; 60% regridem sem tratamento, mas 10% podem progredir para NIC 2 ou 3. Essas últimas são consideradas lesões de alto grau, precursoras do câncer cervical e, se não forem tratadas, podem evoluir para doença invasora. A despeito disso, a NIC 2 pode regredir espontaneamente em até 40% dos casos, enquanto a NIC 3 apresenta menos chance de regressão.

CARACTERÍSTICAS GERAIS DOS TESTES DIAGNÓSTICOS

Quando se fala em rastreamento de doenças, é necessário rever os conceitos epidemiológicos sobre os testes diagnósticos e sua aplicabilidade na prática clínica rotineira. Compreender os conceitos básicos a esse respeito é fundamental para que se possa vislumbrar a utilidade clínica de um teste, principalmente no que diz respeito à sua confiabilidade, indicações de uso e limitações. Para essa avaliação são utilizados alguns parâmetros que descrevem de maneira objetiva o desempenho de um teste: sensibilidade, especificidade, valor preditivo negativo e valor preditivo positivo. Além disso, devem ser avaliadas, também, sua reprodutibilidade, acurácia e factibilidade.

Cabe relembrar, sucintamente, os conceitos das propriedades do diagnóstico e que podem ser calculadas a partir da tradicional Tabela 2×2, quando se faz a comparação entre o resultado do teste (p. ex., positivo e negativo) e a presença ou ausência da doença (geralmente o padrão-ouro do diagnóstico):

- **Sensibilidade:** a proporção de pessoas com a doença que apresentam teste positivo; um teste sensível raramente deixará de identificar pessoas que tenham a doença.

- **Especificidade:** a proporção de pessoas sem a doença que apresentam teste negativo; um teste específico raramente classificará como doentes as pessoas que não o são.

Outra característica do resultado da aplicação de um teste diagnóstico, o valor preditivo é do maior interesse para os clínicos, pois responderá a seguinte questão: "Se o resultado do teste do meu paciente for positivo (ou negativo), qual é a probabilidade de ele ter (ou não ter) a doença?" Assim, convém relembrar esses conceitos:

- **Valor preditivo positivo:** a probabilidade da doença em um paciente com resultado positivo (alterado) do teste.
- **Valor preditivo negativo:** a probabilidade de o paciente não ter a doença quando de um resultado negativo (normal) do teste.

O valor preditivo é determinado pela sensibilidade e especificidade do teste e pela prevalência da doença na população que está sendo testada. Quanto à utilização clínica de um teste diagnóstico, é possível afirmar que:

- Quanto mais sensível for um teste, maior será seu valor preditivo negativo e, consequentemente, maior a probabilidade de que o paciente não tenha a doença, ou seja, apresente poucos resultados falso-negativos.
- Quanto mais específico for um teste, maior será seu valor preditivo positivo e, consequentemente, maior a probabilidade de que o paciente tenha a doença, ou seja, apresente poucos resultados falso-positivos.

Assim, chega-se a duas conclusões muito importantes para a aplicabilidade de testes diagnósticos no rastreamento do câncer cervical:

- Um teste muito sensível é ideal para o rastreamento da doença, pois não se pode correr o risco de não identificar mulheres portadoras da doença ou de suas lesões precursoras. O teste sensível, portanto, é muito útil na clínica quando seu resultado é *negativo*.
- Um teste muito específico é ideal para o diagnóstico da doença, pois não se pode correr o risco de identificar mulheres que possam ser portadoras da doença e submetê-las a outros procedimentos que possam ser física, emocional ou financeiramente nocivos. Assim, o teste específico é muito útil na clínica quando seu resultado é *positivo*.

O teste diagnóstico ideal seria aquele com altas sensibilidade e especificidade, o que geralmente não ocorre. Assim, deverá haver sempre um equilíbrio entre essas duas propriedades do teste quando se pensa no rastreamento e no diagnóstico de doenças, o que significa que, na maioria das vezes, deverão ser aplicados testes diferentes, de maneira paralela ou em série, para que se possa identificar a maior ou menor probabilidade da ausência ou presença da doença.

Diferentes testes são aplicados simultaneamente, ou seja, em paralelo, quando é necessária a avaliação rápida do paciente, como, por exemplo, em casos de urgência, nos pacientes hospitalizados ou nas situações de difícil retorno. Múltiplos testes aplicados desse modo aumentam a sensibilidade e, portanto, o valor preditivo negativo, podendo descartar doenças com mais segurança.

Nas situações clínicas em que não é necessária a avaliação rápida do paciente, com maior frequência se utilizam testes aplicados de maneira seriada, ou seja, utilizam-se testes condicionados ao resultado do teste anterior. Em geral, são levados em consideração os riscos inerentes ao teste (p. ex., são preferidos inicialmente testes não invasivos), os custos e a facilidade de sua realização, escolhendo-se em primeiro lugar o teste de mais baixo custo, não invasivo, e de menor risco para o paciente.

Finalmente, devem ser abordadas as outras características dos testes diagnósticos e que interessam sobretudo às situações em que se propõe sua utilização em larga escala:

- **Reprodutibilidade:** às vezes, os resultados do teste variam na dependência de vários fatores, como coleta da amostra, acondicionamento, envio para o local de sua realização, técnica de preparação do material a ser examinado, análise do material coletado e elaboração do laudo. Qualquer inconsistência ou variabilidade em uma dessas etapas limita a reprodutibilidade em larga escala do teste diagnóstico.
- **Acurácia:** é a proporção de resultados corretos do teste aplicado, tanto positivos como negativos. Resume, de modo geral, o valor de um teste. Considera-se que é a indicação mais sólida da verdade, de modo a saber se a doença está realmente presente ou ausente. Sempre são procurados os testes de maior acurácia para que sejam escolhidos os testes padrões de referência para as doenças.
- **Factibilidade:** relaciona-se aos aspectos práticos da aplicação dos testes diagnósticos, envolvendo, entre outros, os custos, as técnicas de processamento, os riscos para os pacientes e sua aplicabilidade clínica.

RASTREAMENTO PRIMÁRIO DO CÂNCER CERVICAL

Atualmente, o objetivo principal do rastreamento primário é identificar pacientes que apresentem alterações cervicais passíveis de evolução para o câncer cervical, de maneira que se possa proceder a alguma intervenção para evitar seu desenvolvimento. Sabe-se que essas alterações estão associadas à presença dos subtipos de HPV de alto risco.

Método citopatológico

O método citopatológico criado por Papanicolau contribuiu durante muito tempo para a redução substancial da incidência e mortalidade pelo câncer do colo uterino em todo o mundo. Contudo, não é considerado o teste de rastreamento mais adequado, pois apresenta baixa sensibilidade, o que implica reduzida predição negativa, descaracterizando-o como o ideal e limitando sua acurácia. Rocha & Melo (2010), em revisão da literatura envolvendo estudos realizados em todo o mundo, mostraram que a sensibilidade da colpocitologia convencional na detecção de alterações cervicais variou de 55% a 60%, ao passo que o teste do HPV apresentava sensibilidade entre 90% e 96%. Outros autores encontraram valores muito semelhantes para a citologia: sensibilidade de 55,2% para diagnóstico de NIC 2 e de 57,1% para NIC 3.

Com o objetivo de avaliar os dispositivos utilizados para a coleta adequada do esfregaço cervical para o estudo citopatológico, a metanálise da Biblioteca Cochrane (2000) avaliou 32 estudos envolvendo o rastreamento primário do câncer cervical e a realização subsequente de colposcopia e/ou biópsia nas mulheres com resultados alterados. Os autores concluíram que o rastreamento a partir do esfregaço cervical é um método eficiente para detectar lesões pré-malignas do colo uterino e que a associação da espátula com a escova (*cytobrush*) foi o procedimento que apresentou maior eficiência: a taxa de detecção de células endocervicais foi mais elevada e possibilitou esfregaços satisfatórios com frequência maior.

Revisão sistemática dos estudos randomizados que compararam esfregaços do colo uterino coletados pela citologia convencional com os coletados em meio líquido não encontrou melhor adequação de amostras ou maior detecção de lesões pré-malignas a partir dos esfregaços obtidos em meio líquido. Contudo, concluiu que a citologia em meio líquido pode melhorar o rendimento de espécimes coletados em subgrupos de pacientes, em especial naqueles com a presença de inflamação ou sangue.

Detecção do DNA-HPV de alto risco

Os testes para detecção dos subtipos de alto risco do HPV podem ser utilizados como parte do rastreamento primário do câncer cervical de maneira isolada ou como coteste (associados à citologia) ou mesmo quando de resultado alterado de citologia, como, por exemplo, as células escamosas atípicas de significado indeterminado (ASC-US). Esses testes detectam o DNA viral em replicação.

Atualmente, vários testes se encontram disponíveis no mercado, os quais podem ser divididos em dois grupos principais com base na detecção dos subtipos de alto risco:

- Testes que detectam a presença ou ausência de subtipos de HPV de alto risco associados ao câncer cervical (16, 18, 31, 33, 35, 39, 45, 51, 52, 56, 58, 59, 68, 69 e 82). Esses testes, entretanto, não discriminam os subtipos individuais presentes.

- Testes que detectam a presença ou ausência de HPV 16 ou 18, os subtipos mais comumente associados à NIC e/ou ao câncer cervical. Podem, além disso, indicar também se estão presentes outros subtipos de alto risco (31, 33, 35, 39, 45, 51, 52, 56, 58, 59 e 68) sem, entretanto, identificá-los em separado.

Um exemplo do primeiro grupo de testes é a captura híbrida 2 (CH2), o primeiro teste a ser aprovado pela Food and Drug Administration (FDA) e que detecta subtipos de DNA-HPV de baixo risco (6, 11, 42, 43 e 44) e alto risco (16, 18, 31, 33, 35, 39, 45, 51, 52, 56, 58, 59 e 68), sem, contudo, identificá-los em separado. Trata-se de um teste com base na hibridização de sondas de RNA, e os híbridos formados são detectados por meio de reação enzimática, sendo a leitura realizada por quimioluminescência. A literatura, em geral, relata alta sensibilidade de detecção do DNA-HPV para esse tipo de teste.

O teste Cobas, para detecção do HPV, aprovado mais recentemente pela FDA, serve como exemplo para o segundo grupo, pois identifica separadamente o HPV 16 e o HPV 18, além de detectar, sem identificar isoladamente, 11 diferentes subtipos de HPV de alto risco (31, 33, 35, 39, 45, 51, 52, 56, 58, 59 e 68). Também apresenta alta sensibilidade para detecção do DNA-HPV.

MODELOS DE RASTREAMENTO

A partir dos métodos atualmente disponíveis, existem três modelos de rastreamento primário das lesões pré-malignas cervicais ou do câncer propriamente dito: o primeiro, e mais utilizado, é o exame citopatológico convencional, a partir de amostras citológicas do esfregaço cervical; o segundo, ainda pouco utilizado, consiste na detecção dos subtipos de HPV de alto risco, sendo o terceiro a combinação desses métodos.

Há farta documentação na literatura sobre os métodos de rastreamento primário das lesões pré-malignas cervicais, comparando a eficiência da citologia convencional com os testes de detecção dos subtipos de alto risco do HPV. A conclusão é muito semelhante: alta especificidade para citologia e alta sensibilidade para detecção do DNA-HPV. Os dois métodos apresentam vantagens e desvantagens do ponto de vista de reprodutibilidade, acurácia, eficiência, intervalo entre os exames e custos, as quais devem ser balanceadas quando da tomada de decisões sobre as políticas públicas para o rastreamento primário do câncer cervical uterino. Assim, serão citadas algumas publicações para subsidiar a discussão sobre qual modelo deve ser utilizado, na dependência do cenário em que serão aplicados, e os objetivos a serem contemplados.

Ensaio clínico randomizado com o objetivo de realizar um único teste para rastreamento primário do câncer cervical recrutou quase 132.000 mulheres entre 30 e 59 anos de idade na zona rural da Índia. Foram comparados os seguintes métodos: teste de detecção do DNA-HPV (CH2), citopatológico (utilizando a classificação de Bethesda) e inspeção visual do colo uterino após aplicação do ácido acético a 4% (VIA). Um quarto grupo de mulheres serviu de controle. Aquelas com testes alterados eram encaminhadas para realização de colposcopia e/ou biópsia e recebiam o tratamento apropriado para as lesões detectadas. Os autores destacaram que, realizando somente um único teste de rastreamento, o teste do DNA-HPV apresentou o melhor resultado: após 8 anos de seguimento, as mulheres rastreadas pela CH2 tiveram redução de 50% ou mais de câncer cervical no estádio II e redução significativa da mortalidade por carcinoma do colo uterino. Esse estudo mostrou que a CH2 pode ser um método útil isoladamente no rastreamento de câncer cervical de mulheres em países com poucos recursos .

Ronco e cols. (2014) publicaram um estudo em que apresentaram resultados de quatro ensaios clínicos randomizados europeus, comparando o teste do DNA-HPV com a citologia convencional no rastreamento primário do câncer do colo uterino. Um total de 176.464 mulheres, entre 20 e 64 anos, foi recrutado na Suécia (estudo Swedescreen, com 12.527 mulheres), na Holanda (estudo POBASCAM, com 42.419 mulheres), no Reino Unido (ARTISTIC, com 25.078 mulheres) e na Itália (estudo NTCC, com 94.370 mulheres). O seguimento médio dessas pacientes foi de 6,5 anos após o rastreamento, sendo identificados 107 casos de câncer cervical invasivo. Os autores concluíram que o teste DNA-HPV promoveu proteção 60% a 70% maior contra o desenvolvimento do câncer do colo uterino, comparado à citologia convencional, e sugerem que esses resultados embasam a indicação de rastreamento primário com o teste do DNA-HPV em mulheres com 30 anos ou mais com intervalo de 5 anos após um teste normal.

Percebe-se que o rastreamento do câncer cervical pode envolver um processo complexo de procedimentos, como o exame citopatológico, os diversos tipos de teste de detecção do HPV, a colposcopia e/ou biópsia cervical, além da classificação citológica e histopatológica para identificação e diagnóstico de lesões pré-malignas e/ou de doença invasiva. À medida que as publicações foram se avolumando e confirmando a utilidade do teste de detecção dos subtipos de alto risco do HPV como importante método no rastreamento, ele também vem sendo utilizado como parâmetro importante na elaboração de políticas para a prevenção do câncer cervical. Soma-se a essas evidências o fato de inúmeros países estarem adotando a vacinação de crianças e adolescentes para prevenir a infecção cervical do HPV.

Assim, é razoável supor que mesmo os países de baixos recursos em algum momento irão adotar o teste do DNA--HPV como parte de suas estratégias para rastreamento do câncer cervical.

Recente revisão da literatura (Lees e cols., 2016) faz considerações a esse respeito e lembra que nem toda mulher que apresenta o HPV irá desenvolver lesão pré-cancerosa, principalmente as mais jovens. Acrescente-se que aproximadamente 90% das infecções pelo HPV irão clarear (desaparecer) em 1 a 2 anos. De acordo com os autores, essa é uma informação importante e que tem auxiliado a elaboração de inúmeros protocolos de rastreamento do câncer cervical, tendo em vista que atualmente a maioria dos países recomenda iniciar rotineiramente a triagem cervical aos 21 anos e interromper aos 65 anos. Os autores lembram ainda que o intervalo de rastreamento com a citopatologia convencional de 3 anos é importante para minimizar danos, ao mesmo tempo que se otimiza o diagnóstico de lesões antes de sua progressão. Como o DNA-HPV está presente em praticamente 100% dos casos de câncer cervical, os testes para sua detecção apresentam alta sensibilidade para identificar as mulheres com NIC 2 ou 3, enquanto a citologia convencional tem baixa sensibilidade para o diagnóstico dessas lesões pré-malignas. Por fim, os autores admitem que atualmente é interessante utilizar os testes do HPV no rastreamento do câncer cervical, isolados ou associados à citologia.

Rastreamento utilizando a citologia convencional

O exemplo que será utilizado é o proposto pelo Instituto Nacional de Câncer (INCA) do Brasil. De acordo com o protocolo mais recente, a realização periódica do exame citopatológico continua sendo a estratégia mais adotada para o rastreamento do câncer cervical. No âmbito da atenção primária, a meta é alcançar o máximo de cobertura dessa população definida como alvo para que se obtenha redução da incidência e da mortalidade por câncer do colo do útero. Cabe destacar que os países que apresentam cobertura > 50% do exame citopatológico, realizado com intervalo de 3 a 5 anos, apresentam taxas inferiores a três mortes por 100.000 mulheres por ano e, para aqueles com cobertura > 70%, a taxa é igual ou inferior a duas mortes por 100.000 mulheres por ano. A propósito, segundo estimativas do INCA para o biênio 2018-2019, são esperados 16.370 casos novos de câncer do colo do útero para cada ano, com risco estimado de 15,43 casos a cada 100.000 mulheres. Não há menção ao número esperado de mortes associadas a esse câncer para o biênio. Em 2013, a mortalidade no Brasil em decorrência do câncer cervical foi de 5.430 mortes.

RECOMENDAÇÕES E NÍVEIS DE EVIDÊNCIA

- O método de rastreamento do câncer do colo do útero e de suas lesões precursoras é o exame citopatológico. Os dois primeiros exames devem ser realizados com intervalo anual e, se ambos os resultados forem negativos, os próximos devem ser realizados a cada 3 anos (nível de evidência A).
- O início da coleta deve ser aos 25 anos de idade para as mulheres que já tiveram ou têm atividade sexual (nível de evidência A). O rastreamento antes dos 25 anos deve ser evitado (nível de evidência D).
- Os exames periódicos devem seguir até os 64 anos de idade e, naquelas mulheres sem história prévia de doença neoplásica pré-invasiva, devem ser interrompidos quando essas mulheres tiverem pelo menos dois exames negativos consecutivos nos últimos 5 anos (nível de evidência B).
- Para aquelas com mais de 64 anos de idade e que nunca se submeteram ao exame citopatológico, devem ser realizados dois exames com intervalo de 1 a 3 anos. Se ambos os exames forem negativos, essas mulheres podem ser dispensadas de exames adicionais (nível de evidência B).

O Quadro 23.1 apresenta a síntese das recomendações do INCA, diante de resultados alterados do exame citopatológico quando do rastreamento do câncer do colo do útero.

Arbyn e cols. (2009) , em publicação sobre o rastreamento primário do câncer do colo do útero de 15 países europeus, utilizando a citologia, destacam que um programa bem organizado causa mais impacto do que o rastreamento oportunístico, pois poderá contar com a potencial participação da população-alvo. Intervalos regulares, equidade, amplo acesso e alta qualidade são fatores fundamentais para garantir o sucesso do programa. A partir dessas premissas, vários países atingiram altas taxas de cobertura da população-alvo com redução dramática da incidência e morte por câncer cervical: 69% (na Itália), 70% (na Finlândia), 80% (na Holanda) e 85% (no Reino Unido). Os autores do referido estudo acrescentam que várias diretrizes europeias, a partir de 2007, com base nas evidências até então disponíveis sobre a utilidade clínica dos testes de detecção dos subtipos de alto risco do HPV, passaram a adotar esses testes na triagem de mulheres com ASC-US e no seguimento de mulheres tratadas por apresentarem NIC de alto grau. Lembram, finalmente, que a triagem de mulheres com infecção pelo HPV, a realização de exames a partir da autocoleta e a vacinação em larga escala contra o HPV são situações que devem implicar adaptações nas políticas públicas de rastreamento para o câncer do colo do útero.

Quadro 23.1 Resumo das recomendações de conduta diante de resultados alterados do exame citopatológico (INCA, 2016)

Diagnóstico citopatológico		Faixa etária	Conduta inicial
Células escamosas atípicas de significado indeterminado (ASC-US)	Possivelmente não neoplásicas (ASC-US)	< 25 anos	Repetir em 3 anos
		Entre 25 e 29 anos	Repetir a citologia em 12 meses
		≥ 30 anos	Repetir a citologia em 6 meses
	Não sendo possível afastar lesão de alto grau (ASC-H)		Encaminhar para colposcopia
Células glandulares atípicas de significado indeterminado (AGC)	Possivelmente não neoplásicas ou não sendo possível afastar lesão de alto grau		Encaminhar para colposcopia
Células atípicas de origem indefinida (AOI)	Possivelmente não neoplásicas ou não sendo possível afastar lesão de alto grau		Encaminhar para colposcopia
Lesão de baixo grau (LSIL)		< 25 anos	Repetir em 3 anos
		≥ 25 anos	Repetir a citologia em 6 meses
Lesão de alto grau (HSIL)			Encaminhar para colposcopia
Lesão intraepitelial de alto grau não é possível excluir microinvasão			Encaminhar para colposcopia
Carcinoma escamoso invasor			Encaminhar para colposcopia
Adenocarcinoma *in situ* (AIS) ou invasor			Encaminhar para colposcopia

Fonte: INCA, 2016 [5] (p. 31).

Rastreamento utilizando o coteste (citologia e teste do DNA-HPV)

As diretrizes propostas por três sociedades americanas (American Cancer Society, American Society for Colposcopy and Cervical Pathology e American Society for Clinical Pathology) são um bom exemplo desse modelo de rastreamento. Em conjunto, essas sociedades estabeleceram um protocolo para o rastreamento do câncer cervical que propõe o coteste como alternativa para as mulheres com mais de 30 anos. Sabe-se que estratégias de rastreamento do câncer do colo utilizando dois métodos simultaneamente, como a citopatologia e o teste do DNA-HPV, podem apresentar sensibilidade e valor preditivo negativo (VPN) mais altos, ou seja, um processo oncogênico pode ser excluído com grande segurança, o que possibilita intervalos maiores nos exames de triagem.

Segundo os autores dessas diretrizes, o objetivo fundamental do rastreamento do câncer cervical é prevenir a morbimortalidade associada a essa doença. Uma ótima estratégia, segundo eles, deve identificar as mulheres com lesões precursoras que poderiam evoluir para o câncer invasor, maximizando os benefícios dos métodos e, ao mesmo tempo, evitando intervenções e/ou tratamentos desnecessários para as situações de infecção transitória do HPV, ou seja, minimizando os possíveis danos associados ao rastreio. O exame citopatológico tem apresentado bons resultados na redução da incidência e mortalidade por câncer do colo uterino nos países que executam rastreamento de boa qualidade e com ampla cobertura. Ao mesmo tempo, a evolução dos testes do DNA-HPV, ao possibilitar a detecção isolada dos subtipos mais frequentemente associados

ao câncer cervical (HPV 16 e 18), também tornou possível a utilização desses testes no rastreamento primário e secundário do câncer cervical.

Para o desenvolvimento dessas diretrizes, as sociedades trabalharam de maneira colaborativa entre 2009 e 2011, reunindo especialistas que revisaram a literatura, avaliaram as evidências sobre o tema e iniciaram a discussão do protocolo. Nesse processo foram destacados seis tópicos que ficaram sob a responsabilidade de seis grupos de trabalho, os quais elaboraram as propostas que seriam discutidas até que o documento final fosse aprovado. Foram os seguintes os temas em discussão:

- Intervalos ótimos entre o rastreamento com a citologia convencional.
- Estratégias de rastreamento para mulheres com 30 ou mais anos de idade.
- Conduta diante de resultados discordantes da citologia e dos testes do HPV (p. ex., um teste alterado e o outro normal para a mesma paciente).
- Saída das mulheres da triagem.
- Impacto da vacinação contra o HPV nas futuras práticas de rastreamento.
- Potencial utilidade do rastreamento molecular, especificamente o uso dos testes do DNA-HPV para o rastreamento primário do câncer cervical.

RECOMENDAÇÕES

- **Idade de início do rastreamento – 21 anos:** mulheres com menos idade não devem ser rastreadas, independentemente da idade de início da atividade sexual ou da presença de outros fatores de risco. A justificativa é a de que o rastreamento de adolescentes pode induzir avaliações desnecessárias com potenciais danos decorrentes de tratamento de lesões precursoras passíveis de regredir espontaneamente, podendo comprometer o futuro reprodutivo dessas mulheres. O ponto prioritário da prevenção do câncer cervical entre adolescentes é a vacinação universal contra o HPV, que é segura, altamente eficiente e custo-efetiva.

- **Periodicidade:** atualmente não existe evidência que embase o rastreamento anual para todas as mulheres, o que poderia ocasionar um acréscimo mínimo na prevenção do câncer, alto custo e/ou danos decorrentes de procedimentos e tratamentos desnecessários em razão da alta prevalência de infecções transitórias e de lesões benignas que podem desaparecer em até 2 anos.
- **Mulheres entre 21 e 29 anos:** rastreamento com citologia somente a cada 3 anos. O teste do HPV não deve ser utilizado nessa faixa etária em razão da alta prevalência de infecção transitória nessa faixa etária.
- **Mulheres entre 30 e 65 anos:** rastreamento com citologia e teste do HPV (coteste) a cada 5 anos (preferencial) ou somente citologia a cada 3 anos (aceitável).

A justificativa é a de que, na maioria dos estudos que subsidiaram as diretrizes citadas, a adição do teste do DNA-HPV resultou em aumento da detecção de NIC 3 com consequente redução do desenvolvimento do câncer cervical. Acrescenta-se que com o uso do teste do DNA-HPV aumenta a possibilidade de identificação de mulheres com adenocarcinoma cervical e/ou suas lesões precursoras.

Rastreamento utilizando o teste do DNA-HPV

Para exemplificar esse modelo será citada a experiência da Holanda, que desde a década de 1980 vem desenvolvendo um bem-sucedido programa de rastreamento de câncer do colo uterino, tendo introduzido o teste dos subtipos de alto risco do HPV em 2006. Mulheres entre 30 e 60 anos são convidadas a participar do programa uma vez a cada 5 anos. Enfatiza-se que, apesar da eficiência desse programa na redução da incidência e da mortalidade por câncer cervical, isso ainda ocorre, havendo potencial para aperfeiçoamento. Portanto, com base em recomendação do Conselho de Saúde da Holanda, a partir de janeiro de 2017 o rastreamento primário do câncer do colo do útero passou a utilizar isoladamente o teste de detecção dos subtipos de alto risco do HPV (hrHPV), substituindo a citologia.

Essa mudança já havia sido sugerida quando da publicação, em 2012, do ensaio clínico randomizado denominado POBASCAM, que envolveu 42.419 mulheres holandesas de 29 a 56 anos de idade com o objetivo de avaliar se o teste do DNA-HPV, em comparação com a citologia convencional,

reduzia com mais eficiência a presença de NIC 2 e/ou 3 e o câncer cervical em duas triagens com intervalo de 5 anos. Entre os resultados, verificou-se que, no segundo rastreamento, NIC 3 (ou pior) foi menos comum no grupo do teste do DNA-HPV (RR – 0,73; IC 95%: – 0,55 a 0,96; p = 0,023), o mesmo ocorrendo com o câncer cervical (RR – 0,29; IC 95%: 0,10 a 0,87; p = 0,031). Acrescente-se que foram encontrados mais casos de NIC 2 (ou pior) no primeiro rastreamento (RR – 1,25; IC 95%: 1,05 a 1,50; p = 0,015). Os autores do estudo concluíram que a implementação do teste do DNA-HPV no rastreamento do câncer do colo uterino é vantajosa, pois possibilita a detecção mais precoce das lesões precursoras que, adequadamente investigadas e tratadas, reduzem NIC 3 (ou pior) e/ou o câncer cervical. Em virtude desse e de outros estudos europeus semelhantes, o Conselho de Saúde da Holanda, um órgão consultivo independente do Governo da Holanda, recomendou ao Ministério da Saúde a mudança do programa nacional de rastreamento do câncer cervical, substituindo a citologia convencional pelo teste do DNA-HPV para todas as mulheres holandesas a partir dos 30 anos de idade.

CONSIDERAÇÕES FINAIS

Toda a literatura demonstra, com inúmeras evidências, a grande utilidade da citologia convencional na redução da incidência e da mortalidade de mulheres com câncer do colo uterino. Países que conseguiram ampliar sua cobertura populacional, incluindo gradualmente um número maior de mulheres, obtiveram redução importante das taxas de câncer cervical para o benefício delas. Contudo, isso não tem ocorrido nos países em desenvolvimento, incluindo o Brasil, apesar da redução gradual da doença a partir do estabelecimento de protocolos de rastreamento mais controlados.

Por outro lado, existe vasta literatura com base em evidências de boa qualidade demonstrando a grande utilidade dos testes de detecção dos subtipos de alto risco do HPV na redução da incidência e mortalidade por câncer cervical. Assim, apesar de todas as dificuldades decorrentes da implementação de um novo programa de rastreamento, e considerando que o Brasil já realiza a vacinação contra o HPV, acredita-se que o Ministério da Saúde deve introduzir, o mais breve possível, o teste do DNA-HPV no rastreamento do câncer cervical para não ficar ainda mais defasado em relação aos bons resultados encontrados nos países desenvolvidos e, efetivamente, conseguir reduzir a níveis considerados aceitáveis a morte de mulheres por câncer escamoso invasivo do colo uterino.

Leitura complementar

Arbyn M, Anttila A, Jordan J et al. European Guidelines for Quality Assurance in Cervical Cancer Screening. 2. ed. – Summary Document. Annals of Oncology 2010; 21:448-58.

Arbyn M, Rebolj M, De Kok IMCM et al. The challenges of organising cervical screening programmes in the 15 old member states of the European Union. Eur J Cancer 2009; 45:2671-78.

Bosch FX, de Sanjosé S. The epidemiology of human papillomavirus infection and cervical cancer. Disease Markers 2007; 23:213-27.

Castle PE, Schiffman M, Wheeler CM, Solomon D. Evidence for frequent regression of cervical intraepithelial neoplasia-grade 2. Obstet Gynecol 2009; 113(1):18-25.

Castle PE, Solomon D, Wheeler CM et al. Human papillomavirus genotype specificity of hybrid capture 2. J Clin Microbiol 2008; (46):2595-604.

Ceccato Junior BPV, Lopes APC, Nascimento LF, Novaes LM, Melo VH. Prevalência de infecção cervical por papilomavírus humano e neoplasia intraepitelial cervical em mulheres HIV-positivas e negativas. Rev Bras Ginecol Obstet 2015; 37(4):178-85.

Corrêa CM, Teixeira NCP, Araújo ACL et al. Prevalence and multiplicity of HPV in HIV women in Minas Gerais, Brazil. Rev Assoc Med Bras 2011; 57(4):425-30.

Doorbar J, Quint W, Banks L et al. The biology and life-cycle of human papillomaviruses. Vaccine 2012; 30 (Suppl 5):F55-70.

Dores GB, Taromaru EK, Cristiane G, Bonomi CG et al. Determinação da infecção do papilomavírus humano por captura híbrida II: correlação com achados morfológicos. DST – J Bras Doenças Sex Transm 2005; 17(4):255-8.

Ferlay J, Soerjomataram I, Dikshit R et al. Cancer incidence and mortality worldwide: sources, methods and major patterns in GLOBOCAN 2012. Int J Cancer 2015; 136(5):E359-86.

Fletcher RH, Fletcher SW. Diagnóstico. In: _____ Epidemiologia clínica: elementos essenciais. 4. ed. Porto Alegre: Artmed, 2006:56-81.

Gage JC, Sadorra M, LaMere BJ et al. Comparison of the cobas human papillomavirus (HPV) test with the hybrid capture 2 and linear array HPV DNA tests. J Clin Microbiol 2012; 50(1):61-5.

Herbert A, Arbyn M, Bergeron C. Why CIN3 and CIN2 should be distinguished on histological reports. Cytopathology 2008; 9(1):63-4.

Huijsmans CJJ, Geurts-Giele WRS, Leeijen C et al. HPV Prevalence in the Dutch cervical cancer screening population (DuSC study): HPV testing using automated HC2, cobas and Aptima workflows. BMC Cancer 2016; 16:922-33.

INCA. Diretrizes brasileiras para o rastreamento do câncer do colo do útero. Instituto Nacional de Câncer José Alencar Gomes da Silva. 2. ed. rev. atual. – Rio de Janeiro: INCA, 2016. 114p.

INCA. Estimativa 2016. Incidência de câncer no Brasil. Instituto Nacional de Câncer José Alencar Gomes da Silva – Rio de Janeiro: INCA, 2015. 122 p. Disponível em: http://www.inca.gov.br/estimativa/2016/estimativa-2016-v11.pdf. Acesso em 14 de novembro de 2017.

Koshiol J, Lindsay L, Pimenta JM, Poole C, Jenkins D, Smith JS. Persistent human papillomavirus infection and cervical neoplasia: a systematic review and meta-analysis. Am J Epidemiol 2008; 168(2):123-37.

Lees BF, Erickson BK, Huh WK. Cervical cancer screening: evidence behind the guidelines. AJOG 2016; 214(4):438-43.

Martin-Hirsch PPL, Jarvis GG, Kitchener HC, Lilford R. Collection devices for obtaining cervical cytology samples. Cochrane Database of Systematic Reviews 2000, Issue 3. Art. No.: CD001036. DOI: 10.1002/14651858.CD001036.

Munõz N, Hernandez-Suarez G, Méndez F et al. Instituto Nacional de Cancerologia HPV Study Group. Persistence of HPV infection and risk of high-grade cervical intraepithelial neoplasia in a cohort of Colombian women. Br J Cancer 2009; 100(7):1184-90.

Murillo R, Herreroa R, Mónica S, Sierra MS, Forman D. Cervical cancer in Central and South America: burden of disease and status of disease control. Cancer Epidemiology 2016; 44S:S121-S130.

Newman TB, Browner WS, Cumming SR, Hulley SB. Delineando estudos sobre testes médicos. In: Hulley SB, Cummings SR, Browner WS, Grady SG, Newman TB (eds.) Delineando a pesquisa clínica: uma abordagem epidemiológica. 3. ed. Porto Alegre: Artmed, 2008:201-23.

Rijkaart DC, Berkhof J, Rozendaal L et al. Human papillomavirus testing for the detection of high-grade cervical intraepithelial neoplasia and cancer: final results of the POBASCAM randomised controlled trial. Lancet Oncol 2012; 13: 78-88.

Rocha GA, Melo VH. Biologia molecular no rastreamento das neoplasias cervicais uterinas. Femina 2010; 38(3):167-72.

Ronco G, Dillner J, Elfström KM et al. Efficacy of HPV-based screening for prevention of invasive cervical cancer: follow-up of four european randomised controlled trials. Lancet 2014; 383:524-32.

Sankaranarayanan R, Nene BM, Shastri SS et al. HPV screening for ervical cancer in rural India. NEJM 2009; 360(14):1385-94.

Saslow D, Solomon D, Lawson HW et al. American Cancer Society, American Society for Colposcopy and Cervical Pathology, and American Society for Clinical Pathology Screening Guidelines for the Prevention and Early Detection of Cervical Cancer. Cancer J Clin 2012; 62:147-72.

United Nations. Low and middle income countries bear disproportionate burden of cervical cancer – UN agency. Disponível em: http://www.un.org/apps/news/story.asp?NewsID=56096#.WgskMGhSzct. Acessado em 14 de novembro de 2017.

Whitlock EP, Vesco KK, Eder M, Lin JS, Senger CA, Burda BU. Liquid-based cytology and human papillomavirus testing to screen for cervical cancer: a systematic review for the U.S. Preventive Services Task Force. Ann Intern Med 2011; 15; 155(10):687-97.

Zur Hausen H. Papillomaviruses causing cancer: evasion from host-cell control in early events in carcinogenesis. J Natl Cancer Inst 2000; 92(9):690-8.

Zur Hausen H. Papillomaviruses in the causation of human cancers – a brief historical account. Virology 2009; 384(2):260-5.

Índice Remissivo

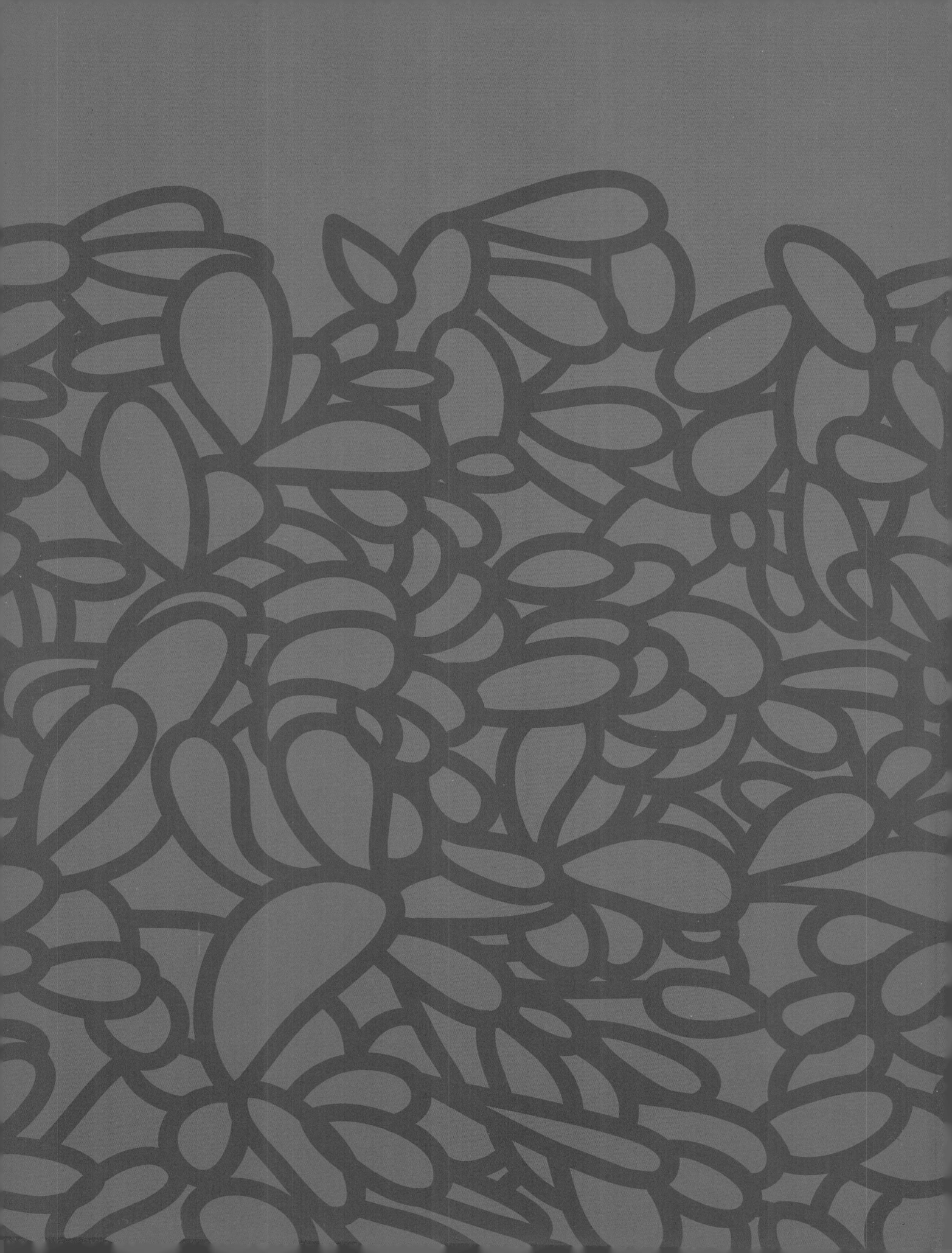